W0259027

ENZYKLOPAEDIE DER KLINISCHEN MEDIZIN

HERAUSGEGEBEN VON

L. LANGSTEIN
BERLIN

C. VON NOORDEN
FRANKFURT A. M.

C. PIRQUET
WIEN

A. SCHITTENHELM
KIEL

SPEZIELLER TEIL

DIAGNOSTIK DER KINDERKRANKHEITEN

VON

E. FEER
ZÜRICH

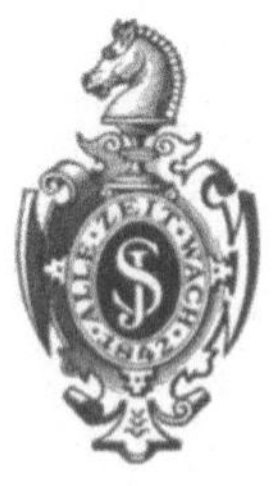

Springer-Verlag Berlin Heidelberg GmbH

1924

DIAGNOSTIK DER KINDERKRANKHEITEN

MIT BESONDERER BERÜCKSICHTIGUNG DES SÄUGLINGS

EINE WEGLEITUNG FÜR PRAKTISCHE ÄRZTE UND STUDIERENDE

VON

PROFESSOR DR. **E. FEER**
DIREKTOR DER UNIVERSITÄTS-KINDERKLINIK IN ZÜRICH

DRITTE VERMEHRTE UND VERBESSERTE AUFLAGE

MIT 267 TEXTABBILDUNGEN

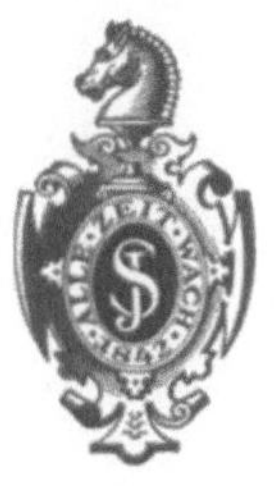

Springer-Verlag Berlin Heidelberg GmbH

1924

Ursprünglich erschienen bei Julius Springer in Berlin 1924
Softcover reprint of the hardcover 3rd edition 1924

ISBN 978-3-662-41683-9 ISBN 978-3-662-41820-8 (eBook)
DOI 10.1007/978-3-662-41820-8

MEINER LIEBEN FRAU

GEWIDMET

Vorwort zur zweiten Auflage.

Die günstigen Urteile der Kritik und der rasche Absatz der ersten Auflage — diese war in 6 Monaten vergriffen — geben mir den erfreulichen Beweis, daß das kleine Buch dem Zwecke entspricht, der mir bei seiner Abfassung vorschwebte.

Die vorliegende Auflage enthält mannigfache Ergänzungen und Verbesserungen, wobei auch schon die neue Auflage des ausgezeichneten Lehrbuches der Säuglingskrankheiten von Finkelstein (1921) berücksichtigt werden konnte. Da an der früheren knappen Darstellung festgehalten wurde, ist der Umfang des Buches bloß um 31 Seiten vermehrt. Die Therapie wurde nur in spärlichen Notizen gestreift, nur da, wo sie zur Diagnose hilft oder wo sie die Bedeutung der richtigen Diagnose als Vorbedingung der rettenden Behandlung vor Augen führt. Die Zahl der Abbildungen wurde um 14 vermehrt. Darunter findet sich ein farbiges Bild von Erythema infectiosum, einer nicht seltenen und diagnostisch wichtigen Krankheit, die aber noch nicht allen Ärzten bekannt ist. Das Register ist wesentlich ausführlicher gehalten als in der ersten Auflage.

Übersetzungen in die spanische und italienische Sprache sind in Vorbereitung.

Zürich, im März 1922.

E. Feer.

Vorwort zur dritten Auflage.

In der vorliegenden Auflage sind vielfache Verbesserungen und Ergänzungen angebracht. Daneben sind eine Anzahl besonders lehrreicher Einzelfälle (in Kleindruck) eingefügt. Die Abbildungen sind um 27 vermehrt; einige weniger gute sind durch bessere ersetzt. Dem Wunsche der Rezension entsprechend, sind farbige Bilder von Scharlach, Masern, Röteln zugegeben, fernerhin ein übersichtliches Verzeichnis aller Abbildungen nach Krankheiten geordnet.

In der Zwischenzeit ist eine weitere Übersetzung, ins Englische, in Angriff genommen worden.

Zürich, im September 1923.

E. Feer.

Inhaltsverzeichnis.

Seite

Eine Übersicht der Abbildungen, nach Krankheiten geordnet, findet sich Seite XII.

Übersicht der Abbildungen, nach Krankheiten geordnet.

Einleitung.

Die großen Fortschritte der Kinderheilkunde in den letzten Jahrzehnten sind nur zum kleinen Teil Allgemeingut der Ärzte geworden, weil die Ausbildung in diesem Fache auf vielen Universitäten bis vor kurzem fehlte oder ungenügend war [1]). So erklärt sich das Bedürfnis vieler Ärzte, die in der Studienzeit unterbliebene Ausbildung auf diesem Gebiete im Selbstunterrichte nachzuholen, wozu in erster Linie die Erwerbung einer sicheren Diagnostik nötig ist.

Der Wunsch der Herausgeber der Enzyklopädie der klinischen Medizin, eine Diagnostik der Kinderkrankheiten in den Rahmen ihrer Bücher aufzunehmen, erscheint darnach wohl berechtigt. Ich entsprach ihrer Aufforderung gerne, da ich persönlich von dem Nutzen einer solchen nach gewissen Gesichtspunkten gerichteten Darstellung als Ergänzung der Lehrbücher überzeugt bin. Aus einer 15jährigen Hauspraxis, aus langjährigem Unterricht und aus meiner Konsiliartätigkeit glaube ich mit den Schwierigkeiten wohl vertraut zu sein, die dem Studierenden und dem praktischen Arzte hier Schritt auf Tritt begegnen.

Soll das vorliegende Buch seine Berechtigung erhalten, so darf es nicht der Stoffanordnung der systematischen Lehrbücher folgen. Diese stellen eine bestimmte Krankheit in den Vordergrund und reihen die zugehörigen Symptome an. Hier wollen wir vorzugsweise gewisse Symptome voranstellen und die Krankheiten aufführen, bei denen sie vorkommen oder vorkommen können.

Es ist also hier im allgemeinen die semiotische Betrachtungsweise gewählt, die schon wegen dem Mangel an Sprache und eigenem Urteil des Kindes in den ersten Jahren weit größere Bedeutung erlangt als beim Erwachsenen. Sie bietet in der Praxis den großen Vorteil, daß sie dem natürlichen diagnostischen Gang der Krankenuntersuchung folgt, die von Symptomen ausgeht und von diesen auf die Krankheit schließt. Sie bildet darum die gegebene Ergänzung zu den systematischen Lehrbüchern für den selbständigen Fortbildungsunterricht. Grundsätzlich überall nur diese Betrachtungsweise anzuwenden, erweist sich als unpraktisch und wäre nur auf Kosten der Brauchbarkeit des Ganzen möglich gewesen.

Es ist wohl überflüssig zu bemerken, daß eine solche Diagnostik die gewöhnlichen systematischen Lehrbücher nicht entbehrlich macht, ja die Kenntnisse solcher und der Untersuchungsmethoden geradezu voraussetzt. Denn sollen wir von einem vorliegenden Symptom, z. B. Krämpfen, einen sicheren Schluß auf die Grundkrankheit ziehen können, so müssen wir alle oder doch die wichtigsten Krankheiten kennen und an unserem Geiste vorbeiziehen lassen, die Krämpfe machen können. Es müssen also am Krankenbette mehr oder weniger alle in Betracht fallenden Krankheiten uns nebeneinander gegenwärtig sein; eine Schwierigkeit, die der wenig Erfahrene

[1]) Die Kinderheilkunde ist in Deutschland erst seit dem 1. Oktober 1918 obligatorisches Prüfungsfach geworden, in der Schweiz 1912, in Österreich schon 1901.

vielfach empfindet und wobei das vorliegende Buch ihm bei den Aufgaben der täglichen Praxis ein verläßlicher Ratgeber zu sein hofft.

Im klinischen Unterrichte fand ich es stets fruchtbar, ein hervorstechendes Symptom zum Ausgangspunkt für die Diagnose herauszugreifen, auch besonders lehrreich für den Zuhörer, weil so aus der verwirrenden Vielheit der Erscheinungen heraus ein Ausgangspunkt zur Diagnose gewonnen werden kann, und besonders anregend, weil diese Betrachtungsweise am Krankenbett von einem anderen Gesichtspunkte aus eine wertvolle Ergänzung zu den systematischen Lehrbüchern schafft.

Diese Art des diagnostischen Vorgehens zwingt uns geradezu zu einer scharfen Beobachtung und zu einem sofortigen Abwägen der einzelnen Symptome. So übt sie und verfeinert sie unseren Blick. Ebenso wirkt es ungemein belehrend, wenn wir nach festgestellter Diagnose wieder auf ein einzelnes Symptom zurückgreifen und uns fragen: Kann ich aus diesem Symptom allein die Krankheit diagnostizieren, z. B. aus einer Auftreibung der Tibien Lues tarda, aus einem vorhandenen Fazialisphänomen Spasmophilie, aus diesem Exanthem Scharlach, usw.?

Die großen Fortschritte der Medizin haben in den letzten Jahren der einfachen Beobachtung durch Auge, Ohr und Finger Eintrag getan, so daß viele Ärzte auf sie von vornherein verzichten, wo feinere Hilfsmittel zur Verfügung stehen (die man meist anderen überläßt). Liegt ein Verdacht auf Lues vor, so bemüht man sich nicht weiter, sondern schickt etwas Blut zur Wassermannschen Probe. Man verzichtet auf eine genaue und wiederholte Untersuchung der Lungen, wenn sich leicht eine Röntgenuntersuchung machen läßt, usf. Ein solches Vorgehen ist nicht gut und verleitet zur Vernachlässigung einer sorgfältigen Beobachtung. Es kann nicht genügend empfohlen werden, den Kranken erst gründlich mit den einfachen klinischen Hilfsmitteln zu untersuchen, auf welche der Praktiker auf dem Lande sowieso fast allein angewiesen ist, und erst nachher die feineren Hilfsmittel heranzuziehen. Auf diesem Prinzip ist auch unsere Diagnostik aufgebaut. Sie nimmt in erster Linie Rücksicht auf die Verhältnisse draußen in der Praxis und rückt die Laboratoriumsdiagnose, die auch irreführen kann (z. B. Wassermannsche Probe, Untersuchung auf Diphtheriebazillen), soviel als möglich in zweite Linie. Und wir dürfen sagen, daß diese Diagnosenstellung dem tüchtigen, aufmerksamen Arzte meist genügen wird und ihn mehr befriedigt als die Diagnose, die er durch fremde Mithilfe stellen läßt.

Seit vielen Jahren mache ich es mir und meinen Assistenten zur Pflicht, die feineren Methoden und das Laboratorium erst nachträglich heranzuziehen, zum großen Nutzen der diagnostischen Leistungsfähigkeit und der Schärfung der Beobachtung. Besteht z. B. der Verdacht auf Meningitis, so nehme ich nicht sogleich die Lumbalpunktion vor (falls nicht eine eventuelle therapeutische Indikation dazu drängt, wie bei Meningitis cerebrospinalis), sondern suche durch sorgfältige Untersuchung und Anamnese ins klare zu kommen, ob eine tuberkulöse, eine eitrige Form usw. oder ein bloßer Meningismus vorliegt. Erst wenn ein Urteil gebildet und begründet ist, schreite ich zur Lumbalpunktion, ebenso schiebe ich die Wassermannsche oder Tuberkulin-Probe, eine Pleurapunktion, eine Röntgenaufnahme u. a. hinaus.

Wer zur Regel macht, die einfachen klinischen Beobachtungsmittel voranzustellen, die feineren Mittel nicht als bequemen Ersatz, sondern als nachträgliche Ergänzung und Kontrolle anzuwenden, wird in seinem Können und Wissen nie stille stehen.

Es gibt nicht viele brauchbare Vorarbeiten für eine semiotische Diagnostik der Kinderkrankheiten. Von dem verstorbenen Moskauer Pädiater Filatow besteht ein gutes Buch, das aber den großen Fortschritten der letzten Jahrzehnte nicht gerecht wird (die deutsche vergriffene Übersetzung ist 1892 erschienen). v. Pfaundler hat 1906 als Einleitung seines mit Schloßmann herausgegebenen Handbuches eine Semiotik der Kinderkrankheiten geschrieben. Diese treffliche Abhandlung besitzt jedoch den Nachteil, daß sie in lapidarem Stil gehalten ist und eine so erschöpfende Berücksichtigung der vorhandenen Möglichkeiten bietet, daß sie auf den wenig Erfahrenen leicht verwirrend wirkt.

So glaube ich annehmen zu dürfen, daß die von mir gewählte Darstellung gewisse Vorzüge besitzt; sie ist zum Teil auch in dem kürzlich erschienenen ausgezeichneten Werke von Matthes angewendet [1]). Beim Kinde gewinnt sie aber noch weit mehr Berechtigung als beim Erwachsenen, da wir durch den Mangel an Sprache in den ersten Jahren und durch die oft irreführenden Angaben der folgenden Jahre beim Kinde notgedrungen ganz oder vorwiegend auf die objektiven Symptome angewiesen sind.

Es werden vor allem die häufigsten und wichtigsten Krankheiten berücksichtigt. Selbstverständliche Dinge sind übergangen. Hauptsächlich das vom Erwachsenen Abweichende ist in den Kreis der Betrachtung gezogen. Ganz seltene Krankheitsbilder, sofern sie nicht von allgemeiner Bedeutung sind (z. B. familiäre amaurotische Idiotie) oder deren Diagnose differentiell oder therapeutisch Wichtigkeit hat, sind nur mit Auswahl aufgenommen. Besonders berücksichtigt sind naturgemäß die Krankheiten des Säuglingsalters, und hier die so wichtigen Ernährungsstörungen.

Bei der Besprechung eines Symptomes haben wir uns meist begnügt, die verschiedenen Krankheiten aufzuzählen, welche in den Bereich der Möglichkeiten fallen, ohne die weiteren differentialdiagnostischen Punkte anzureihen. Der Leser wird die übrigen Symptome, welche oft erst zur abschließenden Diagnose führen, an anderen Stellen finden, bzw., sobald er einmal an die verschiedenen Möglichkeiten erinnert worden ist, aus seinem Wissen die Diagnose feststellen oder auf Grund der Darstellung der fraglichen Krankheiten in einem systematischen Lehrbuch. Wenn z. B. als Ursache des Caput natiforme Rachitis und Lues angeführt werden, so wird die Diagnose sich auf Grund der übrigen Symptome dieser Krankheiten leicht ergeben.

Der Gang unserer Darstellung ist ungefähr so gewählt, wie er meist am Krankenbette geschieht. Dabei sind gewisse Willkürlichkeiten nicht zu vermeiden. Die Art der Schilderung, welche die einzelnen Krankheiten an verschiedenen Orten berücksichtigen muß, bringt es mit sich, daß Wiederholungen nicht ganz vermeidbar waren. Bei den einzelnen Organen sind die wichtigsten in Betracht fallenden anatomisch-physiologischen Eigenheiten des Kindes vorausgeschickt, auch einige technische Hinweise, wo solche erwünscht erscheinen, also fast immer nur da, wo die Verhältnisse vom Erwachsenen abweichen.

Eine zuverlässige allgemeine Morbiditätsstatistik wäre eine nützliche Unterstützung zur Diagnosestellung in der Medizin überhaupt; sie würde uns erlauben, die Häufigkeit zum voraus zu erwägen, mit der uns bestimmte Krankheiten im Leben begegnen werden. Eine solche Statistik gibt es noch nicht, so daß wir sonst versuchen müssen, die Wahrscheinlichkeit zu ermessen, die im Vorkommen der einzelnen Krankheiten besteht. Haben wir gewissermaßen die Wahl zwischen zwei Krankheiten, so ist es eine bewährte Regel, diejenige Krankheit anzunehmen, die häufiger vorkommt, bis bestimmte Gründe dagegen sprechen. In der folgenden Darstellung habe ich mich bemüht, soweit meine persönlichen Erfahrungen und meine Kenntnisse reichen, jeweilen

[1]) Lehrbuch der Differentialdiagnose innerer Krankheiten. Julius Springer, Berlin 1919.

die Wahrscheinlichkeit für eine bestimmte Krankheit durch ein Beiwort: in der Regel — bisweilen — selten — zu kennzeichnen. Diese Art primitiver Wahrscheinlichkeitsrechnung ist recht brauchbar. Tritt z. B. bei einem 2 Monate alten Kinde eine Meningitis auf, so läßt sich von vornherein eine Tuberkulose sozusagen ausschließen, da Tuberkulose im 1. Quartal zu den allergrößten Seltenheiten gehört, eitrige und zerebrospinale Meningitis aber oft vorkommt bei jüngeren Säuglingen. Entsteht ein Ikterus in der 4. Lebenswoche, so ist ein sogenannter katarrhalischer auszuschließen, da er in dieser Altersstufe unbekannt ist. Choreatische Zuckungen unter 3 Jahren werden wir kaum auf Chorea minor beziehen wollen, ebenso gegen multiple Sklerose unter 10 Jahren, gegen Chlorose vor der Pubertät äußerst skeptisch sein, da erfahrungsgemäß diese Krankheiten vor der genannten Altersstufe nicht vorkommen, usw.

Es sind demnach besonders Kenntnisse der Altersdisposition, die uns wertvolle Behelfe für die Diagnose bieten können. Dies gilt vor allem auch für die akuten Infektionskrankheiten. Scharlach ist in den ersten Monaten so ungemein selten, daß man bei scharlachartiger Haut des Neugeborenen mit nachfolgender Schuppung kaum je Scharlach vor sich hat, sondern vermutlich Erythema neonatorum. Masern kommen kaum vor in den ersten 3 Lebensmonaten. Vor dieser Zeit scheinen nur Säuglinge von nicht durchmaserten Müttern daran zu erkranken, so daß man unter gewöhnlichen Verhältnissen damit nicht zu rechnen hat. Variola befällt gerne schon Neugeborene. Varizellen sind in den ersten Monaten selten. Für Keuchhusten sind schon Neugeborene empfänglich. Diphtherie ist in den ersten Lebensmonaten sehr häufig, fast stets als Nasendiphtherie mit Freibleiben des Rachens usw. usw.

Das kleine Werk entspringt langjähriger klinischer Tätigkeit in der Leitung großer Kinderkliniken (Heidelberg, Zürich) und fußt überwiegend auf meinen persönlichen Erfahrungen. Wo diese gegenüber der mir bekannten Literatur mir neu oder abweichend erscheinen oder wo die Verhältnisse von mir anders gewertet werden als von anderen Autoren, habe ich meinen subjektiven Standpunkt als solchen gekennzeichnet. Ich hoffe so auch meinen Fachgenossen einiges Neue bieten zu können. Von ausführlichen Literaturhinweisen habe ich Umgang genommen. Autoren sind meist nur angeführt, wo es sich um wichtige und neuere Ergebnisse handelt, auch da, wo mir ein persönliches Urteil mangelt. Für Hinweise auf Lücken und Mängel werde ich jederzeit den Herren Kollegen zu Danke verpflichtet sein.

Ich habe mich bemüht, zur Unterstützung der Darstellung eine größere Reihe guter Abbildungen zu bringen, die alle, soweit sie nicht farbig sind, von selbsterlebten, meist selbst aufgenommenen Fällen stammen. Ich glaube damit dem Leser einen Dienst zu leisten und benütze den Anlaß, dem Verleger für die gute Wiedergabe den besten Dank auszusprechen.

Möge das Buch dazu beitragen, Studierenden und Ärzten die Einführung in die Kinderkrankheiten und die Weiterbildung darin zu erleichtern und bei ihnen Lust und Fähigkeit zu klinischer Beobachtung erhöhen.

Anamnese.

Die richtige Durchführung der Anamnese erfordert Takt, Geschick, Geduld, dazu reiche Erfahrung und gute medizinische Kenntnisse. Es gilt dies noch mehr beim Kinde als beim Erwachsenen, da die Angaben der meisten Mütter und Pflegerinnen sich mehr auf ihre Vermutungen und auf willkürliche Auslegung stützen als auf Beobachtungen. Allgemein gültige Leitsätze lassen sich nicht aufstellen. Hier seien nur wenige wichtige Punkte hervorgehoben, die mehr Beachtung verdienen als beim Erwachsenen, mit Anführung einiger Krankheiten, die besonders in Betracht fallen.

Die hereditären Verhältnisse besitzen große Bedeutung. Sorgfältig ist nach Tuberkulose der Eltern und der weiteren Familienglieder (hustende Großeltern!) zu forschen, die je Berührung mit dem Kinde hatten, auch der sonstigen Umgebung (Kindermädchen, Nachbarsfrauen). Die Nachforschung nach Lues der Eltern erfordert viel Takt, da in den guten Familien die Frau oft ahnungslos ist und nicht durch unbedachte Fragen erschreckt werden darf. Von Wichtigkeit sind die Rasse (amaurotische Idiotie), Neuropathie, erbliche Nervenleiden (Muskeldystrophie), Alkoholismus (Idiotie), Diabetes, Adipositas, Gicht der Eltern (exsudative Diathese). Um einen möglichen Einfluß der Blutsverwandtschaft festzustellen, ist es nötig, bei jedem Fall darnach zu fragen, nicht nur bei Nervenleiden. Gesundheitsverhältnisse der Geschwister?

Eingehend sind die Geburtsverhältnisse zu erforschen. Wievieltes Kind? Einziges Kind? (Verwöhnung, Neuropathie.) Aborte, Frühgeburten? (Lues). Legitim? Verlauf der Schwangerschaft? Geburt rechtzeitig? normal? zu früh? Dauer? Künstlich beendet? Asphyxie und schwere Geburt? (Littlesche Krankheit, Krämpfe, Idiotie, Entbindungslähmung). Nabelabheilung? Blennorrhoea neonatorum?

Besonders eingehend ist bei Säuglingen nach der Ernährung zu fragen: Frauenmilch? Wie oft? Jeweilen beide Brüste? Wie lange? Allaitement mixte? Kuhmilch? Wie gekocht? Wie viele Mahlzeiten? Auch des Nachts? Wie lange Pausen? Zugaben von Zucker, Mehl, Gemüse usw.?

Genau ist die Menge der Nahrung festzustellen. Die Mütter machen hierüber oft ungenügende Angaben, so daß man sich die Flasche zeigen lassen muß, ebenso die Menge des verabreichten Mehles, Zuckers, die Größe des Löffels, der zum Abmessen diente, bestimmen muß. Viele Mütter vergessen den Zucker in der Nahrungsmischung anzugeben, da sie ihn nur als angenehmes Genußmittel, nicht als Nahrungsmittel bewerten. Bei älteren Kindern ist festzustellen, ob ein Eßzwang ausgeübt wird.

Ernährungsstörungen, das Säuglingsalter betreffend: Appetit, Reaktion auf die verschiedenen Nahrungsarten und -gemische. Erbrechen? wie oft? wie lange nach der Mahlzeit? Heftig, im Bogen? (Pylorusstenose). Zahl und Charakter der Stühle?

Entwicklungsverhältnisse: Zeitpunkt des Durchbruchs der ersten Zähne? des Laufenlernens? (Rachitis), des Sprechens? der Bettreinheit? (Oligophrenie).

Frühere Krankheiten: Verdauungsstörungen nach dem ersten Jahre, bei welchem Nahrungsgemisch? Wie viel Milch, Gemüse, Eßzwang u. s. f.? Erbrechen? Diarrhoen? Verstopfung? Würmer? Leibschmerzen? Urin: Häufig? Mit Drang? Trübe? (Pyelitis). Von stechendem Geruch? (Rachitis). Bettnässen? Onanie? Ausfluß aus den Genitalien? (Gonorrhoe). Atmungsorgane: Häufiger Schnupfen und Husten? Husten anfallsweise, auch in der Nacht? (Keuchhusten). Ausfluß aus den Ohren? Schwerhörigkeit? Verstopfte Nase? Schnarchen oder offener Mund im Schlafe? (Adenoide). Blutiger oder eitriger Nasenfluß (Diphtherie, Lues, Fremdkörper). Öftere Halsentzündungen? (exsudative Diathese). Heiserkeit mit bellendem Husten? (Pseudokrupp), zunehmende Aphonie mit Dyspnoe? (diphtherischer Krupp). Husten mit anfallsweiser Engigkeit? (Asthma), Auswurf in den ersten Jahren? (Keuchhusten). Eitriger Auswurf? Maulvoll? (Bronchiektasen, Durchbruch eines Emypems). Kreislaufsorgane: Zyanose seit Geburt oder beim Husten? (angeborener Herzfehler). Dyspnoe? Herzklopfen? Nasenbluten? Haut: Schuppende, nässende und juckende Ausschläge? (Ekzem, Skabies).

Von Zeit zu Zeit nesselartige Ausschläge? (Strofulus), starkes Schwitzen? (Rachitis, Neuropathie). Neigung zu Farbwechsel? (Vasolabilität), Anschwellung der seitlichen Halsdrüsen? (akut: Angina, Mumps; chronisch: Tuberkulose). Knochensystem: Deformitäten? (Rachitis), Gelenkschwellungen? (Rheuma, Tuberkulose), Hinken? (Koxitis, angeborene Luxation). Nervensystem: Schlaf? (Rachitis, Neuropathie), Schreckhaftigkeit? (Neuropathie, amaurotische Idiotie), Schreien? (Lues congenita, Barlow, Otitis, Phlegmone), Kopfschmerz? (Meningitis, Nebenhöhlenerkrankung), Schielen? (Tumor, Meningitis), allgemeine Krämpfe? (schwerer Infekt, Spasmophilie, Gehirnaffektion), Stimmritzenkrampf? (Spasmophilie). Intelligenz? Sprache? Ermüdbarkeit? Schule? Frühere Krankheiten: Masern? (Tuberkulose), Keuchhusten? (Bronchitis), Diphtherie? (Lähmung des Gaumens), Scharlach? (Nephritis). Allgemeinbefinden: Öfteres leichtes Fieber? (Tuberkulose, Adenoiditis), Abmagerung? (Tuberkulose, Darmleiden), Schlaflosigkeit beim Säugling? (Neuropathie), beim älteren Kinde? (Encephalitis epidemica) usf. usf.

Das Kind wird von seiner Umgebung in weit höherem Maße beeinflußt als der Erwachsene, so daß die Lage und Größe der Wohnung, das Maß der Pflege, der Reinlichkeit, des Aufenthaltes im Freien, Nebenbeschäftigung der Mutter usf. Berücksichtigung erheischen. Beachtung verdient neben den Vermögensverhältnissen der Beruf der Eltern, die Anzahl und das Alter der Kinder, eventuelles Potatorium und besonders das psychische Verhalten der Eltern. Außer den Familiengliedern kommen natürlich auch die Pflegerinnen in Frage.

Beachtung verdient der Genius loci, die Erforschung von gleichzeitigen (Grippe) oder vorangegangenen Fällen von ansteckenden Krankheiten in der Familie, bei Nachbarn, in der Schule. Atypische Fälle von Scharlach, Windpocken, Keuchhusten werden eher erkannt, wenn sichere Fälle in der Familie oder Umgebung vorliegen. Pflegefrauen oder Mütter, die ein Kind ins Spital geben wollen, verschweigen oft absichtlich das Vorkommen von ansteckenden Krankheiten in ihrer Familie.

Eine klare Anamnese erhält man im allgemeinen am besten, indem man die Fragen so stellt, daß die Mutter einfach mit ja oder nein oder mit einer Zahl antworten muß. Erhebt man bei älteren Kindern die Anamnese direkt, so muß man sorgfältig vermeiden, der Fragestellung eine suggestive Färbung zu verleihen. Sonst veranlaßt man nur zu leicht die Antwort, die man wünscht oder erwartet. Ältere Kinder simulieren gerne, wenn sie z. B. nicht in die Schule wollen, sie dissimulieren aber auch häufig Beschwerden oder Schmerzen, wenn sie eine Mundbesichtigung abwenden wollen oder wenn sie fürchten, im Bett bleiben oder ins Spital gehen zu müssen, einer Operation (Appendizitis) unterzogen zu werden usw.

Allgemeines zur Untersuchung.

In erster Linie müssen wir darauf bedacht sein, das Kind nicht zu beunruhigen oder zu erschrecken, da durch Widerstreben und Geschrei die Untersuchung erschwert und auch unser Urteil irregeleitet werden kann.

Trifft der Arzt das Kind bei seinem ersten Besuche wach, so hält er sich am besten in respektvoller Entfernung und läßt sich von der Mutter die Anamnese geben. Ein freundliches Wort dazwischen, ein Scherz, das Reichen eines Spielzeuges hilft die Furcht überwinden und die spätere Annäherung erleichtern.

Trifft der Arzt das Kind schlafend, so läßt er es ja nicht sogleich wecken, sondern benützt den günstigen Umstand zur Beobachtung der Lage, der Atmung, des Pulses, der Haut usw. Ein langsamer Puls läßt mit großer Wahrscheinlichkeit eine fieberhafte Krankheit ausschließen. Eine ruhige Atmung zeigt die Abwesenheit von ernstlichen Krankheiten der Respirationsorgane, wogegen nach dem Erwachen eines furchtsamen Kindes Atmung und Puls so verändert und beschleunigt werden können, daß das Urteil recht erschwert wird.

Kinder unter drei bis vier Monaten werden durch die Erscheinung des Arztes nicht beunruhigt („sie fremden noch nicht"), so daß die Untersuchung hier keine besonderen Vorsichtsmaßregeln erheischt. Bei neuropathischen und verwöhnten Individuen (einziges Kind!) jenseits dieser Altersgrenze wird eine Untersuchung oft geradezu zu einem Kunststück und setzt die Geduld und Selbstbeherrschung des Arztes manchmal auf eine harte Probe. Schreiende Säuglinge lassen sich oft durch die Flasche oder einen (Zucker-)Lutscher beruhigen, ebenso durch die Belassung auf dem Arm der Mutter.

Zum Beginn der Untersuchung läßt man jüngere und ängstliche Kinder am besten noch im Bett, ohne sie auszukleiden. So gelingt es meist, sie noch ruhig zu halten und sich ein sicheres Urteil zu verschaffen über die bevorzugte Lage, Gesichtsfarbe, Fontanelle, Atmung, Puls, Konjunktiven, Nackenstarre, Fazialisphänomen usw., alles Dinge, die durch Geschrei und Unruhe verändert oder entstellt werden.

Erst nachher läßt man das Kind aus dem Bette herausnehmen und auskleiden (durch die Mutter!). Zur Untersuchung verschaffe man sich im Winter warme Hände, am besten durch Waschen mit warmem Wasser. Auch sonst werden besorgte und anspruchsvolle Mütter dem Arzte Dank wissen, wenn er sich vor der Berührung ihres Kindes die Hände wäscht, was übrigens bei Säuglingen ein Gebot der Hygiene ist.

Während der Untersuchung erweist es sich als vorteilhaft, wenn der Arzt an jüngere Kinder ein freundliches Wort richtet, mit älteren ein Gespräch unterhält. Sehr nützlich fand ich es meist, wenn man dem Kinde nach Beginn der Untersuchung ein Lob über sein gutes Betragen erteilt, sobald es sich ordentlich benimmt, wenn man ihm auch erklärt, was man jetzt machen will („jetzt will ich sehen, ob du kitzlig bist", wenn man auf Babinski prüft) usw. Oft hilft auch eine Scheinerklärung, z. B. wenn man zu einem ängstlichen Kinde vor dem Ausziehen sagt: „So, jetzt wollen wir sehen, wie groß du bist." Man verschafft sich gutes Licht zur Untersuchung, was besonders für die Haut und den Rachen Erfordernis ist. Häufig wird man darum das Bett oder den Untersuchungstisch in die Nähe des Fensters rücken müssen, so daß das Licht voll auf den Patienten fällt, dem Arzt aber nicht ins Gesicht scheint. Zur Beurteilung von Hautaffektionen ist schräg, besser noch direkt tangential auffallendes Licht vorteilhaft, da man so noch Erhabenheit von Effloreszenzen erkennt, die man sonst nicht sieht.

Der Gang der Untersuchung kann nicht so systematisch geschehen wie beim Erwachsenen, obschon das Innehalten einer gewissen Reihenfolge nach Möglichkeit auch hier zu empfehlen ist. Unangenehme Eingriffe, wie die Besichtigung des Rachens, das Betasten schmerzhafter Körperteile, die Temperaturmessung werden auf den Schluß verschoben. So haftet naturgemäß der Einteilung unserer Darstellung etwas Willkürliches an. Soweit es möglich ist, folgt sie dem gewöhnlichen Gang der Untersuchung beim Erwachsenen.

Die Untersuchung des Kindes muß immer eine vollständige sein mit Einschluß der Haut. Es bietet dies in den ersten 10 Jahren auch keine Schwierigkeit, da wir noch nicht mit der Verletzung des Schamgefühles zu rechnen haben.

Die Führung einer sorgfältigen Krankengeschichte ist unerläßlich. Zur eingehenden Diagnose und erfolgreicher Behandlung der Ernährungsstörungen des Säuglings ist eine kurvenmäßige Darstellung notwendig, welche Temperatur, Puls, Gewicht, Tagesmengen der einzelnen Nahrungsstoffe (Milch, Mehl, Zucker, Wasser), Anzahl und Charakter der täglichen Stühle übersichtlich zur Anschauung bringt. Je nach der Schwere des Falles kann eine solche Kurve 10 oder 30 Tage umfassen (s. S. 220).

Bewußtsein.

Beim Herantreten ans Krankenbett wenden wir unsere Aufmerksamkeit zuerst dem Gesichte des Patienten zu. Schon der erste Eindruck ist oft bestimmend oder doch wegleitend für die Diagnose. Der sorgfältige Arzt wird keine Blitz- oder einfachen Blickdiagnosen machen. Doch sagt schon das bloße Aussehen oft außerordentlich viel und gestattet dem Geübten häufig wirklich auf einen Blick die vorliegende Krankheit zu erkennen und auch die Prognose quoad vitam. Die tägliche außerberufliche Übung in der menschlichen Physiognomie zu lesen und mit dem Auge Farben und Formen zu prüfen, führt dazu, daß unter allen zur Verfügung stehenden Methoden der optischen die sicherste Fähigkeit im Erkennen zukommt.

Zuerst vergewissern wir uns, ob der Patient schläft oder wach ist, **ob bei Bewußtsein oder bewußtlos.** Bei älteren Kindern fällt dies leicht. Im ersten Lebensjahre bietet es oft Schwierigkeiten, das Bewußtsein genau zu beurteilen. Bei älteren Säuglingen gibt das Fehlen oder Vorhandensein der Mimik und der willkürlichen Bewegungen einen guten Maßstab. Vom 4.—6. Monat an macht das Kind Greifbewegungen nach vorgehaltenen Gegenständen. Auffallende Gegenstände verfolgt es vom 3.—4. Monat an mit den Augen. Dabei erregt die vorgehaltene Hand mit rascher Fingerbewegung (nach Art des Klavierspielens) besonders leicht die Aufmerksamkeit. Am ehesten aber wird eine im dunkeln Zimmer vorgehaltene und bewegte Lichtquelle (elektrische Taschenlampe) verfolgt. Vom 3.—4. Monat an dreht das Kind den Kopf in der Richtung des Schalles. Alle diese Funktionen können aber auch unter normalen Verhältnissen zeitlich erst später auftreten oder infolge von Schwäche und mangelnder Aufmerksamkeit vorübergehend versagen. Zu ihrer Entwicklung setzen sie auch intakten Sinnesapparat und ordentliche Intelligenz voraus.

Unser Urteil über den Bewußtseinszustand beim Säugling stößt demnach oft auf Schwierigkeiten und verlangt wiederholte Prüfung.

Sicherer orientiert uns hier die Prüfung mit Sinnesreizen und diejenige der Reflexe, obschon sie nur gröbere Störungen erkennen lassen. Sie ist aber höchst wichtig, da in den ersten Wochen keine anderen Mittel zur Verfügung stehen. Bei heftigen Schalleindrücken (Klatschen mit der Hand) fährt schon das neugeborene Kind in den ersten Tagen zusammen, zuckt mit den Augenlidern oder schlägt sie auf, runzelt die Stirne oder fährt mit den Armen in die Höhe. Selbst der schlafende Säugling, der nicht bewußtlos ist, reagiert auf irgend eine erkennbare Weise.

Die Berührung des Lidrandes, der Bindehaut oder der Kornea veranlaßt einen reflektorischen Schluß der Lider. Besonders empfindlich ist die Berührung der Hornhaut, deren Reflex bekanntlich weniger leicht erlischt als derjenige der Bindehaut. Im Koma löst selbst die Berührung der Kornea keinen Lidschluß mehr aus, im Sopor bewirkt sie, weniger die Berührung der Konjunktiva, einen trägen Lidschluß. Zur Prüfung des Korneal- und Konjunktivalreflexes benütze man den Kopf einer großen Stecknadel. Der Pupillenreflex bietet kein sicheres Urteil. Beim Blasen gegen die Augen erfolgt regelmäßig ein Lidschluß, bei Neugeborenen langsam, bei älteren Säuglingen rasch, ein Reflex, der aber auch bei Bewußtlosen sich noch einstellt und somit hier ohne Wert ist. Der optische (Blinzel-) Reflex: Schluß des Lides auf starke rasche Annäherung eines Fingers gegen das Auge findet sich erst vom 3. Monat an bei vollem Bewußtsein und guter Intelligenz, er ist darum vorher wenig zu gebrauchen. Auf taktile Reize reagiert der Neugeborene deutlich. Die Berührung der Hohlhand führt zu einer Umklammerung, die Berührung der Fußsohle verursacht eine Spreizung der Zehen oder ein Zurückziehen des Fußes. Reflexe, die aber selbst bei Bewußtlosigkeit noch bestehen können.

Einen wertvollen Maßstab liefert die Schmerzempfindung. Sie erlischt mit dem Bewußtsein. Schon Neugeborene reagieren auf leichte Nadelstiche mit Unruhe oder Schreien, Zurückziehen des betreffenden Gliedes. Die ausbleibende Reaktion auf schmerzende Injektionen (z. B. Kampfer) liefert oft den Beweis einer vorhandenen Bewußtseinsstörung.

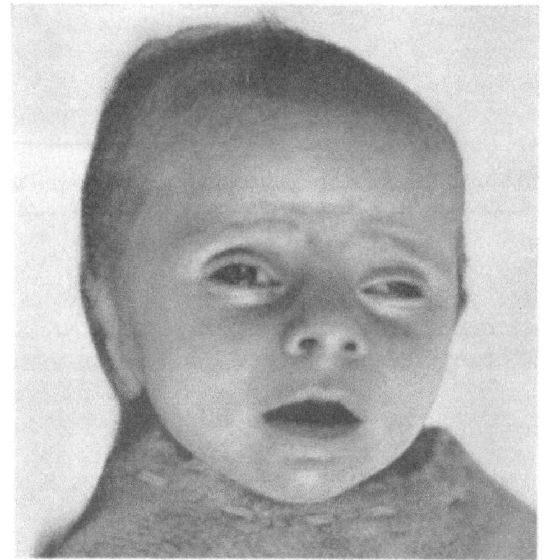

Abb. 1. Schwere alimentäre Intoxikation bei Kolipyelitis. 2 Tage vor dem Tode. Bewußtlosigkeit mit Jaktation. Kornealreflex erloschen. 4 Monate alt.

Wir besitzen somit eine große Reihe von Untersuchungsmethoden, die uns auch in den ersten Lebenswochen gestatten, ein Urteil über das Bewußtsein zu erhalten. Allerdings werden nur gröbere Störungen kenntlich. Es ist dies begreiflich, da ja auch unter normalen Verhältnissen man in den ersten Wochen eher von einem Dämmerzustand als von eigentlichem Bewußtsein sprechen muß.

Bewußtseinsstörungen jeden Grades finden sich in den ersten Monaten besonders häufig bei toxischen Zuständen. Die frühzeitige Erkennung ist hier von höchster Wichtigkeit, weil sie die richtige und oft lebensrettende Therapie veranlassen wird (starke Nahrungseinschränkung oder vorübergehender Nahrungsentzug).

Der Geübte wird die vorgenannten Methoden oft nur zur Vervollständigung und Bestätigung seines Urteiles gebrauchen. Die allgemeine Bewegungslosigkeit, das starre Gesicht, die matten, halb geöffneten Augen mit seltenem, trägem Lidschlage bei völligem Mangel an Aufmerksamkeit verraten ihm schon im 2.—3. Monat eine bestehende Bewußtlosigkeit, selbst wenn sich noch Zeichen schwerer Jaktation dazugesellen (Abb. 1). Er wird auch die leichten Grade nicht verkennen, die im Beginn der **alimentären Intoxikation** häufig sich einstellen: der Ausdruck ist gleichgültig, die Mimik matt und müde, das Interesse an der Umgebung verringert. Das Kind ist wie in Gedanken versunken und wird durch Aufrütteln oder durch die Untersuchung vorübergehend aus seiner Apathie aufgestört, um sofort wieder in dieselbe zurückzusinken, sobald man es in Ruhe läßt. Häufig besteht dabei eine charakteristische Fechterstellung der Arme (s. Abb. 2). Bei starkem Wasserverlust ist der Augapfel zurückgesunken und seine Grenze im Ober- und Unterlid durch einen Graben beschattet. Die große Bedeutung dieses Zustandes wird leider oft verkannt und nur der schwere Grad der Bewußtlosigkeit beachtet, bei dem das Kind ganz bewegungslos mit maskenartigem Gesicht daliegt und aus der Betäubung kaum zu wecken ist, wenn auch heftige Erregung, gellendes Geschrei und Krämpfe die Ruhe unterbrechen können. Wer sein Auge einmal für diese Zustände geschärft hat, wird sie nicht mehr leicht verkennen. Man beachte beistehende Abbildungen Nr. 2 und Nr. 3. Nr. 2 zeigt deutliche Bewußtseinsstörung, besonders deutlich, wenn man vergleicht mit Nr. 3, wo der gleiche Säugling wenige Tage später (nach der Entgiftung) aufgenommen ist.

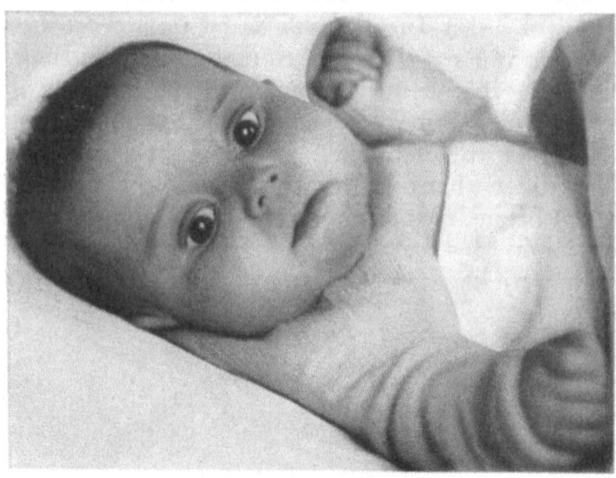

Abb. 2. Alimentäre Intoxikation mittleren Grades. 4 Monate alt. Somnolenz, starrer Blick. „Fechterstellung".

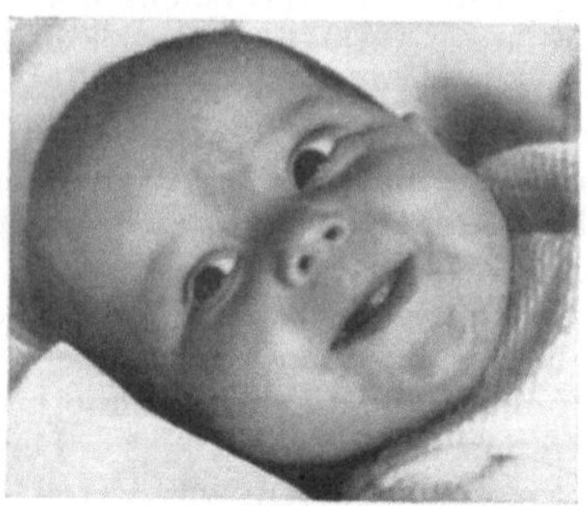

Abb. 3. Geheilte alimentäre Intoxikation. Das gleiche Kind wie auf Abb. 2, 8 Tage später. (Feuermal der Stirne).

Außer der alimentären Intoxikation und schwerer Infektion (Sepsis usw.) führt beim Säugling noch die **tuberkulöse Meningitis** (mehr gegen Ende des ersten Jahres vorkommend) besonders häufig zu einer Bewußtseinsstörung. Der starre, in die Ferne gerichtete Blick mit seltenem Lidschlag (Abb. 4) läßt uns oft schon an die gefürchtete Krankheit denken. Der Verdacht wird durch einen bestehenden Strabismus oder gar eine Lähmung im Bereich des Auges oder im Fazialisgebiet verstärkt, ebenso durch eine gespannte Fontanelle.

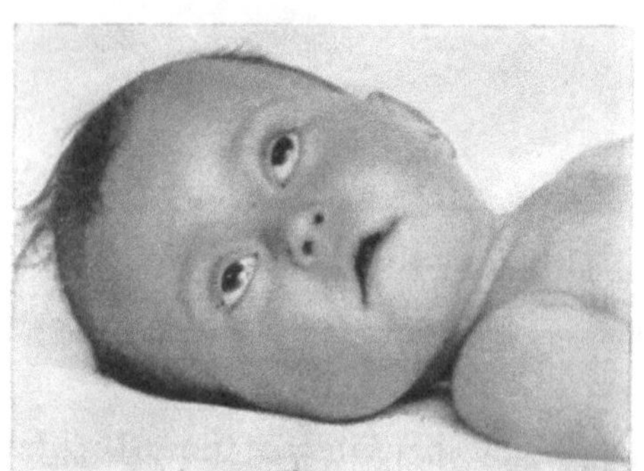

Abb. 4. Starrer Blick bei tuberkulöser Meningitis. Strabismus. Koma. 11 Monate alt.

Bei der **Meningokokkenmeningitis** dagegen, abgesehen vom Beginn und von foudroyanten Fällen, ist das Bewußtsein erhalten.

Physiognomie und Mimik.

Allergrößte Beachtung verdient das Mienenspiel der Kinder, die wortlose Sprache der ersten Jahre. Erlaubt es doch weitgehende Schlüsse auf das Befinden und auf eingetretene Änderungen. Es ist immer wahr, da das junge Kind sich nicht verstellt. Ein Erwachsener kann seinen Angehörigen zuliebe sich im Schmerze und noch auf dem Totenbette zu einem Lächeln zwingen. Ein Säugling, der schwer krank ist, macht stets ein leidendes ernstes Gesicht und hat sein Lachen verloren. Wenn er zu Äußerungen der Lust bereit ist, sich durch freundliche Ansprache zum Lächeln oder Lachen bewegen läßt, fühlt er sich auch entsprechend wohl.

Die **Ausdrucksbewegungen** lassen sich beim kleinen Kind noch weniger leicht beschreiben als beim Erwachsenen, sie sind uns aber aus dem täglichen Leben geläufig, so daß ich hier nicht näher auf sie eingehe. Vor 35 Jahren hat Soltmann den Gesichtsausdruck kranker Kinder in einer schönen Studie geschildert. In einer größeren Abhandlung hat Kruckenberg den Gesichtsausdruck des Menschen im allgemeinen analysiert.

Zur Beurteilung des Allgemeinzustandes ist uns der Gesichtsausdruck beim Säugling und Kleinkind noch wichtiger als später, da er uns hier die mangelnde Sprache ersetzen muß. Die aufmerksame Betrachtung des Gesichtes beim täglichen Besuche gestattet uns auch Veränderungen, Verbesserungen und Verschlimmerungen untrüglich zu erkennen.

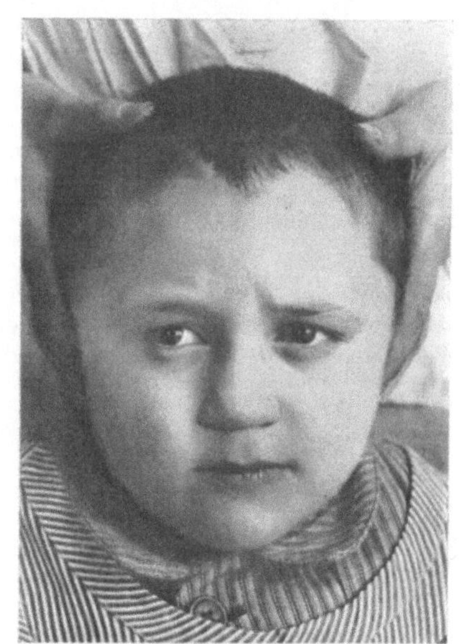

Abb. 5. Phantasielügner. Lauernder Blick. 7 Jahre alt.

Rasch einsetzende Blässe findet sich bei schwerer Verschlimmerung des Zustandes, sonst besonders auch im Beginn einer Bronchopneumonie oder einer schweren Zystopyelitis. Sehr ominös ist es, wenn die rosige Gesichtsfarbe eines Frühgeborenen rasch einer wachsartigen Blässe mit eingesunkenen Augen Platz macht. Es ist dies oft das bedrohliche Zeichen einer schweren Ernährungsstörung oder Sepsis.

Auffallende andauernde Blässe in den ersten Monaten erweckt stets den Verdacht auf Lues oder Sepsis. Im zweiten Halbjahre kommt eine schwere Ernährungsstörung (besonders Milchnährschaden) oder eine Bluterkrankung (meist Jaksch-Hayem) in Betracht. Im übrigen beachte man, daß die Blässe des Gesichts auch beim Säuglinge oft nur Folge von Scheinanämie ist (s. S. 240).

Bei der häufigen Darmkolik des Säuglings bietet das Gesicht einen schmerzhaften Ausdruck. Gleichzeitig werden die Beine heftig angezogen und abgestoßen. Bei der kruppösen Pneumonie ist das Gesicht gerötet, es besteht Nasenflügelatmen, Herzkranke reißen die Augen angstvoll auf, Lippen und Ohren sind zyanotisch. Das Gesicht chronisch magendarmkranker, atrophischer Säuglinge sieht greisenhaft aus. Masernkranke zeigen Konjunktivitis und Lichtscheu, Tränenfluß und Rhinitis in fast pathognomonischer Art, auch wenn man vom Exanthem absieht. Gedunsenheit des Gesichtes, Injektion der Bindehaut läßt an Keuchhusten denken, besonders wenn noch Blutungen auf der Bindehaut oder in der Umgebung des Auges dazu kommen.

Die **Physiognomie des Kindes** bietet meist ohne weiteres ein getreues Spiegelbild der Intelligenz und des Temperamentes. Dabei muß man berücksichtigen, daß da, wo das Gesicht durch einen bleibenden Kontrakturzustand steif und ausdruckslos gestaltet wird, wie bei der **Littleschen Krankheit,** man leicht die Intelligenz unterschätzt, wenn man sie nach dem Ausdruck beurteilt.

Gewisse dauernde oder vorübergehende Veränderungen der Psyche prägen oft einen entsprechenden Ausdruck. So gibt Abb. 5 einen Phantasielügner wieder, Abb. 6 einen melancholieartigen Depressionszustand nach Pneumonie.

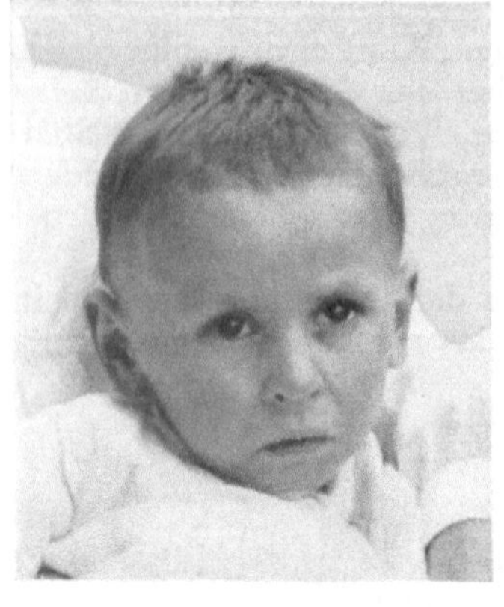

Abb. 6. Depressive Psychose nach Pneumonie. 3 Jahre alt.

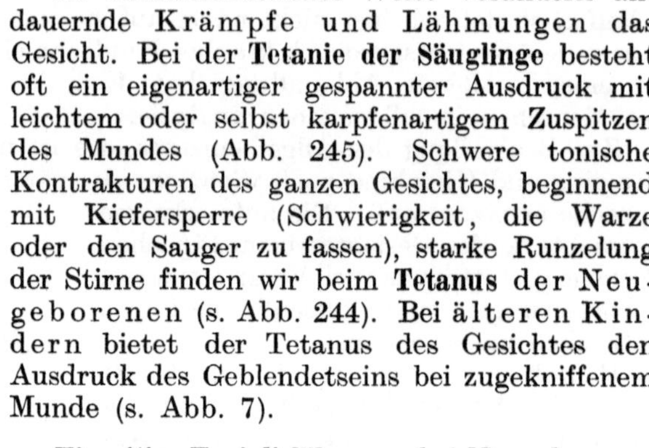

In charakteristischer Weise verändern andauernde Krämpfe und Lähmungen das Gesicht. Bei der **Tetanie der Säuglinge** besteht oft ein eigenartiger gespannter Ausdruck mit leichtem oder selbst karpfenartigem Zuspitzen des Mundes (Abb. 245). Schwere tonische Kontrakturen des ganzen Gesichtes, beginnend mit Kiefersperre (Schwierigkeit, die Warze oder den Sauger zu fassen), starke Runzelung der Stirne finden wir beim **Tetanus** der Neugeborenen (s. Abb. 244). Bei älteren Kindern bietet der Tetanus des Gesichtes den Ausdruck des Geblendetseins bei zugekniffenem Munde (s. Abb. 7).

Einseitige Fazialislähmung bei Neugeborenen ist gewöhnlich Folge eines Geburtstraumas und verschwindet meist bald. Später auftretende Fazialislähmungen sind gleich zu bewerten wie beim Erwachsenen. Rheumatische Formen sind aber seltener wie dort. Bisweilen führt die epidemische Kinderlähmung zu Fazialislähmung, oft als einzigem Symptom. Häufig ist Karies des Felsenbeines die Ursache einer vollständigen peripheren Fazialislähmung (Abb. 256).

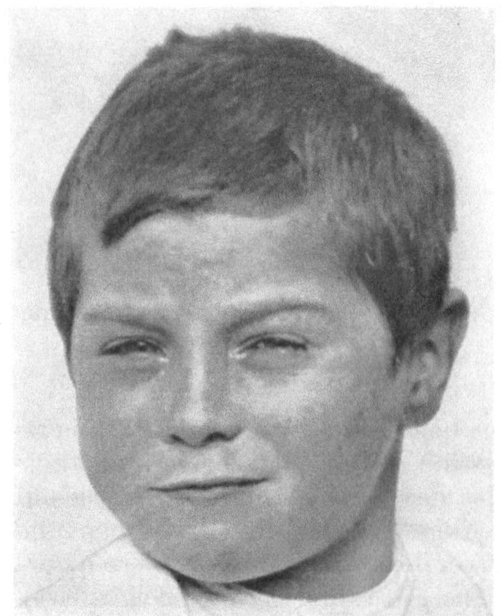

Abb. 7. Tetanus traumaticus. 5 Jahre. Ausdruck des Geblendetseins.

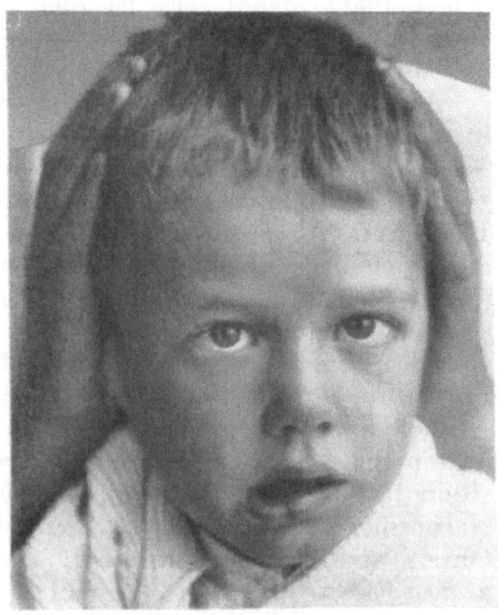

Abb. 8. Diphth. Lähmung des Muscul. triangularis oris und der Abduzentes. Schlaffheit des ganzen Gesichtes. 4 Jahre.

Eine eigenartige Physiognomie entsteht oft bei **diphtherischer Lähmung.** Neben einer Gaumensegellähmung besteht ein leichter paralytischer Strabismus convergens (durch Lähmung der Abduzentes), daneben häufig eine Schlaffheit der ganzen Gesichtsmuskulatur, die leicht übersehen wird, aber doch ein typisches Gepräge verleiht (Abb. 8).

Auffallend häufig finde ich bei **Pylorusstenose** starkes Stirnrunzeln, auch

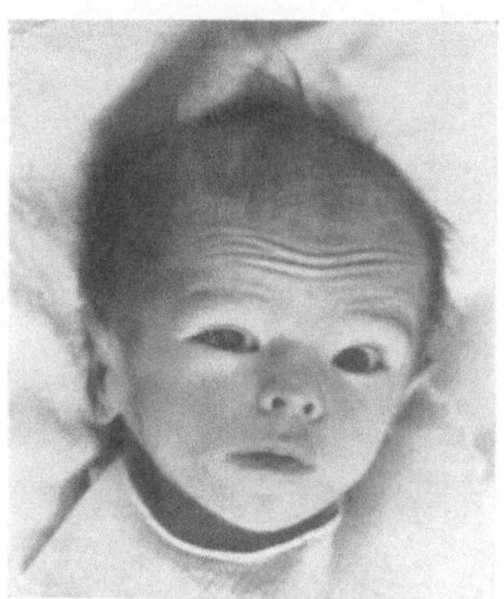

Abb. 9. Stirnrunzeln bei Pylorusstenose. 4 Monate.

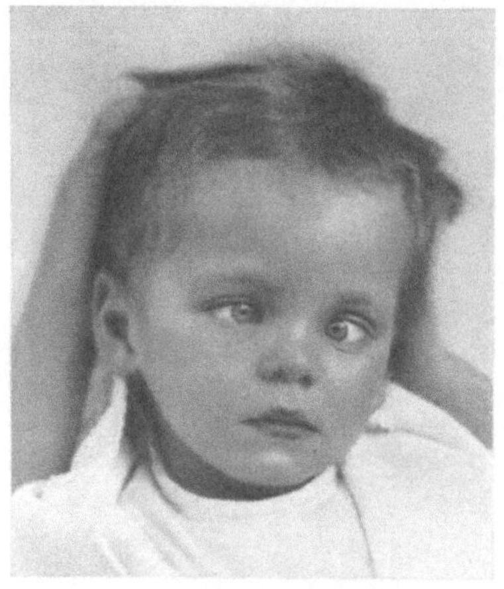

Abb. 10. Gehirntumor. $2^1/_2$ Jahre. Stupor, Strabismus.

in der Ruhe, dabei oft zurückgebogenen Kopf, und dies so häufig, daß ich an einen tieferen Zusammenhang glaube (Abb. 9). Der Ausdruck ist oft scharf und böse.

Der **Gehirntumor** verleiht dem Gesicht manchmal einen eigenartigen Ausdruck, so daß man mit einem gewissen Recht vom Tumorgesicht gesprochen hat. Bei gutem Ernährungszustande besteht mangelnde Mimik mit Stupor und Strabismus (Abb. 10).

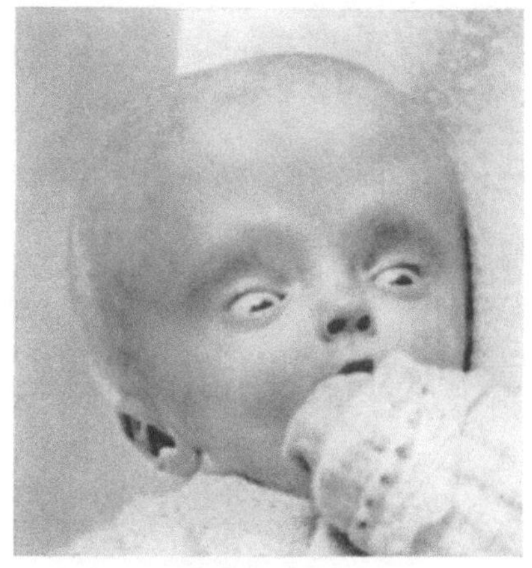

Abb. 11. Hydrocephalus chron. internus. 4 Monate. Kopfumfang 52 cm.

Die **Encephalitis epidemica** verrät sich durch ein unbewegtes, starres, maskenartiges Gesicht. Der offene Mund läßt Speichel ausfließen. Besonders typisch ist ein- oder beidseitige Ptosis. Nicht selten findet sich noch Pupillendifferenz oder Fazialisparese.

Der **chronische Hydrozephalus** charakterisiert sich durch den kleinen Gesichtsschädel neben dem aufgetriebenen Hirnschädel und durch die nach unten gerichteten vorgetriebenen Bulbi (Abb. 11). Diese Augenstellung, welche die Sklera über der Kornea sichtbar macht, verrät oft schon den Wasserkopf im Beginn.

In einer Reihe von Krankheiten erlaubt uns die Physiognomie mit Sicherheit die Diagnose des Leidens zu stellen. Als besonders häufig seien erwähnt:

Das skrofulöse Gesicht. Die Oberlippe ist aufgeworfen, die Nasenausgänge verdickt, oft erodiert. Die Wangen sind fleckig (Skrofulide). Vor allem charak-

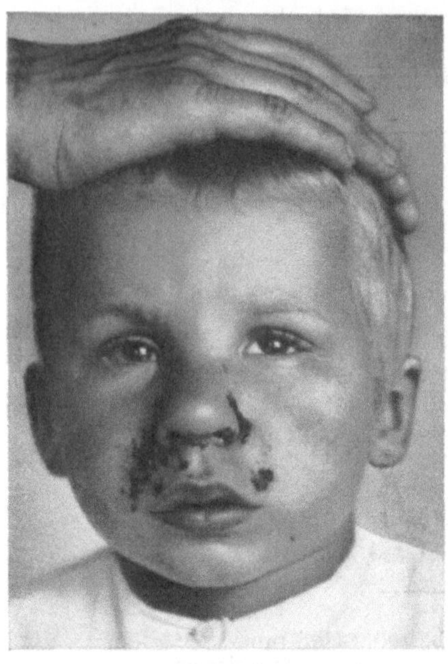

Abb. 12. Skrofulose. $3^1/_2$ Jahre. Nase und Oberlippe verdickt. Ekzem um Mund und Nase. Konjunktivitis.

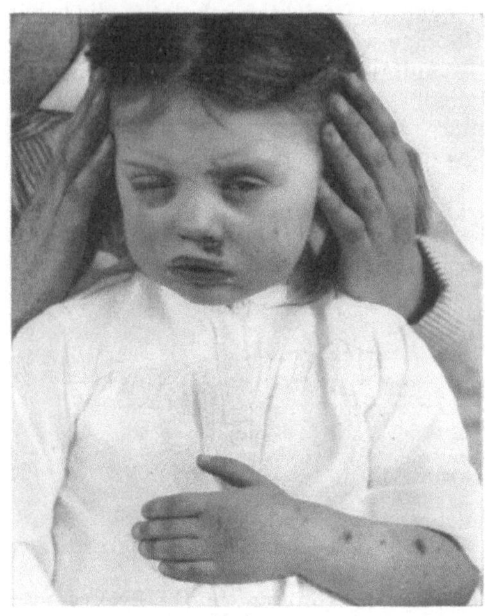

Abb. 13. Skrofulose. $3^1/_2$ Jahre. Aufgeworfene Lippe. Lichtscheu bei Phlyktäne des rechten Auges, starke Pirquetsche Reaktion am Arm.

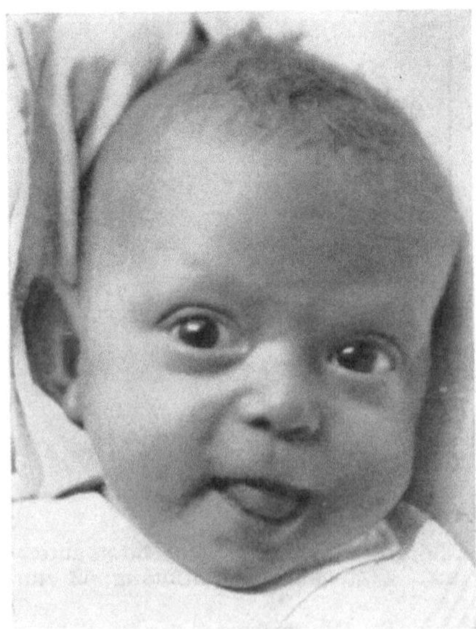

Abb. 14. Glotz- und Glanzauge bei kongenitaler Lues. 4 Monate alt.

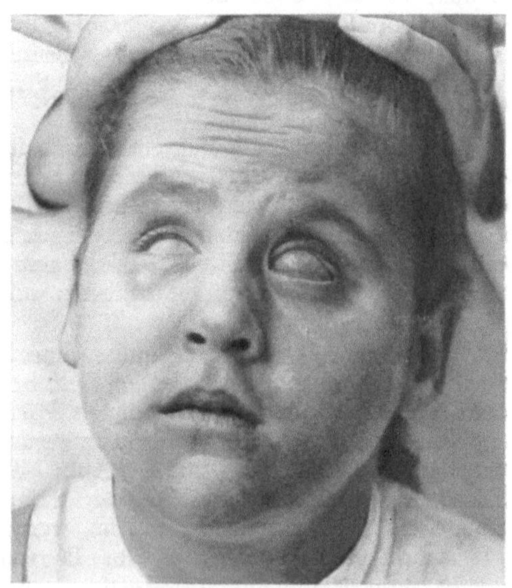

Abb. 15. Lues tarda. Keratitis parenchymatosa, Periostitis hyperplastica der Stirne. Radiäre Narben am Munde. 12 Jahre.

teristisch, ja direkt pathognomisch ist die starke, oft einseitige Konjunktivitis mit perikornealer Injektion und einer oder mehreren Randphlyktänen bei starker Lichtscheu. Dieses wohlbekannte Bild (Abb. 12 und 13) sagt uns, daß der Träger mit exsudativer Diathese behaftet und dabei gleichzeitig noch mit Tuberkulose infiziert ist.

Das luetische Gesicht bei Säuglingen. Auffallende Blässe der Lippen bei gutem Ernährungszustande, gelbliche milchkaffeeartige Farbe der Wangen (diffuses Syphilid der Oberhaut) bei glänzenden, etwas glotzenden Augen sind schon verdächtig (Abb. 14). Finden sich noch Rhagaden am Munde oder an Nase oder Auge, so steht die Diagnose fest, auch ohne daß man einzelne makulopapulöse Effloreszenzen an Stirne oder Wange wahrnimmt.

Gesicht bei Lues tarda. Eine doppelseitige Keratitis parenchymatosa ist an sich schon fast beweisend. Kommen dazu noch radiäre Narben am Munde,

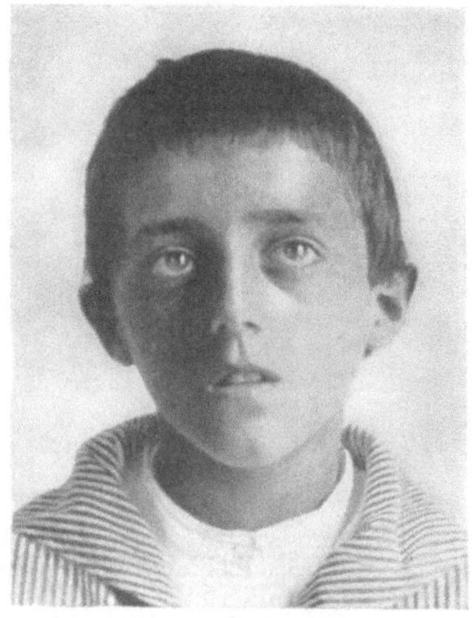

Abb. 16. Adenoide Vegetationen. 10 Jahre. Schmale Nase. Mundatmer. Vorstehende Augen.

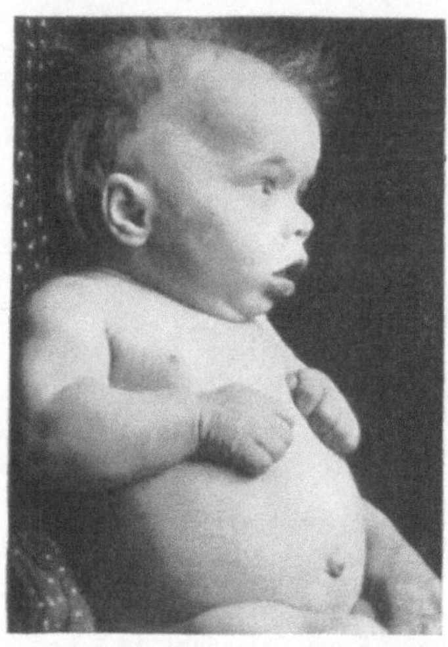

Abb. 17. Athyreosis. 5 Jahre alt, vor der Behandlung. Die Lanugo des Kopfes ist noch erhalten. Länge 72 cm. Gewicht 9 kg. Handwurzel ohne Knochenkerne.

so ist die Diagnose gesichert. Daneben findet man nicht selten die charakteristische periostitische Verdickung der Stirnhöcker, die auf Abb. 15 sehr deutlich ist. Beim Öffnen des Mundes treffen wir häufig die Hutchinsonschen Zähne.

Das adenoide Gesicht. Das Gesicht ist schlaff, in die Länge gezogen, der Mund offen, die Nase schmal, zusammengekniffen, die Nasenatmung erschwert. Öfters treten die Augen etwas hervor. All dies kennzeichnet zur Genüge die chronische Verengerung des Nasenrachenraumes, die auch die klosige Sprache (Rhinolalia clausa), die schnarchende Atmung, die Einziehung des Trommelfelles (vermindertes Gehör) verschuldet (siehe Abb. 16). Auffällig ist mir die große Häufigkeit der Adenoiden bei Knaben mit langem Haar (Folge der Verweichlichung?).

Das myxidiotische Gesicht (Hypo- und Athyreose). Überaus plumpes breites Gesicht, niedrige faltige Stirne. Der übergroße grobe Mund läßt eine dicke, schwer bewegliche Zunge heraustreten (Abb. 18). Die Augen sind klein, schlitzartig, mißtrauisch, weit auseinander stehend. Aufgestülpte Nase mit eingezogener

Nasenwurzel. Mienenspiel träge und blöde. Beim Schreien tritt der typische Gesichtsausdruck besonders hervor. Trockenes spärliches Haar. Bei vollständiger Athyreosis kann die Lanugo jahrelang bleiben (Abb. 17). In schweren Fällen ist die Physiognomie von erschreckender Häßlichkeit, in leichten nur grob, aber zusammengenommen mit den übrigen Symptomen (S. 330) doch charakteristisch. Da diese Krankheit oft verkannt wird, so seien hier verschiedene,

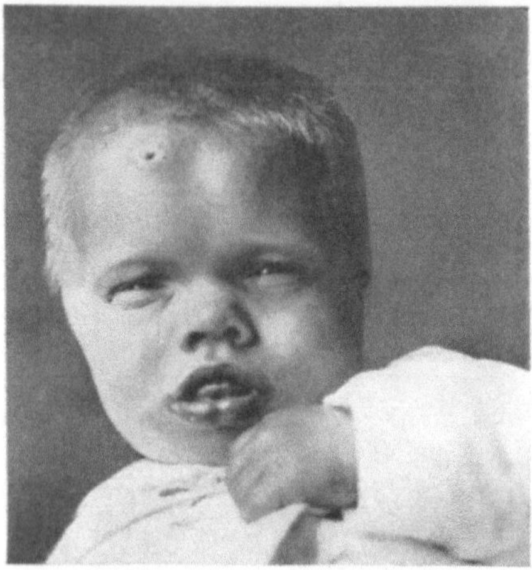

Abb. 18. Athyreosis. 8 Jahre alt, nach 3 jähr. Behandlung.
Das nämliche Mädchen wie Abb. 17.
Länge 75 cm. Gewicht 14,5 kg.

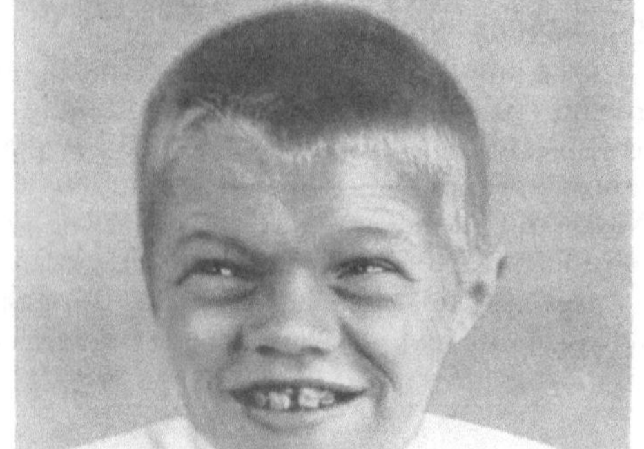

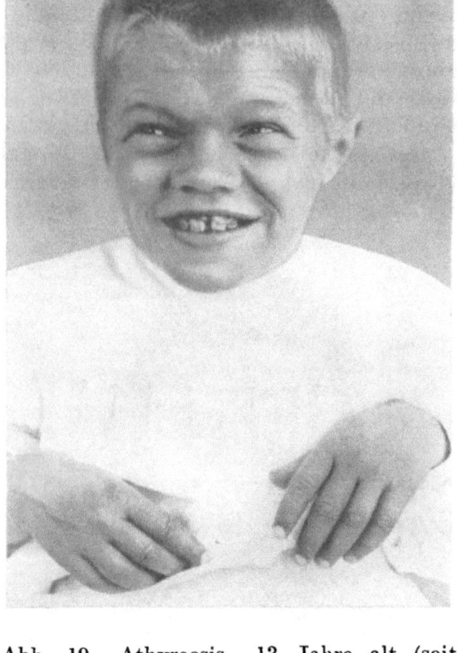

Abb. 19. Athyreosis. 13 Jahre alt (seit 8 Jahren Schilddrüsenbehandlung). Länge 110 cm. Alle Knochenkerne der Handwurzel vorhanden.
Das nämliche Mädchen wie Abb. 17 und 18.

Abb. 20. Myxidiotie mäßigen Grades, 16 Monate alt.

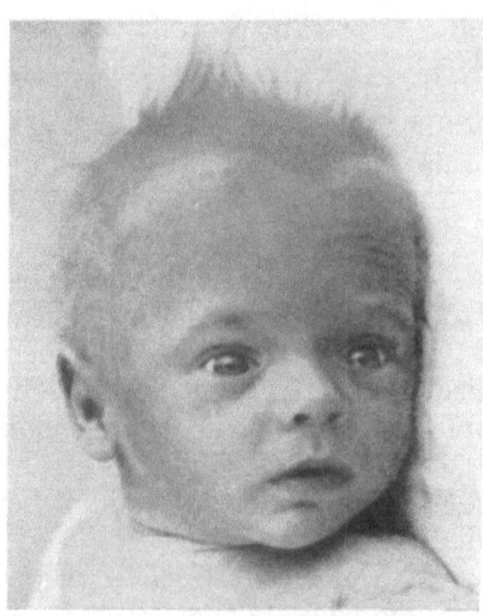

Abb. 21. Myxidiotie, $17^1/_2$ Monate alt, identisch mit Kind von Abb. 20, nach 6 wöchiger Schilddrüsenfütterung.

auch leichtere Fälle abgebildet (Abb. 17—21, 41 u. 42). Das Vertrautsein mit ihr ist besonders wichtig, da wir in der Schilddrüsenfütterung eine wirksame Therapie besitzen, die zur Bestätigung der Diagnose beitragen kann (Abb. 20 u. 21).

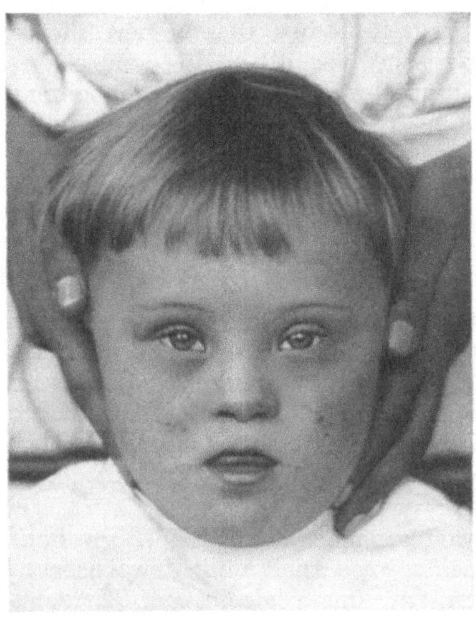

Abb. 22. Mongoloide Idiotie. $3^1/_2$ Jahre alt. Sehr ausgesprochene Schrägstellung der Lidachsen.

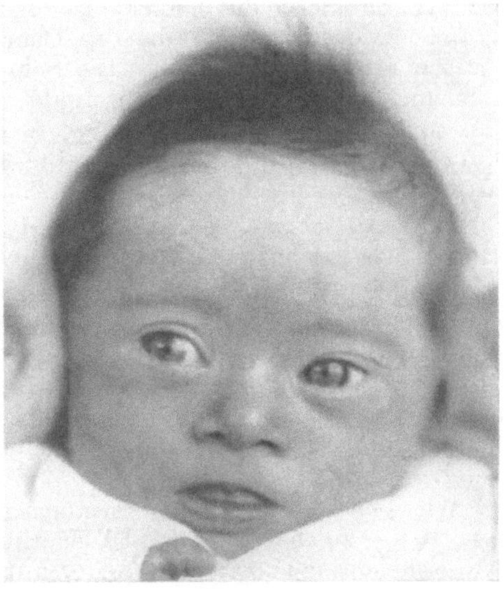

Abb. 23. Mongoloide Idiotie. $4^1/_2$ Monate. Typische Augen- (Lidachsen-) Stellung. Flaches Gesicht.

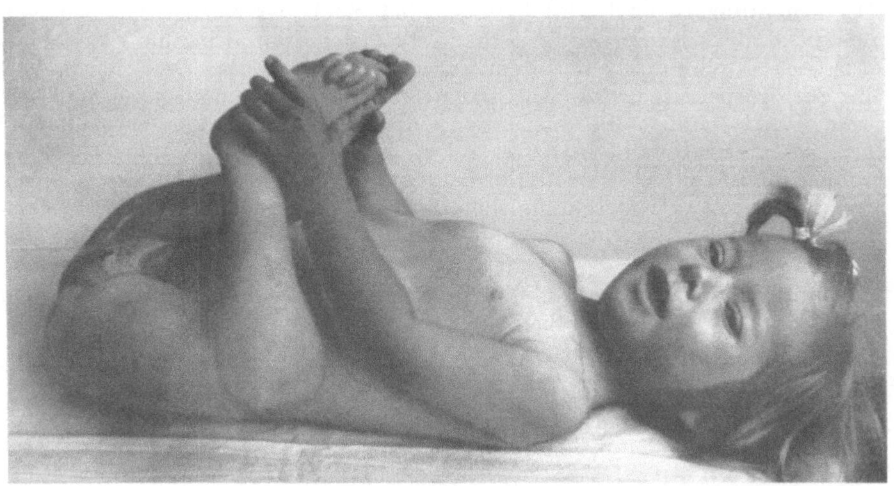

Abb. 24. Mongoloide Idiotie. 3 Jahre alt. Stellung der Augen (Lidachsen) und Hypotonie der Muskeln typisch.

Das mongoloide Gesicht. Sehr typisch, aber in leichten Fällen oft verkannt (Abb. 22—24). Schief gestellte Augen, bzw. Lidachsen, die von außen oben nach innen unten konvergieren. Meist deutlicher Epikanthus (Mongolenfalte), Zunge groß, aber weniger plump als bei Myxidiotie. Mangelndes Profil der Augenhöhlen, flaches Gesicht, häufiges Lidrandekzem. Weiche, abstehende Ohren. Anhaltendes Grimassieren und Herausstrecken der rissigen Zunge, clownartige Rötung der Wangen. Intelligenz mäßig vermindert. Je älter das Kind, um so mehr nimmt die Agilität zu, um so grotesker wird sie. So typisch meist das Gesicht ist, so schwer hält es oft, dies in der Photographie wiederzugeben, da das Charakteristische vor allem in dem eigenartigen Mienenspiel liegt. Die Schrägstellung der Lidachsen ist manchmal nur angedeutet. Nicht selten findet sich eine Kombination von Myxidiotie mit mongoloider Idiotie (Abb. 25), wobei die mongoloide Physiognomie einen hypothyreotischen Einschlag erhält und besonders die Hände denen bei Myxidiotie entsprechen.

Über **Ausschläge der Gesichtshaut**, akute Exantheme, Ikterus, Zyanose, Herpes usw. siehe unter Haut (S. 39 ff.).

Anschließend an die genaue Beobachtung des Gesichtes und der Mimik empfiehlt es sich, gleich die Untersuchung des Fazialisphänomens (S. 274), der Konjunktiven (S. 115), der Fontanelle (S. 37) vorzunehmen, sodann der Atmung (S. 142) und des Pulses (S. 237), alles bevor man das Kind auszieht. Die Feststellung dieser Punkte in der Ruhe ist von großer Wichtigkeit. Durch Schreien und Aufregung wird das Ergebnis entstellt oder vereitelt.

Wir ziehen es vor, hier systematisch weiterzugehen und die Lage und Stellung zu betrachten. Da hierüber nichts wesentlich vom Erwachsenen Abweichendes zu berichten ist, so wenden wir uns sogleich zur Betrachtung von

Körperbau, Ernährungszustand und Entwicklung.

Der **Ernährungszustand** wird hauptsächlich nach der Körperfülle beurteilt, speziell nach der Stärke des Unterhautfettpolsters mit Einschluß der Muskulatur, der Durchblutung und dem Turgor der Haut. Das Gewicht im Verhältnis zur Körperlänge, das sog. Streckengewicht, gibt einen guten Maßstab. Für die Praxis genügt die Inspektion, die Bestimmung von Gewicht und Länge, die im Einzelfall ein besseres Urteil abgeben als die Indizes. Einen wertvollen Maßstab bietet die Fülle der Glutäalgegend (s. Abb. 26 und 27). Zum Vergleich mit den Durchschnittswerten ist die Kenntnis einiger physiologischer Daten nötig, für das Säuglingsalter unentbehrlich.

Durchschnittswerte gesunder und kräftiger Kinder mit hohem Geburtsgewicht (über 2750 Gramm).

	Gewicht		Länge	Kopfumfang	Brustumfang
	männl.	weibl.			
Geburt	3,3 kg	3,00 kg	50 cm	34 cm	32 cm
3 Monate	5,5 „	5,25 „	58 „	40 „	37 „
6 „	7,5 „	7,25 „	63 „	43 „	40 „
9 „	8,5 „	8,25 „	67 „	45 „	44 „
12 „	9,5 „	9,25 „	70 „	46 „	46 „
2 Jahre	12,5 „	12,00 „	80 „	48 „	48 „
3 „	14,5 „	14,00 „	90 „	49 „	49 „
5 „	18,0 „	17,00 „	100 „	50 „	52 „
7 „	22,0 „	21,00 „	112 „	51 „	56 „
10 „	29,0 „	27,00 „	125 „	52 „	61 „
12 „	35,0 „	32,00 „	135 „	52,5 „	65 „
15 „	45,0 „	48,00 „	155 „	53 „	75 „

Diese Zahlen gelten für Kinder der germanischen Rasse, und zwar für Knaben, wo nichts anderes angegeben ist. Die Mädchen haben im allgemeinen kleinere Werte (2—5 %), nur im Körpergewicht übertreffen sie zur Zeit der Pubertät die Knaben. Spätestens im dritten Jahre soll der Brustumfang den Schädelumfang eingeholt haben.

Das Gewicht im Säuglingsalter, besonders in den ersten Monaten, gilt für Brustkinder. Die Abnahme in den ersten 3—4 Tagen (150—400 Gramm) gleicht sich auch beim gesunden Brustkinde oft erst in 2 bis 3, ja selbst 4 Wochen aus. Der gesunde Säugling verdoppelt sein Gewicht mit 5—6 Monaten und verdreifacht es mit einem Jahre. Frühgeborene können ihr Gewicht mit 4—6 Monaten, selbst mit 3 Monaten verdreifachen.

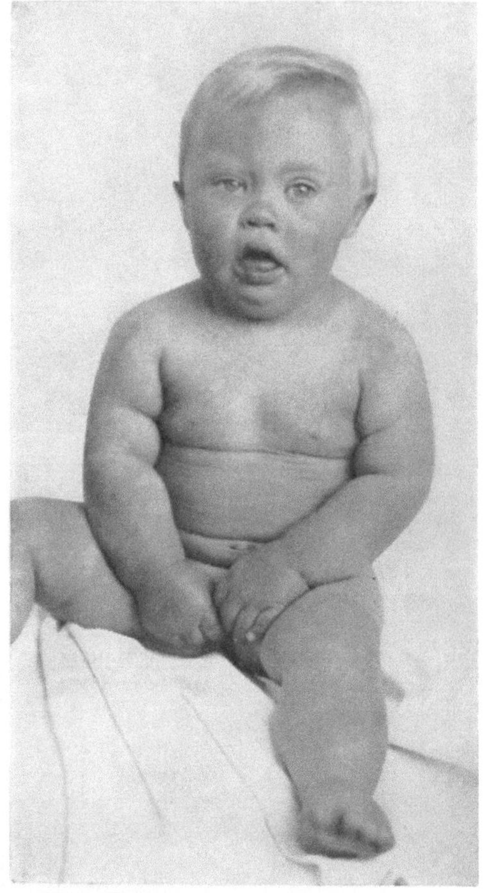

Abb. 25. Mongoloide Idiotie mit hypothyreotischem Einschlag. 1¾ Jahr. 81 cm. 12,5 kg, offene Fontanelle, 8 Zähne. Keine Rachitis.

Die hier angeführten Werte bilden nur einen ungefähren Gradmesser der Entwicklung. Es gibt durchaus gesunde Kinder, die gut gedeihen und die weniger große Werte haben, wobei Alter, Größe und Konstitution der Eltern und der weiteren Familie, Ernährungsart, Pflege, frühere Krankheiten usw. der Kinder mitwirken, ganz abgesehen von frühgeborenen und sonst bei der Geburt unternormalen Kindern, die nur zum Teil nach 2 bis 5 Jahren die anderen einholen. Viel wichtiger als große Werte ist eine fortschreitende harmonische Entwicklung.

Zur Gewichtsbestimmung ist eine gute Kinderwage nicht zu entbehren. Sie gehört zur Ausstattung des Sprechzimmers. Zur Längenmessung genügt zur Not ein gewöhnliches Zentimetermaß, besser ist allerdings ein Meterstab.

Man läßt den Säugling flach auf einen Tisch legen. Die Mutter stemmt die Scheitelhöhe des Kopfes gegen ein großes Buch, das sie senkrecht zur Längsachse festhält. Der Arzt faßt mit einer Hand beide Füßchen, beugt sie rechtwinklig und zieht sie nach unten bis die Knie völlig gestreckt sind. Mit der anderen Hand legt er den Meterstab dicht neben das Kind, stößt ihn oben bis an das Buch und visiert unten von den senkrecht liegenden Fußsohlen auf die Skala des Stabes. Auf diese Weise gelingt es dem gleichen Beobachter bei einiger Übung vergleichende Messungen bei einer Fehlerquelle von höchstens 1 Zentimeter zu erhalten.

Für das Alter des Fötus gibt die Länge einen brauchbaren Maßstab. Mit 5 Monaten mißt er 25 cm und nimmt pro Monat von da bis zur Geburt je 5 cm zu, so daß ein Fötus von 35 cm Länge etwa 7 Monate alt ist.

Der Bestand einer Frühgeburt läßt sich oft schwer feststellen, da Gewicht und Länge auch bei ausgetragenen Kindern mangelhaft sein können.

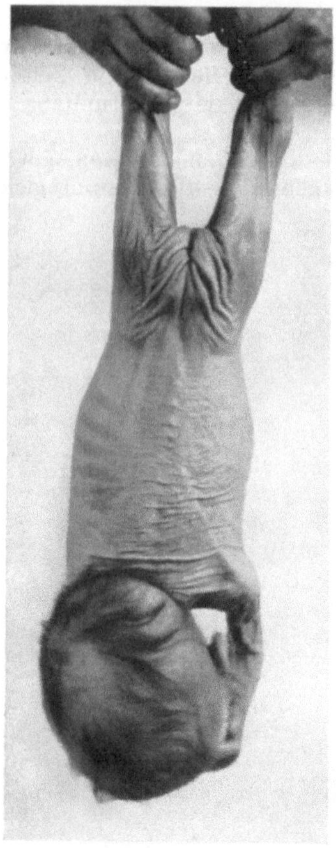

Abb. 26. Schwere Atrophie. 5 Monate. 2,8 kg. „Tabaksbeutelform" der Nates.

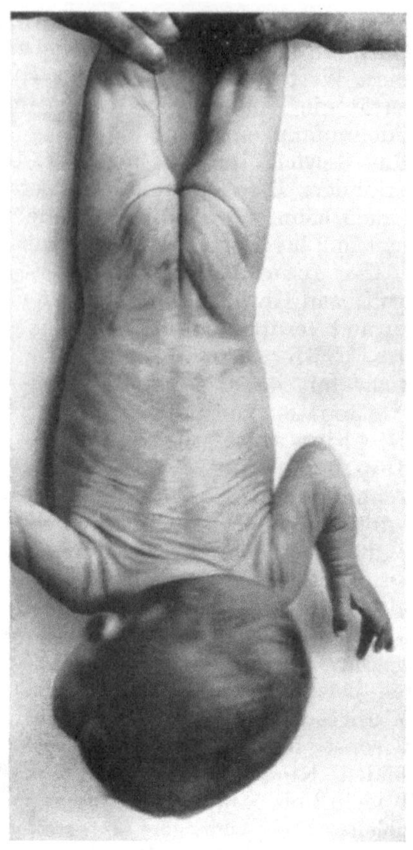

Abb. 27. Gleiches Kind, wie auf Abb. 26, 2 Monate später. 4,0 kg. Nates noch schlaff, aber Tabaksbeutel verschwunden.

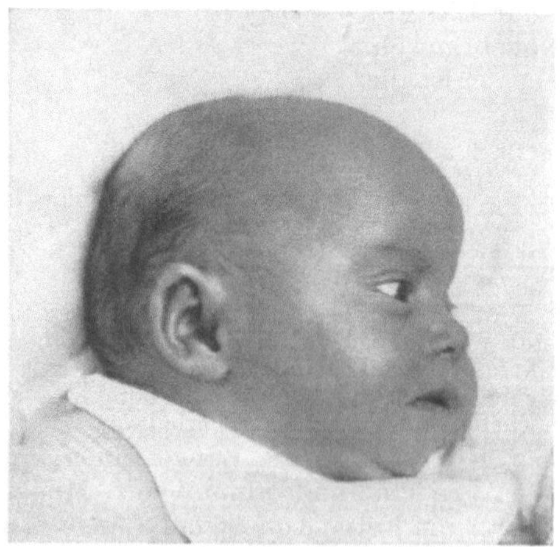

Abb. 28. Frühgeborener. 4 Monate. 3,2 kg. Ballonschädel (Megazephalus). Gefüllte Fontanelle, Glotzauge. Geburtsgewicht 1,5 kg.

Häufige Eigenschaften der Frühgeburt sind: tiefe Insertion der Nabelschnur, greisenhaftes Gesicht, starke inspiratorische Einziehungen am unteren Sternum, abnorm starke, lange bleibende Lanugo, hartnäckiger Ikterus, Neigung zu Ödem und Sklerödem, mangelhafte Ausbildung der Nägel und Ohrknorpel, schlechte Thermoregulation, Neigung zu Zyanose, oberflächliche Atmung, Atelektase, schwaches Saugvermögen, häufiges Fehlen der Laktase im Darme, erhöhter Bedarf an Eiweiß und Salzen, Erythroblastose, Schläfrigkeit, Muskelträgheit, Neigung zu Sepsis und Blutungen, später zu Rachitis, Spasmophilie und Anämie. Als Stigmata findet man: Megalozephalus von 2—6—8 Monat (s. Abb. 28), gespannte Fontanelle, Protrusio bulborum, erhöhten Lumbaldruck, faltenreiches Gesicht, später starkes Saugpolster, große Zunge, Froschgesicht. — Bei starkem Fettansatz und Doppelkinn, kleinem Munde, rosiger Haut zeigt sich das ausdrucksarme „Puppengesicht". Sodann kurze Beine und großer dicker Rumpf, im 2.—4. Monat Neigung zu Wutanfällen, Hypertonie (Rosenstein). Die Frühgeborenen sind durchaus nicht immer debil.

Störungen des Massen- (Gewichts-) Wachstums.

Solche finden sich am häufigsten nach der Seite der Abmagerung. Diese betrifft hauptsächlich das Säuglingsalter und wird hier in den stärkeren Graden allgemein als Atrophie bezeichnet, ohne Rücksicht auf die Ursache.

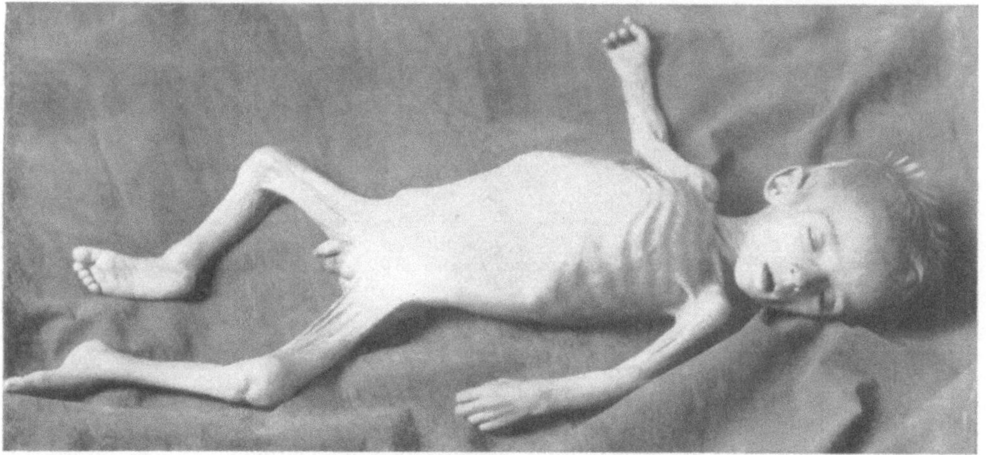

Abb. 29. Schwerste Atrophie. Lähmungsartiger Zustand. 15 Monate, $3^1/_2$ kg.

Die Atrophie ist meist die Folge einer chronischen Ernährungsstörung und findet sich darum vorzugsweise bei künstlich genährten Säuglingen als Folge wiederholter oder anhaltender Diarrhöen mit oder ohne Erbrechen. Die häufigste Ursache ist damit **die Dekomposition** (Abb. 29). **Beim Milchnährschaden** (gewöhnlich Verstopfung) entsteht sie mehr aus anhaltendem Mangel an Zunahme als durch direkten Gewichtsverlust.

Weitere Ursachen sind quantitativ und qualitativ ungenügende Nahrung, die auch die „Atrophia e medico" verschulden kann, sodann Pylorusstenose.

Auch schwere Infektionskrankheiten, so zerebrospinale Meningitis, chronische Pyodermien usw. führen zu Atrophie, wobei meist eine parenterale Ernährungsstörung verbunden ist. Neugeborene nehmen auch bei ausreichender Frauenmilch bisweilen nicht zu bei einer Infektion (Lues), die dann nach Wochen manifest wird, sodann bei Unter-, auch bei Überernährung, manchmal bei exsudativer Diathese, in einzelnen Fällen bei einer Fettstoffwechselstörung unbekannter Ursache (Samelson), wo dann bei einem Nahrungswechsel oder später von selbst Besserung eintritt.

Seltener wie man glauben möchte, führt **die Tuberkulose** des Säuglings (viszerale Drüsentuberkulose, Miliartuberkulose) zu Atrophie. Tuberkulöse

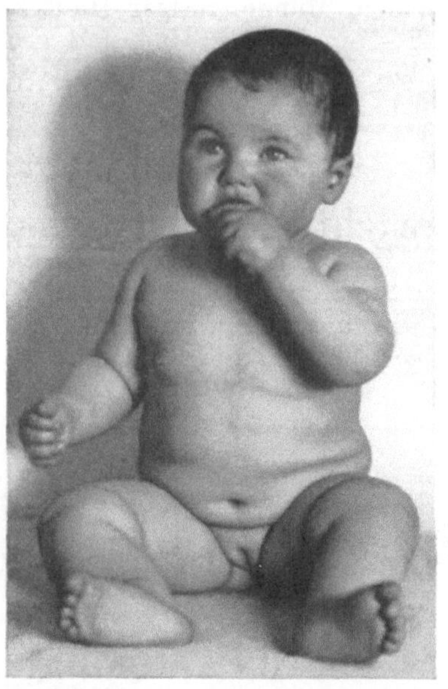

Abb. 30. Leichte Adipositas.
11 Monate, 11,6 kg, 76 cm.

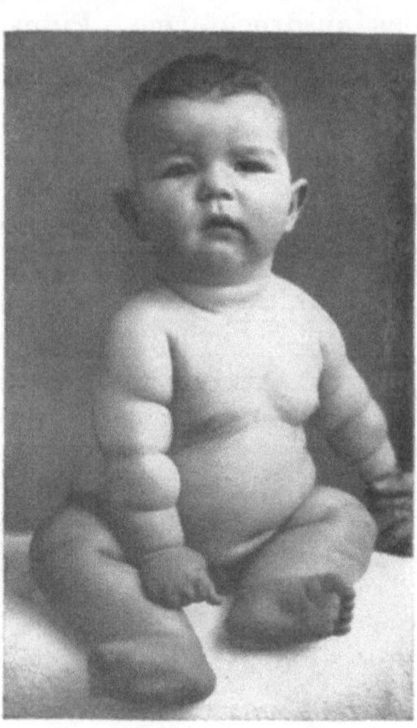

Abb. 31. Starke Adipositas.
8½ Monate, 10,6 kg.

Säuglinge, besonders solche an der Brust, bewahren oft im Gegenteil lange einen guten Ernährungszustand (Abb. 34).

Erst bei älteren Kindern trifft man Diabetes als Ursache hochgradiger Abmagerung.

Eine pathologische Fettverteilung zeigen in sehr seltenen Fällen ältere Kinder (fast stets Mädchen), wobei die obere Körperhälfte Fettschwund, die untere vermehrten Fettansatz aufweist (**Lipodystrophia progressiva,** s. Abb. 32). Trotz der großen Seltenheit ist die Kenntnis dieser Krankheit wertvoll, da die Träger derselben sonst wegen der schweren Abmagerung im Gesicht und am Oberkörper oft jahrelang als tuberkulös behandelt werden.

Im Gegensatze zu dieser seltenen Störung wird oft der Ernährungszustand überschätzt, wenn man bloß nach der Fülle des Gesichtes urteilt. Im Säuglingsalter, und zwar am meisten bei exsudativen Kindern, aber auch noch bis ins Schulalter hinein, findet man oft volle Wangen, wogegen Hals, Rumpf und Extremitäten eine deutliche, sogar vorgeschrittene Abmagerung aufweisen. Recht oft leiden diese Kinder an Tuberkulose. Bei Säuglingen hilft auch das Wangensaugpolster die Abmagerung zu verdecken. Dieses lebenswichtige

Fettpolster schwindet erst bei weit vorgeschrittener Abmagerung. Ungewöhnlich stark findet man es bei Frühgeborenen und Idioten (Abb. 36).

Adipositas. Ein starkes Fettpolster ist physiologisch im Säuglingsaltre (Abb. 33). Es findet sich in den ersten Monaten besonders bei Brustkindern, später auch bei Flaschenkindern. Ein bis zwei Querfurchen im Pannikulus der Innenseite der Oberschenkel sind beim Säugling normal (Adduktorenfalten). Das Fettgewebe fühlt sich in der Norm fest an.

Als Folge von Überernährung (hauptsächlich mit Kuhmilch) trifft man am Ende des Säuglingsalters häufig Adipositas, leicht zu erkennen an den Fettfalten des Bauches im Sitzen, Abb. 30, 31. Dabei besteht oft eine vergrößerte Milz (Mastmilz).

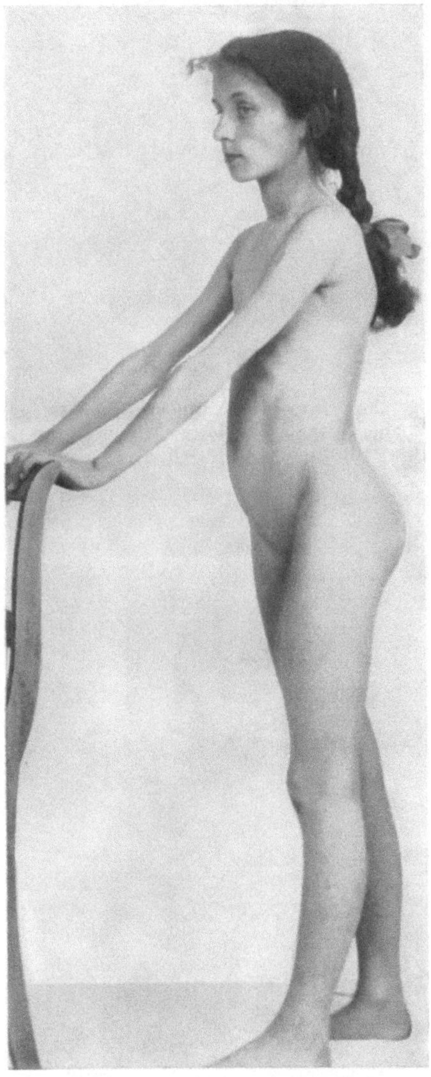

Abb. 32. Lipodystrophia progressiva. 12 Jahre alt. Schwund des Fettes im Gesicht, am Thorax und an den Armen. Fettansammlung an Nates und Oberschenkeln.

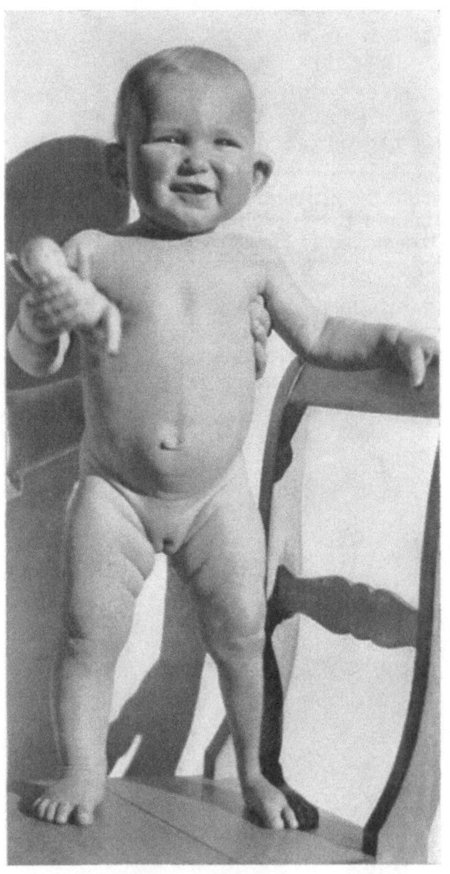

Abb. 33. Gesundes Ammenkind, 9 Monate. hat nur 400 g Kuhmilch im Tag, 7,3 kg, 67 cm.

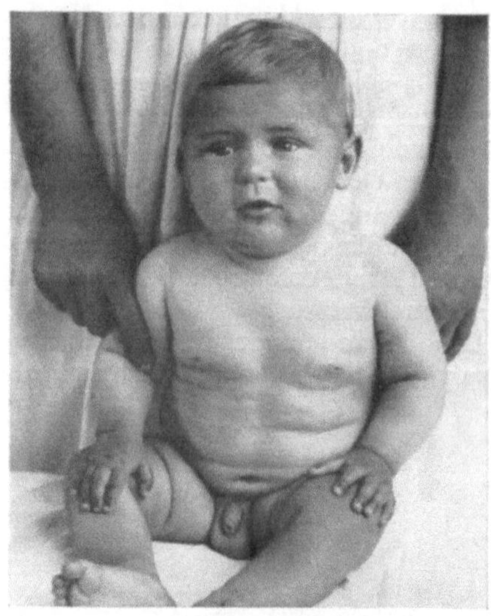

Abb. 34. Tuberkulöser Säugling. Ausgedehnter Herd der linken Lunge. Bild der Gesundheit. Fieberlos. 7 Monate alt. 66 cm lang, 8,4 kg.

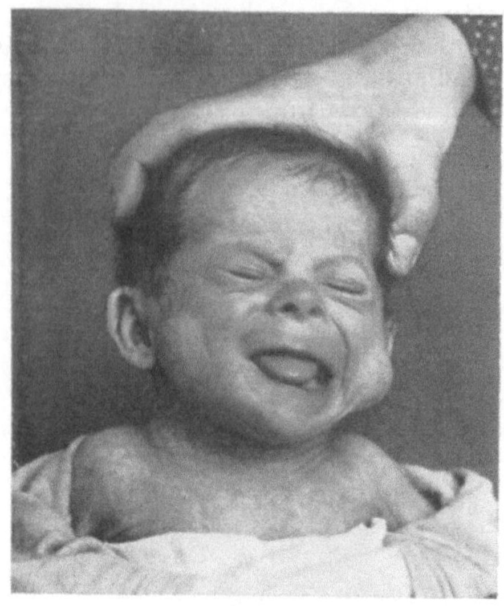

Abb. 36. Starkes Wangensaugpolster. 8 Wochen alte Frühgeburt (mongolische Idiotie mit Herzfehler).

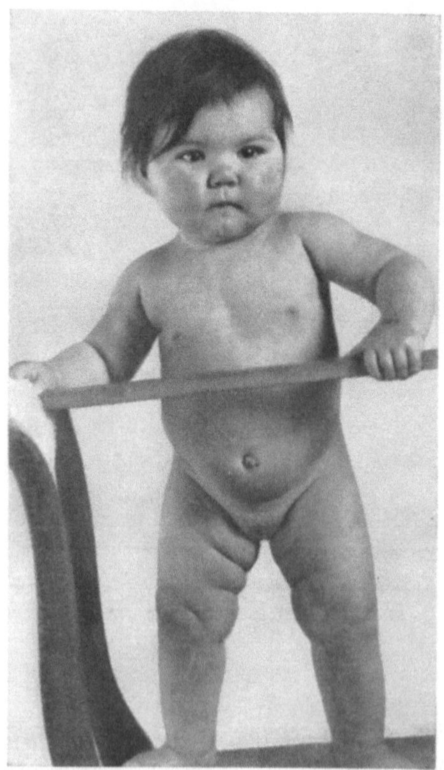

Abb. 35. „Gesunder" Säugling. $10^1/_2$ Monate. 9,9 kg, 73 cm. Leichtester Grad von Adipositas. Milchschorf, starke Schenkelfalten.

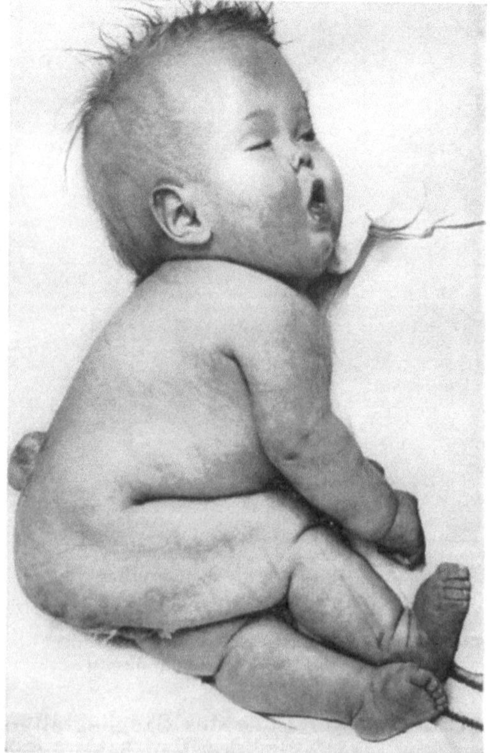

Abb. 37. Pastöser Habitus (hypophysären Ursprungs?). Hydrozephalus (50 cm), Spina bifida. Hypoplasie der Genitalien, 8 Monate. 9 kg.

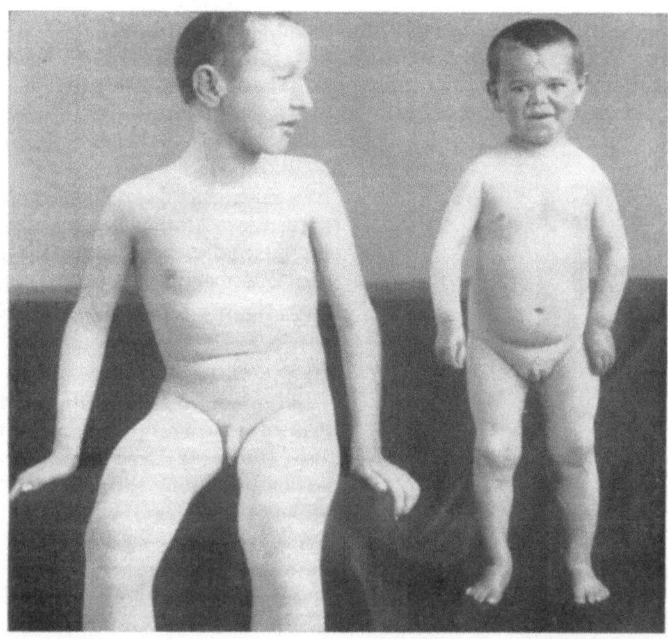

Abb. 38. Zwerg neben gleichaltrigem, normalem Knaben. 13 Jahre, 80 cm lang, Kopf 43,5 cm. Zu kleine Hoden, plumpe Hände, schwammige Haut über der Mamilla.

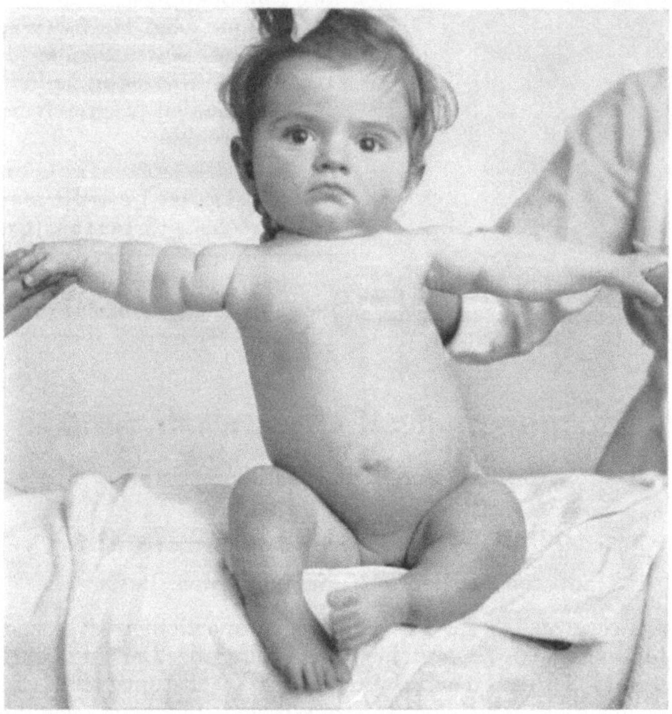

Abb. 39. Mikromelie. $1^1/_2$ Jahre, 56 cm lang, Gewicht 6,1 kg. Osteogenesis imperfecta congenita. Verkürzung der Extremitäten mit mehrfachem Kallus.

Beim Erwachsenen gilt Adipositas mit Recht als krankhaft und unerwünscht. Leider nicht so bei Säuglingen, wo die Mütter ihren Stolz darein setzen, möglichst schwere Kinder („Prachtkinder") zu haben, wenn sie auch in den motorischen Funktionen stark rückständig und allgemein anfällig sind oder Zeichen exsudativer Diathese bekommen (Abb. 31 und 35).

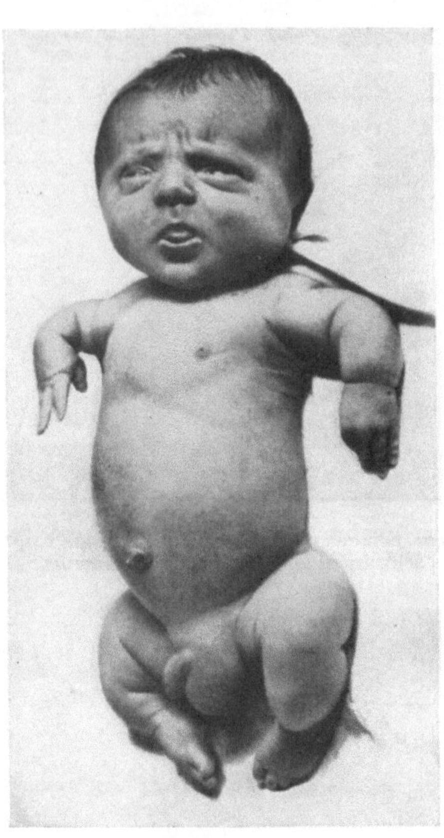

Abb. 40. Osteogenesis imperfecta. 14 Tage alt. Multiple angeborene Frakturen mit Kallusbildung. Schädeldach im hinteren Teil nur häutig. Blaue Skleren.

Bei exsudativer Diathese führt Überfütterung, auch wenn sie nur relativ ist, leicht zu **pastösem Habitus,** wobei die Körperdecken mit dem starken teigartigen und schlaffen Fettpolster blaß und fast ödematös aussehen (Abb. 37).

Bei älteren Kindern ist die Adipositas oft endogen, auf konstitutioneller und familiärer Ursache entstanden. So bei **endokrinen Störungen der Keimdrüsen oder der Hypophyse** (Dystrophia adiposo-genitalis). Dabei besteht manchmal Kleinwuchs und Fettansatz von weiblichem Typus (am Mons veneris, Bauch, Nates, Oberschenkel, Brust). Eine besondere hypophysäre Form stellt Abb. 51 dar. Die eunuchoide Form findet sich bei Entwicklungshemmung der Keimdrüsen und zeigt Hochwuchs (Abb. 50). Mangelnde Bewegung bei Lähmungen begünstigt übermäßigen Fettansatz, so bei der spinalen progressiven familiären Muskelatrophie.

Mehr sulziges stark entwickeltes Fettgewebe trifft man bei **Myxödem,** sehr schlaffes (Cutis laxa) **beim Mongolismus.** Leicht zu unterscheiden ist die Pseudohypertrophie der Muskeln (Abb. 110) und der allgemeine Hydrops anasarca.

Störungen des Längenwachstums.

(Normale Durchschnittsgrößen S. 18.)

I. Primäre Wachstumshemmungen,

auf konstitutioneller, oft endokriner Basis.

1. **Echter Zwergwuchs.** Zu kleiner, aber proportionierter Körperbau. Der primordiale Zwergwuchs besteht von Geburt an. Der infantile Zwergwuchs entwickelt sich erst nach Jahren. Der Wachstumstrieb erlahmt rasch, der Kopf ist in der Regel relativ groß. Das Wesen der Fälle ist meist noch unklar, häufig ist wohl auch eine hypogenitale und eine hypothyreotische Quote dabei

im Spiel, so auch beim Zwerge auf Abb. 38. Beim Paltaufschen Zwergwuchs ist die Epiphysenbildung stark verzögert.

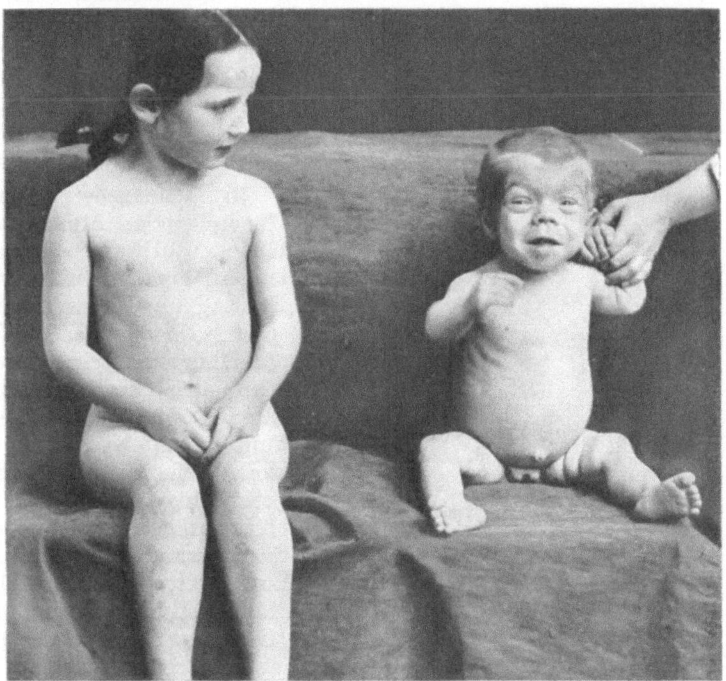

Abb. 41. Athyreosis. $5^1/_2$ Jahre, neben 5jähr. gesundem Mädchen, 72 cm lang (—31 cm), 8,6 kg (—8,4 kg). Identisch mit Mädchen von Abb. 17—19. Auf die Schilddrüsenbehandlung hin (seit 6 Monaten) ist nach Ausfall der Lanugo neues starkes Haar gewachsen.

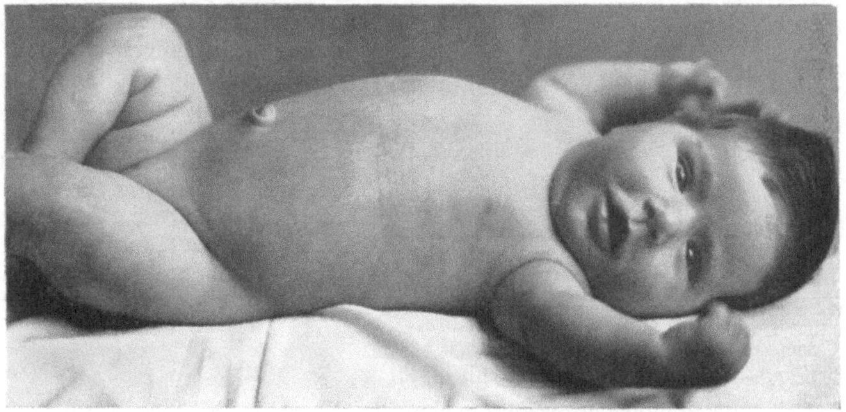

Abb. 42. Hypothyreose leichten Grades. 7 Monate alt.

2. **Mikromelie** (vorwiegende Verkürzung der Extremitäten).

a) **Chondrodystrophia hypoplastica** (früher fälschlich als fötale Rachitis bezeichnet). Ungenügende Knorpelanbildung der Epiphysengrenze. Periostale

Ossifikation ungehemmt. Kurze plumpe Extremitäten schon bei der Geburt (Faltenglieder). Epiphysen oft aufgetrieben. Im Röntgenbilde am Diaphysenende unregelmäßiger starker Schattenstreifen [1]). Großer Schädel, vorspringende Stirne, gute Intelligenz. Sattelnase durch frühzeitige Verknöcherung des Tribasilare. Mittlere Finger gespreizt (Dreizackhand). Das Kreuzbein ist gegen die lumbale Wirbelsäule scharf abgeknickt.

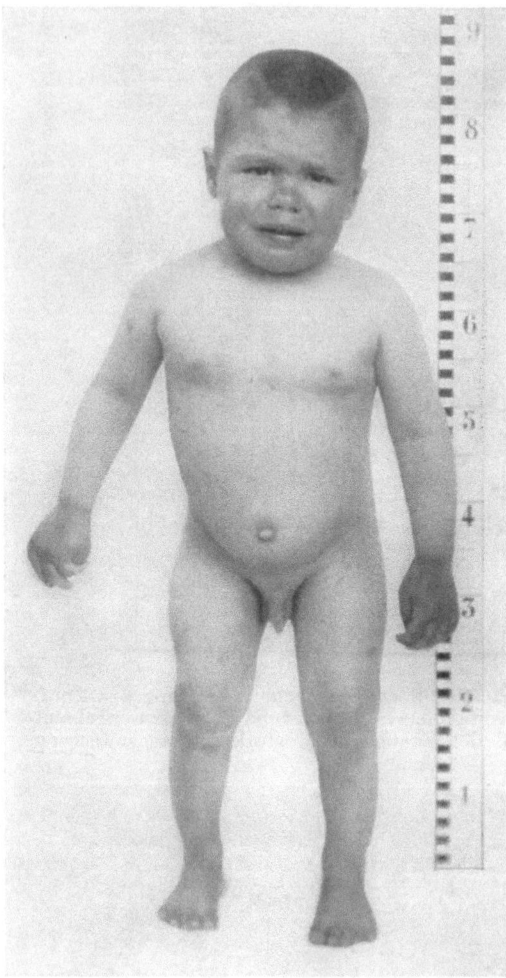

Abb. 43. Kretinoider Zwergwuchs. 5 Jahre.

b) **Osteogenesis imperfecta.** Ungenügende Anlagerung von Knochensubstanz, besonders der langen grazilen Röhrenknochen. Poröse, im Röntgenbild durchsichtige Spongiosa. Die Kortikalis der langen Röhrenknochen ist dünn, die Knochenbälkchen sind zart. Die präparatorische Verkalkungsschicht ist normal. Es bestehen abnorme Knochenbrüchigkeit (idiopathische Osteopsathyrosis) und multiple, oft schon intrauterine Frakturen, welche kurze faltige Extremitäten mit Kallusbildung usw. bedingen. Häutiges Schädeldach. Der Kopf ist oft breiter als lang. Blaue Skleren, rosige Haut. Öfters vorgetäuscht durch mehrfache rachitische Frakturen (avitaminen Ursprungs?). Meist kurze Lebensdauer (Abb. 40). Bei einem 1jährigen Kinde meiner Beobachtung waren die vier vorhandenen Schneidezähne bläulich durchscheinend, wie man es sonst nie sieht, gleich Milchglas, offenbar infolge der Dentinarmut. Bei der rachitischen Osteopsathyrosis fehlt die Verkalkungszone zwischen Knorpel und fertigem Knochen. Die Spongiosastruktur ist verwaschen, die Differenzierung zwischen Spongiosa und Kortikalis ist undeutlich.

3. Hypo- und Athyreosis (Myxidiotie).

Endochondrale Knochenbildung gehemmt. Verspätete Bildung der Knochenkerne, was zu plumpem Körperbau und besonders zu kurzen Extremitäten mit sklerotischen Knochen führt. Im Röntgenbild schmaler Schattenstreif

---

[1]) Eine gute Zusammenstellung der Röntgenbefunde beim Kinde bietet Goett im Lehrbuch der Röntgenkunde von Rieder und Rosenthal, 1918, sodann Reyher: Das Röntgenverfahren in der Kinderheilkunde, Berlin 1912.

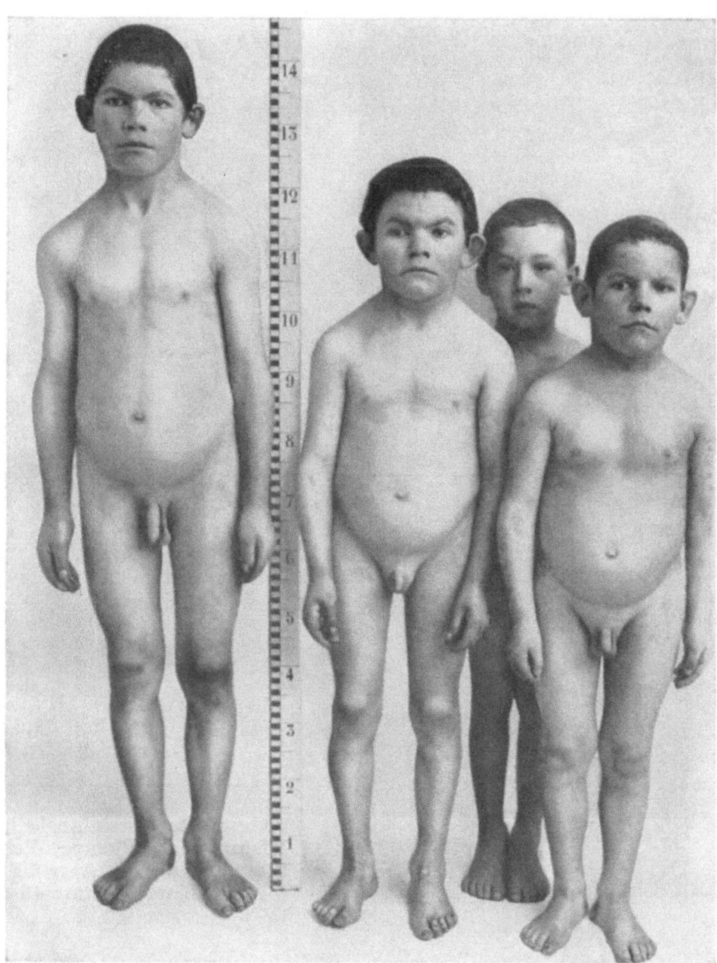

Abb. 44. Kretinischer Zwergwuchs von drei Brüdern von $15^{1}/_{2}$, 17 und 14 Jahren im Vergleich mit normalem $7^{1}/_{2}$jährigen Knaben (im Hintergrunde).

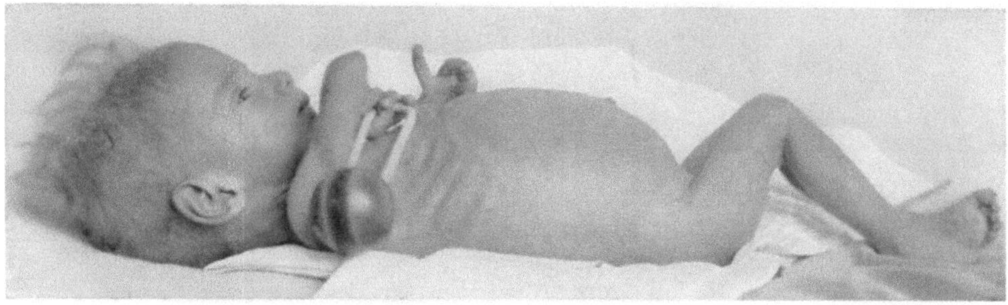

Abb. 45. Konstitutionelle Hypoplasie. 15 Monate. 3750 g. 60 cm. Geburtsgewicht 2230 g. Mit 4 Monaten 3270 g. 56 cm lang.

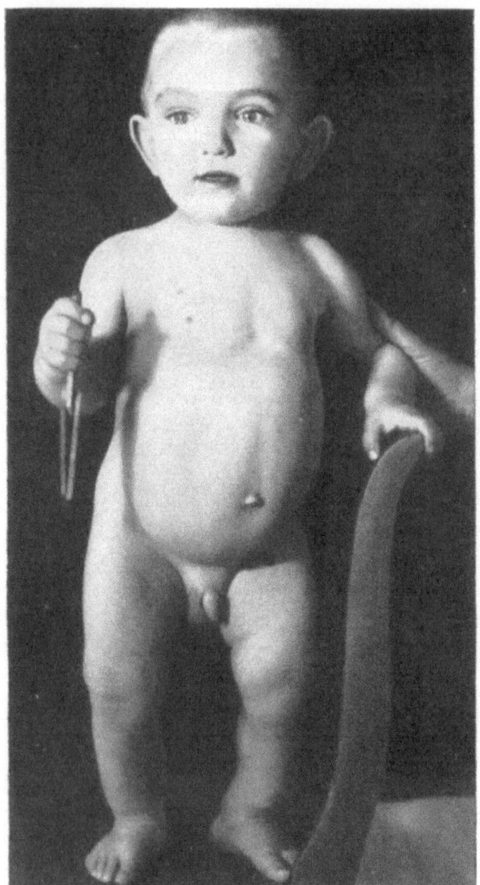

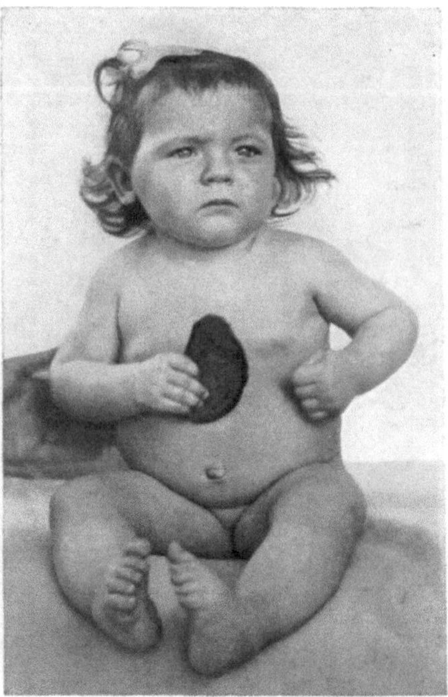

Abb. 48. Geheilte „Hypoplasie“ (vgl. Abb. 47). 9,3 kg, 71,5 cm, Brust 46 cm, 19 Monate.

Abb. 46. Rachitis in Ausheilung, 3 Jahre. Kleinwuchs. Plumpe dicke Extremitäten, Schädel! Länge 79 statt 88 cm, Kopf 51 statt 49 cm.

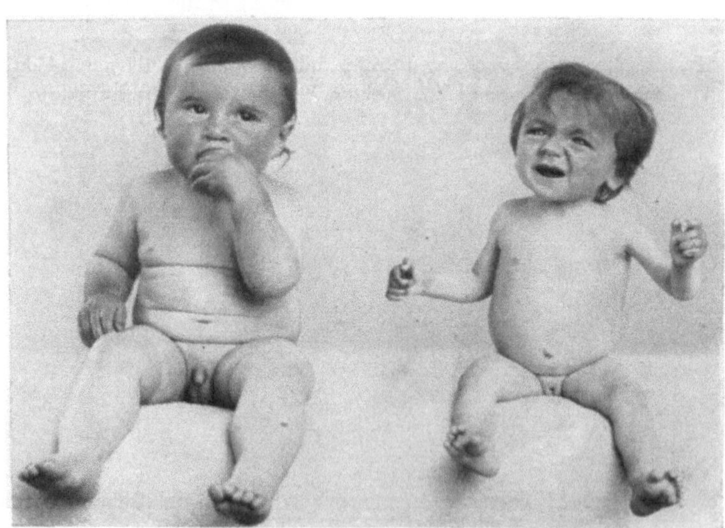

Abb. 47. Gesunder Säugling (13 Monate, 10,2 kg, 75 cm lang). Hypotrophischer Säugling (15 Monate, 4,6 kg, 61 cm) erholte sich überraschend gut und schnell (siehe Abb. 48).

(dichte Knochenscheibe) am Ende der Diaphyse. Fontanellenschluß sehr stark verzögert, ebenso die Dentition (Abb. 17—21, 41, 42).

4. **Endemischer Kretinismus,** ähnlich wie Myxidiotie, aber territorial und familiär gehäuft (Abb. 43, 44). Weitere Kennzeichen der Myxidiotie und des Kretinismus siehe unter Konstitution (S. 330).

5. **Infantilistische Wachstumsstörungen.** Körperliche und geistige Rückständigkeit in der Wachstumsperiode durch abnorme endokrine Anlage (hypophysär, thyreogen), auch durch Keimschädigung infolge von Alkohol, Infektion (Lues, Tuberkulose), Ernährungsstörung, Verkümmerung der Keimdrüsen mit Ausbleiben der Pubertätszeichen, graziler Bau und Wachstumshemmung des Skelettes. Langes Offenbleiben der Epiphysenfugen.

6. **Allgemeine Hypoplasie aus unbekannter Ursache.** Proportionierter, aber zu kleiner Körperbau (Abb. 45).

II. Sekundäre Wachstumshemmungen (Hypotrophien).

Sie entstehen meist erst nach der Geburt, Ursache oft nachweisbar. Heilung bei nicht allzu langer Dauer der schädigenden Einflüsse möglich.

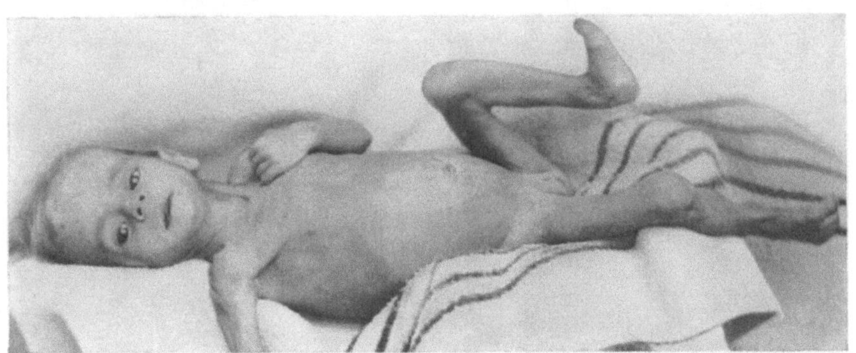

Abb. 49. Hypotrophie bei kongenitalem Herzfehler. Gute Verdauung. 12 Monate, 61,5 cm lang, Kopf 39 cm, 3,6 kg. Mit $4^1/_2$ Monaten 56 cm lang, Kopf 38 cm, 3,3 kg.

1. **Bei Rachitis.** Rachitischer Klein- und Zwergwuchs (Abb. 46). Die Extremitäten sind kurz, der Schädel verdickt, die übrigen Teile sind proportional.

2. **Hypotrophie bei chronischen Ernährungsstörungen,** die meist schon im Säuglingsalter einsetzen. Bei langdauernder Unterernährung, Atrophie, Herters Infantilismus (Abb. 212). Quantitativ unzulängliche Nahrung, Mangel an Eiweiß, Fett und Salzen (Mehlnährschaden), an passendem Kohlenhydrat (Milchnährschaden) oder an Vitaminen (Butter, Malzextrakt usw.). Die Unterscheidung dieser Formen von der primären allgemeinen Hypoplasie (I, 6) ist oft schwer und erst aus den bisweilen erstaunlichen Erfolgen der Ernährungstherapie möglich (Abb. 47 und 48).

3. **Kleinwuchs bei angeborenen Herzfehlern** (Abb. 49) ist auch als Ernährungsstörung im weiteren Sinne aufzufassen (ungenügende Blutversorgung).

4. **Infantilistische Wachstumsstörungen**, zum Teil neben konstitutioneller Grundlage (siehe unter I. 5.).

III. Wachstumssteigerungen.

1. **Riesenwuchs,** beginnt selten vor dem 10. Jahre. Kopf relativ klein. Akromegalie bei Hypophysentumoren. (Hyperpituitarismus.)

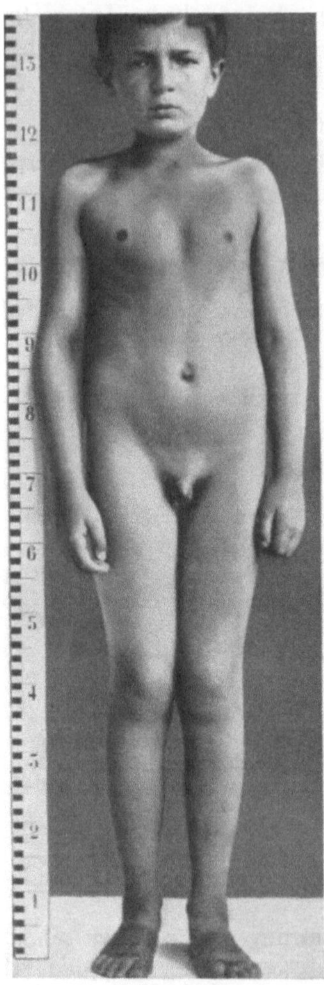

Abb. 50. Eunuchoider Hochwuchs. 11 Jahre. Größe 143 cm (+ 13 cm). Untere Extremitäten übermäßig lang. Hypoplasie der Genitalien.

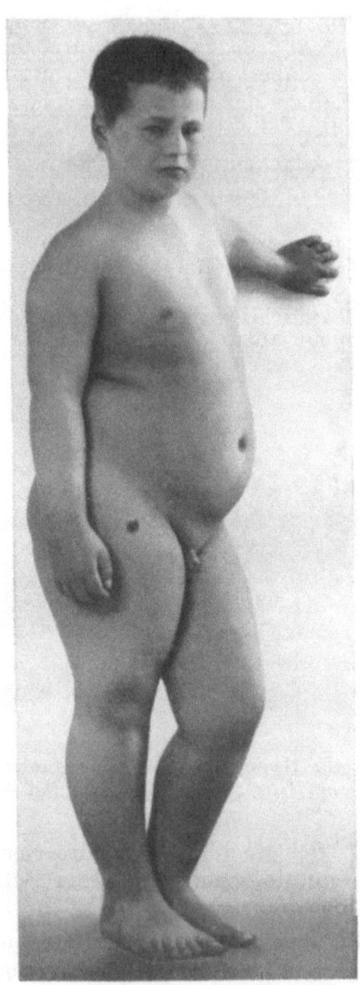

Abb. 51. Dystrophia adiposo-genitalis. $13^1/_2$ Jahre. 58,5 kg (+ 19,4), Länge 143,5 (— 5 cm). Verbreiterung der Sella turcica und Hypopituitarismus. Pigmentdegeneration der Retina. 6 Zehen beiderseits

2. **Eunuchoider Hochwuchs** als Folge von Verkümmerung der Keimdrüsen oder von Kastration. Sekundäre Geschlechtsmerkmale fehlen. Epiphysenfugen lange offen (Abb. 50).

Einzelne Körperteile und Organe.

Schädel.

Physiologisches. Normale Größe s. S. 18. Die Knochen des Schädeldaches fühlen sich auch beim Neugeborenen fest an. Die großen Nähte lassen sich in den ersten Monaten noch gut erkennen.

Untersuchung. Man legt die beiden Daumen auf die Gegend der großen Fontanelle und tastet diese, die Koronar- und Sagittalnaht damit ab. Mit den übrigen Fingern umfaßt man dabei den Schädel wie eine Kugel, mit Mittel- und Zeigefinger besonders die Gegend der Lambdanaht mit kräftigem Drucke absuchend. Wertvoll, aber viel zu wenig geübt, ist die Perkussion des Schädels mit dem Finger. Bei erhöhtem Liquordruck zeigt dabei die Temporal- und Parietalgegend einen tympanitischen Schall, so z. B. bei kruppöser Pneumonie, bei Meningitis, bei Otitis (Koeppe). Bei sehr hohem Druck, so bei Hydrozephalus und Hirntumor ergibt sich, solange die Nähte nicht verwachsen sind, noch ein charakteristisches Schettern, daneben meist Stauungspapille.

Makrozephalie.

Ein sehr großer Kopf ist beim Säugling physiologisch. So beträgt die Körperlänge beim Erwachsenen 8 Kopfhöhen, beim Neugeborenen nur 4.

Ein übermäßig großer Schädel findet sich oft bei Rachitis, zum Teil durch Hirnhypertrophie, zum Teil durch leichten Hydrozephalus bedingt. Er ist hier aber häufig vorgetäuscht durch Kontrastwirkung des Thorax, der in der Norm schon im zweiten Jahr den Kopfumfang übertrifft, bei Rachitis im Wachstum oft lange zurückbleibt. Im Gegensatz zum Hydrozephalus führt die Rachitis an sich durch Schädelverdickung vorzugsweise zu einer Vorwölbung der Stirn- und Scheitelhöcker (Quadratschädel, Olympierstirne, s. Abb. 46). Bei Chondrodystrophie besteht ein großer Kopf mit Sattelnase.

Am stärksten zeigt sich die Makrozephalie beim **Hydrocephalus chronicus.** Bei jüngeren Kindern bleibt dabei die Fontanelle offen, es klaffen die Nähte.

1. **Hydrocephalus chronicus internus** ist eine degenerative Erscheinung. Oft schon bei der Geburt bemerkbar, kann er gewaltige Dimensionen erreichen (60 bis 75 cm). Schädel gleichmäßig ballonartig aufgetrieben. Schmales Gesicht, vorgetriebene, nach unten gerichtete Augäpfel (s. Abb. 11). Bei Atrophie der Hemisphären auf 1 cm und weniger ergibt sich Transparenz des Schädels (elektrische Taschenlampe im finsteren Zimmer an den Schädel angelegt).

2. **Hydrocephalus chronicus bei hereditärer Lues,** selten vor dem 3. Lebensmonat deutlich. Meist nicht groß, begnügt sich oft mit vorgewölbter Fontanelle. Erweiterte Kopfvenen (Abb. 63). Daneben oft Verdickung der Stirn- und Parietalhöcker, die schon im 1. Halbjahr auftritt, im Gegensatz zu Rachitis, wo sie erst später sich entwickelt.

3. **Bei Frühgeborenen** zeigt sich oft nach einigen Monaten leichte Ballonform des Kopfes mit gespannter Fontanelle als Folge des raschen Gehirnwachstums, verliert sich später wieder (Megazephalus, Ylppö). Die Nähte klaffen. Die Venen sind oft erweitert. Selbst leichter Exophthalmus kann sich einstellen. Der Kopf ist nicht wesentlich vergrößert und damit nach einiger Zeit vom gewöhnlichen Hydrocephalus chronicus zu unterscheiden, der auch oft Frühgeborene befällt und nicht zurückgeht, im Gegensatz zu der besprochenen Wachstumserscheinung, die ich aber bei einem ungewöhnlich kleinen Frühgeborenen andauernd fand (Abb. 234).

4. **Hydrocephalus chronicus nach Meningitis cerebrospinalis** hält die normale Kopfform besser inne wie Nr. 1, wird auch selten so groß (Abb. 52).

5. **Hydrocephalus chronicus als Ausgang der Meningitis serosa,** beim Beginn im Säuglingsalter gleich wie Hydrocephalus chronicus congenitus.

6. Bei **Hirntumor** und **Solitärtuberkel** entwickelt sich öfters ein Hydrozephalus, am stärksten, wenn die Stauung schon im Säuglingsalter beginnt.

7. **Hydrozephalus bei Pachymeningitis haemorrhagica interna,** beginnt im frühen Säuglingsalter, wird selten groß (Hydrocephalus externus). Der Kopf vergrößert sich gewöhnlich allmählich und zeigt mehr Kugelform als der Hydrocephalus internus. Liquor cerebrospinalis häufig blutig, ebenso Blutungen im Augenhintergrunde. Die Punktion des subduralen Raumes im Bereich der großen Fontanelle neben dem Sinus longitudinalis ergibt meist blutige Flüssigkeit.

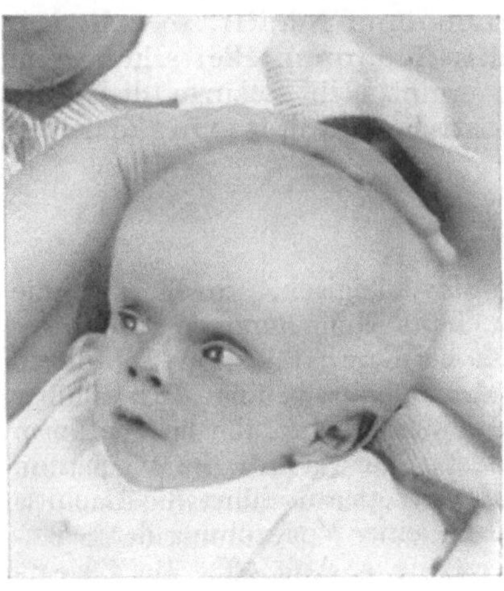

Abb. 52. Hydrozephalus nach zerebrospinaler Meningitis. 5 Monate alt. 3,5 kg, Kopf 46 cm.

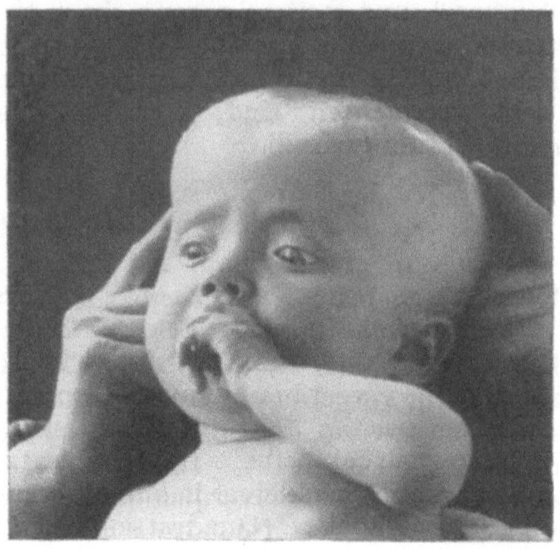

Abb. 53. Luetisches Caput natiforme. $^5/_4$ Jahre.

Mikrozephalie.

Meist Folge von Bildungsfehlern oder von angeborenen oder früh erworbenen Hirnaffektionen und Geburtstraumen, immer mit Imbezillität oder Idiotie verbunden, oft mit Kontrakturen und Krämpfen. Häufig fliehende Stirne.

Weitere abnorme Schädelformen.

Caput natiforme. Auffallende Auftreibung der Stirn- und Scheitelhöcker, Folge von Rachitis. Schädel oben abgeflacht, Nähte vertieft (Sattelkopf). Erst vom Ende des ersten Jahres an. Das Caput natiforme bei Erbsyphilis kann sich schon im Alter von wenigen Monaten einstellen (Fontanellenränder hart) (Abb. 53). Die Rinne zwischen den Höckern ist bei Lues ausgesprochener.

Bei **Lues hereditaria tarda** führt die hyperplasierende Periostitis weniger zu allgemeiner starker Verdickung, aber doch häufig zu stark vorspringenden Stirnhöckern, besonders auffällig bei der Palpation (siehe Abb. 15).

Turmschädel. Starke Ausziehung des ganzen Schädels nach oben mit auffallend hoher und steiler Stirne. Stark abfallende Scheitelbeine. Vorzeitige Synostose der Pfeil- und Kranznaht. Pfeilnaht oft wallartig vorragend.

Es entwickelt sich mit der Zeit Exophthalmus, Stauungspapille und Sehstörung (Abb. 54). Der Hirndruck ist erhöht. Der Kopf ist nicht immer auffällig verändert, gleichwohl ist der Schädel wabenartig verdünnt durch tiefe Impressiones digitatae (Röntgenaufnahme!), wobei, wie ich es einmal sah, pulsierende Emissarien der Schädeldecken bestehen können.

Flaches Hinterhaupt findet sich bei mongoloider Idiotie, überhaupt viel bei Idioten infolge der anhaltenden Rückenlage. Aus demselben Grunde besonders auch bei schwerer Rachitis, selbst bei phlegmatischem Temperament

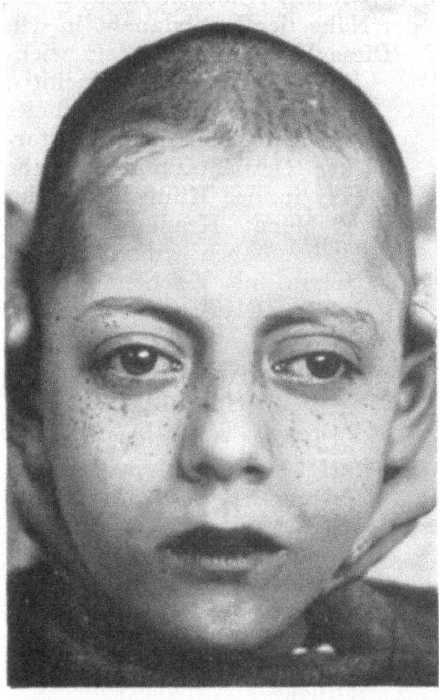

Abb. 54. Turmschädel. $9^1/_2$ Jahre. Länge 120 cm, Kopf 49 cm. Strabismus divergens. Exophthalmus. Beginnende Papillenatrophie. Wabenschädel. Liquordruck im Liegen 350 mm. Intelligenz leicht vermindert.

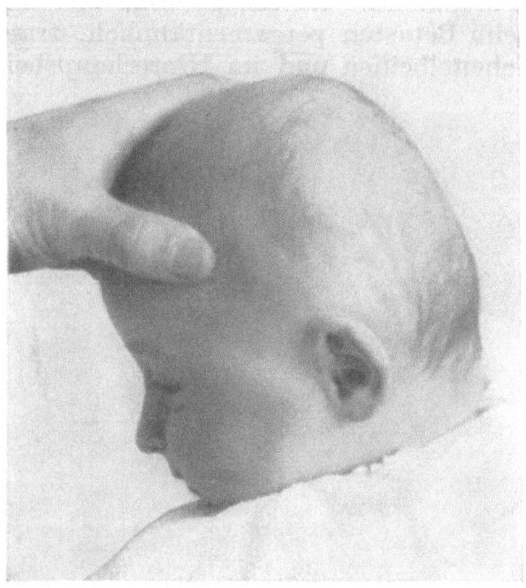

Abb. 55. Flaches Hinterhaupt. 6 Monate. Keine Rachitis.

(Abb. 55), was vielleicht erklärt, daß in einer Bevölkerung unter den Auswandernden die relativen Langschädel (die Unternehmenden) überwiegen.

Im Säuglingsalter ist der Schädel überhaupt *sehr plastisch*, so daß andauernde Lagerung auf einer Seite in den ersten Monaten Abflachung der betreffenden Seite und Dolichozephalie erzeugt. Kraniotabes entwickelt sich vorzugsweise auf der Seite der Lagerung.

Rinnenförmige Impressionen des hinteren Scheitelbeines nach spontaner Geburt beruhen auf engem Becken, *löffelförmige Impressionen* auf operativer Entbindung.

Schädelweichheit.

Angeboren finden sich häufig (etwa $^1/_5$ der Neugeborenen) *weiche Stellen* (Knochenmangel) in den gleichfalls ungewöhnlich weichen Scheitelbeinen längs der Pfeilnaht. Dieser **angeborene Weichschädel** ist kaum als pathologisch zu bezeichnen und verschwindet in $^1/_2$ bis 2 Monaten, nur ausnahmsweise erst nach 3—4 Monaten.

Ähnlich gelagerte Defekte, aber zahlreicher, als hartumrandete Löcher, findet man mit Spina bifida vergesellschaftet, manchmal über das ganze Scheitelbein verbreitet (charakteristisches Röntgenbild!), auch bei Chondrodystrophie. Außerdem findet man in seltenen Fällen angeborene Ossifikationsdefekte im oberen hinteren Winkel der Scheitelbeine.

Bei **Osteogenesis imperfecta** ist der Schädel oft papierdünn, daneben finden sich häufig multiple Frakturen der langen Knochen.

Die erworbene Schädelerweichung (Kraniotabes) entwickelt sich vom 3. bis 8. Monat an. Weiche Stellen, allmählich in den festen Knochen übergehend, beim Betasten pergamentähnlich, treten in der Nähe der Lambdanaht in den Scheitelbeinen und im Hinterhauptbein auf. Diese Kraniotabes ist ein wichtiges Symptom der Rachitis, gewöhnlich das erste sichere. Bei Frühgeborenen mit starker Gewichtszunahme habe ich in der Klinik schon im 2. Monat Kraniotabes entstehen sehen, zum Teil auch schon mit Zeichen spasmophiler Diathese.

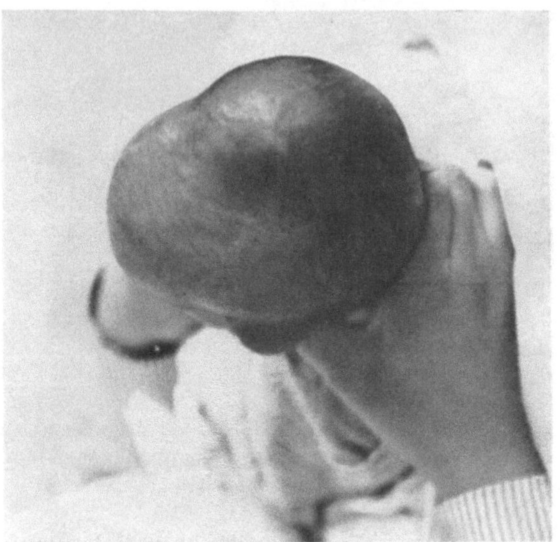

Abb. 56. Kephalhämatom über dem rechten Parietale. 5 Wochen alt. Pergamentknittern.

Anschwellungen des Schädels.

Sofort nach der Geburt zeigt sich oft eine teigige, ödematöse, bläulich verfärbte Geschwulst an der Schädeldecke, die im geöffneten Muttermunde vorlag. Dieses Caput succedaneum bildet sich, von der Geburt an beginnend, in wenigen Tagen zurück.

2—5 Tage nach der Geburt entwickelt sich bisweilen eine bedeutende Anschwellung über einem Schädelknochen, meist über dem vorgelegenen Scheitelbein, die dessen Nahtränder nicht überschreitet und fluktuiert. Dieses **Cephalhaematoma externum** (Abb. 56) liegt unter dem Periost und läßt darum nach 2—3 Wochen einen Knochenwall an seiner Peripherie erkennen und Pergamentknittern innerhalb desselben. Resorption und Organisation nach 2—4 Monaten. Selten ist ein Cephalhaematoma internum mit dem äußeren durch einen Riß im Knochen verbunden. Es läßt sich eher durch Hirndruckerscheinungen vermuten als durch Zeichen der Kommunikation.

Eine **angeborene Tumorbildung** trifft man am ehesten in der Medianlinie im Nacken oder auch an der Glabella, meist an der Basis abgeschnürt. Fluktuiert der Inhalt, so handelt es sich gewöhnlich um Hydromeningozele, ist der Tumor derb, um eine Enzephalozele. Der Tumor pulsiert oft und wird beim Schreien praller. Er steht durch eine fühlbare Schädellücke mit dem Inneren in Verbindung. Druck darauf kann die Fontanelle in Spannung versetzen und Krämpfe hervorrufen.

Große Fontanelle.

Physiologisches. Die Größe ist sehr verschieden, nimmt aber in der Norm immer von der Geburt an ab, wie die Untersuchungen von Ryhiner mit dem Fontanellenzirkel sichergestellt haben. Eine nach der Geburt auftretende Vergrößerung beruht meist auf Rachitis und ist manchmal das erste sichere Anzeichen hiervon. Nur bei Frühgeborenen, die eine kleine Fontanelle und enge Nähte haben, vergrößert sich die Fontanelle in den nächsten 3—4 Monaten stark, die Nähte werden weit, neben der Pfeilnaht können weiche Stellen auftreten (Rosenstern). Die Fontanelle ist mit 12 Monaten, spätestens mit 15 Monaten geschlossen. Die schließende Membran liegt im Niveau der umgebenden Schädelknochen. Sie zeigt leichte Pulsation (deutlich bei tangentialem Lichtauffall), stärkere bei Aufregung und Fieber, Vorwölbung bei Pressen und Geschrei.

Meist wird die Größe der Fontanelle nach Länge und Breite angegeben. Es ist dies ungenau, da die Fontanelle in diesen Richtungen in die offenen Nähte ausläuft und eine sichere Messung nicht zuläßt. Ich messe darum die Fontanelle immer in den zwei diagonalen Durchmessern. Der Arzt setzt seine beiden Daumennägel senkrecht auf die Mitte des freien Randes der schräg gegenüberliegenden, die Fontanelle umgrenzenden Knochen. (Rechtes Frontale zum linken Parietale, sodann linkes Frontale zum rechten Parietale.) Eine Hilfsperson mißt mit einem besonders konstruierten Fontanellenzirkel den Abstand der Daumennägel ab, der direkt in Millimetern abzulesen ist. Auf diese Weise gelingt es leicht, die Größe der Fontanelle, bzw. ihre schiefen Durchmesser bis auf einen Millimeter genau zu bestimmen und ihre Veränderungen zu verfolgen.

Verzögerter Verschluß findet sich bei chronischen Ernährungsstörungen verschiedener Art, am meisten bei **Rachitis.** Hier sind die Nahtränder im floriden Stadium weich, im Stadium der Heilung hart. Nach Abheilung der Rachitis treten die Nahtränder oft wallartig hervor. Bei der Lues der Säuglinge sind die Fontanellenränder eher hart. Verzögert ist der Fontanellenschluß auch bei Hydrocephalus chronicus und Chondrodystrophie. Bei **Myxidiotie** (Nahtränder sehr hart) können 5—10 Jahre und mehr bis zum Schluß vergehen; es ist dies mit die Ursache der nicht seltenen, schwer verständlichen Verwechslung mit Rachitis.

Ein vorzeitiger Verschluß findet sich bisweilen unter normalen Verhältnissen, häufig bei Mikrozephalie und bei Turmschädel.

Vorwölbung und Spannung der Fontanelle

in den ersten Lebenstagen deutet gewöhnlich auf Geburtstrauma des Gehirns. In leichteren Fällen äußert sich der bestehende Hirndruck daneben in Asphyxie und Pulsverlangsamung, oberflächlicher und schnappender Atmung, Fehlen der Würgreflexe und blasser Haut. Eine intrakranielle Blutung kann auch erst einen oder mehrere Tage nach der Geburt eintreten bzw. Erscheinungen machen. In schweren Fällen bestehen oft Traumen des Schädels und Impressionen. Bei den supratentoriellen Blutungen (Meningen der Konvexität) bestehen neben der Fontanellenspannung halbseitige Krämpfe und Lähmung des Gesichtes und der Extremitäten, oft tetanusartig, durch äußere Reize auslösbar. Bei den infratentoriellen Blutungen besteht Unfähigkeit zu schlucken, Nackenstarre, Opisthotonus, oft Atemstörung und Zyanose. Beim Beklopfen des Sternums erfolgt Zucken der Arme und Beine. Blutungen in den Wirbelkanal führen zu Dauerspasmen und zu

Erektion. Das Lumbalpunktat kann Blut enthalten, besonders reichlich bei Blutung im Bereich der Oblongata. Häufig läßt sich die Stelle der Blutung nicht sicher erkennen. Mischformen sind vielfach vorhanden.

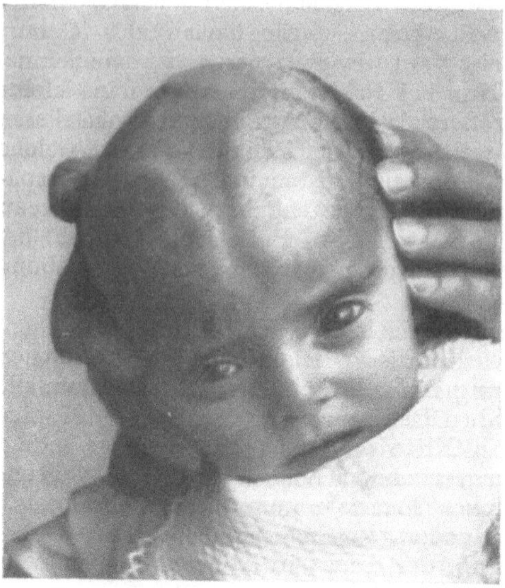

Abb. 57. Eingesunkene Fontanelle. 14 Wochen alt. Colipyelitis mit Sepsis.

Bei Hyperämie des Gehirns (Fieber und Infekte, Keuchhusten, oft auch Rachitis) ist die Fontanelle leicht vorgewölbt und zeigt stärkere Pulsation.

Bei Krämpfen irgendwelcher Art (Spasmophilie, Meningismus, Stauung) ist die Fontanelle vorübergehend vorgewölbt. Stärker wird die Vorwölbung mit deutlicher Spannung bei längerdauernder Druckerhöhung im Schädelinnern, so bei Meningitis, Pachymeningitis haemorrhagica interna, Enzephalitis, Sinusthrombose, Gehirnhämorrhagien, Spina bifida, Erblues, Tumor cerebri, auch bei Frühgeborenen infolge des raschen Hirnwachstums usw. Eine volle Fontanelle bei schlechtem Ernährungszustand des Säuglings erweckt Verdacht auf Lues. Bei chronischem Hydrozephalus istFluktuation damit verbunden. Auch nach abgeheilter Meningitis (cerebrospinale, Pachymeningitis) kann sie noch monatelang gespannt und ihr Druck erhöht sein.

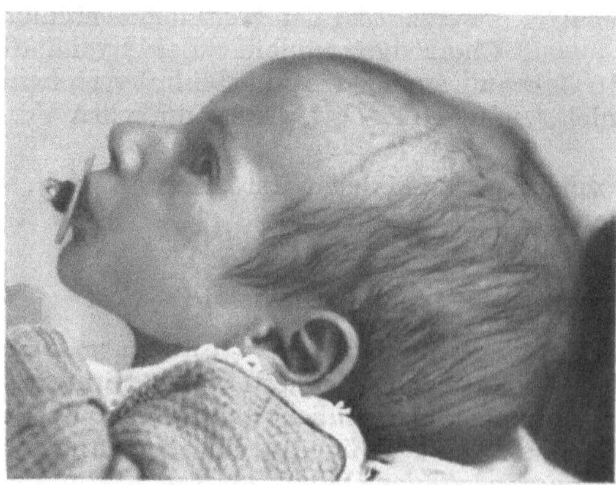

Abb. 58. Verschiebung der Stirnbeine unter die Scheitelbeine infolge mangelhafter Flüssigkeitsaufnahme. Pylorusstenose. 5 Wochen alt. 3 kg.

Einsenkung der Fontanelle

findet sich bei chronischen Ernährungsstörungen und erschöpfenden Krankheiten jeder Art, chronischen Säfteverlusten,Atrophie verschiedenen Ursprungs. Sie ist besonders deutlich beim Aufsetzen des Kindes (Abb. 57). Dabei sind bei jüngeren Säuglingen die Nähte oft übereinander verschoben, meist Hinterhaupt und Stirnbein unter die Scheitelbeine (Abb. 58). Sodann bei akuten Ernährungsstörungen schwerer Art, wobei rasche Entwicklung (Brechdurchfall) stets große Gefahr anzeigt. Bei starkem Säfteverlust kann trotz Meningitis die Fontanelle eingesunken sein, auch in vorgeschrittenem Stadium der Meningitis bei mangelnder Flüssigkeitsaufnahme. Nähert sich die Fontanelle dem Schluß, so ist sie auch in der Norm ein wenig eingesunken und erlaubt kein Urteil mehr auf Spannung und Säftezustand des Gehirns.

Bei der Auskultation der Fontanelle hört man oft ein systolisches Geräusch, am meisten im Alter von einem halben bis zwei Jahren bei Rachitikern. Dieses Fontanellengeräusch ist ohne Bedeutung.

Haut und Weichteile.

Physiologisches. Die normale Haut hat am ganzen Körper mit Ausnahme der oft röter gefärbten Wangen ein gleichmäßiges Kolorit und ist frei von zirkumskripten Pigmentierungen, Narben, Flecken oder Entzündungen.

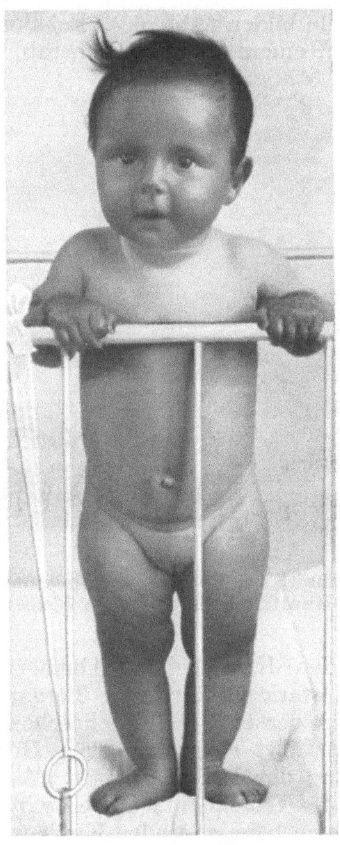

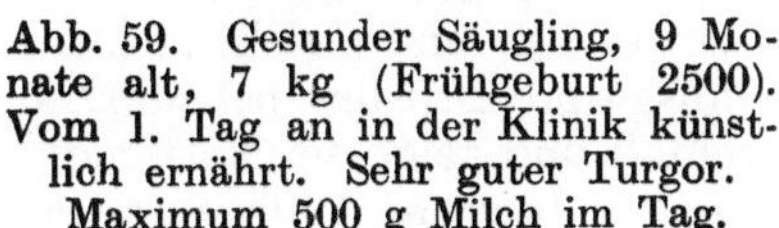

Abb. 59. Gesunder Säugling, 9 Monate alt, 7 kg (Frühgeburt 2500). Vom 1. Tag an in der Klinik künstlich ernährt. Sehr guter Turgor. Maximum 500 g Milch im Tag.

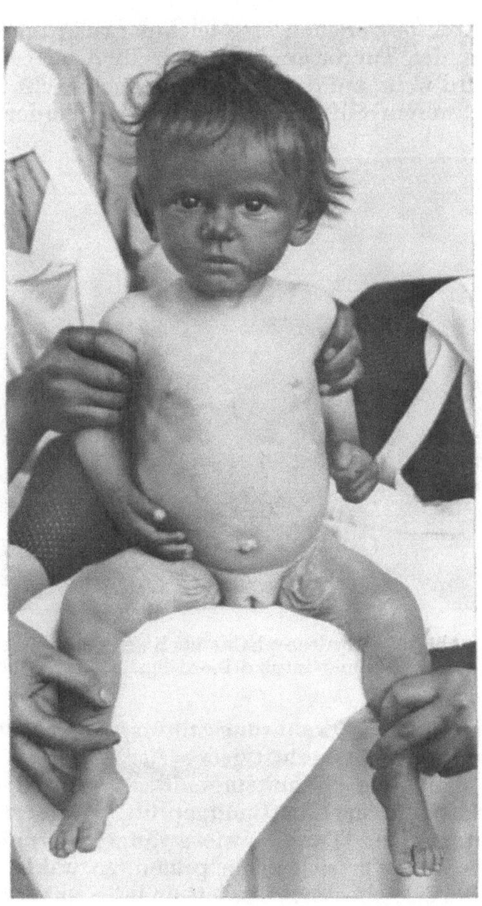

Abb. 60. Starke Abnahme des Turgors (Innenseite des Oberschenkels) bei schwerer Pyelitis. $10^1/_2$ Monat. 5,8 kg. Scheinbar (Gesicht!) guter Ernährungszustand.

Die Haut am Körper des gesunden Säuglings hat eine schön hellrote Farbe, am ausgesprochensten in den ersten Monaten beim Brustkinde. Bei künstlicher Nahrung kommt diese Rosafarbe seltener zustande. Hauptsächlich ist sie vorhanden bei reichlicher Milch (Fett-) Zufuhr und gutem Gedeihen.

Turgor der Weichteile, Elastizität der Haut.

Der **Turgor** ist eine Eigenschaft aller lebenden elastischen Gewebe. Er wird beurteilt nach dem Widerstande, den diese Teile dem eindrückenden Finger entgegensetzen, und an der Schnelligkeit, mit der sich die zusammengepreßten Teile wieder ausdehnen (Festigkeit des Fleisches). Zur Prüfung des Turgors eignen sich am besten die Weichteile innen am Oberschenkel, durch Drücken zwischen Zeigefinger und Daumen, und die Glutäalgegend.

Bei tadellosem Ernährungszustande ist der Turgor groß, d. h. die betasteten Teile, Haut, Unterhaut, Fettgewebe und Muskeln, fühlen sich fest und derb an (Abb. 59). Schon eine leichte Ernährungsstörung, eine kurze Diarrhöe genügt, um den Turgor an der Innenseite der Oberschenkel herabzusetzen, das „Fleisch“ wird welk, auf der Haut lassen sich leicht Runzeln bilden (Abb. 60). Bei akutem schwerem Säfteverluste sinkt der Turgor oft in einem Tage stark herab. Bei

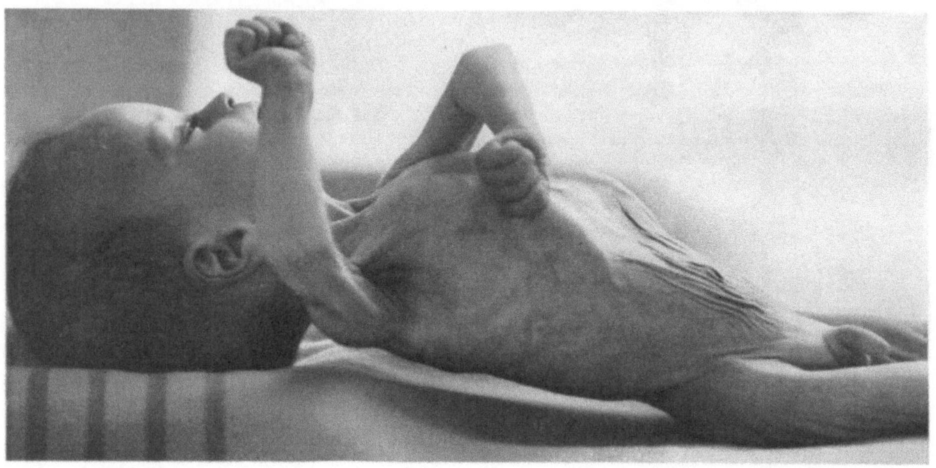

Abb. 61. Hydrozephalus nach zerebrospinaler Meningitis. 8 Monate. Opisthotonus. Austrocknung infolge Inanition, so daß erhobene Hautfalten lange stehen bleiben.

chronischen Ernährungsstörungen, bei zehrenden Krankheiten, Abmagerung und Gewichtsverlust jeder Art findet sich ein stark verminderter Turgor.

Mit dem Gesamtturgor der Weichteile haben wir zum Teil auch schon **die Elastizität der Haut** mitgeprüft. Wasserverlust führt ebenso zu einer Herabsetzung des Turgors wie zu einer Verminderung der Hautelastizität. Wollen wir diese für sich allein prüfen, so wählen wir die Bauchhaut. Heben wir hier eine Falte hoch und lassen sie los, so gleicht sie sich beim gesunden Kinde sofort aus. Bei akutem starkem Säfteverlust ist die Elastizität stark vermindert, d. h. eine aufgehobene Hautfalte bleibt einige Zeit stehen und gleicht sich nur langsam aus (Abb. 61). Dies findet sich am ausgesprochensten bei starkem Säfteverlust fetter Kinder, z. B. beim Brechdurchfall und zeigt die Notwendigkeit von Flüssigkeitszufuhr an, die eventuell durch subkutane Infusion zu erzwingen ist. Bei chronischer Abmagerung ist oft trotz fast völligem Schwunde des Fettgewebes und stark vermindertem Turgor die Elastizität der Haut noch gut erhalten, also im Gegensatz zum akuten Säfteverlust.

Eine auffällig weiche, nur lose den unteren Teilen aufliegende Haut findet sich bei mongoloider Idiotie (Cutis laxa). Schwammig fühlt sich die Haut bei Myxidiotie an.

Vasomotorische Erregbarkeit.

Sie kann durch Reiben mit dem Finger oder durch Streichen mit der Kante eines harten Gegenstandes (Stiel des Perkussionshammers, Fingernagel) geprüft werden. Sie ist besonders groß bei florider Rachitis, alimentärer Intoxikation, Meningitis, sodann bei exsudativen und neuropathischen Naturen, wo sie sich auch durch Neigung zu Farbwechsel und in Erröten und Erblassen bekundet. Ekzematiker zeigen vielfach eine ausgesprochene Vasolabilität, Blässe, Neigung zu Zyanose, flüchtigen Erythemen, Dermographismus, Juckausschlägen, Strophulus usw. Starker Dermographismus findet sich am ehesten bei älteren Kindern (s. Abb. 62). Auch Spasmophile neigen zu Erythemen, Urtikaria. Die seltenen echten Ohnmachten im Kindesalter betreffen ältere Vasomotoriker mit Neigung zu Herzklopfen und erregbarem Nervensystem. Die Labilität der Vasomotoren verursacht beim Ausziehen oft eine blasse, kalte und feuchte Haut. Jüngere Kinder werden dunkelrot beim Schreien und fangen an zu schwitzen. Säuglinge zeigen eine marmorierte Haut und schon in der Ruhe zyanotische Schatten über der Ober- und unter der Unterlippe (Berend). Viele im Schulalter stehende Kinder leiden an kalten zyanotischen, feuchten Händen und Füßen. Diese Akrozyanose betrifft oft Orthostatiker.

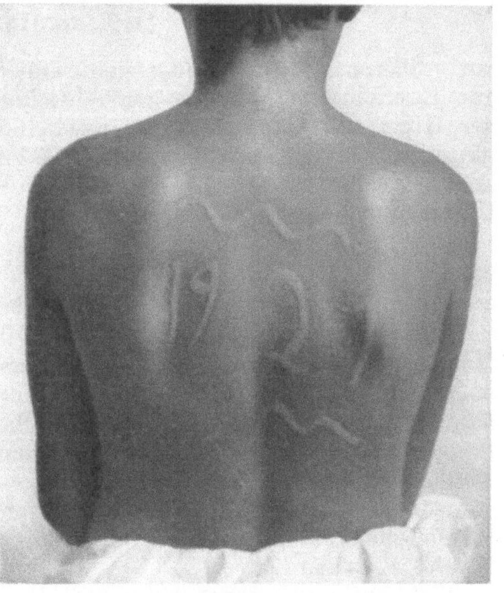

Abb. 62. Vasomotoriker. 13 Jahre. Dermographismus. Nach kräftigem Bestreichen der Haut entstehen schwielenartige helle Striemen. Orthostat. Albuminurie und Lidschwellung (infolge von Reiben) hatten zur Diagnose „Nephritis“ geführt.

Schweißbildung.

In den ersten Monaten ist die Schweißbildung schwach, dagegen findet sich eine starke Talgabsonderung (Neigung zu Seborrhöe des Kopfes und zu Eczema seborrhoicum). Die kritische Schweißbildung beim Fieberabfall der kruppösen Pneumonie ist unauffällig bei jüngeren Kindern. Auch die Tuberkulose der ersten Jahre macht wenig Schweiße.

Vermehrte Schweißbildung zeigen neuropathische und vasomotorisch erregbare Kinder. Solche Kinder liegen manchmal schon kurz nach dem Einschlafen in starkem Schweiß. Der gesunde Säugling neigt sehr wenig zu manifester Schweißbildung, dagegen zeigt sich **bei Rachitis,** ebenso bei Spasmophilie, eine auffallend starke Sekretion von saurem Schweiß, der namentlich am Hinterhaupt (nasses Kissen!) ein wichtiges Frühsymptom darstellt. Auffällig ist die Schweißbildung häufig im Initialstadium der Kinderlähmung. Ein eigenartiges, mir aus der Literatur unbekanntes Krankheitsbild beobachtete ich öfters in den ersten Lebensjahren. Die Hauptsymptome dieser Neurose des vegetativen Systems[1]) waren profuse

[1]) Anm. bei der Korrektur: Nachträglich sehe ich, daß diese Krankheit in der amerikan. Literatur als Acrodynia beschrieben ist.

Schweiße, die zur Mazeration der Epidermis an Handteller und Fußsohlen führten und zu Miliaria rubra, zu Muskelschwäche und Depression, mürrischer Stimmung, Tachykardie und erhöhtem Blutdruck. Heilung nach Monaten.

Über Dyshidrosis siehe unter Ekzem S. 80.

Ungewöhnlich trockene Haut findet sich bei Kachexie verschiedenen Ursprungs, bei Ichthyosis, bei Diabetes insipidus und mellitus. Ein Fehlen der Schweißbildung ist charakteristisch bei **Myxidiotie.**

Bei Säuglingen, die infolge von Muskelhypertonien andauernd die Hand geschlossen halten, ist oft die Haut der Hohlhand feucht und vom Schweiß mazeriert.

Diffuse Hautrötung

auf größeren Bezirken findet sich beim Schreien und bei großer Erregung auf gut durchbluteter Haut, so auch bei hohem Fieber, bei starker Bekleidung in der Hitze, als Atropinwirkung usw. und kann vorübergehend Scharlach vortäuschen. Sie ist aber im Gegensatze zu diesem sehr flüchtig und glatt, läßt keine Zusammensetzung aus einzelnen Flecken erkennen, keinen gelblichen Untergrund.

Allgemeine Blässe der Haut

zeigt der Neugeborene bei schwerster Asphyxie.

Frühgeborene, Zwillinge und Rachitiker neigen zu Blässe und zu Anämie. Hochgradige andauernde Blässe in den ersten Monaten läßt stets an **Lues** denken oder an **Sepsis.** Bei älteren Säuglingen und im 2.—3. Jahr liegt oft ein **Milchnährschaden** vor (Seifenstühle). Hier besitzt die Haut einen gelblichen Ton, wogegen die Blässe bei anderen chronischen Ernährungsstörungen und bei Mehlnährschaden oft einen schmutzig grauweißen Ton darbietet. Neben Milchnährschaden ist im 2. Semester und im 2.—3. Jahr häufig auch die **Jaksch-Hayemsche Anämie** zu erwarten, seltener handelt es sich um die lymphatische Leukämie.

Viel häufiger als durch Anämie ist die Blässe der Haut durch Scheinanämie bedingt, vom Säugling bis zum Schulkind. Diese ist besonders auffällig an der Gesichtshaut (vielfach Neuropathen und Tuberkulöse, familiäre Anlage). Die schöne Rotfärbung der Lippen, auch der Ohren im durchscheinenden Lichte, zeigen, daß gewisse Veränderungen der Haut und ihrer Durchblutung die Anämie vortäuschen. Sicher orientiert die Hämoglobinbestimmung (S. 240).

Zyanose

unmittelbar nach der Geburt kann der Ausdruck des ersten Grades der Asphyxie sein, aber auch von Atelektase, Gehirnblutung, schwerem Herzfehler herrühren, hier zum Teil als Ausdruck einer Mischungszyanose, nicht immer einer Stauungszyanose. Bei Neugeborenen beschrieb Goeppert eine vorübergehend auftretende und wieder verschwindende Mischungszyanose. Sie soll auf Druckerhöhung im rechten Vorhof beruhen, die viel venöses Blut durch das Foramen ovale nach dem linken Vorhof treibt. Bei leichten Formen von angeborenen Herzfehlern wird die Stauung erst beim Schreien und Pressen deutlich und entwickelt sich überhaupt oft erst im Laufe der Zeit.

Später akut auftretende Zyanose ist oft die Folge einer Stenose der Luftwege (Krupp, Retropharyngealabszeß, Pneumonie, Bronchitis) oder einer schweren Zirkulationsstörung. Bezeichnend für die Miliartuberkulose der Lungen ist starke Zyanose und Dyspnoe bei unbedeutendem Lungenbefund.

Reine Transposition der Aorta und der Arteria pulmonalis bewirkt starke Zyanose ohne Herzgeräusch.

Schulkinder, vorwiegend solche des weiblichen Geschlechtes, leiden oft jahrelang an kalten, feuchten und zyanotischen Händen und Füßen (Akrozyanose, Akroasphyxie).

Oberflächliche Venen.

Beim gesunden Kind sind die Hautvenen in den ersten Jahren nur wenig sichtbar. Bei gutem Unterhautfettgewebe ist es darum in den ersten Jahren schwierig, die Vene in der Ellbeuge (behufs Blutentnahme) zu sehen. Eher fühlt man sie.

Bei Abmagerung treten die Venen schon beim Säugling deutlich hervor, am ausgesprochensten am Schädel und an den Armen. Bei hochgradiger Atrophie jüngerer Kinder wird die Haut oft so dünn und durchsichtig, daß die Venen wie beim Erwachsenen hervortreten. An den Fingern sieht man dann ihr zierliches Bild. Unter pathologischen Verhältnissen sind die Schädelvenen des Säuglings häufig stark erweitert, begünstigt durch das rasche Wachstum, am meisten im Schläfenteil bei **Lues,** so daß sie hier gut zu Injektionen oder zur Blutentnahme benutzt werden können (s. Abb. 63). Da im Verlauf der Venen die Haut sehr dünn ist, so erhält man hier bei der Betastung das täuschende Gefühl einer darunterliegenden Knochenfurche. Nicht selten findet man auch bei kongenitaler Lues die Venen der Extremitäten oder des ganzen Körpers merkwürdig erweitert. Sodann führt **Schädelrachitis** zu einer Erweiterung der Venen, ferner naturgemäß Stauungen am Kopfe jeder Art (Hydrozephalus, Tumor usw.).

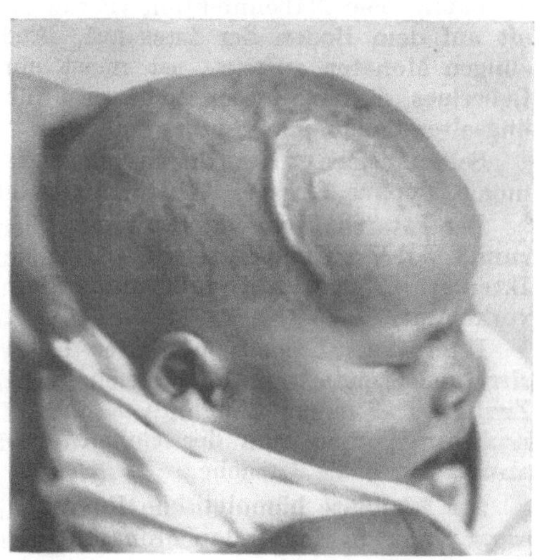

Abb. 63. Erweiterte Schädelvenen bei Erbsyphilis. 9 Monate. Olympierstirne.

Stärkere Venenzeichnung auf der Brust ist gewöhnlich die Folge von vergrößerten Mediastinal- und Bronchialdrüsen, seltener von leukämischen Drüsentumoren oder von Thymushyperplasie.

Ikterus.

Bei Neugeborenen stellt sich ein

1. **der physiologische Ikterus neonatorum** in 80%, bei Frühgeborenen stets (Ylppö). Er beginnt am 2.—3. Tag und dauert 1—2, seltener 3—4 (—8) Wochen. Die Stühle sind gallig, der Urin enthält keinen Gallenfarbstoff (Gmelinsche Probe negativ), aber oft gelbe Massen. Hydrobilirubin fehlt in den ersten 14 Tagen immer im Stuhle. Die gelbe Farbe ist im Gesicht und auf der Brust am stärksten. Anfänglich bleiben die Konjunktiven noch weiß. Das Allgemeinbefinden ist nicht wesentlich beeinträchtigt, außer einer oft starken Schläfrigkeit bei Frühgeborenen und Schwächlingen. Alle anderen Ikterusformen geben positive Gmelinsche Probe.

2. Selten ein **familiärer habitueller Ikterus gravis** (eine schwere Form des gewöhnlichen Ikterus neonatorum?). Er kann mehrere Geschwister befallen, ist oft schon am 1. Tage stark, verläuft mit Meningismus, Blutungen in die Schleimhäute und Kernikterus und führt meist zum Tode.

3. Selten ist auch der Ikterus auf Grund einer **angeborenen Obliteration der Gallenwege.** Sie macht acholischen Stuhl, später eine große harte Leber (biliäre Zirrhose) und Aszites. Tod in 3—9 Monaten.

4. Bei starkem Kephalhämatom ist leichter Resorptionsikterus möglich.

5. Relativ häufig bildet der Ikterus bei den Neugeborenen eine **Teilerscheinung von Sepsis.** Die Entwicklung geschieht fast immer später als der physiologische Ikterus, kann aber natürlich an diesen anschließen. Deutliche Störung des Allgemeinbefindens, Fieber, Erbrechen, Diarrhöe, Konvulsionen, Kollaps, Hautblutungen, starker Gewichtsverlust usw. Der Stuhl bleibt gallig. Die Ursache ist häufig eine Nabelinfektion (Periarteriitis, Periphlebitis). Die Sepsis tritt oft auf dem Boden der **Lues** auf. Auch ein Ikterus, der erst im Alter von einigen Monaten auftritt, ist meist eine Folge von Sepsis, ab und zu von Leberlues, die aber selten zu Ikterus führt. Bei chronischem Ikterus im Säuglingsalter denke man immer an Lues.

Selten begleitet der Ikterus **akute Infektionskrankheiten**: Scharlach, Pneumonie, Typhus, Grippe. Regelmäßig findet er sich bei der Weilschen Krankheit.

Der katarrhalische Ikterus kommt beim Neugeborenen nicht vor, er ist bis zum 3. Jahre auffallend selten, später häufig, oft epidemisch (infektiös-toxischer Ikterus). Cholelithiasis fällt außer Betracht, da sie beim Kinde sozusagen nie vorkommt.

Ikterus als Folge von **akuter Leberatrophie oder hypertrophischer Leberzirrhose** ist sehr selten. Ich habe einen einzigen Fall von sicherer hypertrophischer Zirrhose (bei einem Säugling) gesehen. Lues war dabei ausgeschlossen. Öfter noch ist Kompression der Gallenwege durch Drüsen oder Tumoren (Leberabszeß usw.) die Ursache.

Der familiäre hämolytische Ikterus kann schon in früher Jugend auftreten, sogar schon in den ersten Monaten (große Milz). Bilirubin fehlt fast stets im Urin, Urobilinogen ist nicht immer da. Er ist meist unbedeutend. Schmutzige Hautfarbe, Milz-, Leberschwellung, gallige Stühle, Urobilinurie. Erythrozyten kleinkuglig, mit verminderter Resistenz (Hämolyse bei 0,42—0,48% NaCl). Manchmal liegt nur eines der genannten Symptome vor. Da der Ikterus jahrelang fehlen kann, so spricht man besser von hämolytischer Anämie (Kleinschmidt).

Gelbe Karotten können nach stärkerem und längerem Genuß der Nase und ihrer Umgebung beim Kleinkinde eine kanariengelbe Färbung verleihen, auch den Händen. Ähnliches sieht man nach dem häufigen Genuß von **Eigelb.** Regelmäßiger Genuß von fein verriebenem **Spinat** kann der Umgebung der Nase einen grünlichen Ton verleihen.

Ödeme der Haut und anderer Organe.

Allgemeindiagnostisches. Ödeme der Haut, des Unterhautgewebes und anderer Körperteile sind bei Säuglingen außerordentlich häufig, oft aber für Auge und Finger nicht erkennbar und nur durch die Gewichtszunahme nachzuweisen (**Präödem, latentes Ödem**). Eine starke Ödembereitschaft ist den Frühgeborenen eigen. Auch bei sichtbarer Ödembildung kommt bei jüngeren kräftigen Kindern infolge der guten Hautelastizität eine Dellenbildung nicht immer zustande, wenn das Ödem erst seit kurzem besteht und sich rasch gebildet hat. Ganz leichte Ödeme erkennt man daran, daß die Falten der Wäsche, auch das Aufdrücken des Stethoskopes Eindrücke hinterlassen. Verwechslung mit pastösem Habitus bei Status thymico-lymphaticus, mit Myxödem oder mit Emphysem der Subkutis ist leicht zu vermeiden (Abb. 64).

Hautemphysem ist meist die Folge einer Ruptur von Lungenbläschen (Keuchhusten, Bronchopneumonie, Lungentuberkulose), wobei die Luft durch das mediastinale Bindegewebe in die Unterhaut gelangt, gewöhnlich zuerst am Hals und über dem Sternum. Man sieht es auch im Gefolge von Rippenfrakturen, Tracheotomie. Manchmal entdeckt man ein ganz unbedeutendes Hautemphysem zuerst an dem charakteristischen Knistern beim Aufsetzen des Hörrohres.

Oft besteht eine konstitutionelle Anlage zu pathologischem Wasseransatz (hydropische Konstitution). Die gleichen Individuen neigen meist

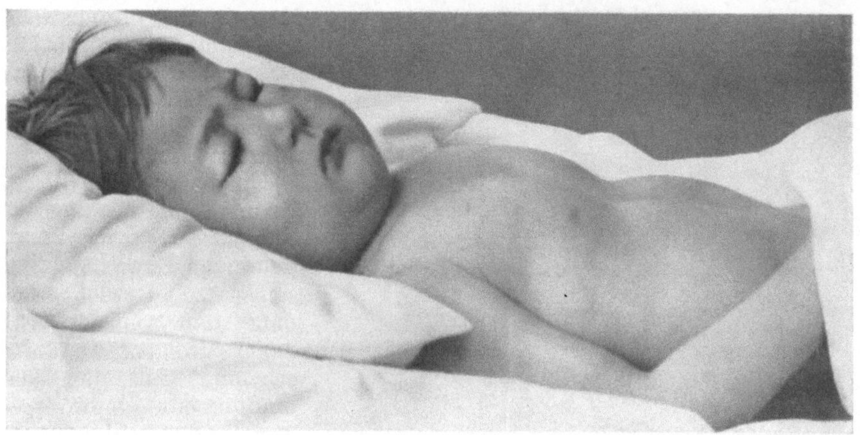

Abb. 64. Hautemphysem von Rumpf und Gesicht bei Miliartuberkulose der Lungen. 4 Jahre.

auch zu raschen Wasserverlusten, besonders unter dem Einfluß von Ernährungsstörungen, zu starken Zacken in der Gewichtskurve, so daß man hier besser von Hydrolabilität sprechen kann. Je jünger das Kind ist, um so schwächer ist die Fähigkeit, den Wassergehalt stabil zu erhalten. Daher rührt die Neigung jüngerer Säuglinge und Frühgeborener zu Ödem und Gewichtsschwankungen.

Ausgebreitete oder universelle Ödeme.

Sie verhalten sich bei Nieren- und Herzleiden gleich wie bei den Erwachsenen (Abb. 65). Angeborene Herzleiden lassen sie trotz schwerer Zyanose oft lange vermissen.

Wir berücksichtigen hier nur die **Ödeme ohne Albuminurie.**

Angeborene allgemeine Wassersucht (Herz-, Nierenleiden) ist sehr selten, z. B. bei totgeborenen oder nach wenigen Tagen sterbenden Kindern nephritischer Mütter. Die Schriddesche Form mit starker Milzschwellung zeigt Erkrankung der blutbildenden Organe. Rascher Tod.

Am meisten Beachtung verdient

1. **das allgemeine idiopathische Ödem der Säuglinge.** Es stellt sich sehr häufig ein bei chronischen Ernährungsstörungen, besonders im Stadium der

Dekomposition, vor allem bei salzreicher Nahrung (besonders NaCl) und beim Übergang auf solche Nahrung (Kuhmilch, Buttermilch, entrahmte Milch, Molke, Fleischbrühe, Zugabe von Kochsalz). In leichten Fällen bemerkt man nur Eindrücke der Wäschefalten oder leicht gedunsene Augenlider, die bei stärkerer Schwellung fast durchscheinend aussehen.

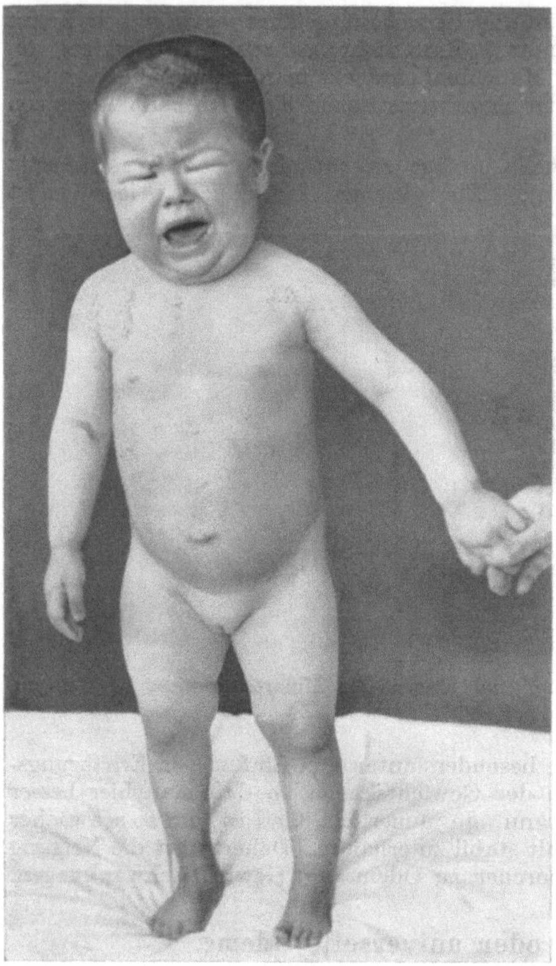

Abb. 65. Nephritische Ödeme. 3 Jahre.

Eine stark hydropigene Wirkung zeigt die Mérysche Gemüsesuppe, die Morosche Karottensuppe, die Heim-Johnsche Salzlösung. Auch bei einseitiger Mehlfütterung kommt es leicht zu Ödem, wenn dazu Kochsalz in merklicher Menge gegeben wird: **Atrophisch-hydrämische Form des Mehlnährschadens** (Rietschel). Hierher gehört auch das „Hungerödem" bei längerer Ernährung mit gesalzener Schleimsuppe.

Umgekehrt führt Verminderung oder Entzug stark salzhaltiger Nahrung oft zu bedeutender Gewichtsabnahme, selbst zu Gewichtsstürzen, ohne daß schlechte Stühle dabei erfolgen, woraus man erkennt, daß die Wasserbindung eine abnorm lockere war (Hydrolabilität). Auch der Übergang von entrahmter Milch oder Buttermilch oder anderer fettarmer und salzreicher Nahrungsgemische auf fettreiche Gemische führt trotz Kalorienvermehrung bei guten Stühlen oft zu vorübergehender Körperabnahme. Es ist dies ein Zeichen tieferer Schädigung. Sehr oft hat es sich dabei um Präödem gehandelt.

Die scheinbar erfreuliche Zunahme magerer Kinder auf solch salzreiche fettarme Nahrung beruht eben zum Teil nicht auf Vermehrung solider Körpersubstanz, sondern auf Wasser- und Salzanreicherung. Zunahmen bei einem Energiequotienten von 50—70 (50—70 Kalorien pro Kilogramm Körpergewicht im Tag) sind immer verdächtig. Solche Kinder, z. B. mit Buttermilch ernährt, erleiden dann schon bei leichter Störung gewaltige Gewichtsstürze: Reversion, verlieren oft auch ohne nachweisbare Ursache nach einiger Zeit einen Teil der Zunahme. Es handelt sich hier also immer um Störung des Salz- und Wasserstoffwechsels oder des Kohlehydratwechsels. Auch große Schwankungen im Gewicht nach oben und unten sind dabei kennzeichnend. Am auffälligsten ereignen sich solche bei der schweren Verdauungsinsuffizienz jenseits des Säuglingsalters (intestinaler Infantilismus). Gewichtsstürze bis zu 500 g in einem Tage ohne wesentliche Veränderung der Stühle sind hiebei nicht selten.

Je jünger der Säugling ist, um so eher erfährt er auch ohne stärkere Störung eine Verwässerung seiner Körpersubstanz durch salzreiche Nahrung. Selbst bei gesunden jungen Brustkindern kann man durch Zugabe von kleinen Mengen Kochsalz vorübergehend Gewichtsanstieg erzielen. Begünstigend wirken Frühgeburt, Lebensschwäche, Infektion und Anämie. Während der normale Wassergehalt der Gewebe eine gute Elastizität der Haut und guten Turgor der Weichteile unterhält, läßt eine Wasserstauung, die noch nicht zu Ödem führt, zwar den Turgor noch besonders prall und fest erscheinen, führt aber doch schon zu einer Abnahme der Hautelastizität.

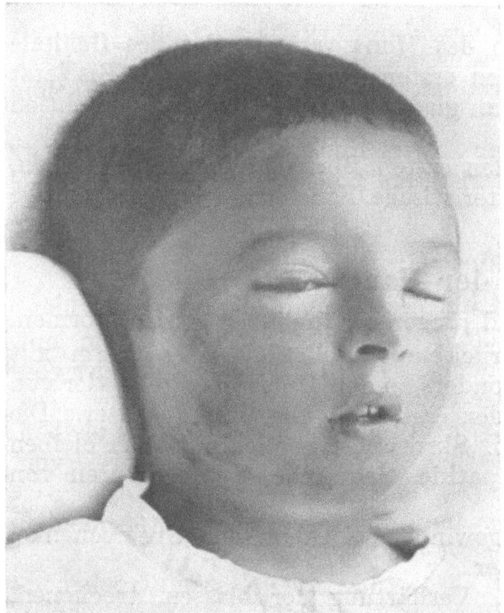

Abb. 66. Ödem des Kopfes nach Seruminjektion, 10jähriger Knabe. Kopfumfang von 55 cm auf 64 cm gewachsen. Serumexanthem der Wangen.

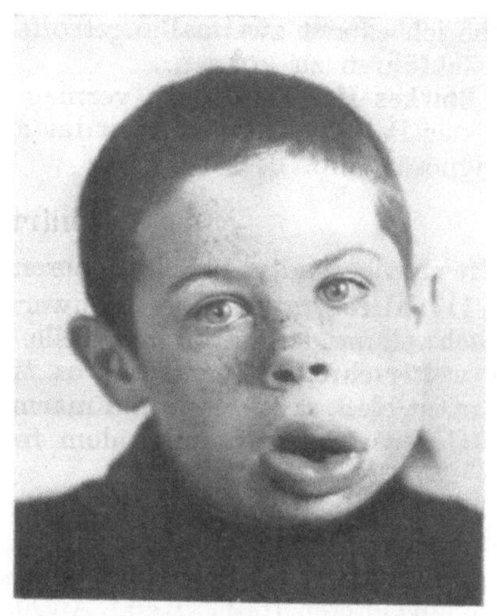

Abb. 67. Angioneurotisches Ödem. 7 Jahre.

Das idiopathische Ödem kann am sichersten durch die Wage beurteilt werden, die bei der latenten Form (Präödem) oft zuerst darauf aufmerksam macht. Daneben haben die folgenden Formen viel weniger Bedeutung.

2. **Das Ödem bei Anämie und kachektischen Zuständen** nach Infekten verschiedenen Ursprungs (zum Teil mit 1. übereinstimmend). Es ist häufig mit Herzschwäche verbunden, so bei Sepsis und Lues, ebenso bei Ruhr. Am deutlichsten ist das Ödem an den Enden der Extremitäten (Fußrücken). Die Neigung der erbluetischen Säuglinge beruht aber zum Teil auf Nephrose. **Im Anschluß an Erysipel** kommt es bei Säuglingen gelegentlich zu ausgedehntem starkem Ödem.

3. Bei **Tetanie** entwickelt sich selten ein universelles Ödem, häufig ein solches an Hand- und Fußrücken bei bestehenden Karpopedalspasmen.

4. Bei der **Serumkrankheit** findet sich manchmal ein leichtes allgemeines Ödem, das an den Augenlidern auch dann deutlich wird, wenn die anderen

Körperteile kaum etwas Auffälliges zeigen. In einzelnen Fällen kann es ganz gewaltige Dimension annehmen (Abb. 66).

5. Bei heftiger **Urtikaria** kommt es oft zu Ödem der Umgebung, wobei das Gesicht bevorzugt wird. Hier ist auch das Quinckesche Ödem (das angioneurotische Ödem) zu erwähnen (Abb. 67).

6. Im Winter reagieren die Hände kleiner Kinder in ungeheizten Räumen oft mit Ödem und Zyanose.

7. Ödem des Gesichtes, speziell der Augenlider, findet sich in typischer Weise als Ausdruck der Stauung bei schwerem Keuchhusten neben Injektion der Konjunktiven, seltener als Folge von Bronchialdrüsen- oder von Mediastinaltumoren.

8. **Ödem der großen Labien** und des **Skrotums** ist häufig in den ersten Lebenstagen und ohne Bedeutung.

9. Ein chronisch-idiopathisches **Ödem des Mons veneris oder des Genitale bei Knaben** wird in seltenen Fällen in den ersten Monaten gesehen. Bis jetzt habe ich es erst zweimal angetroffen. Man glaubt es auf leichte Nabelinfektion zurückführen zu können.

Starkes Hautemphysem vermag auf den ersten Blick Ödem vorzutäuschen, bei der Palpation ergibt aber das charakteristische Knistern sofort die richtige Diagnose (Abb. 64).

Verhärtung der Haut

trifft man besonders bei Neugeborenen und jüngeren Säuglingen in zwei Formen.

1. **Sklerödem.** Derbes, schwer eindrückbares, dellenbildendes Ödem mit Anschwellung der betroffenen Teile. Besonders an den Unterschenkeln oder von da weiterschreitend, entsteht es Mitte der ersten Woche, selten später. Die Haut ist blaß, zyanotisch und marmoriert. Skrotum, Knöchel und Lider bleiben im Gegensatz zu Stauungsödem frei. Apathie, Schwäche, Temperaturen von 32—25° C.

Auch bei älteren fetten Säuglingen gewinnt das Ödem der Unterschenkel bisweilen einen auffällig derben Charakter.

2. **Fettsklerem (Sclerema adiposum).** Verhärtung der blassen, trockenen, wie angelöteten Haut. Keine Anschwellung, keine Dellenbildung, Austrocknung des Fettgewebes, vorzugsweise an Waden und Gesicht (starrer Ausdruck) oder sich von hier aus ausbreitend, starke Untertemperaturen von 32—25° C. Es handelt sich meist um frühgeborene und schwerkranke Kinder der ersten Tage und Wochen mit Fieber; selten später. Das Fettsklerem macht keine Volumvermehrung, es läßt sich nicht wegmassieren im Gegensatz zum Sklerödem. Prognose schlecht.

Die **Sklerodermie** beginnt als ödematöse derbe Schwellung, die meist in Atrophie ausgeht. Die Haut ist blaß und starr, kaum oder nicht fältelbar. Die diffuse Form ist sehr selten und kann an Händen und Füßen als Raynaudsche Krankheit beginnen. Die umschriebene Form ist herd- und streifenförmig und bevorzugt die Extremitäten.

Als Sklerödem der Unterhaut beginnt die seltene Myositis ossificans progressiva fast stets schon in den ersten Jahren. Meist sind Schulter und Nacken zuerst ergriffen und hemmen d'e Kopf- und Armbewegung in auffälliger Weise. Die Knochenneubildung folgt erst nach Monaten oder Jahren. Wer aber das schreckliche Leiden je hat entstehen sehen, wird die Diagnose aus der umfangreichen Verdickung und Verhärtung in der Tiefe der Haut (Muskelfaszie) schon vorher machen, besonders wenn noch eine dieser Krankheit eigenartige Verkürzung von Daumen und großen Zehen besteht.

Eine kongelative Verhärtung zeigen Säuglinge und jüngere Kinder mitunter an der Stelle von aufgelegten Eisblasen oder am Kinn nach Aufenthalt im Freien bei großer Kälte und Wind: starkes von selbst verschwindendes Infiltrat.

Erytheme.

(Diffuse oder umschriebene Hyperämie der Haut mit Erweiterung der Gefäße, ohne lange Dauer, verschwindet auf Fingerdruck. Bildet oft den Anfang einer Entzündung.)

I. Diffuse, meist kontinuierliche Erytheme von allgemeiner oder beschränkter Ausdehnung.

1. Starke universelle Rötung der Haut bei Neugeborenen (**Erythema neonatorum**) tritt am ersten Tage physiologisch auf, erreicht das Maximum oft am zweiten Tag und blaßt nach einigen Tagen ab, unter großblätteriger Schuppung während 2—8 Wochen. Es wird oft mit Scharlach verwechselt, der aber in den ersten Monaten sozusagen nicht vorkommt. Dieses Erythem ist auch gut zu unterscheiden von einem in den ersten Wochen oft auftretenden fleckigen, Erythem (Erythema toxicum neonatorum, Leiner) (siehe unter II. 3.).

2. **Diffuse glatte Hautrötung** auf größeren Bezirken beim Schreien vollblütiger Individuen, bei hohem Fieber. Zeigt sich besonders in den ersten Jahren, sodann ähnlich bei warmer Bekleidung in der Hitze, bei Atropinwirkung, Insolation, starken Schweißen, Senfwickel usw. Bisweilen wird Scharlach vorgetäuscht. Das Erythem ist aber selten universell, meist flüchtig und besteht nicht aus kleinen Flecken, zeigt auch keinen gelben Untergrund und läßt andere Scharlachsymptome vermissen. Eine ähnliche Rötung stellt sich bei gesteigerter vasomotorischer Erregbarkeit ein, bei Meningitis, Rachitis oder Intoxikation, spontan oder auf Druck und Berührung. Hier erscheinen auch die Trousseauschen Streifen auf Streichen mit dem Fingernagel.

3. **Intertrigo** (Rötung der Haut an zwei sich berührenden Stellen oder Reizung der Haut durch Schweiß, Stuhl oder Urin). Das intertriginöse Erythem, oft mit Nässen und Mazerierung der Epidermis verbunden, befällt beim Säugling mit Vorliebe die Glutäalgegend. Es erstreckt sich von hier gerne über den unteren Teil des Rückens und auf die hintere Seite der Beine bis zu den Fersen, sich nach der Peripherie in kleine Inseln auflösend. Sekundär stellen sich Ekzem, Erosionen und Pyodermien ein. Am Gesäß der Säuglinge entsteht oft das eigenartige Erythema glutaeale. Neben Bläschen finden sich bis linsengroße blaurote Papeln, glatt, derb und glänzend, oft hochrot und erodiert (Abb. 69). Sie verschwinden unter Hinterlassung pigmentierter Flecken. Die Papeln und die Bläschen, die zum Teil gedellt sind, bieten Ähnlichkeit mit Lues (Abb. 68): posterosives syphiloides Erythem. Man beschuldigt die Ammoniakbildung in den Windeln als Ursache dieses eigenartigen Erythems. Die leichte Heilbarkeit, die Beschränkung der Papeln auf diese Gegend, die intensiv rote Farbe des Intertrigo, der Mangel sonstiger luetischer Zeichen gestatten eine sichere Diagnose gegenüber den echten luetischen Papeln, die mehr die nächste Umgebung des Afters bevorzugen und bräunlich oder kupferfarbig sind (Abb. 70).

4. **Das Erysipel der Neugeborenen** geht häufig vom Nabel oder von den Genitalien aus. Beginn vom Ende der ersten Woche an. Neigung zu großen Blasen, zu Phlegmonen und Gangrän, so daß Ähnlichkeit entsteht mit der präperitonealen Phlegmone des Neugeborenen oder der fortschreitenden septischen Nekrose des Unterhautzellgewebes (S. 82).

Das Erysipel führt gerne zu Ödem großen Umfangs, zu Kollaps und Metastasen. Bei schwächlichen, blassen Säuglingen nimmt es oft nur eine hellrosa Färbung an und erreicht keine starke Erhabenheit über die gesunde Umgebung.

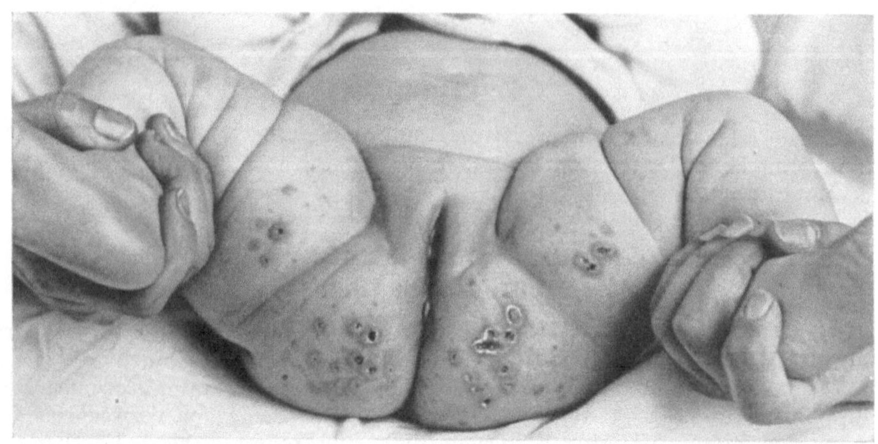

Abb. 68. Erythema glutaeale (posterosives Syphiloid). 5 Monate alt.

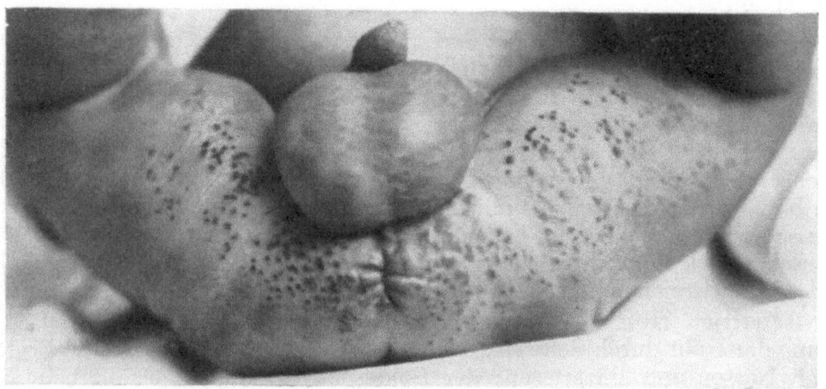

Abb. 69. Erythema glutaeale. 4 Monate. Rote, starke prominente Papeln, nicht syphilitisch.

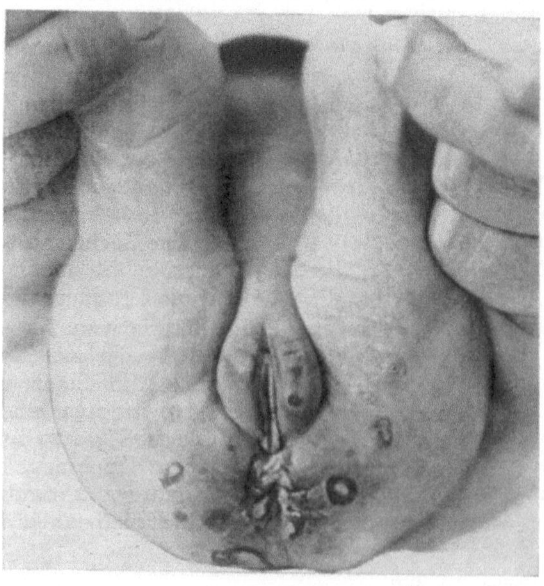

Abb. 70. Lues congenita. 7 Wochen. Breite Kondylome am Anus.

5. **Toxisches Erythem bei Infektionskrankheiten** und bei gewissen Arzneimitteln, bei Verbrennungen. Oft glatt, oft fleckig.

6. **Erythema pernio** (Frostbeulen). Dieses macht eine violette Rötung an den kalten Fingern und Zehen nebst einer glänzenden Schwellung. Bei 5—14 jährigen Kindern. Später Blasen- und Krustenbildung.

II. Fleckige Erytheme der Haut, beschränkt oder von allgemeiner Ausdehnung.

Sie sind am wichtigsten für die Diagnose der akuten Exantheme. Dabei ist zu betonen, daß das Exanthem allein, auch wenn es noch so charakteristisch erscheint, die Diagnose nicht sichert, wenn nicht außerdem sonstige Symptome dafür sprechen. Bei der außerordentlichen Bedeutung, welche die akuten Exantheme beim Kinde beanspruchen und bei der verwirrenden Häufigkeit und Fülle der verschiedenartigen Erytheme ist ein näheres Eingehen hier unerläßlich.

1. Kleinfleckige scharlachartige Ausschläge.

a) **Scharlach.** Punktförmige, leuchtend rote Flecken, zwischen denen man anfänglich noch normale Haut sieht. Durch Vermehrung und intensivere Rotfärbung der Flecken entsteht in 1—2 Tagen ein hochrotes, mehr oder weniger zusammenfließendes Exanthem (s. Abb. 71), dessen Zusammensetzung aus einzelnen Flecken man oft nur noch stellenweise erkennt, z. B. an der Innenseite der Oberschenkel oder an den Vorderarmen. Auf Fingerdruck verschwindet der Ausschlag. Nach Entfernung des Fingers erscheinen zuerst die einzelnen Flecken wieder, um alsdann zusammenzufließen. Die Haut fühlt sich gedunsen, samtartig weich an.

Nach kurzem Bestande erscheint bei stärkerem Exanthem nach Verdrängung der Röte durch Fingerdruck die Haut deutlich gelb, wie bei Ikterus, dies am stärksten am Unterleib.

Der Ausschlag beginnt in der Regel am Hals oder an der Brust und bedeckt nach 1—2 Tagen den ganzen Körper. Das Gesicht bleibt frei vom Ausschlag, ist aber gerötet. Nase, Oberlippe und Kinn bleiben blaß und stechen oft auffällig ab gegen die hochroten Wangen. Manchmal werden die Flecken leicht milienartig, mit trübweißem Inhalt (Scarlatina miliaris), wobei die Schuppung schon nach 3—4 Tagen einsetzen kann.

Bei ausgeprägtem Ausschlage und typischer Schuppung (s. S. 63) genügt der Ausschlag fast allein zur Diagnose. An Händen, Füßen, Vorderarmen und Unterschenkeln ist er öfters großfleckiger und läßt mehr normale Haut frei. In vereinzelten schweren Fällen und Epidemien kann der Ausschlag allgemein etwas größere Flecken aufweisen.

Ein scharlachartiges Erythem, das bei kurz dauerndem Fieber erscheint und sofort verschwindet, vielleicht stellenweise nochmals kommt, spricht gegen Scharlach, insonderheit, wenn dabei noch ausgeprägte vasomotorische Erregbarkeit (Dermographismus) besteht. Ebenso spricht ein glattes ausgedehntes Erythem, das aber große Partien freiläßt, gegen Scharlach, vor allem wenn es nach kurzer Zeit verschwindet und wieder erscheint.

Wo der Ausschlag nicht typisch ist, Fieber und charakteristische Angina zurücktreten, stößt die Diagnose häufig auf große Schwierigkeiten. In vielen Fällen sind darum die übrigen Symptome zur Diagnose unerläßlich: plötzlicher

Beginn, Fieber, flammend rote Angina, Himbeerzunge nach 3—4 Tagen, Hyperleukozytose, Eosinophilie (S. 242), resp. Nichtverschwinden der Eosinophilen in der Fieberperiode, Schuppung, Nephritis.

Wertvoll, aber nicht pathognomonisch ist das sog. **Rumpel-Leedesche Symptom** (ca. 90 % der Fälle).

Man umschnürt einen Oberarm über dem Ellbogen mit einer elastischen Binde, so stark, daß deutliche Stauung (Zyanose) auftritt, der Puls aber nicht beeinträchtigt wird (Quecksilberdruck ca. 45—60 mm). Man lasse die Binde 5 Minuten liegen. Bei positivem Ausfall finden sich in der Ellbeuge eine Anzahl punktförmiger Hämorrhagien in der Haut, in einzelnen Fällen bei starkem Ausschlag bis gegen das Handgelenk hinunter. Bei kräftigem Exanthem und Fieber fehlt das Symptom wohl niemals; bei leichtem und fieberlosem Exanthem habe ich es nicht selten vermißt. Oft läßt es sich noch längere Tage nach Verschwinden des Ausschlages erzeugen, was für die Spätdiagnose wertvoll sein kann.

Außer bei Scharlach findet man solche Hautblutungen häufig bei Masern innerhalb der Effloreszenzen, auch bei Diphtherie, bei verschiedenen hämorrhagischen Diathesen, auch bei Sepsis, manchmal bei Barlowscher Krankheit, auch in den frusten Formen um die Mitte des ersten Jahres. Im allgemeinen disponiert eine starke Verminderung der Blutplättchen zum Zustandekommen dieses Symptomes. Ab und zu kann man sie auch sonst bei verschiedenen Infektionskrankheiten erzielen. Bei scharlachartigen Erythemen ist das Symptom oft fehlend oder doch schwach und nur wenige Tage dauernd. Bisweilen fand ich das Symptom auch positiv bei Rubeolen, selten bei Gesunden. Zusammenfassend kann man sagen: Ist das Rumpel-Leedesche Symptom positiv, so beweist dies nicht sicher Scharlach, ist es aber bei deutlichem scharlachartigem Ausschlag negativ, so spricht dies gegen Scharlach.

Bei Scharlach zeigen schon die natürlichen Hautfalten am Vorderbauche, in der Ellbeuge usw., eine dunkelrote Färbung infolge spontaner kleinster Blutaustritte.

Von weiteren diagnostisch wertvollen Symptomen ist zu erwähnen die häufige Urobilinogenurie vom dritten Tage an, die hochgestellten Urin verursacht und die auf der Höhe des Exanthems am stärksten ist. Die Benzaldehydreaktion findet sich häufig, nach Umber in 80—95 % der Fälle. An meiner Klinik wurde sie aber in leichten Fällen oft vermißt. Manchmal findet sich eine alimentäre Lävulosurie als Zeichen einer vorübergehenden Leberaffektion. Die Doehleschen Leukozyteneinschlüsse finden sich nach den Untersuchungen von Wagner u. a. häufig und sollen vom 2.—6. Tage sozusagen nie fehlen. Bei unseren Untersuchungen haben sich die Einschlüsse zur Diagnose nicht verwerten lassen. Ihr Nachweis ist nicht leicht.

Außerordentliche Dienste leistet dagegen das **Auslöschphänomen** (Schultz und Charlton). Wenn man einem Patienten mit floridem Exanthem $^1/_2$—1 ccm menschliches Blutserum intrakutan (am besten an der Brust) einspritzt, so verschwindet dort nach 6—8 Stunden das Exanthem dauernd in einem Umfang von Talergröße. Das Serum darf höchstens 3 Monate alt sein. Das Phänomen ist spezifisch, d. h. keine anderen Exantheme (Masern, Röteln, Serumexanthem usw.) als Scharlach werden ausgelöscht. Die Probe hat sich uns sehr bewährt. Nur ein kleiner Prozentsatz von Scharlachfällen, der in den ersten drei Tagen des Exanthems eingespritzt wird, reagiert nicht. Am günstigsten ist der zweite Tag. Nicht jeder Mensch besitzt wirksames Serum, so daß wir z. B. dasjenige von einzelnen Assistenten nicht brauchbar fanden. Das verwendete Serum muß von gesunden Wa-negativen Menschen stammen, keinesfalls darf es einem Scharlachkranken entnommen werden innerhalb der ersten drei Wochen, da dieses Serum versagt. Diese Eigentümlichkeit ist wiederum ein Beweis der Spezifität der Reaktion, die folgende nachträgliche Diagnosenstellung erlaubt. Nimmt man Blutserum von einem Patienten mit fraglichem Scharlach 8—10 Tage nach Beginn des (schon verschwundenen) Ausschlages und spritzt es einem Patienten mit sicherem Scharlachausschlag ein, so beweist das Zustandekommen des Auslöschphänomens, daß der fragliche Fall nicht Scharlach war. Zur Sicherheit spritzt man noch gleichzeitig normales als wirksam erprobtes Serum daneben.

In letzter Zeit wird dem positiven Ausfall der hämoklasischen Krise ein großer diagnostischer Wert beigelegt (Friedemann).

b) **Vierte Krankheit (Dukes-Filatow).** Feinpunktierter, scharlachähnlicher, blaßroter Ausschlag, der rasch den Körper, auch das Gesicht bedeckt und bald abblaßt. Schuppung sehr leicht, nach 8—14 Tagen beendet. Temperatur kaum erhöht, Rachen wenig verändert, Himbeerzunge fehlt. Inkubationszeit 9 bis 21 Tage. Die nosologische Einheit der vierten Krankheit erscheint mir durchaus zweifelhaft. Ich erblicke in ihr eine Sammelstätte verschiedenartiger noch unklarer Krankheiten mit scharlachartigem Ausschlag.

c) **Miliaria rubra, Sudamina rubra** (Schweißfriesel). Bei starkem Schwitzen (Gummieinlage), heißen Kleidern (Wollhemd) wird besonders am Rumpf ein roter Ausschlag beobachtet, der aus kleinen roten Knötchen besteht, teilweise mit weißen oder trüben Bläschen an der Spitze untermischt, der juckt und nach dem Wegbleiben der Schädlichkeit unter leichter Schuppung rasch abheilt. Mit Scarlatina miliaris öfters verwechselt, deren andere Symptome aber fehlen, findet sich vorzugsweise in den ersten Jahren.

d) **Erythema scarlatiniforme recidivans.** Außerordentlich selten. Nach kurzem Fieber dehnt sich rasch ein starkes juckendes Exanthem über den ganzen Körper aus. Bald einsetzende starke Schuppung, die schon früher beginnt als bei Scharlach. Angina fehlt meist. Das Fieber ist unbedeutend.

e) **Bei gewissen Infektionskrankheiten,** im ganzen nicht häufig. Prodromal bei Variola als punktförmige Blutungen auf geröteter Haut. Ein solcher Rash macht Variola wahrscheinlich, besonders wenn er das Schenkeldreieck oder das Oberarmdreieck betrifft. Prodromal oder im Beginn des Exanthems bei Varizellen, meist am Thorax (Knoepfelmacher). Fernerhin besonders bei Grippe (zum Teil schuppend), bei Typhus, Pneumonie, Sepsis, Diphtherie, Verdauungsstörungen. Vasomotoriker, zu Urtikaria Geneigte reagieren am ehesten. Die Rötung ist dabei meist glatt und besteht nicht aus einzelnen Flecken. Ein ähnliches Erythem sieht man 2—4 Wochen nach Typhus- und Choleraimpfung (Friboes).

f) **Wirkung von Arzneien, von toxischen Produkten.** Jodoform, Chinin, Quecksilber, Luminal, Aspirin, auch Seruminjektionen, wobei die Angina fehlt usw. Das Exanthem ist dabei bisweilen auch masern-rötelnartig, auch erysipelartig (Chinin) und kann Schuppung veranlassen. Die infektiös-toxischen scharlachähnlichen Ausschläge sind gewöhnlich nur lokal und flüchtiger Natur.

Bei Verbrennung zeigt sich oftmals ein scharlachartiges Exanthem mit nachfolgender Schuppung. Dieses ist bisweilen tatsächlicher Scharlach, nach meiner Überzeugung manchmal aber ein rein toxisches Exanthem, hervorgerufen durch Verbrennungsprodukte im Organismus. In der Differentialdiagnose bietet es größte Schwierigkeit und ist oft bloß beim Auftreten typischer Scharlach-Nachkrankheiten zu erkennen.

g) Vgl. unten unter 3 (S. 59).

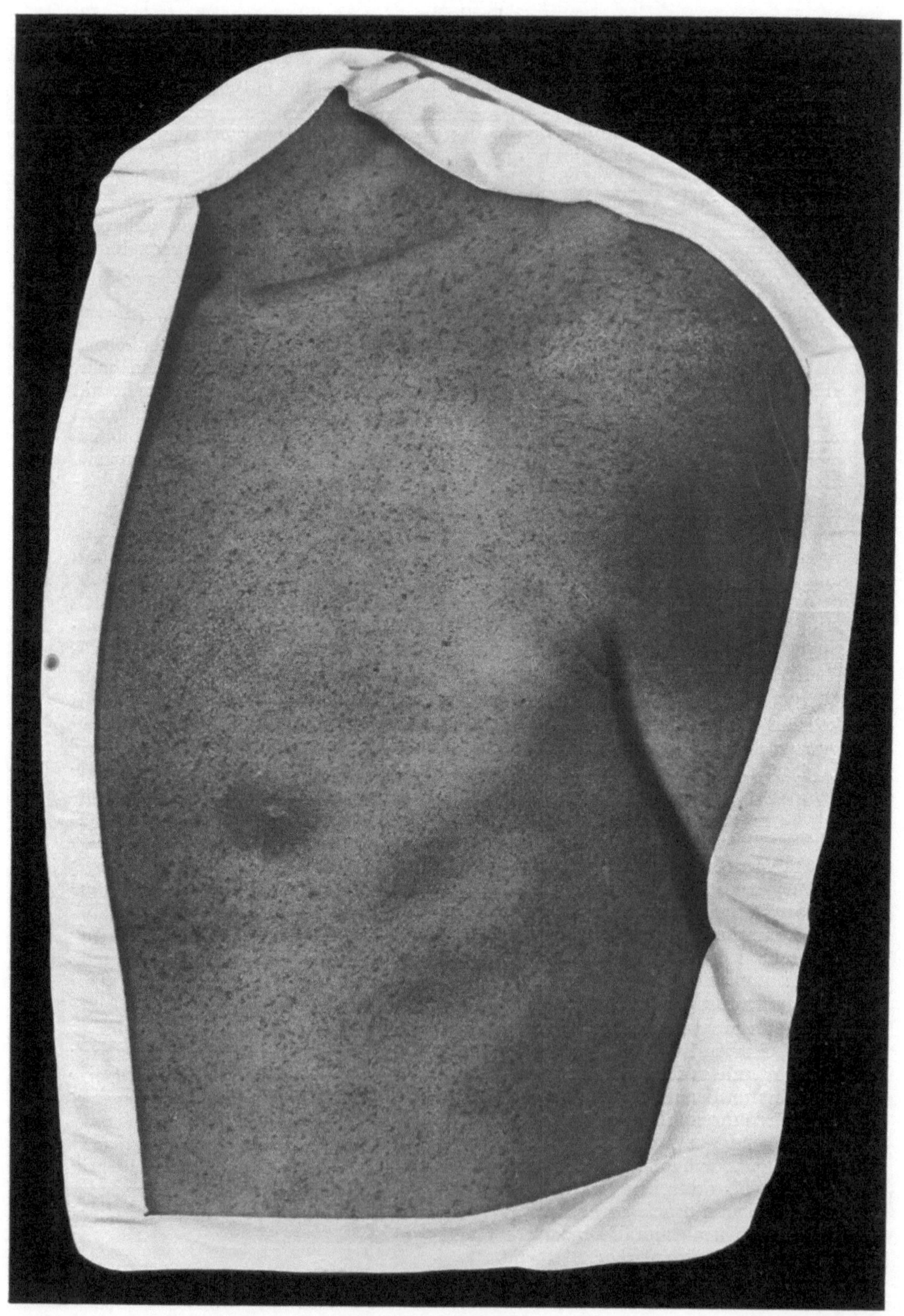

Abb. 71. Scharlach.
(Aus Finkelstein-Galewsky-Halberstaedter, Atlas der Hautkrankheiten, Abb. 1.)

2. Roseola-masern-rötelnartige Ausschläge.

Größere Flecken wie unter 1, z. T. zusammenfließend, Ränder oft unscharf. Meist etwas erhaben. Linsenförmige Flecken heißen Roseolen.

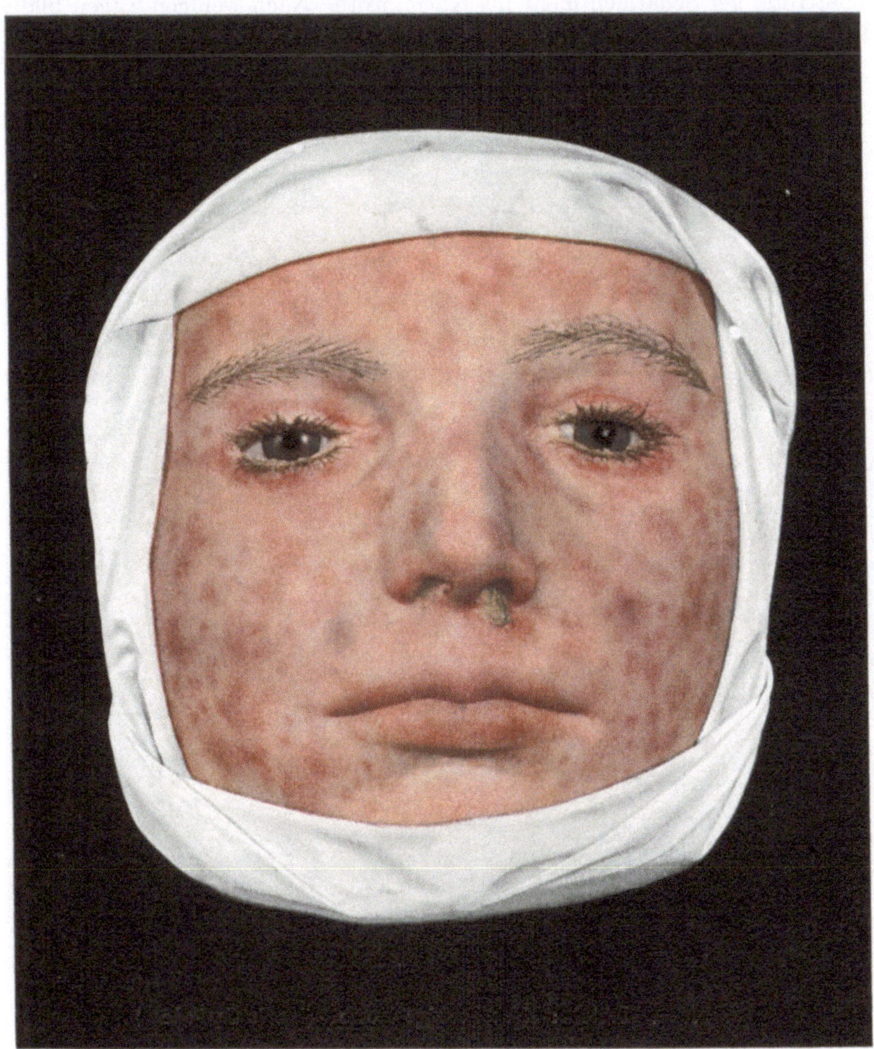

Abb. 72. Masern.
(Aus Finkelstein-Galewsky-Halberstaedter, Atlas der Hautkrankheiten, Abb. 3.)

a) Die akuten Exantheme.

α) **Masern.** Der Ausschlag beginnt in der Form kleiner roter zerstreuter Follikelschwellungen, die immer zahlreicher und größer werden, etwa bis Erbsengröße, und zackig, unregelmäßig geformt, leicht erhaben (s. Abb. 72). In der Mitte der größeren Flecken oft 1—2 flache Knötchen (tangentiale Beleuchtung!), die einem Follikel oder einer Talgdrüse entsprechen. Der Ausschlag beginnt hinter den Ohren oder im Gesicht und erstreckt sich in zwei Tagen über den ganzen Körper.

Um die frische Eruption findet sich oft eine schmale anämische Zone. Bei dichtem Stand fließen die Effloreszenzen auf große Strecken zusammen, lassen aber an einzelnen Stellen, auch im Gesicht, immer noch den fleckigen Ursprung erkennen und sind damit vom Scharlach zu unterscheiden. Die Farbe spielt mehr ins Violettrote, bei Scharlach mehr ins Karminrote. Nach wenigen Tagen blaßt der Ausschlag ab, nachdem er schon in der letzten Zeit auf Fingerdruck nicht

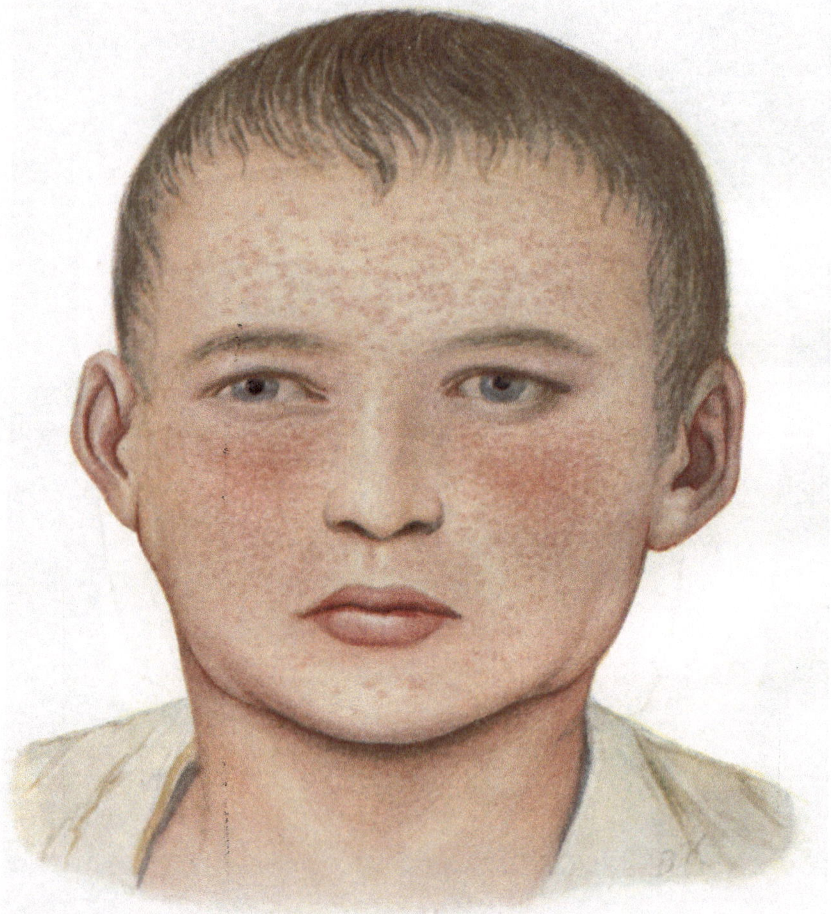

Abb. 73. Röteln: Kleinfleckige Form. (Nach Spieler.)

mehr völlig verschwunden ist, und hinterläßt eine leichtere oder stärkere bräunliche Pigmentierung, die wochenlang dauern kann und noch nachträglich oft die Diagnose erlaubt. Der erwähnte hämorrhagische Charakter der Flecken ist manchmal schon von Anfang an stark ausgeprägt, ohne die Prognose zu trüben. Zur Sicherung der Diagnose beachte man immer die übrigen Symptome: Prodromi mit Konjunktivitis, Fieber, Husten und Heiserkeit, vor allem aber die Koplikschen Flecken. Im Zweifelsfalle fällt Leukopenie während der Eruption ins Gewicht (Blutbild siehe S. 242). Die Variolaeffloreszenzen ähneln im Beginn den Maserneffloreszenzen, zeigen aber eine andere Lokalisation (siehe S. 75). Wie bei Scharlach, so hilft auch hier oft die Berücksichtigung der Alters-

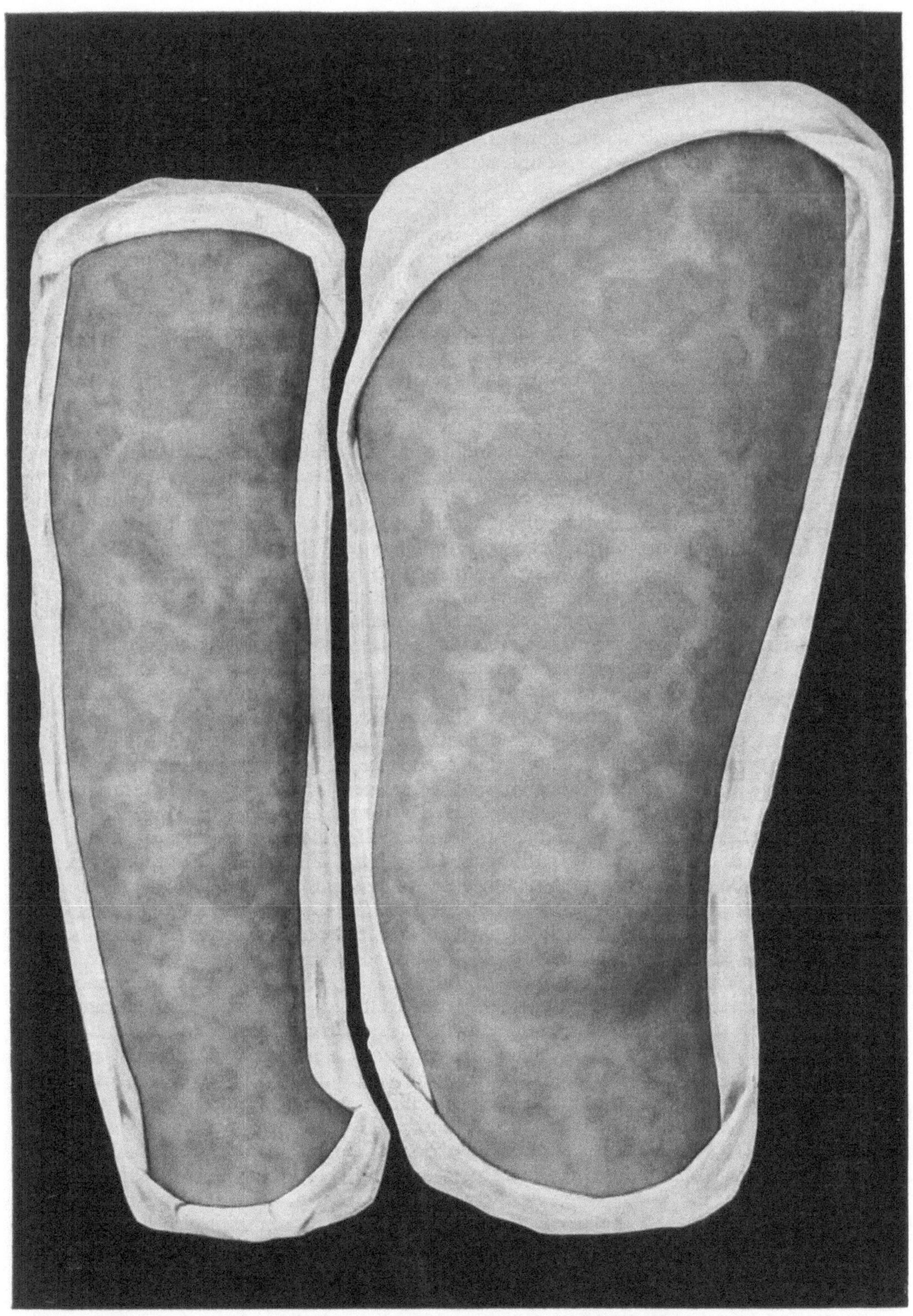

Abb. 74. Erythema infectiosum. 3½ Jahre alt. Vorderarm und Oberschenkel am 3. und 4. Tage der Krankheit. Ungewöhnlich starkes Exanthem.
(Aus Tobler in „Ergebnisse der inneren Medizin und Kinderheilkunde“ Bd. XIV.)

disposition zur Diagnose (siehe S. 4). Zur Verwechslung können Anlaß geben toxische Erytheme (Aspirin, Antipyrin, Veronal), sodann Paratyphus.

β) **Röteln (Rubeola).** Die Effloreszenzen sind größer als bei Scharlach, (meist) kleiner wie bei ausgebildeten Masern. Sie sind rundlich oder oval, von gleichmäßiger Größe, nicht so zackig und weniger erhaben als bei Masern (s. Abb. 73). Anfänglich sind sie oft sehr spärlich und gleichmäßig verteilt. Meist fließen sie nicht zusammen, sind blasser als bei Masern und lassen viel mehr Raum zwischen einander als bei Scharlach. Sie blassen ohne Pigmentierung ab und heilen ohne Schuppung. Der Ausschlag beginnt am Kopf und hat oft schon in einem halben Tag, meist schon beim ersten Besuch des Arztes den ganzen Körper ergriffen. Die Wangen sind auffällig diffus gerötet, oft marmoriert mit eingestreuten papulösen Effloreszenzen. Später wird das Exanthem bisweilen dichter und verwaschen-masernartig.

Der Hautausschlag gleicht am ehesten einem spärlichen kleinfleckigen und blassen Masernausschlage. Fieber und katarrhalische Erscheinungen sind aber unbedeutend, die Kopliks fehlen stets. Bisweilen kann aber die Konjunktivitis masernartige Stärke erlangen, aber mit weniger Lichtscheu. Zur Sicherung der Diagnose verhelfen oft die vergrößerten (zervikalen, mastoidalen und kubitalen) Lymphdrüsen, die schon vor dem Ausschlag erscheinen. Das Rumpel-Leedesche Symptom scheint weniger häufig zustande zu kommen als bei Masern, jedenfalls viel seltener als bei Scharlach. Über das Blutbild siehe S. 242.

γ) **Erythema infectiosum (Megalerythem).** Diese Krankheit ist noch wenig bekannt, tritt aber nicht selten gut charakterisiert in Epidemien auf, von denen ich schon mehrere beobachtet habe. Im Beginn besteht das Exanthem meist aus kleinen roten Flecken, die zuerst im Gesicht auftreten. In vereinzelten Fällen kann es einen skarlatiniformen, morbilliformen oder rubeoliformen Charakter behalten, aber mit der typischen Lokalisation an Wangen, Streckseiten der Arme und an den Glutäen. Gewöhnlich jedoch kommt es zu deutlich erhabenen, oft quaddel- und girlandenartigen, hochroten Flecken im Gesicht, die rasch wachsen und nach kurzem zusammenfließen. Charakteristisch ist der scharfe Übergang der zackigen und erhabenen Randlinie des zusammenfließenden Ausschlages des Gesichtes in die normale Haut der Unterkiefergegend. Außer dem Gesicht sind am meisten befallen die Streckseiten der Arme, hauptsächlich die Gegend des Ellbogens (Abb. 74). Hier fließt das Exanthem (heiß anzufühlen!) oft zusammen, um gegen die Beugeseite hin sich in kleinere masern- oder urtikariaartige Flecken aufzulösen. Im Gesicht wie an den Armen blassen die zusammenfließenden Flecken in der Mitte mit violetter Tönung ab.

Auch die Gesäßgegend wird oft noch befallen, aber nicht so stark wie die erwähnten Teile, wogegen Rumpf und Beine häufig bloß ein schwach marmoriertes Exanthem zeigen. In unserer letzten Epidemie waren die Waden stark beteiligt. Nach mehreren Tagen verschwindet der oft zyanotisch und bräunlich gewordene Ausschlag. Die Allgemeinsymptome sind meist unbedeutend: leichter Katarrh und Rötung der Konjunktiva; stärkeres Fieber ist selten. Entscheidend zur Diagnose kann das Blutbild werden (S. 242).

b) **Roseolen bei Infektionskrankheiten.** Sie sind wichtig bei Typhus abdominalis, wo sie am Abdomen von der 2. Woche an auftreten, auch bei Paratyphus. Ihre Zahl ist in der Regel spärlich, bei Paratyphus reichlicher. Beim Flecktyphus erscheinen die Roseolen schon am 4.—5. Tage und breiten sich über den Rumpf und über die Extremitäten aus, am zahlreichsten über Hand- und Fußrücken. Nach 2—3 Tagen werden sie häufig blaurot durch zentralen Blutaustritt (Petechialtyphus), während die unveränderten Roseolen abblassen und bräunliche Pigmentierung hinterlassen. Sie verschwinden nicht mehr auf Druck. Weiterhin trifft man bisweilen spärliche Roseolen bei verschiedenen Infektionskrankheiten, so bei Genickstarre, Grippe, Sepsis, Miliartuberkulose, als Rash im Gesicht und an den Streckseiten der Extremitäten, bei Variolois, dann bei Intoxikationen, bei Gabe von Balsamizis.

Die Roseola beim Typhus beruht auf Metastasen von Typhusbazillen mit Anschwellung des Papillarkörpers. Später schuppt die Epidermis in feinsten Lamellen. Bei 40facher Vergrößerung zeigt das Bild der mit Zedernöl aufgehellten Haut am Lebenden ein verschiedenes Verhalten der Roseolen bei Typhus gegenüber denen des Flecktyphus (Müller-Weiß). Bei Typhus ergibt die Roseole eine diffuse Rötung und mäßige Erweiterung der Hautkapillaren, bei Flecktyphus ein starkes Venengeflecht mit vielen Anastomosen. Eine sichere Diagnose des Flecktyphus gewährleistet die Weil-Felixsche Serumreaktion. Bei Varizellen und Variola (hier mehr papulös) bildet die Roseola die Anfangsgestalt der spezifischen Eruption. Bei Leukämie sieht man ab und zu ein großfleckiges makulopapulöses Exanthem, vorzugsweise am Rumpf, das Ähnlichkeit mit Masern bietet, aber länger andauern kann.

Die Roseola luetica beim Säugling gehört zu den Papeln (siehe S. 70).

c) Siehe auch unter 3.

3. Verschiedenfleckige, klein- oder großfleckige Ausschläge.

Viele Infektionen und Intoxikationen führen zu Erythemen, die in Form, Größe, Ausdehnung nicht charakteristisch sind. Manchmal treten sie diffus auf. Die gleiche Ursache bringt oft ganz verschiedene Erytheme zustande.

So sieht man bei der **Serumkrankheit** bald masern-, bald scharlach-, bald röteln- oder urtikariaartige Ausschläge. Oft sind die verschiedenen Formen nebeneinander. Die Vielgestaltigkeit, die rasch wechselnde Eruption, die kommt und verschwindet, an einem Körperteil urtikariell (häufigste Form), am anderen morbilliform oder skarlatinös aussieht, ist geradezu charakteristisch. Zur Diagnose des Serumexanthems hilft der Zeitpunkt des Auftretens. Es erscheint meist am 8.—11. Tage (5.—14. Tage), bei nach monatelanger Pause wiederholter Einspritzung schon früher, nach 3—6 Tagen. Hat eine frühere Einspritzung 12 Tage bis 3—6 Monate vorher stattgefunden, so erscheint das Exanthem oft sogleich oder nach Stunden schon, mit Neigung zu Ödembildung, bisweilen mit bedrohlichen Nebenerscheinungen (Kollaps, Dyspnoe, Zyanose). Sehr schwer kann die Unterscheidung von Scharlach werden, wobei Leukozytose mit Eosinophilie für Scharlach, Verminderung der Neutrophilen für Serumexanthem spricht. Nach Heubner kann dieses sogar scharlachähnliche Angina, Himbeerzunge und Schuppung machen. Jedenfalls ist dies aber sehr selten. Bei Serumexanthem soll nach Umber die Urobilinogenreaktion im Urin immer fehlen. Das Serumexanthem befällt mit großer Vorliebe exsudative Naturen. Nicht selten ist es von Fieber, Albuminurie, Ödem oder Gelenkschmerzen begleitet.

Die Säuglinge zeigen bei Dyspepsie relativ oft Erytheme **(dyspeptische Erytheme)**, ebenso bei **Grippe**. Häufig sind diese röteln- oder masernartig, aber nicht papulös, seltener scharlachartig, meistens in einem Alter unter sechs Monaten, wo diese Infektionskrankheiten noch kaum vorkommen. Kurzer wechselnder Bestand, nachher weder Pigmentierung noch Schuppung.

Bei vasomotorisch reizbaren Kleinkindern sieht man im Sommer neben deutlichen Schweißen bisweilen im Gesicht einen flüchtigen Ausschlag ausbrechen, der überraschende Ähnlichkeit aufweist mit Röteln- oder Masernflecken; daneben zeigen sich vereinzelte Miliariaknötchen.

Allgemeine Sepsis verursacht bisweilen scharlachartigen Ausschlag, auch masern-rötelnartigen oder urtikariellen, oft nur einzelne Roseolen.

Infektionskrankheiten und toxische Prozesse verschiedenen Ursprungs führen oft zu großfleckigen flüchtigen Ausschlägen, so z. B. Genickstarre, Vakzine, Grippe, Angina, Erysipel, auch Tuberkulose, Cholera. Bei den Masern sinkt die Temperatur nach beendeter Eruption im Gegensatz zu den morbillösen Ausschlägen bei anderen fieberhaften Krankheiten. Als Prodromalexantheme (Rashs) erscheinen bei einer Reihe von exanthematischen Krankheiten skarlatiniforme, auch morbilli- oder purpuriforme Ausschläge. Am häufigsten bei Variola (purpuriform im Schenkeldreieck), auch bei Variolois. Bei Varizellen ist der Ausschlag mehr skarlatiniform.

Nach der Vakzination erscheinen vom 7.—14. Tage, meist zwischen dem 8.—11. Tag, morbilliforme, rubeoliforme, auch urtikarielle oder skarlatiniforme Erytheme. Die Ähnlichkeit mit Masern kann beträchtlich sein. Die Flecken sind aber stärker erhaben und bevorzugen Gesicht und Körper. Bei der Eruption ist das Vakzinationsfieber oft schon vorbei. Kopliks fehlen.

Gewisse toxische Exantheme bevorzugen häufig die Streckseiten der Extremitäten, jucken stark und schuppen rascher wie Scharlach, so daß starke Schuppung bei scharlachartigem Exanthem schon um die Mitte der ersten Woche, gar wenn sie die Hände betrifft, gegen Scharlach spricht. Daß die Scarlatina miliaris auch schon um diese Zeit schuppt, wurde oben erwähnt.

Arzneien: Terpentin, Antipyrin, Luminal, Sandelöl, Balsamika, Chloral, Quecksilber, Jod, Aspirin usw. machen öfters Ausschläge, eher groß- als kleinfleckige, manchmal urtikarielle. Salvarsan kann ein kleinfleckiges, maseriges Exanthem mit Konjunktivitis hervorrufen. Es verläuft ohne Schuppung.

Die toxisch-infektiösen Exantheme stellen sich wie das Serumexanthem vorzugsweise bei Exsudativen und Vasomotorikern ein.

Bei rheumatischer Endokarditis findet man bei scharfem Zusehen häufig einen unscheinbaren Ausschlag, der besonders am Stamm (Brust) erscheint (Lehndorff und Leiner). Pfennigstückgroße rosenrote oder livide Ringe, 1—3 mm breit, im Niveau der Haut. Sie können wachsen und konfluieren (Erythema annulare).

Das Erythema exsudativum multiforme ist selten bei jüngeren Kindern. Es macht Flecken verschiedener Größe, auch Papeln, Knötchen und Blasen. Die Hauptform sind wachsende linsen- bis münzengroße, rote, erhabene Flecken mit zyanotischem, sich einsenkendem Zentrum, die urtikariell oder papulös werden, auch Girlandenform annehmen (Erythema annulare, vesiculosum, haemorrhagicum). Meist finden sie sich symmetrisch auf dem Rücken von Hand, Vorderarm und Fuß, seltener auf der Beugeseite, auf Ellbogen und Stirne. Schubweise Entstehung unter Fieber und Jucken, zum Teil mit Gelenkschmerzen. Nachher leichte Schuppung. Ursache sehr verschieden. In einzelnen Fällen sah ich starkes Fieber, Beteiligung der ganzen Körperhaut, selbst ausgedehnte Exsudation im Munde. Der Ausschlag kann masernartig sein, das Blut zeigt aber im Gegensatz zu Masern oft starke Eosinophilie (in einem Falle 20%).

Das **Erythema toxicum neonatorum** ist in den ersten Wochen nicht selten. Es sind kleinfleckige, flüchtige, auch masern- oder urtikariaartige Ausschläge, die in der Mitte papulös sein können.

Urtikaria. Multiple, rasch aufschießende und wieder rasch verschwindende Quaddeln, stark erhaben, juckend, oft hellrot, oft blaß. Hyperämischer, auch anämischer Boden. Die Quaddeln können zu handtellergroßen Beeten zusammenfließen. Häufig mit starker Ödembildung verbunden, besonders an den Augenlidern. Außerdem manchmal rein erythematöse Stellen. Fieber- und Verdauungsstörungen häufig daneben. Durch starke Ausbreitung und raschen Wechsel entstehen sehr auffällige Bilder. Die Urtikaria fußt auf exsudativer und neuropathischer Basis, sie entsteht oft nach Verdauungsstörungen (Eier usw.). auch bei Skabies, Wanzen- und Flohstichen. Sie erscheint als rubra oder alba (porcellanea), bullosa oder haemorrhagica. Letztere Form kann unter Pigmentbildung abheilen. Bei jüngeren Kindern findet man weit häufiger als diese gewöhnliche Urtikaria die

Urticaria papulosa, die auch Lichen urticatus oder Strophulus infantum genannt wird. Hierbei findet sich in der Mitte der Urtika, die rundlich, unregelmäßig, oft sehr gestreckt ist und diese häufig überdauernd eine starke erhabene Papel, bald nur von der Größe eines Stecknadelkopfes, bald von

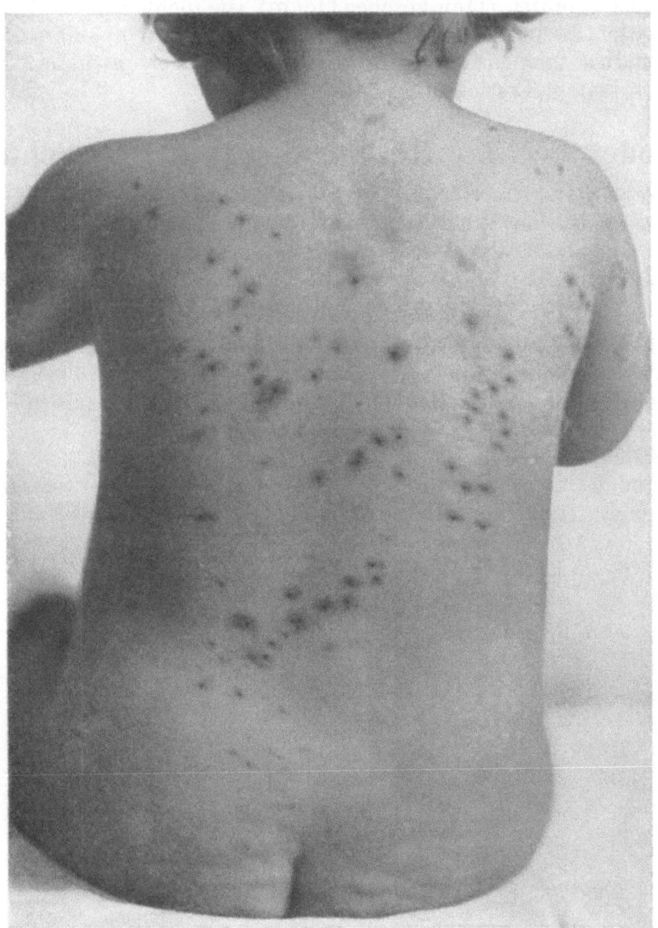

Abb. 75. Urticaria papulosa. $1^1/_2$ Jahre.

der Größe einer Erbse von blasser, aber auch dunkelroter Farbe. Das Zentrum kann auch durch ein starkes halbkugeliges glasiges Knötchen gebildet sein (siehe unter Bläschen), wie überhaupt der Strophulus infantum in Form, Größe, Farbe und Anzahl der Effloreszenzen äußerst wechselnd sein kann (Abb. 75). Es sind hauptsächlich exsudative Kinder vom zweiten Jahr an, wo schubweise in größeren oder kürzeren Zwischenräumen die stark juckenden Effloreszenzen aufschießen. Infolge des Zerkratzens sind sie oft blutig oder werden eitrig infiziert. Befallen werden vorzugsweise der Rumpf und die Oberschenkel, oft aber auch die ganzen Extremitäten. Das Gesicht bleibt fast immer verschont.

Die Urticaria pigmentosa ist eine äußerst seltene, eigenartige chronische Dermatose. Sie beginnt nach der Geburt oder doch im ersten Jahre und erzeugt zahlreiche rundliche rote urtikarielle, über linsengroße Eruptionen, die bräunlich werden und dem besonders befallenen Rumpfe ein getigertes Aussehen verleihen. Durch Reiben werden die pigmentierten Flecken wieder quaddelartig. Jucken fehlt. Viele Nachschübe. In dem einzigen Falle meiner Beobachtung war die Krankheit als Syphilis angesprochen worden. Die Krankheit ist wesensverschieden von der Form der Urtikaria, die hämorrhagisch ist und Pigmentierungen hinterläßt. Außer der makulösen Form gibt es auch eine mehr knotige, geschwulstartige.

Die Urticaria gigantea (Quinkesches Ödem) ist nicht ganz selten (Abb. 67). Periodisch werden wechselnd verschiedene Körperstellen von einem entstellenden Ödem befallen, das nach Stunden oder Tagen wieder verschwindet. Befallensein des Kehlkopfs bringt Erstickungsgefahr.

Diffuse oder fleckige Rötung der Haut mit Schuppung.

Die hyperämische Rötung verschwindet auf Fingerdruck. Zur Zeit der Beobachtung ist die Rötung oft schon verschwunden.

I. Allgemeine oder sehr ausgedehnte, lange dauernde entzündliche Rötung (Erythrodermien).

1. **Beim Erythema neonatorum** stellt sich eine sehr verschiedenartig starke, oft großblätterige Schuppung ein, die nach 3—10 Wochen beendet ist. Die unterliegende Haut ist anfänglich noch rot, später normal. Harmlose, oft mit Scharlach verwechselte physiologische Erscheinung.

2. **Dermatitis exfoliativa** (siehe S. 77).

3. **Erythrodermia desquamativa** (Leiner). Neben ungewöhnlich starker Seborrhoea sicca (gelbliche fettige Krusten) des Haarbodens und der Stirne

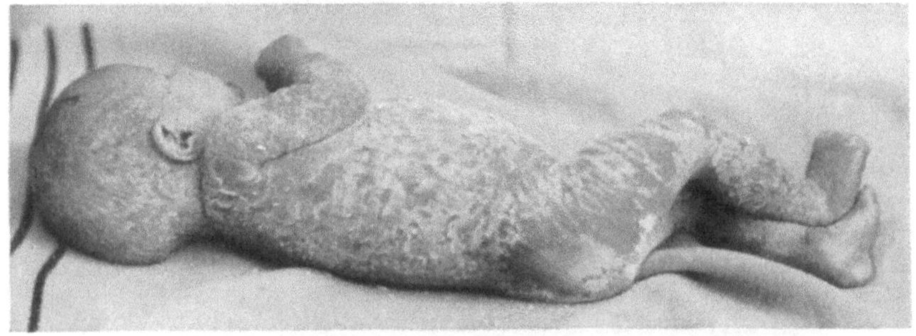

Abb. 76. Erythrodermia desquamativa. 3 Monate alt.

auf geröteter Haut, ausgedehnter, vom Gesäß ausgehender Intertrigo. Die Seborrhöe des Kopfes entwickelt sich oft erst später. Außerdem entsteht am Rumpfe, am stärksten am Rücken, eine großblätterige Abschuppung, anfänglich auf geröteter Grundlage (Abb. 76). Auf Rumpf und Armen können die Effloreszenzen psoriasisartiges Aussehen annehmen. Die Affektion kann monatelang dauern. Sie entsteht in den ersten Monaten, manchmal in sehr raschem Ausbruch und bevorzugt Brustkinder mit dyspeptischen Stühlen, deren Beseitigung (fettarme Kost) die Heilung erleichtert. Die Krankheit ist ähnlich dem universellen, seborrhoischen Ekzem. Es unterlaufen manchmal Verwechslungen mit Lues oder Dermatitis exfoliativa.

4. Allgemeines trockenes Ekzem (S. 78).

5. Psoriasis universalis, ist höchst selten.

6. Rezidivierendes skarlatiniformes Erythem.

7. **Urin-Erythem.** Säuglinge und Kinder im 2.—3. Jahr, die nachts lange im Urin liegen, bekommen oft, ohne ausgesprochen exsudativ zu sein, an den vom Urin gereizten Hautstellen, so besonders am Gesäß, eine gerötete Haut mit plattenartiger Verdickung der Epidermis, die schuppt und rissig wird.

Hier ist aus praktischen Gründen noch anzureihen:

8. **Die Abschuppung nach Infektionskrankheiten,** vornehmlich nach den akuten Exanthemen und nach toxischen Prozessen. Die Abschuppung beginnt oft erst nach Abblassen des Ausschlages.

Am ausgesprochensten ist die **Schuppung nach Scharlach** (Abb. 77 u. 78). Hier führt sie oft erst nachträglich auf die Diagnose Scharlach, oder hilft die Diagnose sicherstellen, da sie im ganzen recht charakteristisch ist. Ich habe

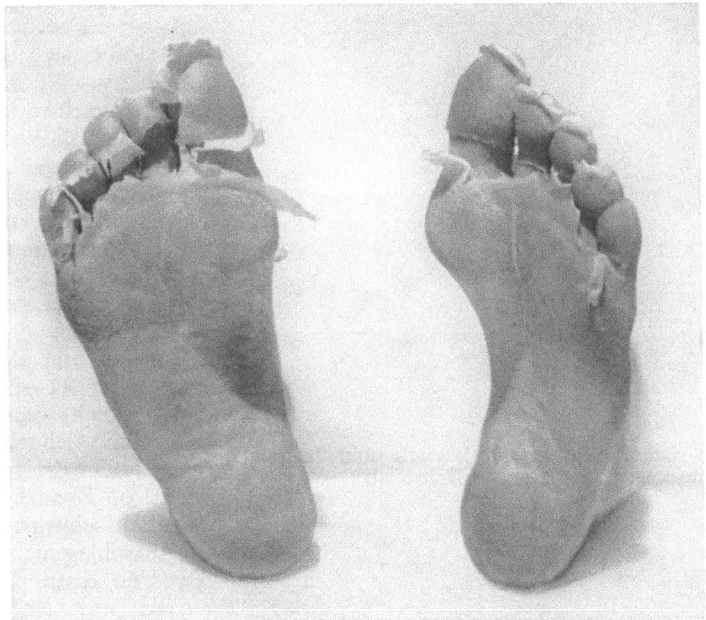

Abb. 77. Sehr starke Scharlachschuppung. $8^1/_2$ Jahre.

aber schon sichere Scharlachfälle mit Exanthem gesehen, die nicht geschuppt haben, und solche ohne Exanthem, die geschuppt haben. Die Schuppung beginnt meist Ende der ersten Woche oder in der zweiten Woche. Zuerst an zarten Stellen (Hals, Lendengegend, Inguines, Mons veneris) und endet an den Stellen mit der dicksten Epidermis, an den Handtellern in der 3.—6. Woche, an den Fußsohlen in der 5.—10. Woche. Dies ist typisch für Scharlach. Schwach bleibende Schuppung kann sich zuerst an den Nagelgliedern der Finger zeigen.

Die Abschuppung ist grobblätterig, wechselt aber sehr stark in der Intensität. Im allgemeinen ist sie um so ausgeprägter und setzt um so früher ein, je stärker das Exanthem war und je älter das Kind ist. In leichten Fällen ist sie manchmal nur an Händen und Füßen deutlich und auch hier unbedeutend. In anderen unzweifelhaften Fällen kommt es zu einer deutlichen Schuppung am Rumpfe, wogegen Arme und Beine, auch Hände und Füße verschont bleiben. Auffallend stark und früh schuppt manchmal das Gesicht.

Die Art der Abschuppung ist charakteristisch. Da wo die Schuppung beginnt, heben sich in der bräunlich und undurchsichtig gewordenen Epidermis zerstreute kleinstecknadelkopfgroße Inseln mit zierlichem gefranstem Rande ab. Diese werden immer zahlreicher, worauf dann in den nächsten Tagen die Haut mehr und mehr sich in Lamellen abstößt. An den Handtellern und Fußsohlen dauert es bis zur Beendigung wochenlang, besonders an den derbsten Stellen der Fußsohle (Ferse). Hier lösen sich oft große Fetzen los. Wenn man die ganze Abschuppung verfolgen kann, die beginnenden Inseln mit dem schließlichen Übergreifen nach Wochen auf Handteller und Fußsohlen, so darf man manchmal die Diagnose aus der Schuppung allein stellen. Die längere Dauer zwischen Exanthem und Beginn der Schuppung (1—2—3 Wochen) spricht im Zweifelsfalle für Scharlach und gegen andersartige toxisch-infektiöse Exantheme. Gewöhnlich schuppt auch das am Ausschlag nicht beteiligt gewesene Kinn.

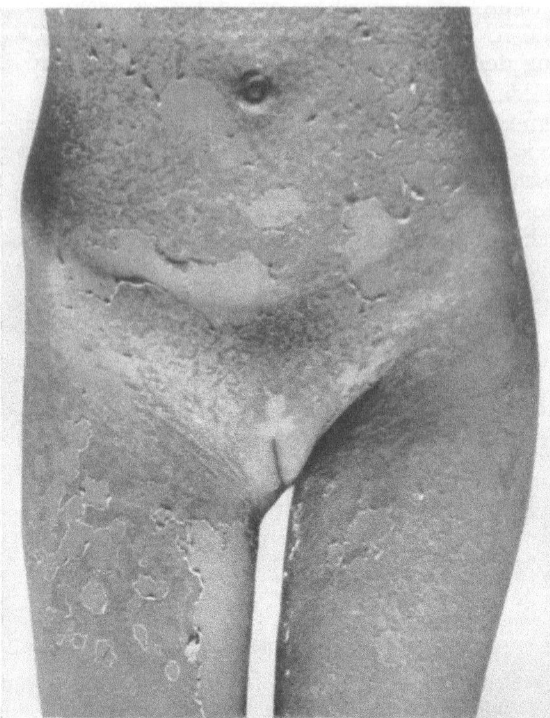

Abb. 78. Scharlachschuppung, stark und früh einsetzend. 10. Tag. 8 Jahre alt.

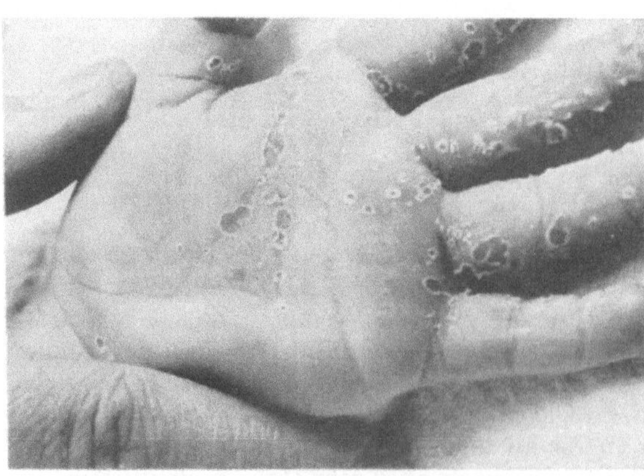

Abb. 79. Mazeration und Losstoßung der Epidermis bei Schweißhaut. 2 Jahre.

Wo nur Schuppung an den Füßen beobachtet wird, ist es oft schwierig zu entscheiden, ob sie von Scharlach herrührt. Schuppung auf dem Fußrücken und an den Seiten des Fußes spricht für Scharlach, wogegen die verdickte Epidermis der Sohlen sich auch unter normalen Verhältnissen und nach längerer Bettruhe abschilfert und abspaltet, insbesondere bei Barfußgängern. Auch Desquamation zwischen den Zehen ist nicht beweisend. Bei vorhandenem Zweifel spricht das Fehlen jeder Schuppung an den Händen gegen Scharlach.

Infektiöse und toxische Erytheme verschiedenen Ursprungs machen zum

Teil eine sehr starke Abschuppung, stärker noch wie Scharlach, so auch Quecksilbervergiftung.

Die **Masern** machen eine feine staubartige Schuppung, nur im Gesicht ist sie meist großblätterig.

Röteln und Erythema infectiosum verlaufen ohne deutliche Schuppung, öfters dagegen Grippe und Dysenterie.

Eine feine Abschuppung, am deutlichsten an der Streckseite der Oberarme und Oberschenkel, tritt bei ungepflegter Haut auf, die nach langer Zeit zum ersten Male eines Bades teilhaftig und gerieben wurde.

Scharlachartige Schuppung tritt häufig in scharf begrenzten Gebieten (Hals, Bauch) nach reizenden Einreibungen, Wasserumschlägen usw. auf, nicht selten auch nach Schweißausschlägen mit oder ohne Follikulitis. Kaum zu verkennen ist die lamellöse Schuppung nach einem Senfwickel.

An starken Schweißhänden kommt es gelegentlich zu scharlachähnlicher Schuppung der Hohlhand, doch führt die feuchte und kühle Haut und die allgemeine Neigung zum Schwitzen kaum zu einem Irrtum (Abb. 79). Habituelles Schwitzen führt oft auch zu grober Schuppung zwischen den Fingern, mehr noch zwischen den Zehen. Die Haut dieser Teile ist dabei feucht und mazeriert.

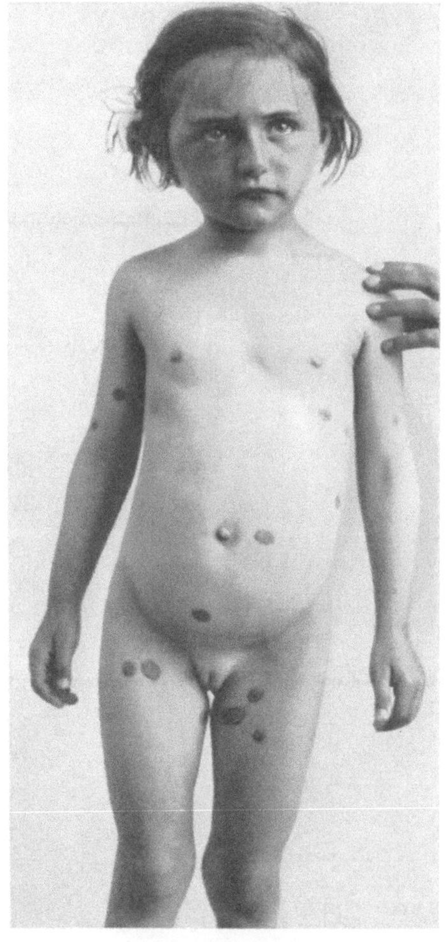

Abb. 80. Psoriasis vulgaris. 5 Jahre.

II. Fleckige Rötung mit Schuppung.

1. **Verschiedenartige trockene schuppende Ekzeme.** Ekzema psoriasiforme, pityriasiforme usw. (S. 78).

2. **Pityriasis rosea** ist nicht selten beim älteren Kinde. Linsengroße und größere meist ovale Flecken, die größeren fast stets medaillonartig, mit gelblichem, etwas eingesunkenem pergamentartig schuppendem Zentrum und leicht erhabenem rotem Saum. Juckende Affektion. Der Stamm, die Streckseiten der Extremitäten und der behaarte Kopf sind bevorzugt.

3. **Psoriasis vulgaris.** Rote, scharf begrenzte Flecken, die sich mit reichlichen glimmerartigen oder perlmutterglänzenden Schuppen bedecken. Vorzugsweise an den Streckseiten der Extremitäten. Juckt nicht. Die Basis ist wenig infiltriert. Beim Kratzen zerfällt die schuppige Kruste, es treten blutige Tautröpfchen darunter hervor. Ps. punctata, guttata, gyrata usw. (Abb. 80). Die Krankheit ist selten in den ersten fünf Jahren, sie heilt ohne Narben, aber bisweilen mit Pigmentverschiebung. Sie kann dem seborrhoischen Ekzem ähneln.

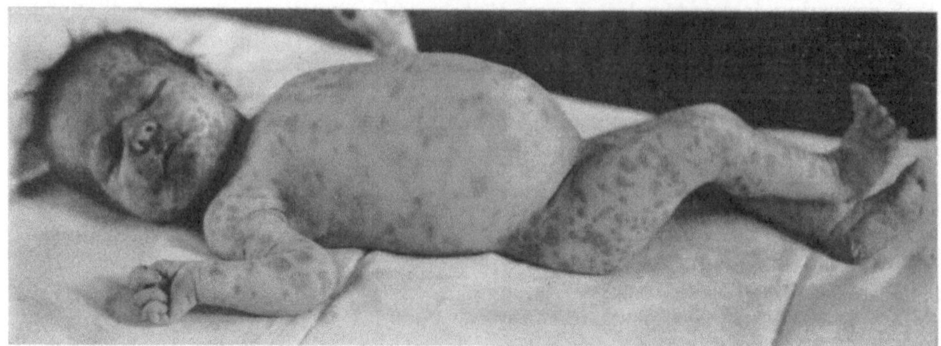

Abb. 81. Makulopapulöses Syphilid. 4 Wochen alt.

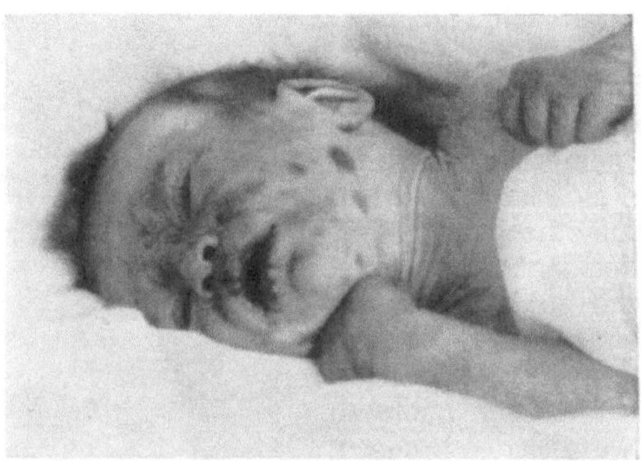

Abb. 82. Lues congenita. 6 Wochen. Rhagaden der Lippen und makulopapulöses Syphilid.

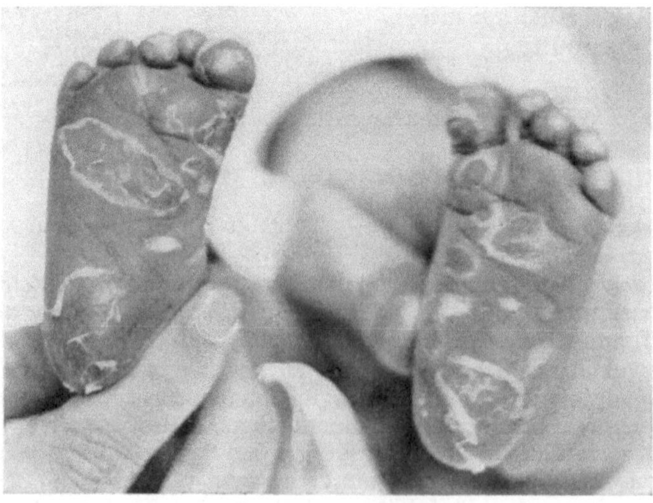

Abb. 83. Syphilis der Fußsohlen (nach Pemphigus). 3 Wochen alt.

4. **Papulo-makulöses Syphilid des Säuglings,** fälschlich oft als Roseola bezeichnet, schuppt im Gegensatz zur Roseola des Erwachsenen (Abb. 81, 82).

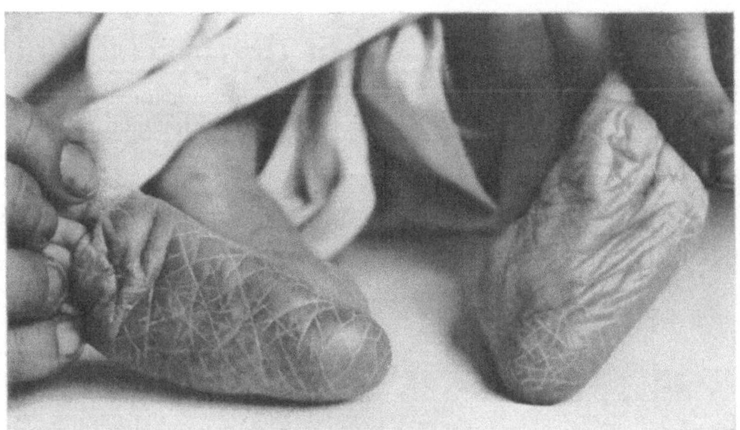

Abb. 84. Starke Infiltration der Fußsohlen. 3 Monate, nicht luetisch.

5. **Diffuses Syphilid der Säuglinge.** Die Haut ist glatt erythematös oder lamellös desquamativ oder erosiv (nässend-krustös). Milchkaffeefarbiges Gesicht. Um die Lippen rötlich glänzende Zone mit Rhagaden. Ähnlich an den Genitalien und an der Beugeseite der Schenkel. Rötliche, gelbliche, glänzende Verdickung der Fußsohlen- (s. Abb. 85) und Handtellerepidermis, später großblätterig abschuppend (Psoriasis palmaris et plantaris). Die Hautveränderung ist oft seborrhoisch und borkenbildend, vor allem an den Augenbrauen und am behaarten Kopf; hier bildet die gesteigerte Talgabsonderung manchmal einen bräunlichen Panzer auf der infiltrierten kupferfarbenen Haut, der sich leicht und ohne Nässung abheben läßt, so daß Ähnlichkeit und häufige Verwechslung mit Ekzem besteht, auch im Bereich des Gesichtes. Haarausfall der Augenbrauen und Wimpern. Oft zum Teil untersetzt mit zirkumskripten papulo-makulösen Effloreszenzen. Die starre Infiltration veranlaßt leicht Rhagaden an den Lippen, den Nasenöffnungen, an der Lidspalte und am Ohransatz.

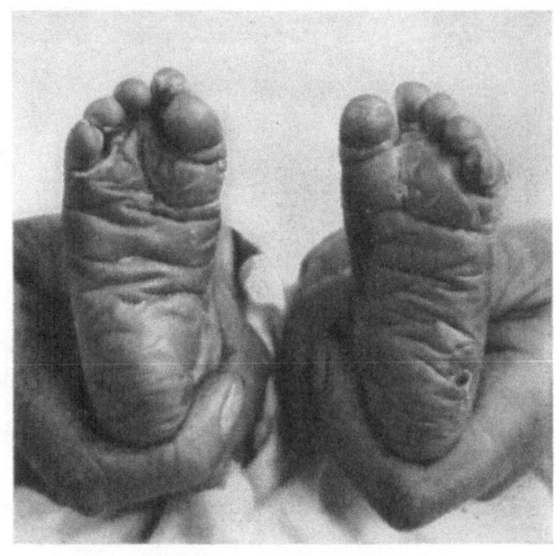

Abb. 85. Diffuses Syphilid der Fußsohlen. 2 Monate. Haut der Füße glänzend, pergamentartig, hart, mit Schrunden durchsetzt.

6. **Bei schwer ernährungsgestörten Säuglingen** (Dekomposition) sind oft die Fersen und Fußsohlen glänzend und verdickt (große Unruhe der Kinder), sie werden sogar pergamentartig infiltriert wie bei Lues, so daß hier leicht eine falsche Diagnose gestellt wird (Abb. 84). Selbst eine Verdickung der Oberhaut an Nates und Oberschenkeln in der Form des Lederbesatzes der Reit-

hosen kann ähnlich wie bei Lues auftreten. Die rasche Besserung bei guter Pflege und bei Hebung der Ernährungsstörung, das Fehlen jedes Symptomes von Lues und der negative Wassermann schützen vor Irrtümern.

Verdickung der Hornschicht (Hyperkeratosen).

Die **Pityriasis simplex** macht kleienartige Desquamation der verhornten Epidermis. Sie ist häufig nach akuten Exanthemen, Ekzemen usw.

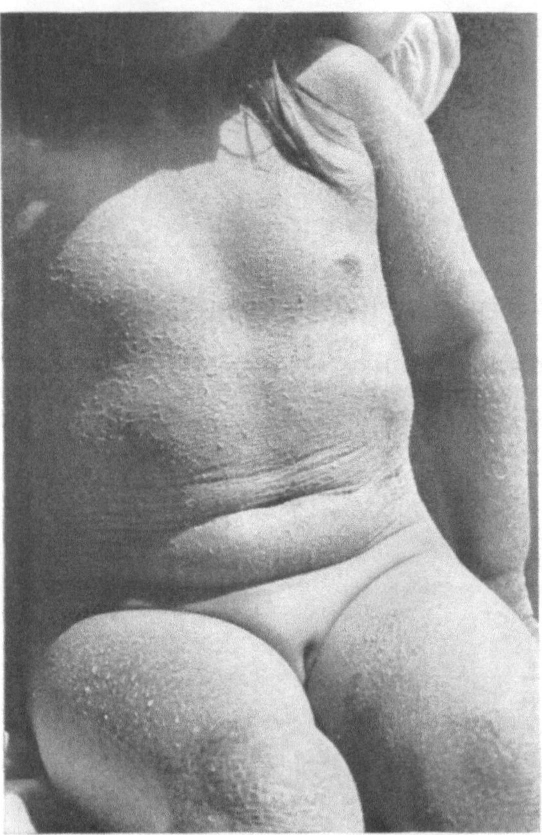

Abb. 86. Universelle Ichthyosis. 3 Jahre alt.

Auf Hyperkeratose beruht die **Seborrhöe,** die auf dem Kopf der Säuglinge ungemein häufig vorkommt (S. sicca). In leichtem Maße darf sie hier in den ersten Monaten als physiologisch gelten, sonst als Ausdruck der exsudativen Diathese, die in stärkstem Maße bei der Erythrodermia desquamativa in Erscheinung tritt, wo sie auch die Brauen und Wangen ergreifen kann. Die ölige Pityriasis capitis tritt gegen die Pubertät auf.

Die **Pityriasis tabescentium** findet sich oft bei Kachexie, Ernährungsstörungen, Tuberkulose usw., häufig schon bei Säuglingen.

Die **Ichthyosis** macht eine verdickte trockene und schuppende Haut, die sich rauh anfühlt (Abb. 86). Am stärksten sind die Streckseiten der Extremitäten befallen. Leichte Fälle betreffen nur die Ellbogen und Knie und verursachen dort eine schmutzige, schwer zu reinigende Haut; sie sind ungemein häufig.

Die **Keratosis pilaris simplex** (Lichen pilaris) macht an der Außenseite der Arme und Oberschenkel zahlreiche spitze, papulöse Erhebungen (eine Füllung der Follikelmündungen mit Hornmassen), wodurch die Haut trocken und reibeisenartig wird. Gegen die Pubertät hin häufig, oft familiär.

Psoriasis palmaris et plantaris bei Lues findet sich schon beim Säugling. Zur Verwechslung kann die Infiltration der Fußsohlen bei Ernährungsstörungen Anlaß geben (Abb. 84).

Die **Lingua geographica** (Landkartenzunge) beruht auf einer verstärkten stellenweisen Verhornung des Zungenepithels, die vom ersten Säuglingsalter an durch die ersten Jahre ein sehr häufiges Bild der exsudativen Diathese darstellt (s. Abb. 167). Sie hat mit Lues nichts zu tun (auch die Leukoplakie des Erwachsenen ist fast nie luetischer Natur). Es handelt sich um eine äußerst häufige fleckige Veränderung der Zungenoberfläche, wobei grauweiße Felder (verdickte Epidermis) der verschiedensten Form und Ausdehnung mit Vorliebe am Rande der Zunge entstehen. Sie wandern langsam an andere Stellen, größer und kleiner werdend und bilden einen auffälligen Kontrast gegenüber der sonstigen Zungenoberfläche, die durch rasche Abschilferung des Epithels ein besonders frischrotes Aussehen bietet. Harmlose Erscheinung, aber wichtiges Symptom der exsudativen Diathese. Bei Verdauungsstörungen und Fieber werden die grauen Felder stärker belegt und dadurch noch auffälliger gegenüber der sonst frischroten Zunge, so daß die Mütter oft erst jetzt auf die Anomalie aufmerksam werden.

Papeln und papulöse Hautkrankheiten.

Die Papeln sind solide Hauterhebungen, die spontan ohne deutliche Narbe resorbiert werden können.

Beim Strophulus ist die Papel stecknadelkopfgroß und größer, derb, mattweiß oder rötlich, sie sitzt oft in der Mitte einer Urtika **(Lichen urticatus, Urticaria papulosa,** s. S. 61), die rasch verschwinden kann, wogegen die Papel noch tagelang bleibt. Starker Juckreiz. Bisweilen, besonders an Handtellern und Fußsohlen, findet sich oft ein glasiges, hartes Bläschen auf der Papel (Strophulus varicellosus). In anderen Fällen sind die Papeln viel kleiner, hellrosa oder blaß, ohne Urtika, so bei fetten und pastösen Naturen und werden erst durch den Kratzeffekt deutlich. In einzelnen Fällen zeigen die Bläschen eine stark kuglige Gestalt mit blutig serösem Inhalt. Der behaarte Kopf bleibt immer frei.

Der Lichen scrofulosorum besteht aus flachen, follikulären, sehr kleinen, unansehnlichen, gelblichen oder bräunlichen Papeln. Die Oberfläche ist oft glatt, wachsartig und mit einem Schüppchen bedeckt. Sie verschwinden langsam nach Monaten. Besonders bei älteren Kindern trifft man sie, zu münzengroßen Feldern vereinigt, am Kreuzbein und in der Lendengegend. Juckreiz besteht kaum. Sie werden oft übersehen. Der Ursprung ist tuberkulotoxisch wie beim **kleinpapulösen Tuberkulid.** Blaßrote, kleine Papeln, meist sehr spärlich, oft nur 2—4 im Gesicht, am Rumpf, am Gesäß, an den Extremitäten. Die Mitte trägt häufig ein Epidermisschüppchen im Zentrum, nach dessen Wegfall und Entfernung mit dem Fingernagel sich ein Grübchen zeigt. Bei Anspannung der Haut wird um das Schüppchen bzw. Grübchen ein wachsglänzender Hof in Ringform bei auffallendem Lichte deutlich, nach außen mit einem geröteten Rand zur normalen Haut abfallend. Hauptsächlich bei Säuglingen und im 2.—3. Jahr, findet sich dieser Ausschlag nur bei anderweitiger Tuberkulose. Ähnlich ist der viel seltenere disseminierte Lupus, der eher bei älteren Kindern vorkommt und gelbe, mit der Sonde eindrückbare stecknadelkopfgroße Infiltrate macht. Nach der Rückbildung des Tuberkulids bleibt oft eine winzige Narbe. Sehr ähnlich kann sein der Strophulus, wenn die Knötchen ganz klein bleiben. Sie sind aber härter und mehr erhaben, darum besser fühlbar als die Tuberkulide. Oft besitzen sie auch einen hornartigen Glanz. Sie sind häufig aufgekratzt im Gegensatz zu den Tuberkuliden, die nicht jucken; die Borken in der Mitte der Papeln sind derber und dicker. Auch das Schweißexanthem kann ähnlich aussehen wie das kleinpapulöse Tuberkulid, wenn einzelne Knötchen glasig und hart auftreten. Über die Tuberkulide der Konjunktiva (Phlyktänen) s. S. 119.

Das **großpapulo-nekrotische Tuberkulid** (s. S. 72) befällt mit Vorliebe die Streckseiten der Extremitäten. Nach Tuberkulininjektion tritt Rötung und Schwellung der tuberkulösen Effloreszenzen ein.

Papulöse Syphilide. Kleinpapulöse sind beim Säugling selten und fast nur im 2. Semester als Rezidiv zu sehen. Die gewöhnliche Form ist das groß-papulo-makulöse Syphilid. Im Beginn zeigen sich hanfkorngroße leicht erhabene rote Flecken. Linsen- bis kleinmünzengroß, rundlich, stets beetartig erhaben, in der Mitte oft vertieft, wird es fälschlich als Roseola bezeichnet, die beim Säugling nicht vorkommt. Die Effloreszenzen sind hellrot, später lachs- oder kupferfarbig und bilden schuppende Kreise, nachdem sich die Epidermis über der Papel als glänzendes Häutchen abgeschält hat (papulo-squamöses Syphilid). Sie bilden oft auch Plaques muqueuses, auch psoriasiforme und papulokrustöse Effloreszenzen.

Im Beginn der **Varizellen** entstehen flache rote Papeln, die wenigstens zum Teil bald die charakteristischen Veränderungen erfahren. Im Beginn der **Variola** sind die Papeln mehr erhaben und sind zuerst am zahlreichsten im Gesicht.

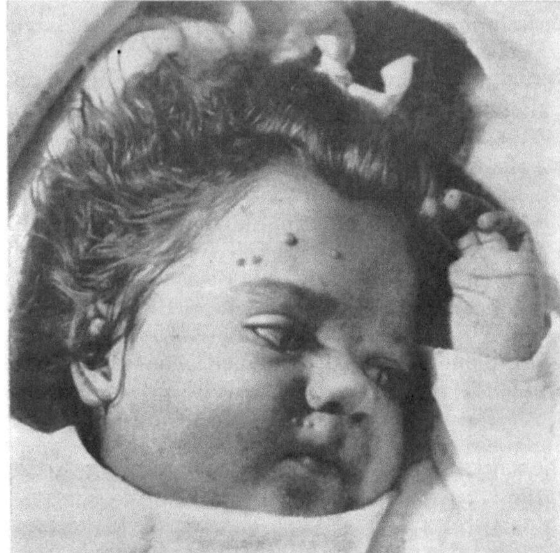

Abb. 87. Molluscum contagiosum. $1^1/_2$ Jahre.

Verrucae planae sind flache epidermoidale, wenig erhabene, gelblichbräunliche Papeln von runder oder polygonaler Form. Man findet sie häufig im Gesicht und an den Handrücken.

Mollusca contagiosa. Knötchenartige, halbkuglige Papeln von weißlicher oder hellrötlicher Farbe, kleinstecknadelkopf- bis erbsengroß, oft sukkulent und fast durchscheinend (Abb. 87). Charakteristisch ist eine zentrale Delle, die beim Ausquetschen eine teigige Masse entleert, in der man mikroskopisch Hornzellen und glänzende Molluskumkörperchen findet. Die Effloreszenzen sind spärlich oder zahlreich, am häufigsten im Gesicht. Die Krankheit befällt vorzugsweise das Kindesalter.

Die **echte Prurigo** beginnt Ende des 1. bzw. im 2. Jahr mit stecknadelkopfgroßen blaßroten Knötchen, die mehr durch das Gefühl wie durch das Auge erkenntlich sind. Sie ist selten, bevorzugt die Streckseiten der Extremitäten, hat öfters urtikarielle Vorläufer und führt zu Lichenifikation und Pyodermien.

Lichen ruber planus ist sehr selten. Er bildet kleine rote, sehr harte Knötchen in Gruppen oft polygonaler Form und abgeflacht. Bevorzugt sind die Beugen des Handgelenkes bei älteren Kindern. Starker Juckreiz. Chagrinhaut.

Hydroa vacciniforme (Summer eruption) ist ebenfalls sehr selten und befällt nur unbedeckte Hautstellen (Gesicht, Hände). Auf gerötetem Grunde entstehen flache Papeln, die bald perlenartig-krustös werden oder sich bei peripherem Wachstum in der Mitte dellen, oft auch mit Narbe abheilen, so daß ein pockenähnliches Bild entsteht.

Granulosis rubra nasi. Infolge häufiger Schweiße zeigt die rote Nasenspitze schwächlicher Kinder nicht selten dicht gedrängte feinste dunkelrote Knötchen.

Über die Papeln bei **Ekzem** s. S. 78, bei **Erythema glutaeale** s. S. 49.

Pusteln, kutane und subkutane Knoten.

Die **Pusteln** (Erhebungen der Oberhaut oder Epidermis mit eitrigem Inhalte) können ganz oberflächlich entstehen durch eitrige Infektion blasiger Effloreszenzen. Sie sind der häufigste Ausdruck der eitrigen, nicht spezifischen Hautinfektionen (Pyodermien). So als impetiginiertes Ekzem, durch Vereiterung der Bläschen bei Strophulus, bei Varizellen, Pemphigus, gewissen Syphiliden usw. Die Akne vulgaris erscheint erst gegen die Pubertät. Sie ist eine häufige Komplikation der Kerosis mit Seborrhöe. Es handelt sich um follikuläre Eruptionen, aus Komedonen und papulösen Knötchen entstehend.

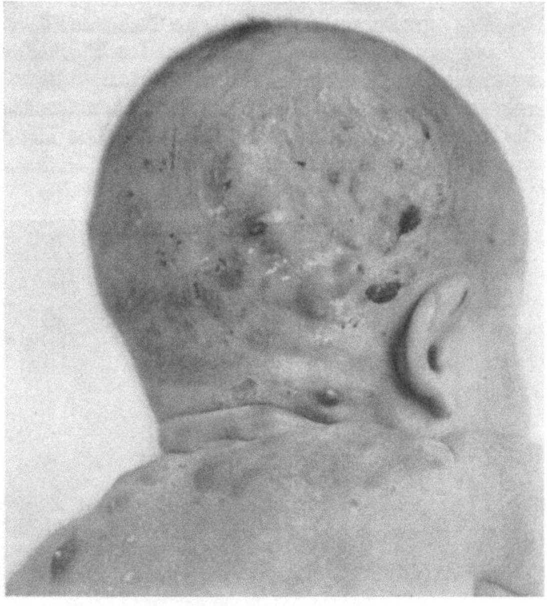

Abb. 88. Multiple Abszesse (Staphylokokken). 5 Monate.

Derbe, tief in der Kutis sitzende Pusteln entstehen bei der **Sepsis der Neugeborenen,** sodann bei Teer-, Brom-, Jod-, Quecksilbertherapie. Bei Variola sind die Pusteln gedellt, in weniger starker Weise auch bei Varizellen (s. S. 74).

Echte Furunkel sind in der ersten Kindheit selten, ungemein häufig dagegen **die multiplen Hautabszesse der Säuglinge.** Befallen werden vorzugsweise Hinterhaupt und Rücken atrophischer Individuen, wo sie von den Schweißdrüsen (Periporitis) ausgehen. Sie werden durch Schweiß und Exkremente begünstigt und sind als eine exogene Infektion auf Grund verminderter Immunität aufzufassen (Abb. 88). Als Vorläufer trifft man zahlreiche Bläschen oder Knötchen, die abszedieren (Pustulosis). Bei allgemeiner Ausbreitung und Beteiligung der Vorderflächen von Rumpf und Extremitäten kann es sich auch um eine hämatogene Infektion handeln (Abb. 89).

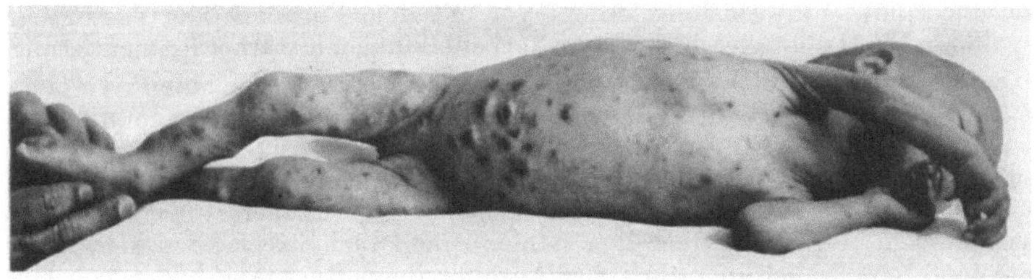

Abb. 89. Multiple Abszesse. 4 Monate. Hämatogene Infektion?

Im Gegensatz zu Skrofuloderma, das mehr vereinzelte Knoten macht (besonders an den unteren Extremitäten) heilen diese Hautabszesse nach Eröffnung rasch.

Das **Ekthyma** ist eine pustulo-ulzeröse Pyodermie, die mit Vorliebe das Gesäß und die unteren Extremitäten (Bereich von Urin und Fäzes) ergreift und meist mit pigmentierter Narbe abheilt. Vgl. auch S. 82.

Das **großpapulo-nekrotische Tuberkulid** ist selten bei jüngeren Kindern. Es beginnt als derbe Knoten in der Tiefe der Kutis und erhebt sich dann mit zyanotischer Verfärbung und Bildung einer Kruste. Es handelt sich um bis erbsengroße akneartige Pusteln mit nekrotisch vertiefter Mitte, mit großem, derbem Imfiltrationswall (Abb. 90). Die Effloreszenzen sehen zum Teil ähnlich aus wie eingetrocknete Varizellen, manchmal werden sie stark eitrig (Akne

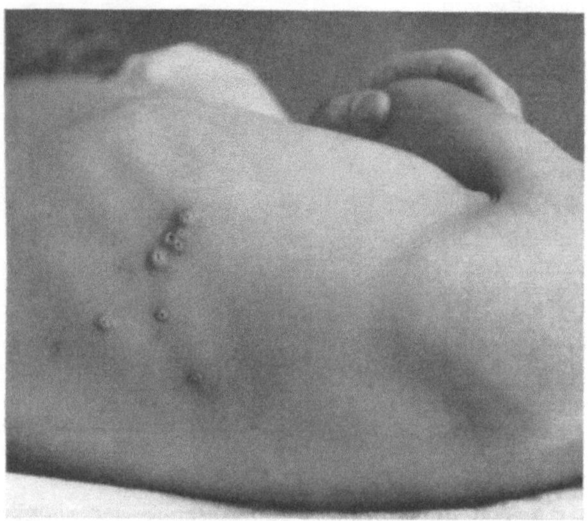

Abb. 90. Groß-papulo-nekrotische Tuberkulide. 5 Jahre alt.

cachecticorum). Verwechslung kommt vor mit dem Furunkel oder pustulösem Syphilide. Die Heilung geschieht unter Narbenbildung mit starker Pigmentierung.

Beim **Erythema nodosum** finden sich flache kutane Knoten: rötliche, Infiltrationen der Haut, nicht scharf umschrieben, rundlich, druckempfindlich, 1—3 cm im Durchmesser, bisweilen konfluierend, nie ulzerierend. Die Affektion zeigt sich fast nur bei tuberkulösen Individuen, vorwiegend zwischen 3—10 Jahren, oft bei latenter Bronchialdrüsentuberkulose. Unter Fieber- und Allgemeinerscheinungen, besonders über den Schienbeinen und Streckseiten der Arme auftretend, gewöhnlich in mehrfacher Anzahl. Beim Rückgang bildet sich eine bläuliche und braune Verfärbung wie nach Trauma, daher auch Erythema contusiforme genannt. Im Gefolge der Tuberkulose findet man auch das viel seltenere.

Erythema induratum, das rote, zyanotische, ausgedehnte, tief indurierte, nicht scharf begrenzte Plaques außen und hinten an den Unterschenkeln verursacht. Meist bei älteren Mädchen. Der Verlauf ist chronisch im Gegensatz zu Erythema nodosum. Die Knoten können zerfallen mit Ulkus und Narbenbildung.

Hautinfiltrate der Neugeborenen. Nicht ganz selten finden sich nach der Geburt dem Erythema nodosum ähnliche flache Erhebungen an Rücken, Wangen, Außenseite der Oberarme, bis talergroß, hart, rot oder blaurot, um sich wieder restlos zurückzubilden. Es handelt sich um eine subkutane Fettgewebsnekrose (Bernheim) als Geburtstrauma. Fälschlich wurde die Affektion früher als Sklerodermie der Neugeborenen bezeichnet.

Die **Gummata** der Haut sind luetische, erbsen- bis bohnengroße Herde, die selten zurückgehen, sondern in Kürze erweichen und kraterförmige Geschwüre bewirken. Die Haut über denselben ist gerötet und verdünnt. Sie hinterlassen glatte Narben mit pigmentiertem Saum. Das analoge Gumma des weichen Gaumens wird meist erst bei der Ulzeration bemerkt.

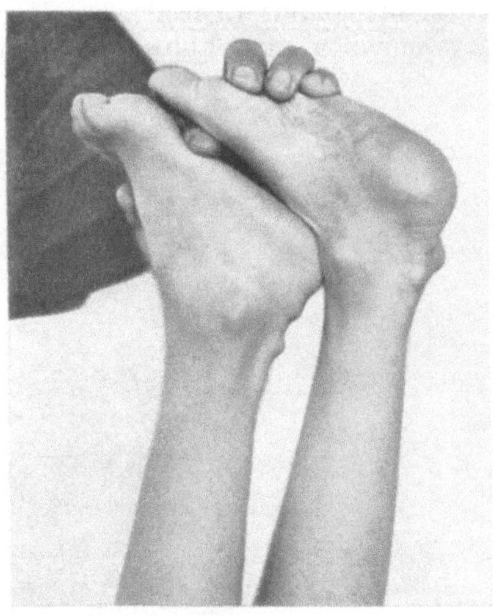

Abb. 91. Rheumatismus nodosus. 8 Jahre.

Das **Skrofuloderma** ist tuberkulöser Natur. Es entwickelt sich viel langsamer als das Gumma, mit dem es sonst viel Ähnlichkeit bietet. Es sind erbsen- bis bohnengroße Knoten unter der Haut, schon anfangs oft an der Unterseite der Kutis adhärent. Die Haut darüber wird livide und fängt meist an zu erweichen. Nach dem Durchbruch des dünnen Eiters entsteht ein unregelmäßiges Geschwür mit violetten unterminierten Rändern, oft mit Fistelgängen. Die Affektion kann von Knochen oder von Sehnenscheiden ausgehen. Die bleibende Narbe ist häufig adhärent. Die Ränder bleiben lange violett und werden pigmentiert.

Beim **Rheumatismus nodosus** finden sich eigenartige schmerzlose fibröse Knoten unter der Haut, linsen- bis erbsengroß, besonders über Gelenken, längs den Sehnenscheiden oder am Schädel (Abb. 91). Nicht seltene Begleiterscheinung des echten Gelenkrheumatismus, bei Kindern häufiger als bei Erwachsenen.

Das seltene **Adenoma sebaceum** macht zahlreiche kleine Knötchen im Gesicht, daneben bisweilen größere Tumoren der Haut. Es findet sich neben Idiotie und Epilepsie bei der tuberösen Hirnsklerose.

Bläschen und Blasen.

Abhebung der Epidermis durch Flüssigkeit, die klar, trübe, eitrig oder hämorrhagisch sein oder werden kann. Beim Sitz auf Schleimhäuten platzen die Blasen rasch und erscheinen als diphtheroide Erosionen.

Kleine Blasen.

1. **Ekzem** s. S. 78.
2. **Miliaria cristallina.** Dicht gedrängte kleinste, in kürzester Zeit aufschießende Bläschen mit wasserhellem Inhalte. Besonders am Rumpf nach Schweißausbrüchen und kritischem Fieberabfall, ab und zu bei Erysipel. Seltener als bei Erwachsenen.
3. **Herpes simplex.** Zahlreiche eng gruppierte Bläschen auf gerötetem Grunde, meist im Gesicht, am Munde (Herpes labialis, Abb. 92). Inhalt klar oder hämorrhagisch. Sie trüben sich rasch und trocknen zu brauner Kruste ein. Bei kruppöser

Pneumonie, Grippe, Meningitis cerebrospinalis, Febris herpetica. Bei der Diphtherie älterer Kinder nicht selten, ebenso bei Paratyphus (große Milz). Der Herpes wird in den ersten 3—4 Jahren meist vermißt und wird erst im Schulalter häufig.

4. **Herpes zoster,** meist dem Verlauf eines Nerven folgend (segmentäre Anordnung, Abb. 93). Anfänglich erythematöse Streifung, von Fieber begleitet. Die regionären Drüsen sind oft vergrößert. Relativ selten in der ersten Kindheit. Ausnahmsweise können die Varizellen als reiner Herpes zoster auftreten (v. Bokay), was ich in einem Falle bestätigt fand.

5. **Strophulus varicellosus.** Harte glasige Bläschen auf derben Papeln neben gewöhnlichen Strophulusefflореszenzen. Besonders im Bereich der Fußsohlen

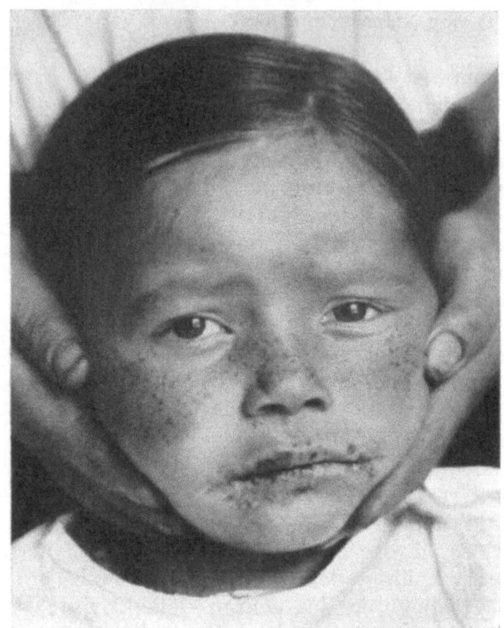

Abb. 92. Herpes labialis. 8jähr. Mädchen.

halbkugelig bis erbsengroß, oft perlartig durchscheinend. An anderen Körperstellen gewöhnliche Formen von Urticaria papulosa.

6. **Dermatitis herpetiformis Duhring** macht am Rumpf und an den Extremitäten kleine und große pemiphigusartige Blasen, kreisförmig oder in Gruppen gestellt, daneben Erythem und Papeln. Das Leiden findet sich besonders bei neuropathischen Knaben, zeigt Neigung zu Rezidiven. Verwechslung mit Impetigo oder Akne.

7. **Varizellen.** Kleinste, kleine und größere wasserklare, bald sich trübende Blasen auf normaler Haut oder auf papulöser Basis mit entzündlichem Hof (Abb. 94). In sehr wechselnder Zahl mit Bevorzugung von Rumpf und Gesicht. Nach kurzer Zeit tritt Dellung und eitrige Trübung der Blasen ein mit Borkenbildung. Neben diesen Effloreszenzen, die in allen Stadien sich gleichzeitig finden, sind meist noch kleinere oder größere flache rötliche Papeln vorhanden ohne oder mit abortiver Blasenbildung. Bisweilen finden sich überhaupt fast nur abortive Effloreszenzen in Masse, zum Teil nur mohnkorngroß.

Die kleinen Effloreszenzen im Stadium der Austrocknung ähneln oft kleinpapulösen Tuberkuliden. Im Munde trifft man vereinzelte erodierte Blasen, am meisten am weichen Gaumen. Charakteristisch sind die nachfolgenden trockenen Borken, die geradezu pathognomonisch sind.

8. **Variola.** Der Ausschlag beginnt in der Form von Papeln am 3.—4. Tage der Krankheit unter Fieberabfall, zuerst im Gesicht und breitet sich in 1—2 Tagen über den Körper aus. Die konischen Papeln erhalten schon am 1. Tage ein Bläschen auf ihrer Spitze, das wächst und am 3. Tage eine perlmutterartige Decke mit klarem Inhalt zeigt. Es erfolgt Dellung der Blase, die am 5. Tage wieder praller wird durch Eiterung. Häufig und zum Teil schon früher als auf der Haut entstehen Bläschen auf dem weichen Gaumen und im Rachen.

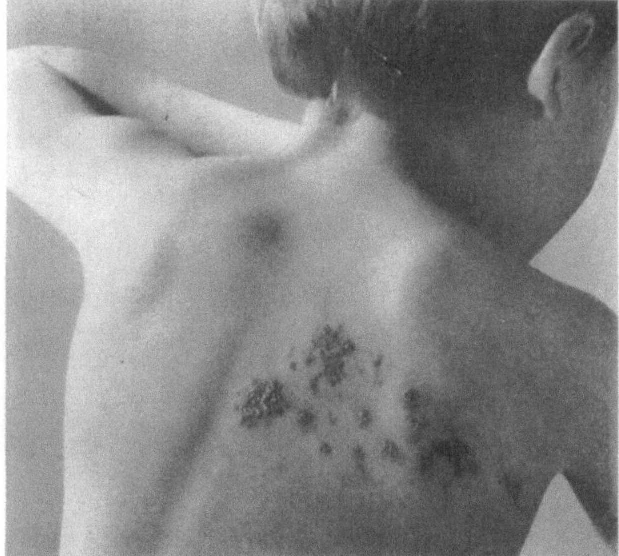

Abb. 93. Herpes zoster bei Grippe. 6 Jahre alt.

Schwere konfluierende Pocken bewirken bei jüngeren ungeimpften Kindern oft eine erysipelartige Rötung und Schwellung des ganzen Gesichtes.

Die Differentialdiagnose zwischen Varizellen und Variola ist bisweilen schwierig, besonders bei Vakzinierten, wo die Variola in milder Form (Variolois) aufzutreten pflegt. Dabei ist zu beachten, daß die Disposition für Variola bei neugeborenen und jüngeren Säuglingen sehr groß, für Varizellen klein ist.

Das Exanthem der Variola bevorzugt gereizte Hautstellen und schont geschützte (Augenhöhlen, Leistengegend, Achselhöhle, Lenden und Bauch). Zuerst und stark befallen werden Stirne und Gesicht, sodann die Enden der Extremitäten mit Einschluß der Fußsohlen. Bisweilen zeigt sich ein flüchtiges Prodromalerythem, vorzugsweise an den Enden der Extremitäten. Bei schwerem Verlauf entsteht mitunter ein prodromales Erythem in der Leistengegend mit Petechien, die 4—5 Tage dauern. In ganz schweren Fällen beobachtet man ein allgemeines Erythem mit Petechien und Tod noch vor dem Ausbruch des Pockenausschlages.

Bei Varizellen ist kein oder nur ein unbedeutendes Prodromalfieber vorhanden. Es finden sich die verschiedenen Stadien, kleine Papeln, frische Bläschen, gedellte Blasen und eintrocknende Pusteln gleichzeitig nebeneinander. Bei Variola sinkt das heftige Prodromalfieber im Beginne des Exanthems, das im allgemeinen überall ungefähr das gleiche Entwicklungsstadium aufweist. Die Bläschen erfahren erst nach einigen Tagen stärkere Dellung. Die Effloreszenzen der echten Pocken sind mehr rund (bei den Varizellen oft länglich), stärker prominent und besitzen einen stärkeren Entzündungshof. Die Abschuppung dauert länger als bei Varizellen. In leichten Fällen kann die klinische Unterscheidung von Varizellen recht schwer werden, wie sich bei der kürzlichen

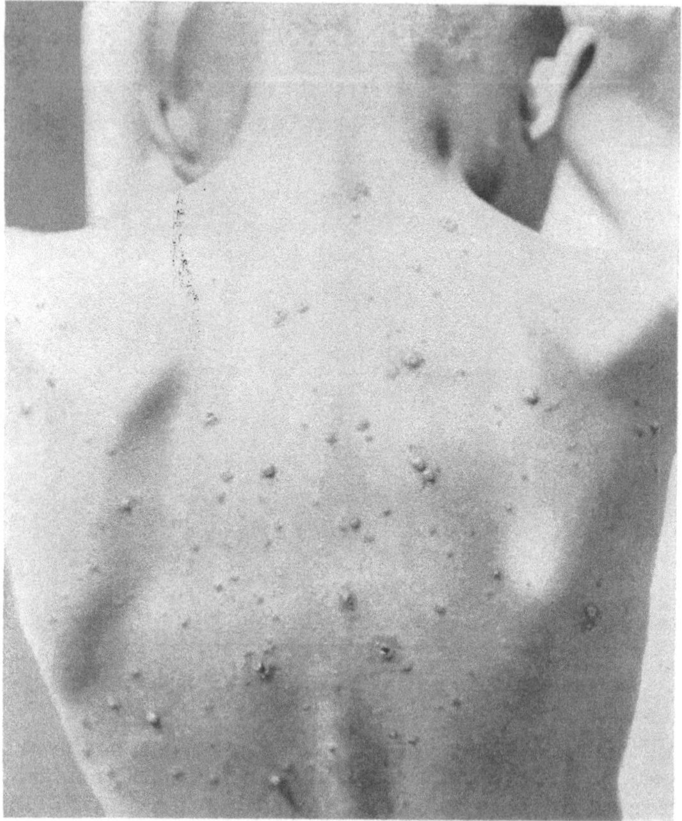

Abb. 94. Varizellen. 8 Jahre alt.

Epidemie in Zürich gezeigt hat. Dabei heilten die spärlichen Pusteln oft ohne Narbe ab, meist aber mit starker Pigmentierung. Bei schwacher Eruption kommt Verwechslung vor mit Akne oder pustulösem Ekzem. Auffällig ist die Härte und Prominenz der Variolapusteln, die im Gegensatz zur Varizellenblase schwer zerstörbar sind. Gesicht und Extremitäten sind bei Variola am stärksten befallen, bei den Varizellen sind die Extremitäten verschont oder kaum beteiligt. Bei Variola sinkt das Fieber im Beginn der Eruption, bei Varizellen tritt es jetzt erst auf, wenn es überhaupt zu Fieber kommt.

Tièche fand bei Hautimpfungen an gesunden vakzinierten Menschen mit Varizelleninhalt keine allergische Reaktion (Erythem), dagegen bei solchen mit Variolainhalt schon nach wenigen Stunden. Natürlich sind solche Proben nur an erfolgreich Geimpften anwendbar. Bei Überimpfung des auf Objektträger eingetrockneten Inhaltes von Pockenblasen auf die Kornea vom Kaninchen entwickeln sich nach 48 Stunden Epithelwucherungen, die sich makroskopisch als graue Knötchen erweisen, mikroskopisch als charakteristische Einschlüsse (Guarnierische Körperchen).

Meist größere Blasen. (Höhle einkammerig.)

1. **Pemphigus neonatorum** entsteht frühestens einige Tage nach der Geburt, gewöhnlich nach 4—9 Tagen, auch bei älteren Säuglingen. Erbsen- bis fünfmarkstückgroße Blasen auf normaler oder geröteter Haut mit trübem Inhalt, schlaff und rasch platzend. Hauptsächlich am Stamm, selten, jedenfalls nicht primär, an Handtellern und Fußsohlen. Schubweise Entstehung. In den Blasen findet man gewöhnlich Staphylokokken. Die Heilung geschieht meist rasch bei ungestörter Gesundheit. In einzelnen Fällen Übergang zu Dermatitis exfoliativa. Bei älteren Säuglingen und später findet sich bisweilen daneben Impetigo contagiosa.

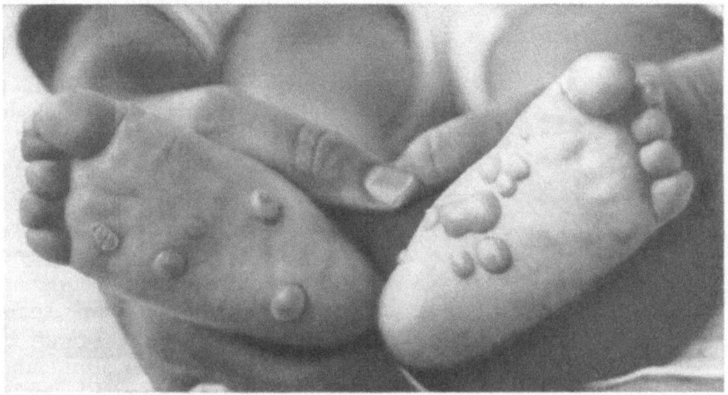

Abb. 95. Pemphigus der Fußsohlen unbekannter Natur. 8 Monate.

2. **Pemphigus syphiliticus.** Zahlreiche trübe und braunrote, meist eitrige Blasen mittlerer Größe, mit Vorliebe an Handtellern und Fußsohlen, hier oft mit ausgedehnter nachfolgender Abschälung der Haut. Die Basis und die Umgebung der Blasen sind infiltriert. Diese sind dickwandig und mit Eiter gefüllt, stellen also eigentlich Pusteln dar. Sie sind kleiner als bei Pemphigus neonatorum. Angeboren oder in den ersten Wochen auftretend, selten als Rezidiv im 2. Halbjahr. Prognostisch sehr ernst. Daneben andere Zeichen von Syphilis.

3. **Dermatitis exfoliativa** (Ritter) beginnt in den ersten Lebenstagen oder -wochen um den Mund als diffuses erysipelartiges Erythem. Die Epidermis ist gequollen und läßt sich in großen Lamellen abstreifen. Das Korium liegt auf weite Strecken bloß, trocknet ein und zeigt eine braunrote Farbe. In schweren Fällen wird in 2—3 Tagen der ganze Körper befallen. Das Bild gleicht oft einer ausgedehnten Verbrühung. Wenn auch bisweilen schlaffe Blasen vorliegen, so besteht das Charakteristische doch in der Epidermolysis. In der Nachbarschaft der ergriffenen Hautpartien läßt sich die Epidermis abschieben und aufrollen und rasch rötet sich der freigelegte Papillarkörper. An den entblößten Stellen erfolgen Exsudation, Nässen und Krustenbildung, Rhagaden und Einrisse (am

Mund und an den Gelenken). Hände und Füße können wie flüssigkeitgefüllte Gummihandschuhe aussehen, wenn sich hier die derbere Epidermis noch im Zusammenhang erhalten hat. Sonst ist oft der ganze Körper wie geschunden. Die Nase ist durch abgestoßene Hautfetzen verstopft. Verwechslung nicht selten mit Erythrodermia desquamativa.

4. **Pemphigus vulgaris chronicus** ist selten. Ab und zu beobachtet man akuten gutartigen Pemphigus unbekannter Ätiologie, wie in Abb. 95.

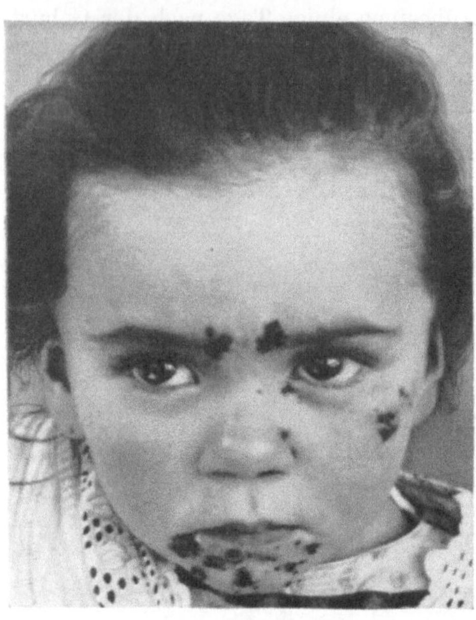

Abb. 96. Impetigo contagiosa. 2 Jahre.

5. **Epidermolysis bullosa hereditaria.** Eine seltene, auf familiärer Disposition beruhende Eigenschaft der Haut, auf Druck und Stoß mit Blasenbildung zu reagieren. Hände und Füße sind bevorzugt. Besteht oft schon von der Geburt an. Charakteristisch ist die leichte Abschiebbarkeit der Hornschicht. In schwereren Fällen entstehen Narben (dystrophische Form).

6. **Blasenbildung bei verschiedenen Infektionskrankheiten,** so bei Erysipel, Impetigo, Sepsis, Urtikaria, nach Antipyrin usw.

7. **Impetigo contagiosa** (Abb. 96) macht oberflächliche, eitrige oder rasch eitrig werdende Blasen, die zu honiggelben Krusten eintrocknen und ohne Narbe abheilen. Außerordentlich häufig in der ersten Kindheit, besonders um den Mund und im Gesicht, an Kopf und an Händen; leicht übertragbar. An den Mundwinkeln bilden sich oft die sog. faulen Ecken. Sehr häufig entsteht Impetigo sekundär bei Trauma, bei Ekzem. Gewöhnlich scheinen Strepto- oder Staphylokokken die Ursache abzugeben. Ekzematöse sind besonders empfänglich, was die häufige Verwechslung mit impetiginösem Ekzem erklärt, das aber keine primären Blasen macht.

8. Eine **streptogene Impetigo** macht oft schlaffe, seropurulente Blasen. Bei atrophischen Säuglingen entstehen mitunter gedellte varizellenartige trübeitrige Blasen in der Genitalgegend.

9. Das **Ekthyma,** das wir oben unter den pustulösen Ausschlägen aufgeführt haben, kann auch als große Blasen auf infiltriertem Grunde beginnen.

Das Ekzem

ist eine entzündliche Hautreaktion, die sich auf verschiedenartige Reize einstellt und eine besondere Anlage des Organismus voraussetzt, die exsudative (lymphatische) Diathese. Es ist eine chronische, juckende, zu Rezidiven neigende Affektion, die in Schüben und oft herdartiger Ausbreitung auftritt.

Die Veränderungen der Epidermis und Kutis sind verschiedenartig und können nacheinander oder gleichzeitig sich vorfinden. Bei ganz akuten Schüben, besonders im Gesicht, kann das Ekzem anfänglich durch die starke Hyperämie und das begleitende Ödem einen erysipelartigen Charakter annehmen, dessen Natur erst nach einigen Tagen klar wird.

Je nach der vorwiegenden Veränderung der Haut führt die Ekzematisation zu E. papulosum, E. vesiculosum, E. madidans, E. crustosum oder E. squamosum. Durch eitrige Infektion entsteht das E. impetiginosum und führt zu Pusteln und Abszessen. Die verschiedenen Ekzemformen finden sich meist nebeneinander oder nacheinander.

Beim Säugling geht häufig eine starke Seborrhoea sicca des Schädeldaches und eine Rötung und Rauhigkeit der Wangen (Milchschorf) dem Ekzem voraus. Bei fetten, überfütterten Säuglingen überwiegt meist die Beteiligung des Kopfes und des Gesichtes als E. madidans und crustosum (Abb. 97). Der Beginn ist oft ein Ekzema seborrhoicum mit entzündlicher Rötung unter der Seborrhöe des Kopfes[1]). Dabei treten am übrigen Körper trockene Infiltrate auf, die in der Gesäßgegend in nässende rote Flächen übergehen. Da wo die Schuppen abgerieben wurden, liegt eine glänzende fettige Haut vor. Es bestehen Übergänge zur Erythrodermia desquamativa, die auch zu Verwechslung mit Lues Anlaß geben. Bei mageren und elenden Säuglingen überwiegen die disseminierten (universellen) Formen, mehr trocken und hartnäckig, die auch ohne exsudative Diathese entstehen können (Finkelstein). Bei allgemein squamösem Ekzem können die rissigen harten Lamellen, wobei die Fußsohlen ergriffen sind, an Lues erinnern. Die Farbe ist aber heller rot.

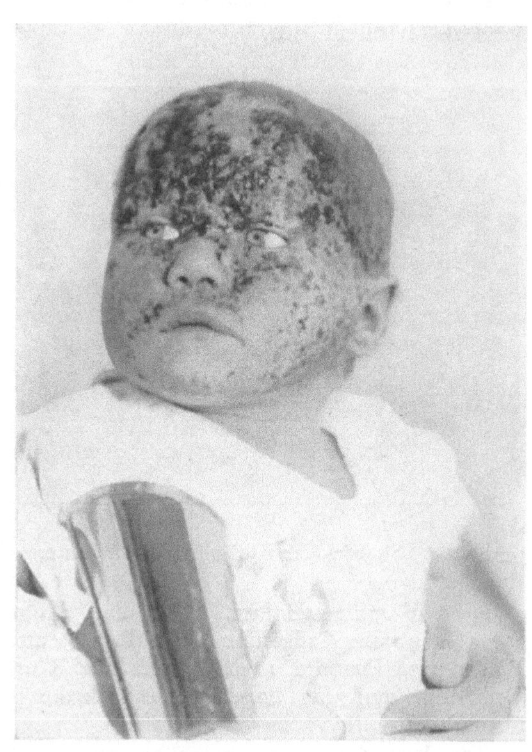

Abb. 97. Krustöses, blutiges Kopfekzem. 1½ Jahre. (Augen frei!)

Besonders charakteristisch und oft noch die sonstige Heilung überdauernd ist beim exsudativen Säugling eine Rhagade am oberen oder unteren Ansatz der Ohrmuschel oder eine rauhe Stelle hinter der Ohrmuschel.

Bei schlechter Pflege kann die Mazeration durch Urin, Schweiß und Stuhl zu **Intertrigo simplex** am Gesäß und am Genitale führen, der bei guter Pflege rasch abheilt. Auf dem Boden der exsudativen Diathese dagegen ergreift der **konstitutionelle Intertrigo** häufig auch die Schenkelbeuge, Hals, Ohr usw. und ist viel hartnäckiger. Es zeigen sich größere nässende Flächen, nachdem die ursprünglichen unscheinbaren Papeln rasch mit Verlust der Epidermis mazeriert wurden.

Als eine besondere Form des Ekzems, jedenfalls als ihm nahe verwandt, ist die **Neurodermitis** (neurogenes Ekzem) zu bezeichnen, die sich durch

[1]) Wesensverschieden ist das Ekzema seborrhoicum Unna. Dieses kommt erst bei älteren Kindern vor. Es ist parasitärer Natur und macht kreis- oder scheibenförmige hellrote schuppende Effloreszenzen.

heftigen Juckreiz auszeichnet. Es handelt sich um (aufgekratzte) lichenartige Knötchen auf brauner trockener, schuppender, oft rissiger Haut bei Neuropathen. Bevorzugt sind Knie- und Ellbeugen, Nacken, innere Seite der Oberschenkel. Häufige frische Schübe über Jahre hinaus. Charakteristisch ist die symmetrische Anordnung.

Das skrofulöse Ekzem (Skrofulid) lokalisiert sich mit Vorliebe an den Übergangsstellen zu der spezifisch veränderten Schleimhaut, in der Umgebung von Auge, Nase, im Gehörgang und hinter dem Ohr. Auf der Wange finden sich oft flache papulöse Effloreszenzen, ähnlich dem Masernausschlag. So weicht das Skrofulid vom Charakter des einfachen Ekzems ab. Es zeigt seine besondere, nämlich die tuberkulöse Komponente auch in der Reaktion auf Tuberkulin, sodann durch die eigenartige Physiognomie des Trägers (siehe Abb. 12, 13).

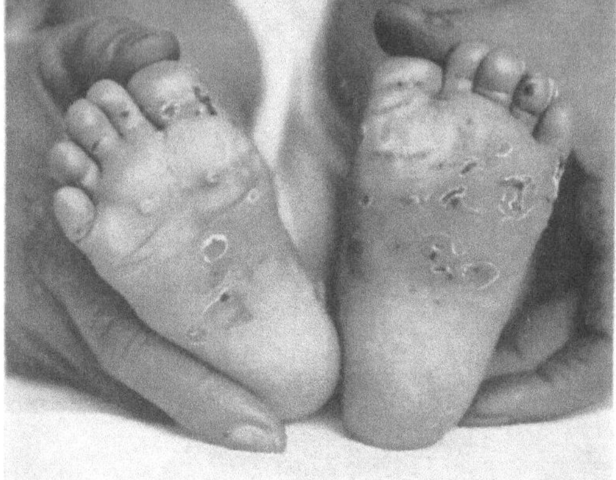

Abb. 98. Skabies der Fußsohlen. 8 Monate.

Das Ekzem geht häufig Kombinationen ein mit Impetigo contagiosa, mit Lichen urticatus und vor allem mit Skabies.

Die **Skabies** wird in den ersten Jahren vielfach verkannt und wegen des begleitenden Ekzemes nur als solches diagnostiziert. Der heftige Juckreiz, die zahlreichen Kratzeffekte, das unbedeutende, aber sehr verbreitete „Ekzem", die typischen Eiterpusteln erleichtern auch ohne Milbenfang die Diagnose, ebenso die Zunahme des Juckreizes in der Bettwärme und ähnliche Affektionen bei anderen Familiengliedern. Bei den Säuglingen wird mit Vorliebe auch die zarte Haut der Fußsohlen (s. Abb. 98) und Handteller ergriffen in Form von Blasen und Pusteln, auch Gesicht und Kopfhaut. Die sekundären urtikariellen Quaddeln und das impetiginierte Ekzem lassen leicht die ursächliche Skabies übersehen.

Die **Dyshidrosis** ist eine ekzemartige Affektion bei älteren Kindern. Besonders an Händen und Füßen, vor allem an der Innenseite der Finger entstehen tiefliegende juckende Bläschen, die eintrocknen und Abschälung der Epidermis nach sich ziehen.

Pigmentanomalien.

Bei chronischen Ernährungsstörungen, auch beim Herterschen Infantilismus, bei Tuberkulose, nach lange dauernder Arsenbehandlung, entwickelt sich oft eine bräunliche Verfärbung der Haut, am stärksten an den unbedeckten Teilen.

Der Mongolenfleck (Kreuzbeinfleck) findet sich gar nicht selten bei schwarzäugigen, dunkelhäutigen Neugeborenen auch der kaukasischen Rasse in der Gegend des Kreuzbeines oder der Nates als ein lichter bläulichschwarzer Fleck unregelmäßiger Form bis zu Handtellergröße. Es sieht aus, wie wenn daselbst die Haut mit grauer Salbe eingerieben und nachher nicht ganz gereinigt worden wäre. Nach 1—2 Jahren verschwindet der Fleck, der ein regelmäßiges Merkmal der mongolischen Rassen darstellt. Die harmlose Anomalie wird sehr oft übersehen. Man nimmt sie besser im zerstreuten Licht wahr als in der Sonne.

Fleckige bräunliche Pigmentierungen bleiben oft längere Zeit auf der Haut bestehen nach fleckigen Erythemen, z. B. nach dem makulopapulösen Syphilid der Säuglinge, nach Masern, Blutungen usw. Bei der Erblues sind die beim Rückgang des makulopapulösen Ausschlages sich entwickelnden Pigmentflecken (hauptsächlich an den Extremitäten) nicht selten fast schwarz und zeigen anfänglich noch Schuppung. Noch länger dauert die Pigmentierung an der Stelle der Effloreszenzen von Lichen urticatus, nach Impetigo, Ekthyma, nach Ekzem, Skabies. Es ist dabei häufig ein pigmentierter Hof um ein helles Zentrum (Narbe) vorhanden. In ähnlicher Weise verraten sich abgelaufene Varizellen — und mehr noch Variolaeffloreszenzen — oft noch lange Zeit.

Artefizielle Pigmentierungen entstehen durch Sonne, Quarzlampe, Jod-, Senfapplikationen usw.

Die **Vitiligo** besteht in pigmentlosen, oft symmetrischen, nach außen rundlich begrenzten Stellen auf sonst normaler Haut, deren Randpartien oft eine Vermehrung des Pigmentes aufweisen. Die Haare der befallenen Stellen sind entfärbt. Entwickelt sich gewöhnlich erst im Schulalter. Hat keinerlei Beziehung zu Lues.

Die Melanosis lenticularis progressiva ist äußerst selten. Sie beginnt meist Ende des ersten oder im 2.—3. Jahr nach Erythem als verbreitete kleine schwarze Pigmentflecken, die Neigung zu bösartiger Degeneration zeigen.

Wucherungen.

Papilläre Exkreszenzen durch Proliferation des Stratum mucosum bilden die spitzen Kondylome, z. B. am Anus der Kinder.

Die Tuberculosis verrucosa trifft man nicht ganz selten bei älteren Kindern an Händen, Fingern, am Knie, auch multipel, besonders gerne nach Infektionskrankheiten (Masern usw.). Es sind starke warzenartige Exkreszenzen mit rotem Hof.

Geschwüre.

Ganz oberflächliche Geschwüre beteiligen nur die Epidermis (Erosionen) und heilen ohne Narben, z. B. bei Herpes, Impetigo, Ekzem, bei der Mehrzahl der Varizelleneffloreszenzen. Diphtherie der Haut (z. B. auf Intertrigo hinter den Ohren, Ekzem, Nabeleiterung) ist nicht selten. Sie wird meist erst durch die bakteriologische Untersuchung aufgedeckt. Sicherheit gibt nur der Tierversuch.

Lupus exulcerans, am ehesten im Gesicht, trifft man etwa im Schulalter. Er ist umsäumt von miliaren Lupusknötchen. Im Beginn macht der Lupus vulgaris stecknadelkopfgroße gelbbraune Knötchen im Niveau der Haut mit schuppender, krustöser oder ulzeröser Oberfläche (L. disseminatus). Beim Verdrängen des Blutes mit einem Objektträger wird oft erst das gelbgraue Gewebe des Tuberkels deutlich. Die Herde vereinigen sich auch zu scheibenförmigen lamellösen Infiltraten (L. exfoliaceus) oder dehnen sich serpiginös aus, so daß Ähnlichkeit mit serpiginöser Lues bestehen kann.

Tiefe Geschwüre entstehen oft aus den luetischen Gummen. Sie können serpiginös, sklerotisch sein und sich mit austerschalenartigen Eiterkrusten bedecken. Ähnliche Geschwüre trifft man auch im Rachen und an der Zunge.

Bei Tuberkulösen gehen oft von Skrofulodermen, Knochenherden und vereiterten Lymphdrüsen oberflächliche Geschwüre aus, die im Grunde gelbliche Knötchen aufweisen und sich girlandenartig polyzyklisch vergrößern.

Diphtheroide Erosionen der Schleimhäute entwickeln sich im Munde und in der Vulva nach allen Blaseneruptionen (Herpes, Varizellen, Pemphigus, Aphthen).

Tiefe Geschwüre der Schleimhäute entstehen am ehesten im Munde bei Diphtherie, Scharlach, Angina ulcerosa oder necrotica, am stärksten und raschesten aber bei der glücklicherweise sehr seltenen Noma (Abb. 99, 100).

Hautgangrän

entwickelt sich in seltenen Fällen bei kachektischen Kindern, hier gelegentlich nach Varizellen, wo die Effloreszenzen sich zu tiefen Geschwüren umwandeln,

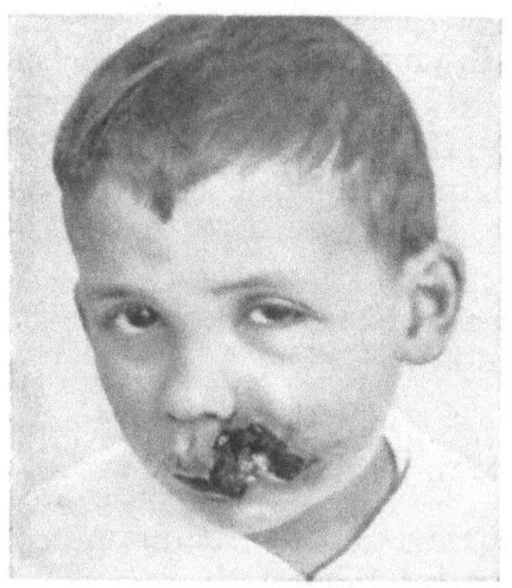

Abb. 99. Beginnende Noma bei gesundem, 4jähr. Knaben von einem kariösen Zahn ausgehend.

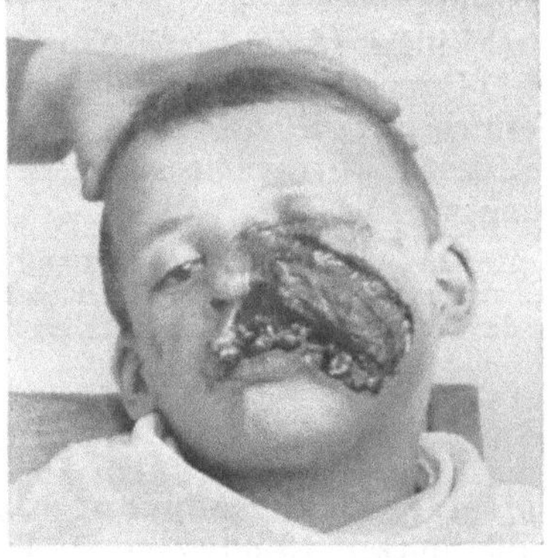

Abb. 100. Noma. 8 Tage später.

die aussehen wie mit dem Locheisen geschlagen. Bei Masern habe ich es einmal erlebt, daß die Haut eines Oberarmes in großem Umfang nekrotisch wurde.

Noma (Abb. 99 und 100) ist nicht leicht zu verkennen.

Ekthyma gangraenosum entsteht bei schwerkranken Kleinkindern aus braunen, blasig werdenden, rot umsäumten Herden, meist an mechanisch gereizten Stellen (Nates, Stamm). Ohne Eiterbildung entstehen rasch tief ausgestanzte Geschwüre. Ursache ist oft Sepsis, besonders durch Pyozyaneus (Dudden).

Eine progressive Nekrose der Faszie des Unterhautzellgewebes, glücklicherweise sehr selten, ist den ersten Lebenswochen eigen. Im Bereiche des Rumpfes, besonders des Rückens, entstehen rotblauschwarze unterminierte Stellen der Haut, die sich rasch ausdehnen. Unter der Haut findet sich dünner sanguinolenter Eiter und nekrotisches Zellgewebe. Die Nekrose ergreift auch die darüberliegende Haut, die sich scharf demarkieren kann gegen die gesunden Stellen. Fast ausnahmslos erfolgt der Tod an Sepsis.

Narben.

Multiple kleine Narben, rundlich und überwiegend am Rumpf, rühren oft von Varizellen her. Seltener finden sie sich dabei im Gesicht, wo sie in Ländern ohne Impfung nach Variola häufig verbleiben. Auch Impetigo (Ekthyma) kann Narben hinterlassen, hauptsächlich am Gesäß und am Rücken, ebenso die multiplen Abszesse der Säuglinge, überhaupt alle pustulösen und ulzerösen Affektionen. Die nebenhergehende braune Pigmentierung ist oft auffälliger als die Narbe selbst.

Die Narben der ulzerösen und gummösen Lues sind weiß, glatt und besitzen eine periphere Pigmentzone mit rundlicher Umgrenzung. Oft bilden sie aneinander gereihte Scheiben.

Linienförmige Narben der Lippen sind charakteristisch für Lues congenita (Abb. 15).

Nach geschwüriger Tuberkulose entstehen unregelmäßige, wie zerfressen aussehende Narben mit Brücken, Strängen und Zacken. Die Narben der großpapulösen Tuberkulide sind rund und ähnlich wie bei Variola.

Blutungen der Haut, der Schleimhäute und anderweitige[1]).

Auf der Haut handelt es sich um traumatische oder um spontan auftretende Hämorrhagien, die auf Fingerdruck nicht verschwinden. Sie

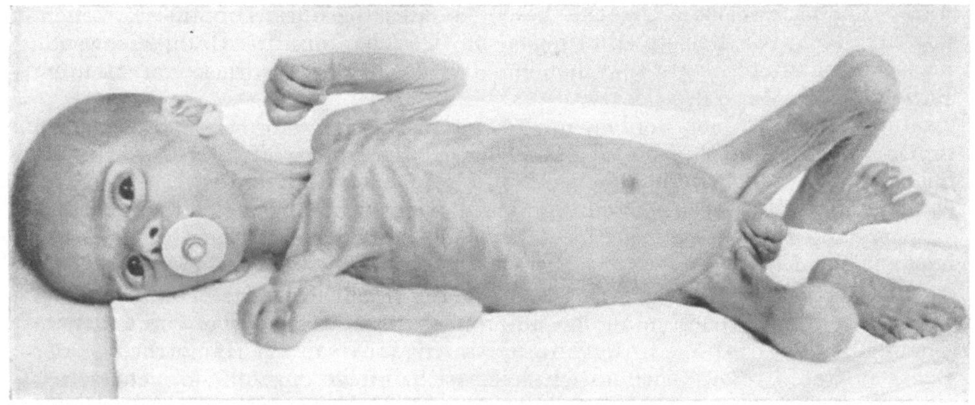

Abb. 101. Dekomposition. 5 Monate. Mit Sepsis, Lungenabszeß; Hautblutungen der Linea alba (sichtbar im Bilde).

sind in der Regel mehrfach und bilden sich unter der bekannten Farbenskala zurück. Punktförmige Blutungen (Petechien) deuten auf spontanen Ursprung.

Die Neigung zu Blutungen wird oft durch ärztliche Eingriffe manifest. Die Perkussion der Patellarsehne, eine Kampfer- oder Serumeinspritzung kann solche auslösen. Sie zeigen sich auch an der Stelle der Pirquetschen Kutanprobe.

Bei Neugeborenen zeigen sich sofort oder bald nach der Geburt Blutungen bei Verletzung durch die Zange, durch Schwingungen, oft auch in der Sklera oder im Augenhintergrunde, wo man solche bei 20 und mehr Prozent der gesunden Neugeborenen vorfindet. Entsteht bei zarten Frühgeborenen durch leichtes Kneifen der Haut eine Blutung, so sterben sie meist in den ersten Tagen (Ylppö).

Bei älteren Neugeborenen und Säuglingen jeden Alters sind spontan auftretende Blutungen meist die Folge von **Sepsis**, die um so eher die Ursache abgibt, je jünger das Kind ist. Ursächlich ist hier vor allem die Kolisepsis

[1]) Da die Blutungen oft mehrere Organe oder Systeme gleichzeitig betreffen, empfiehlt es sich hier die Blutungen im allgemeinen zu behandeln.

(nach Darmstörungen, alimentärer Intoxikation, bei der sich gleichzeitig, vor- oder nachher eine Kolizystopyelitis einstellt), ferner Sepsis durch Strepto- oder Staphylokokken, die durch die verletzte Haut oder Schleimhaut (Dermatitis exfoliativa, Ekzem, luetische Hautveränderungen, Soor, Bednarsche Aphthen, Nabelinfektion) eingedrungen sind, sodann durch Pneumokokken bei Bronchitis, Pneumonie oder Empyem, Diphtheriebazillen (Schnupfen!), durch Pyozyaneus, Proteus usw. Die Blutungen sind häufig unbedeutend, nichtsdestoweniger beweisend für Sepsis (s. Abb. 101).

Die **echte Meläna** beginnt in den ersten 2—3 Tagen, selten später. Beginn in der 2.—3. Woche beruht gewöhnlich auf Sepsis oder Lues.

Die häufige Neigung der **hereditären Lues** zu Blutungen beruht wohl immer auf Sepsis.

Neben Blutungen weisen stets noch andere Zeichen auf Sepsis hin (Fieber, Prostration, Kollaps, Ikterus, Nabelinfektion usw.).

Bei schwer atrophischen Säuglingen treten mitunter Blutungen auf, ohne daß eine Sepsis nachweisbar wird (avitaminen Ursprungs?).

Säuglinge zeigen ab und zu ganz kleine Blutungen an den Armen und anderwärts ohne nachweisbare Ursache, besonders aber bei Lues, Diphtherie, Keuchhusten, Rachitis. Feinste Blutungen im Gesicht um die Halbjahreswende im Gefolge akuter Infekte sind manchmal vielleicht der Ausdruck von latentem Barlow (L. F. Meyer).

Je älter die Kinder werden, um so mannigfaltigere Formen und Ursachen finden sich für die Hautblutungen. Gleichzeitig treten oft Blutungen in die Schleimhäute, das Unterhautzellgewebe, Muskeln und Nieren usw. auf, so daß es sich empfiehlt, hier das Symptom der Blutungen im allgemeinen und im Zusammenhang zu behandeln. Eine allgemeine befriedigende Einteilung besteht heute noch nicht.

Blutungen durch mechanische Ursachen. Bei **Herzfehlern** entstehen Blutungen durch Stauung, am ehesten an den unteren Extremitäten und bei vorhandenem Ödem. Bei Thrombose der Vena cava inferior sah ich Hämorrhagien der Beine auftreten. Bei **Keuchhusten** stellen sich infolge der Anfälle nicht selten Blutungen ein in der Conjunctiva bulbi (Abb. 156), in der Haut der Augenlider, aus Nase und Bronchien.

Über den Einfluß systematischer willkürlicher Kompression s. S. 52.

Durch Traumen. Bei älteren lebhaften Kindern sind leichte Blutungen in der Haut über den Schienbeinen nichts Krankhaftes. Ebenso punktförmige Blutungen an stark geriebenen oder gezerrten Hautstellen (z. B. im Bereich der Hosenträger an den Schultern). Öfters verraten aber ungewöhnlich viele Blutungen hier oder an anderen Körperstellen, wo die Knochen nahe unter der Haut liegen, besonders aber Blutungen, die schon auf gewöhnliche Berührung oder geringfügiges Anstoßen entstehen, eine krankhafte hämorrhagische Diathese. Blutungen durch schwere Mißhandlung (z. B. unter der Galea) sind nicht immer leicht von spontanen zu unterscheiden. Hier hilft oft die Probe nach Rumpel-Leede zur Diagnose (S. 52).

Die **Flohstiche** erkennt man an einem dunklen Zentrum (hämorrhagischer Einstich) in hellrotem Hof, der zuerst oft urtikariell ist. Bei großer Anzahl ist Verwechslung mit hämorrhagischer Diathese möglich, da häufig der rote Hof verschwunden ist und nur die kleinstecknadelkopfgroße Blutung bleibt. Die gleichmäßige unbedeutende Größe der Blutungen, die Bevorzugung des Rumpfes, die allgemeine Vernachlässigung, sodann die rasche Abheilung im Spital erleichtern die Diagnose. **Mückenstiche** bevorzugen Gesicht und Vorderarme. Sie hinterlassen häufig stecknadelkopfgroße flache, giftig rote Papeln.

Die eigentlichen

hämorrhagischen Diathesen

ergeben oft folgende Erscheinungen: Rumpel-Leedes Symptom (s. S. 52), verlängerte Blutungszeit, die in der Norm am Ohrläppchen nach spätestens 3 Minuten beendet ist, im allgemeinen um so länger dauert, je weniger zahlreich die Blutplättchen sind. Nadelstiche (z. B. von Injektionen) ins subkutane Gewebe zeigen am nächsten Tag einen hämorrhagischen Hof. Man kann etwa folgende Gruppen unterscheiden:

1. **Werlhofartige Erkrankungen.** Große Blutflecken auf der Haut. Starke Schleimhautblutungen (Nase, Darm, Uterus usw.). Die Blutungen sind schwer stillbar. Die Blutungszeit ist verlängert. Die Retraktibilität des geronnenen Blutes (Untersuchung in der Uhrschale) ist vermindert. Die Gerinnungsfähigkeit ist erhalten. Es besteht Thrombopenie, wobei die Zahl der Blutplättchen oft stark vermindert ist.

Die Werlhofsche Krankheit im engeren Sinne stellt die idiopathische Form dar. Die Krankheit bevorzugt das Schulalter und den Winter, tritt oft familiär auf. Beginn aus guter Gesundheit heraus, meist ohne Fieber. Heftige Blutungen erfolgen spontan oder auf kleine Traumen. Das Rumpelsche Symptom ist meist positiv. Die Blutplättchen können bis auf 50000—30000 vermindert sein. Nach großen Blutverlusten zeigen sich regeneratorische Vorgänge. Wochen- bis monatelange Schübe können über Jahre hinaus sich wiederholen. Prognose meist gut im Gegensatz zur symptomatischen Form bei Blutkrankheiten, wobei nur eine genaue Blutuntersuchung die richtige Diagnose gibt. An Häufigkeit steht obenan die lymphatische Leukämie (Abb. 104, 122, 123, 220), seltener bei älteren Kindern die myelogene Leukämie, ausnahmsweise die Jaksch-Hayemsche Anämie. Auch die seltene aregeneratorische Anämie (ältere Kinder) kann vorliegen, bei der die Neigung zu Blutungen höchst ausgeprägt ist. Der Tod erfolgt nach Monaten. Im Gegensatz zum einfachen Werlhof erfolgt hier nach Blutungen keine Regeneration. (Über diese Blutkrankheiten vgl. S. 243.) Die sekundäre Form des Werlhof zeigt sich bei und nach schweren Infektionen, so besonders bei Sepsis aller Altersstufen, bei Scharlach, Diphtherie, Masern, Typhus usw.

Im Gegensatz zu den werlhofartigen Erkrankungen, wo die Veränderungen großenteils das Blut selbst betreffen, scheinen bei der folgenden Gruppe die Gefäße selbst mehr in Mitleidenschaft gezogen zu sein, so daß man sie als

2. **Vaskuläre Purpuraformen** bezeichnet hat. Die Blutungen sind im allgemeinen gering, kleinfleckig, das Blutbild ist normal, bzw. bietet die Veränderungen der vorliegenden Infektion. Manche Fälle kann man mit Glanzmann als anaphylaktoid auffassen, entstanden aus einer Sensibilisierung des Organismus durch Eiweißkörper, ähnlich wie die Serumkrankheit. Hierher gehören die meisten Fälle von Purpura simplex, Purpura rheumatica. Die Hautblutungen erfolgen oft symmetrisch. Nadelstiche hinterlassen einen hämorrhagischen Hof. Die Neigung zu Ödemen, zu Erythemen, Urtikaria, Gelenkerscheinungen, auch zu Albuminurie und Nephritis kann wohl mit einer Gefäßläsion zusammenhängen. Die Blutplättchen sind gewöhnlich normal, selbst vermehrt; Rumpel ist positiv. Der Beginn ist in der Regel akut mit Fieber. Die Heilung erfolgt meist erst nach Monaten und wiederholten Schüben. Die Krankheit tritt oft scheinbar idiopathisch auf oder nach Infektionskrankheiten, so nach Masern, Angina, im 2. Teil von Scharlach, hier manchmal als Purpura fulminans, die auch bei Variola sich einstellen kann. Andere Fälle zeigen sich im Verlauf von Tuberkulose, Diphtherie, Sepsis (Abb. 102),

relativ oft bei Genickstarre. Hier kann man auch einreihen die Purpura abdominalis (Henoch), die mit Darmblutungen und Darmspasmen (Koliken) verläuft, jahrelang dauern kann und sich nicht selten mit den verschiedenen Erscheinungen der Purpura (Erythem, Gelenkschwellungen usw.) verbindet. Sekundär führt diese Form leicht zu Darminvagination, mit der sie auch sonst Ähnlichkeit bietet (siehe S. 196).

3. Die eigentliche **Hämophilie,** die nur das männliche Geschlecht beteiligt, aber durch die Frauen vererbt wird. Die Blutplättchen sind vermehrt; die Gerinnungszeit ist verlängert. Schon bei der Geburt können starke Nabelblutungen erfolgen. Gelenkergüsse können später zu Verwechslungen mit Arthritis und Tumor albus Anlaß geben. Die geringsten Traumen können schon lebensbedrohliche Blutungen erzeugen. So habe ich einen 8jährigen Knaben aus der berühmten Bluterfamilie Mampel (Kirchheim bei Heidelberg) einmal beinahe verloren an einer Blutung, die sich beim spontanen Ausfallen eines Milchzahnes einstellte. Das Krankheitsbild ist bisweilen ganz werlhofartig.

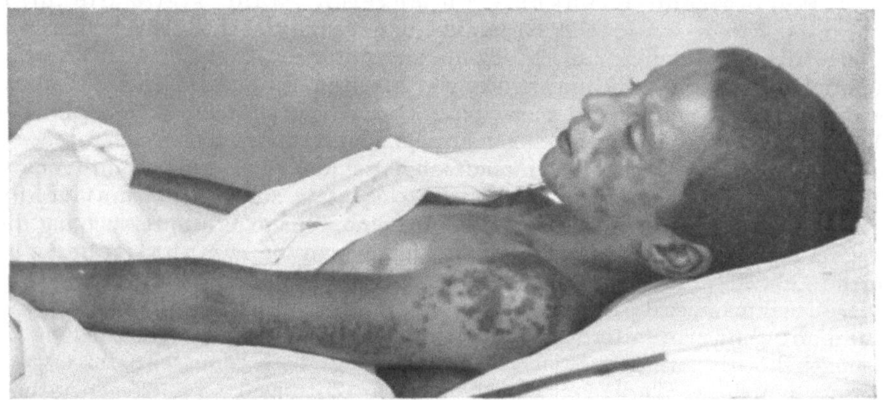

Abb. 102. Sepsis mit Hautblutungen und Gelenkschwellungen. 10jähr. Knabe.

Viel Ähnlichkeit bietet die hereditäre hämorrhagische Thrombasthenie (Glanzmann), die auch familiär und durch Generationen hindurch vorkommt, aber auch Mädchen beteiligt und die ersten Jahre verschont. Die Blutungen erfolgen ebenfalls schon auf geringe Traumen, sind aber selten so schlimm wie bei Hämophilie und verschonen fast stets die Gelenke. Blutungszeit und Gerinnungszeit sind meist normal. Die Retraktibilität ist unvollständig. Die Thrombozyten sind an Zahl normal oder mäßig vermindert (200000—70000).

4. Die Barlow-Skorbutgruppe.

Auf einem Nährschaden beruht der **Skorbut,** der im jüngsten Kindesalter wegen der besonderen Wachstumsverhältnisse veränderte Erscheinungen macht und hier **Barlowsche Krankheit** genannt wird. Zum Zustandekommen braucht es noch eine individuelle Anlage, so daß z. B. von 2 gleich ernährten Zwillingen nur einer erkrankt. Die Barlowsche Krankheit ist heutzutage selten. Ihre Kenntnis ist aber wichtig, da es kaum noch eine innere Krankheit gibt, wo die Therapie einen solch wunderbaren Erfolg hat wie hier. Befallen werden künstlich ernährte Kinder in einem Alter von $^1/_2$—4 Jahren, jedenfalls nicht vor dem 6. Monat, die monatelang ausschließlich gleichförmig ernährt wurden mit sterilisierter Milch, Nährpräparaten oder Dörrgemüsen. Das Leiden entwickelt sich schleichend, in der Mehrzahl der Fälle im 3. bis 5. Quartal. Die Kinder werden blaß, unlustig und schlafen schlecht. Auffällig ist der Widerwille gegen Nahrung, vor allem gegen gekochte Milch. Im Vorstadium besteht oft Gewichtsstillstand. Die Berührung wird mehr und mehr unangenehm empfunden, besonders diejenige der Beine, die ängstlich in Ruhe gehalten werden. Nach und nach wird die Empfindlichkeit so groß, daß jede Umlagerung, ja schon die Annäherung der Mutter mit Geschrei beantwortet wird. Die Temperatur ist manchmal beträchtlich erhöht. Der Arzt findet eine schmerzhafte Verdickung der langen Röhrenknochen, am ehesten der Oberschenkel und Unterschenkel in der Nähe des Knies. Die Haut wird gespannt und glänzend. Die Gelenke bleiben frei. Selten nur werden die Arme ergriffen. In schweren Fällen schimmern Blutextravasate durch die Haut. Charakteristisch ist die hämorrhagische Diathese, die sich gleichzeitig mit den Knochenveränderungen entwickelt. Meist zeigen sich Blutungen des Zahnfleisches, sofern schon Zähne vorhanden oder im Durchbruch begriffen sind, seltener sind Blutungen in den Augenlidern oder solche, die zu Exophthalmus führen, oder in der Haut. Punktförmige Blutungen am harten Gaumen können schon sehr früh auftreten. Der Urin wird manchmal durch Blutbeimengung rötlich gefärbt.

Die Diagnose bietet keine Schwierigkeit, wenn die Krankheit vorgeschritten ist. Die Anämie und die zunehmenden Schmerzen und Anschwellungen an beiden Ober- oder Unterschenkeln, seltener an anderen Röhrenknochen, sind deutliche Hinweise. Rachitis ist oft dabei, führt aber nicht zu Blutungen und nicht zu schmerzhaften Anschwellungen der Vorzugsstellen. Bei Barlow ist öfters das Brustbein als Ganzes zurückgesunken bis zu den rosenkranzartigen Knorpel-Knochengrenzen. Bei Fieber wird gerne Osteomyelitis angenommen. Dagegen spricht die Doppelseitigkeit der Erkrankung, ebenso spricht sie gegen Sarkom oder Knochentuberkulose. Wegen der heftigen Schmerzen denkt man gelegentlich an Neuritis oder Poliomyelitis, auch etwa an Gelenkerkrankung oder Parrotsche Lähmung. In Zweifelfällen hilft der wunderbare Erfolg der Barlow-Therapie zur Diagnose.

Die Neigung zu schleimigen Stühlen lenkt in protrahierten leichteren Fällen die Aufmerksamkeit nach falscher Richtung.

Das Röntgenbild sichert die Diagnose (s. S. 108). Häufig sind heutzutage nur noch ganz leichte abortive Formen, die Anämie, Unruhe und kleine Zahnfleischblutungen verursachen, wo im Urin sich mikroskopisch zahlreiche Erythrozyten nachweisen lassen. Das typische Röntgenbild kann schon in leichten Fällen vorhanden sein.

Die hämorrhagischen Diathesen im Kindesalter spielen eine so wichtige Rolle im Verlauf gewisser Infektionskrankheiten, daß hier einiges noch besonders angeführt sein möge.

Bei **Varizellen, Variola** und **Masern** werden die spezifischen Effloreszenzen bei schwerem, septischem Verlauf oft hämorrhagisch. In anderen Fällen äußert sich die hämorrhagische Diathese zuerst im Auftreten kleiner Blutungen an der Stelle von medikamentösen Injektionen. Bei Masern können die Effloreszenzen auch bei ganz gutartigem Verlauf hämorrhagischen Charakter aufweisen. Ich sah solche bei drei Geschwistern, wo man eine familiäre Anlage annehmen mußte. Sie hinterlassen stärkere Pigmentierung. Bei Flecktyphus sind die Roseolen großenteils hämorrhagisch, woher ja der Name Petechialtyphus rührt.

Bei **Diphtherie** erfolgen die Hämorrhagien am meisten in die erkrankten Schleimhäute und Beläge. Es ist dies stets ein prognostisch übles Zeichen. Besonders oft führt die Nasendiphtherie der Säuglinge zu Blutungen.

Bei **Scharlach** finden sich auch bei gutem Verlauf häufig kleinste zahlreiche Blutungen da, wo die Haut gezerrt wird oder Falten macht (Bauch, Ellbeuge). Das Rumpel-Leedesche Symptom ist meist positiv.

Bei **Genickstarre** erscheinen knötchenförmige Purpuraeffloreszenzen, kleinfleckig, ähnlich wie bei Flecktyphus, aber ohne hämorrhagischen Hof.

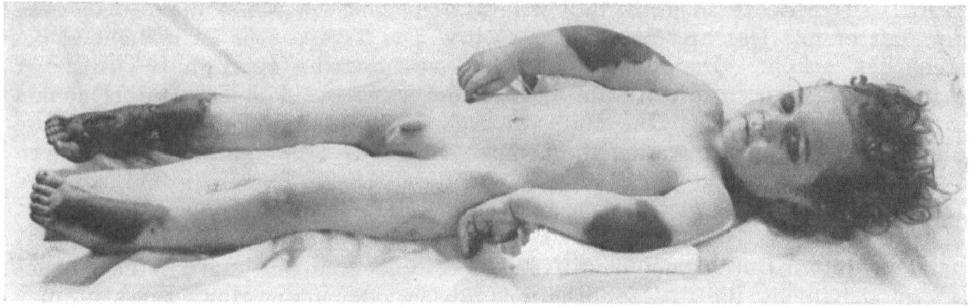

Abb. 103. Septische Blutungen (Purpura fulminans) nach Angina. 3 Jahre alt.

Die schlimmste Form von Variola ist die **Purpura variolosa.** Beginn mit schweren Hirnsymptomen, Blutungen aus Mund, Nase, Uterus, Darm usw., diphtheroider Angina. Das Prodromalexanthem wird an den Extremitäten rasch hämorrhagisch, der Rumpf zeigt größere Blutungen. Kein Pockenausschlag. Tod nach wenig Tagen.

Eine eigenartige Form von Sepsis ist die **Purpura fulminans.** Sie führt zu

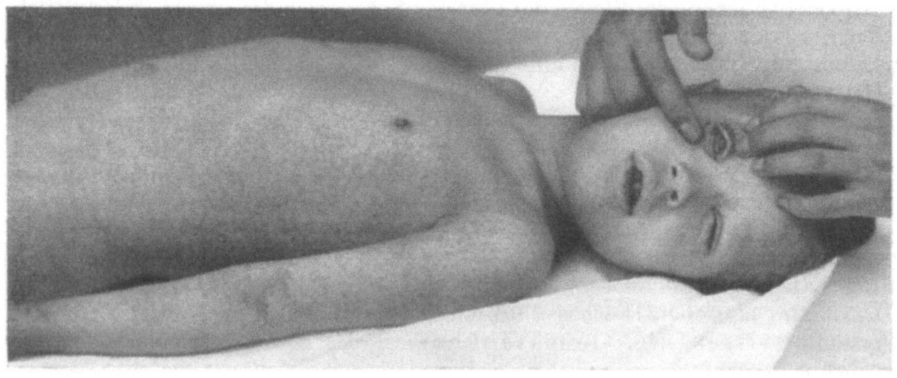

Abb. 104. Lymphämie mit hämorrhagischem Masernexanthem und Blutungen der Konjunktiva. 5 Jahre.

symmetrischen ausgedehnten Blutungen in die Haut der Extremitäten und rasch zum Tode (Abb. 103).

Miliar- und Lungentuberkulose sind mitunter von zerstreuten Hautblutungen begleitet, die sich am ehesten am Abdomen einstellen. In seltenen Fällen erscheinen bei Miliartuberkulose stecknadelkopf- bis hirsekorngroße flache livide Blutungen auf der Haut des Stammes und der Extremitäten. Es sind dies kleine Tuberkulide (Leiner und Spieler), die mit Flohstichen verwechselt werden können.

Den Infektionskrankheiten gegenüber spielen exogene und endogene Gifte eine kleine Rolle: Phosphor, Arsen, Chinin, Antipyrin usw., artfremdes Serum, schwerer Ikterus und Leberatrophie.

An dieser Stelle seien noch erwähnt die Gefäßnävi der Haut, obschon sie nicht leicht mit Blutungen verwechselt werden können. Sie sind dauernd und oft prominent, auf Druck vorübergehend abblassend.

Oft übersehen sind **die blassen Feuermäler der jüngeren Kinder** (Abb. 3). Es sind teleangiektatische Rötungen, die sich keilförmig von der Nasenwurzel gegen die Haargrenze verbreitern, sich häufig auch auf den Augenlidern und am meisten in der unteren Okzipitalgegend finden an der Grenze des Haarwuchses. Sie sind bei der Geburt schon vorhanden und verschwinden gewöhnlich im Laufe der Jahre. Nach den Untersuchungen meines Assistenten Boßard erklären sie sich aus der verzögerten Rückbildung der fötalen Vaskularisation.

Haare und Nägel.

Physiologisches. Bei Frühgeborenen trägt meist der ganze Körper noch feinste Wollhärchen (Lanugo); bei reifen Neugeborenen finden sie sich gewöhnlich nur an Schultern und Rücken in stärkerem Maße. Persistierende Lanugo soll ein Zeichen konstitutioneller Minderwertigkeit sein und Disposition zu Tuberkulose verraten (Paulsen). Das Haupthaar der Neugeborenen ist oft kräftig entwickelt und dunkel. Nach 4—8 Wochen pflegen die Haare großenteils auszufallen (s. Abb. 105), um später langsam ersetzt zu werden, oft durch solche von hellerer Farbe. Viele Kinder kommen fast kahlkopfig zur Welt, ohne daß ihr Haarwuchs später schwächer würde als bei anderen.

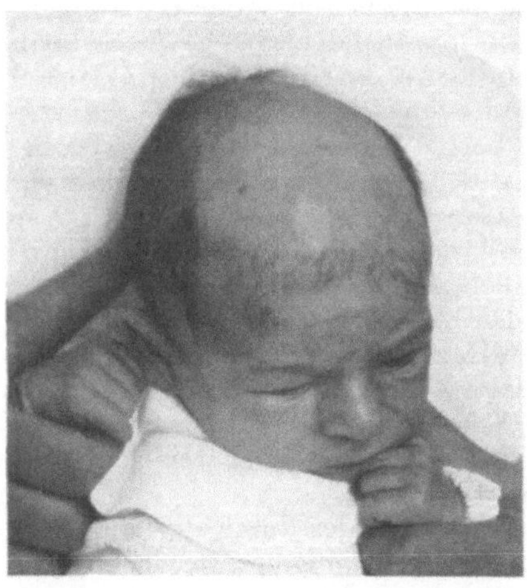

Abb. 105. Physiologischer Haarausfall. 9 Wochen alt. Die Haare lösten sich fast in einem Tag beim Waschen des Kopfes!

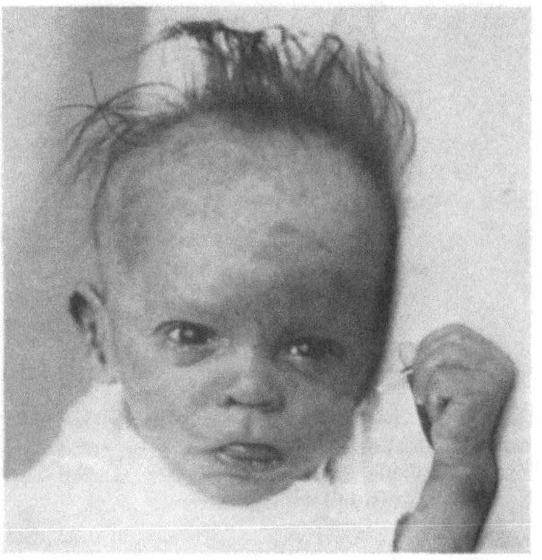

Abb. 106. Alopezie des Vorderkopfes bei Lues. 4 Monate. Brauen und Zilien fehlen.

Eine sehr starke Behaarung an Kopf, Rücken und Extremitäten findet sich oft familiär (Mutter Schnurrbart) oder ist durch Rasseneinflüsse begünstigt. Sodann besonders bei Tuberkulösen (Abb. 108); an der Stirne, wie mir scheint, auch ungewöhnlich häufig bei Pylorusstenose. Starke Behaarung am Rücken und an den Streckseiten der Extremitäten trifft man oft auch bei schweren

Ernährungsstörungen und Kachexie älterer Kinder, daneben recht häufig eine starke Pigmentierung der Haut. Schöne lange und dunkle Wimpern sind eine Eigentümlichkeit tuberkulöser Individuen.

Die Spina bifida occulta verrät sich öfters durch ein Haarfeld der Sakrolumbalgegend.

Freund beschrieb den kammartigen Haarschopf auf dem Scheitel von Säuglingen als Vorboten exsudativer Diathese. Finkelstein erblickt in ihm eher ein Zeichen der Neuropathie (s. Abb. 107).

Eine allgemeine Alopezie des Kopfes infolge von Bildungsdefekt kann angeboren sein. Ich sah sie bis jetzt nur einmal.

Teilweiser Haarverlust entsteht häufig am Hinterhaupt der Säuglinge durch Reiben und Wetzen des Schädels auf der Unterlage. Er wird durch Rachitis begünstigt. Bei kongenitaler Lues verliert mehr der vordere Teil des Schädels seine Behaarung, doch tritt dies nur bei einem kleinen Teil der Fälle ein (s. Abb. 106). Starke Seborrhoe des Kopfes kann einen bedeutenden Haarverlust verursachen. Schwere akute Infektionskrankheiten führen weniger leicht zu Haarausfall als bei Erwachsenen.

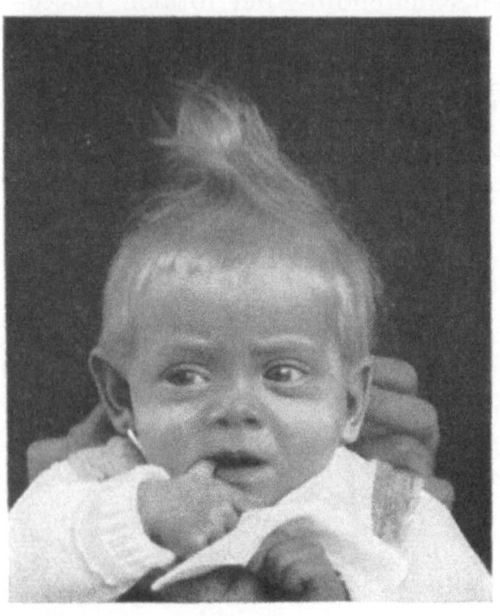

Abb. 107. Haarschopf beimex sudativneuropathischen Kinde. 10 Monate. Nach Niederbürsten stellen sich die Haare immer wieder auf.

Trockene, spröde und spärliche Haare finden sich bei Kretinen und vor allem bei Myxidioten. Bei Athyreosis kann die Lanugo jahrelang beharren (Abb. 17).

Von wichtigen Haarkrankheiten seien hier nur hervorgehoben:

1. Die **Alopecia areata.** Sie bewirkt raschen Haarausfall am Schädel in scharf begrenzten, sich vergrößernden rundlichen Scheiben. Die Haut ist anfänglich leicht gerötet, siebartig, später weiß und ganz glatt.

2. **Der Favus,** der durch die schwefelgelben schüsselförmigen Schildchen um die Haarfollikel am Kopf gekennzeichnet ist und durch Mäusegeruch. Im Zentrum des Schildchens sitzt ein Haar. Er hinterläßt Narben und kann bleibende Kahlheit verursachen. Nur selten ist der unbehaarte Körper beteiligt.

3. Die **Mikrosporien.** Die häufigste Form, durch M. Audouini verursacht, tritt auf dem behaarten Kopf ohne entzündliche Erscheinungen auf. Sie macht zahlreiche scheibenartige große graugelbe Herde, die wie mit Asche bestäubt aussehen. Die Haare darin sind matt und brechen bei Zug. Sie sind durch die betreffenden Sporen umwuchert, die eine graue Scheide bilden. Auf der glatten Haut in der Nähe des Kopfes finden sich flache entzündliche Ringe, ähnlich wie bei Trichophytie. Die Krankheit tritt in Epidemien auf und ist sehr ansteckend.

4. **Trichophytien.** Die nicht entzündliche Form wird leicht von Mensch zu Mensch übertragen und ist nach der Pubertät selten. Der Kopf weist zahlreiche kleine schuppende Herde auf mit gekrümmten grauen und schwarzen Haaren, deren Stümpfe mit Sporen erfüllt sind. Die entzündliche Form wird vom Tier übertragen, meist vom Rinde. Der behaarte Kopf zeigt eitrige Follikulitiden, oft zu großen Knoten vereinigt (Kerion Celsi). Am übrigen

Körper finden sich scheibenförmige schuppende Herde, die an der Peripherie mit Knötchen und Bläschen fortschreiten, im Zentrum abheilen. Bei stark entzündeten Formen von Trichophytie kann es zu Fieber und Abmagerung, zu Drüsen- und Gelenkschwellungen kommen, durch hämatogene Aussaat oder durch Toxinwirkung selbst zu lichenartigen Hautveränderungen, ähnlich dem Lichen scrophulosorum, zu subkutanen Knoten, ähnlich dem Erythema nodosum, seltener zu ausgebreitetem skarlatiniformem Exanthem.

Nägel. Physiologisch erfährt die Nagelsubstanz zur Zeit der Geburt eine Wachstumsstörung: Etwa mit 5 Wochen erscheint am Grunde des freien Nagels eine Querfurche, die mit 2 Monaten die Mitte des Nagels, mit 4 Monaten den freien Rand erreicht hat. Bei vielen akuten Krankheiten älterer Kinder zeigen sich ähnliche Störungen im Wachstum der Nägel, zum Teil als Furche,

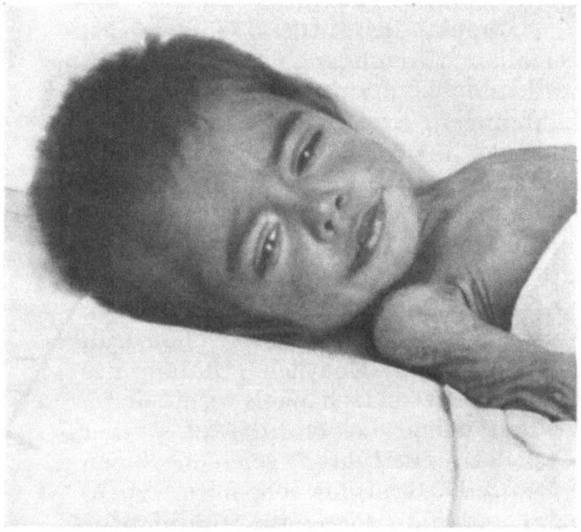

Abb. 108. Übermäßige Behaarung der Stirne bei Tuberkulose, 2 Jahre. Starke Augenbrauen.

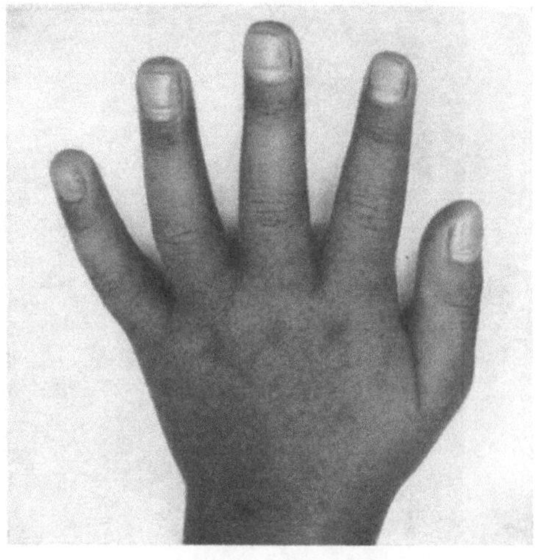

Abb. 109. Nagelfurche bei Scharlach. 10 Jahre alt. Beginn vor 2 Monaten. (Furche im 1. Drittel des freien Nagels angelangt.)

zum Teil als Wall, die mit 5—6 Wochen am Grunde sichtbar werden und nach 5 Monaten den freien Rand erreichen. Bei Scharlach sind diese Erscheinungen besonders deutlich (s. Abb. 109), die gut als Zeitbestimmung, bei den Säuglingen als Altersbestimmung zu benutzen sind.

Bei chronischen Erkrankungen der Bronchien (Bronchiektasien), der Lunge und der Pleura erleiden die Nägel oft eine Krümmung nach der Volarseite hin (Uhrglasform). Später entstehen die Trommelschlägelfinger.

Das Fettpolster

wurde bereits bei der Beurteilung des Ernährungszustandes berücksichtigt (S. 18 ff.). Hier sei nur noch erwähnt, daß ein ansehnliches Fettpolster (mit gutem Turgor!) dem Säuglingsalter physiologisch ist (Abb. 33), daß aber ein sehr reichliches Fettpolster (Abb. 30, 31) den Eltern mit Unrecht erstrebenswert erscheint, und daß jenseits des zweiten Jahres normal entwickelte Individuen auch vom Arzt nicht selten als zu mager eingeschätzt werden.

Muskulatur.

Die Entwicklung (Masse) der Muskulatur ist individuell oft auffällig verschieden. Es zeigt sich dies am besten beim Säugling, der noch nicht gehen kann. Die Beurteilung wird durch das starke Fettpolster jüngerer Kinder allerdings erschwert. Die Masse der Muskulatur bei Säuglingen prüft man u. a. am besten durch Umtasten der Adduktorengruppe am Oberschenkel.

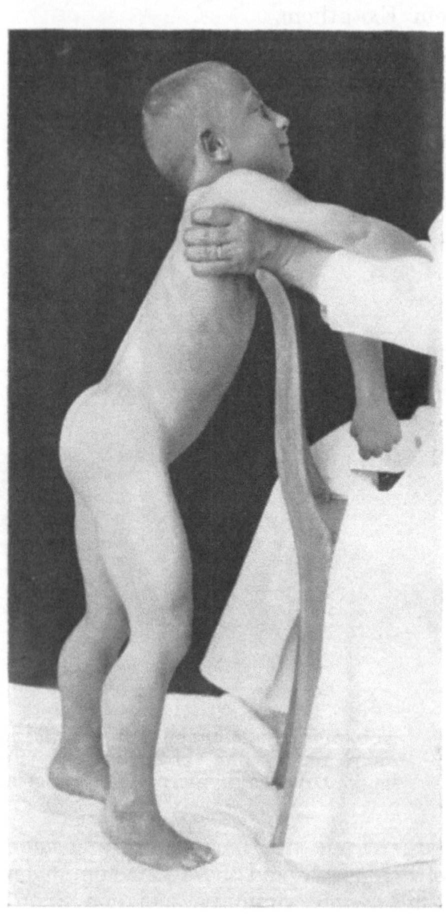

Abb. 110. Dystrophia muscul. progressiva. 11 Jahre. Pseudohypertrophie von Waden, Glutäen, Quadrizipites. Starke Atrophie der Rückenmuskeln und des Schultergürtels (lose Schultern).

Eine schwache Entwicklung trifft man besonders bei sehr fetten und rachitischen Kindern, sodann infolge von Abmagerung und Schwund bei chronischen Ernährungsstörungen (Atrophie, Abb. 29, 117).

Atrophie der Muskeln findet sich bei allen Lähmungen, naturgemäß am stärksten bei peripheren und schlaffen Lähmungen, so bei Poliomyelitis, hier oft auch die Knochen und die Haut beteiligend. Die zerebralen (spastischen) Lähmungen machen weniger hochgradige Atrophie. Gelenk- und Knochenaffektionen (Tuberkulose, Rachitis, Rheuma) führen lokal zu starkem Muskelschwund. Dieser ist schon früh bei Coxitis tub. deutlich (Umfang des betreffenden Oberschenkels vermindert). Von speziellen Leiden, die zu starker Muskelatrophie führen, seien hier noch erwähnt die Myatonia congenita Oppenheim und die progressive frühinfantile familiäre Muskelatrophie, bei älteren Kindern die sog. neurale Muskelatrophie.

Eine starke Entwicklung der Muskulatur trifft man oft bei fettarmen Individuen.

Hypertrophie der Muskeln stellt sich ein in Begleitung zerebraler, angeborener oder erworbener Muskelstarre, meist mit Idiotie verbunden (Abb. 111, 112). Sie ist besonders ausgesprochen am Deltoides. Sodann bei älteren Kindern als Symptom der hier häufigsten Form der progressiven Muskeldystrophie, der Pseudohypertrophie (Abb. 110).

Der Tonus der Muskulatur schwankt stark. Man prüft ihn am besten durch passive Bewegung der Beine in der Ruhe, durch Beugen und Strecken, wobei normal ein leichter Widerstand sich geltend macht. Eine brauchbare Prüfung im Säuglingsalter ist auch die Hängelage (Abb. 112, 113), sofern dabei aktive Bewegungen ausgeschlossen werden.

Ein vermehrter Tonus der Muskulatur (Hypertonie) ist physiologisch bei Neugeborenen. Es überwiegt die Rigidität der Beuger. Hypertonie stellt sich überhaupt am leichtesten ein in den ersten 3—4 Monaten, am

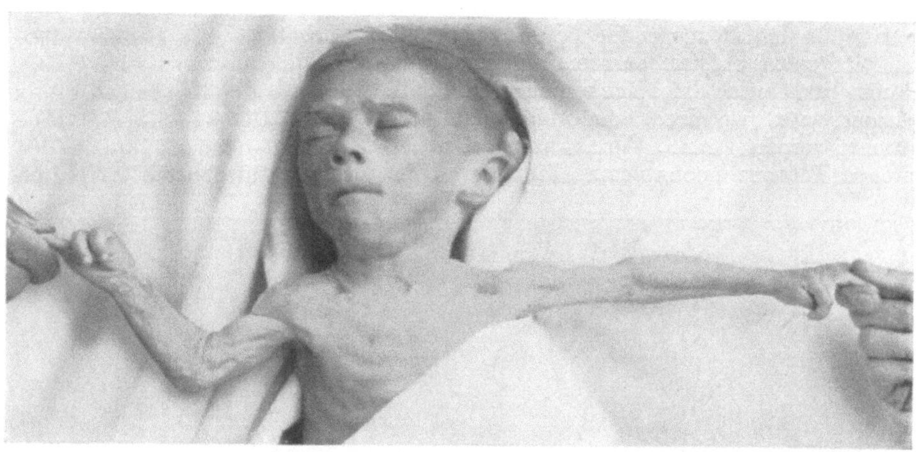

Abb. 111. Muskelhypertonie und -hypertrophie bei angeborenem Zerebralleiden. 7 Monate, 2,7 Kilo.

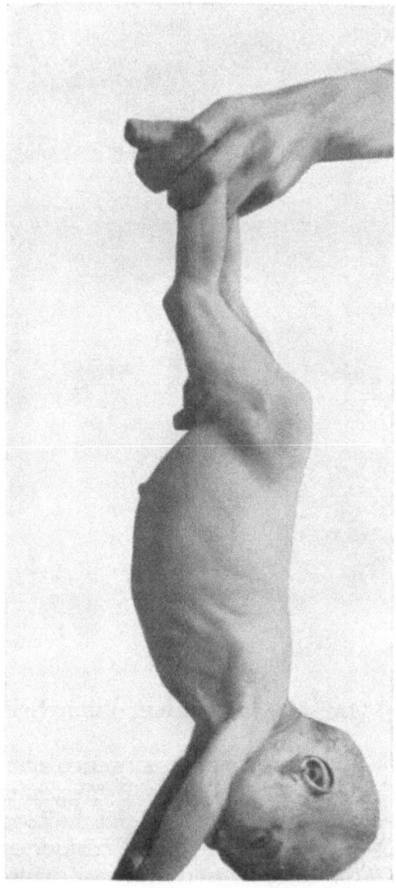

Abb. 112. Mäßige Hypertonie bei zerebraler Affektion, zugleich Muskelhypertrophie. 3 Monate.

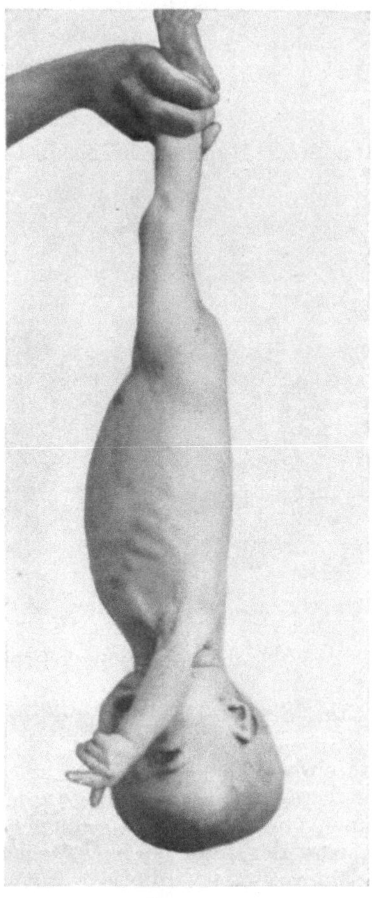

Abb. 113. Hypotonie bei Rachitis. 1 Jahr.

meisten in den Beugern der Beine, aber auch verbreitet. Die Sehnenreflexe sind oft gesteigert, am ehesten bei Neuropathen. Frühgeborene sind bevorzugt. Häufig sind auch die Nackenmuskeln beteiligt, so daß der Kopf nach hinten gezogen wird, wodurch eine Meningitis oder eine Littlesche Starre vorgetäuscht werden kann. Von akuten Ursachen sind zu nennen: außer dem seltenen Tetanus neonatorum **Hautkrankheiten der verschiedensten Art,** Lues

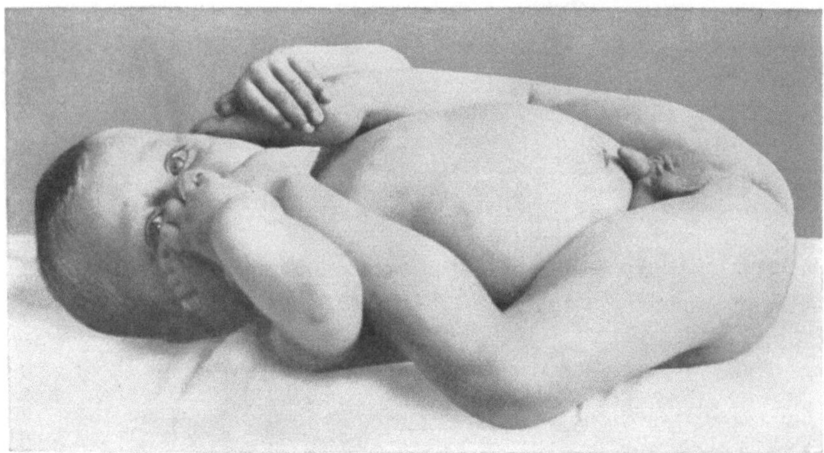

Abb. 114. Starke Hypotonie bei rachitischem Zwergwuchs. 5 Jahre. Infraktion des rechten Radius.

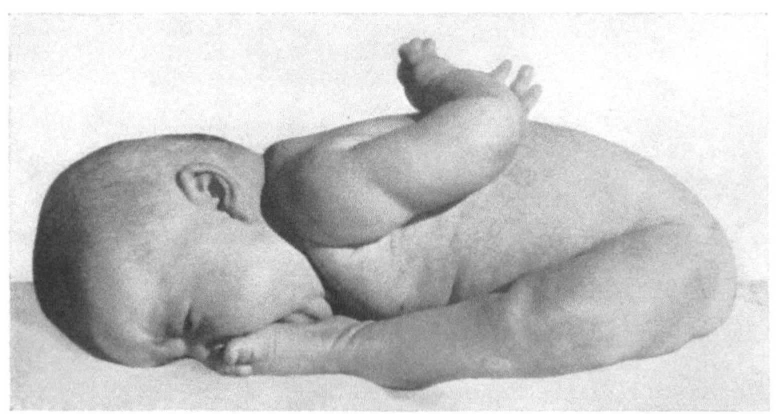

Abb. 115. Myatonia congenita (Oppenheim). 3 Monate.

congenita, Sepsis. Eine Hypertonie kann vorgetäuscht werden durch Sclerema adiposum.

Von chronischen Ursachen wichtig ist **der Mehlnährschaden,** zuweilen auch andere Ernährungsstörungen. Man kann die muskulären Hypertonien abtrennen von den Dauerspasmen bei Tetanie und bei Gehirnleiden. Letztere bilden eine der häufigsten Ursachen (Hydrocephalus chronicus, Hirnsklerose, Little, Mikrozephalie, Idiotie). Doch ist die Trennung in den ersten Monaten oft erst nach längerer Beobachtung möglich. Die Spina bifida bewirkt vielfach Kontrakturstellung der Beine mit rechtwinkliger Beugung im Hüftgelenk.

Die Hypertonie als Folge der **Tetanie** gibt sich zu erkennen durch die gesteigerte elektrische Erregbarkeit und durch manifeste Krämpfe, Starre der Respirationsmuskeln und durch die typischen Karpopedalspasmen. Die Starre bei Tetanie wird durch eine Magnesiuminjektion[1]) rasch vorübergehend zum Verschwinden gebracht, nicht dagegen eine Hypertonie zerebralen Ursprunges. In einigen Fällen hat mir diese Prüfung differentialdiagnostisch Gutes geleistet. Wichtig ist auch die Prüfung der Größe (Masse) der Muskeln, die bei zerebralem Ursprung der Hypertonie oft hypertrophisch sind. Die Hypertonie der Bauchmuskeln fehlt oft da, wo eine Ernährungsstörung die Ursache einer solchen für die sonstige Muskulatur bildet. In einzelnen Fällen läßt bei jüngeren Säuglingen erst eine längere Beobachtung ein Urteil zu, wenn die Intelligenz noch nicht prüfbar ist. So fand ich gelegentlich schon eine gewaltige Starre der ganzen Muskulatur ohne jede nachweisbare Ursache, auch ohne Ernährungsstörung, die nach Wochen wieder vollständig verschwand (siehe Abb. 248).

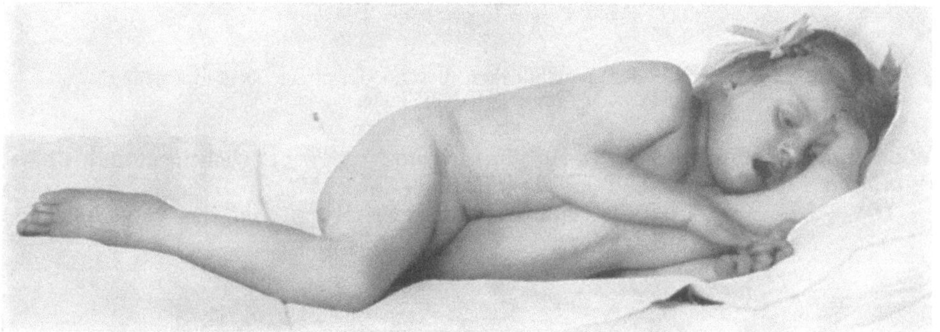

Abb. 116. Mongoloide Hypotonie. 4 Jahre alt.

Auffällig und weit in die Heilung hineindauernd ist die brettharte Spannung der Bauchdecken bei Tetanus.

Verminderter Tonus (Hypo- und Atonie). Er findet sich bei allgemeinen Schwächezuständen, in erster Linie **bei hochgradigen Ernährungsstörungen** (schwere Dekomposition, Milchnährschaden). Bei Rachitis (Abb. 113, 114) können ganz lähmungsartige Zustände entstehen, wie sie bei den peripheren Lähmungen (Poliomyelitis, Diphtherie, Oppenheim [Abb. 115], auch bei Werdnig-Hoffmann) sich naturgemäß finden. Auffällig ist der verminderte Tonus und nicht erklärt bei der **Chorea minor** (lose Schultern!), der bis zu einem lähmungsartigen Zustande führen kann (Chorea paralytica) und bei der **mongoloiden Idiotie** (Abb. 116).

Der **Tonus der Bauchmuskulatur** verdient große Beachtung. Dieser ist bei gesunden Kindern fest und bietet dem eindrückenden Finger deutlichen Widerstand. Vermindert wird dieser Tonus besonders bei Rachitis und dann bei chronischen Ernährungsstörungen, wobei die Gasansammlung in den Därmen gleichzeitig Meteorismus bewirkt. Die passive Dehnung der atonischen Bauchmuskeln bei Meteorismus ist leicht von der aktiven Spannung zu unterscheiden.

Die kräftigen Bauchmuskeln gesunder Kinder lassen bei frischer Peritonitis (Periappendizitis) oft tagelang keine Auftreibung zustande kommen, so daß die Gefahr des Zustandes darum etwa verkannt wird.

[1]) Pro Kilo Körpergewicht etwa 0,3 g Magnes. sulf. cryst. subkutan in 20%iger wässeriger Lösung.

Chronische Ernährungsstörungen führen entsprechend ihrer Schwere zu mehr und mehr zunehmender Atonie der Bauchmuskeln. Das Durchscheinen der Darmumrisse durch die dünnen Bauchdecken, die bei der Betastung jeden

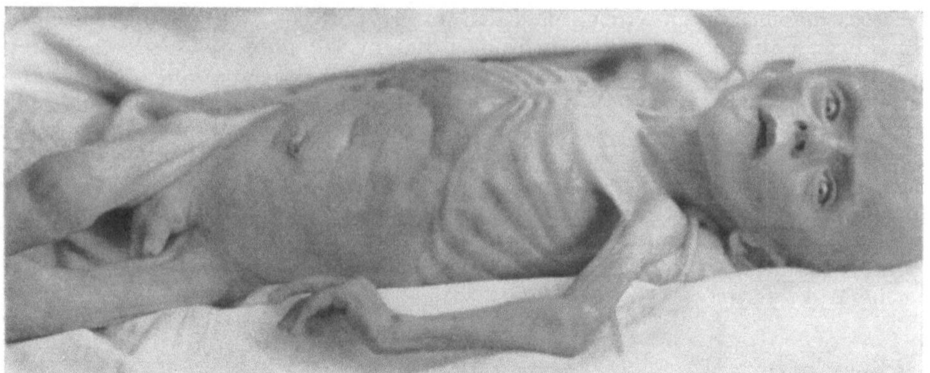

Abb. 117. Atonie der Bauchdecken bei hochgradiger Dekomposition. 2 Tage vor dem Tode.

Widerstand vermissen lassen, ist ein prognostisch sehr wichtiges und übles Symptom. Diese Fälle sind meist verloren (Abb. 117).

Die **Darminvagination** ist häufig von einer Hypotonie der Bauchdecken

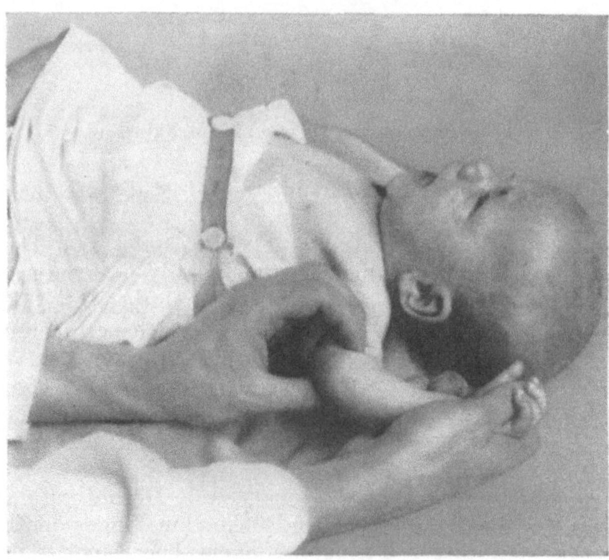

Abb. 118. Untersuchung auf Kubitaldrüsen.

begleitet, auch die Pylorusstenose, so daß die Steifung von Darm und Magen gut sichtbar wird.

Der **Kahnbauch** bei tuberkulöser Meningitis ist manchmal die Folge der Anspannung der Bauchmuskeln, häufiger aber noch eine Folge von Inanition durch ungenügende Nahrungsaufnahme.

Periphere Lymphdrüsen.

Die Untersuchung gestaltet sich leicht. Bei mageren Kindern genügt zum Teil schon die Inspektion. Einzig die Untersuchung der für Lues wichtigen Kubital- und Bizipitaldrüsen erfordert einige Übung und Sorgfalt und erfolgt am besten bei rechtwinklig gebeugtem Vorderarm (Abb. 118), durch sorgfältiges Abtasten des Sulcus bicipitalis oberhalb des Condylus internus humeri bis zur Mitte des Oberarmes und darüber. Der tastende Finger muß dabei in der Längsrichtung der Bizepsfurche verschoben werden.

Normalerweise findet man bei fettarmer Haut einzelne kleine hirsekorngroße und weiche Drüschen, besonders zervikale und jugulare. Schon bei Neugeborenen sind oft kleine Nackendrüsen unmittelbar nach der Geburt fühlbar (Jensen).

Chronische Lymphdrüsenschwellung.

I. **Kleine indolente erbsen- bis kleinbohnengroße Drüsen** bei unveränderter Haut finden sich:

1. Allgemein oder doch sehr verbreitet, hart, besonders zervikal, jugular, inguinal, oft auch axillar (**Mikropolyadenie**). Häufig nach Allgemein-

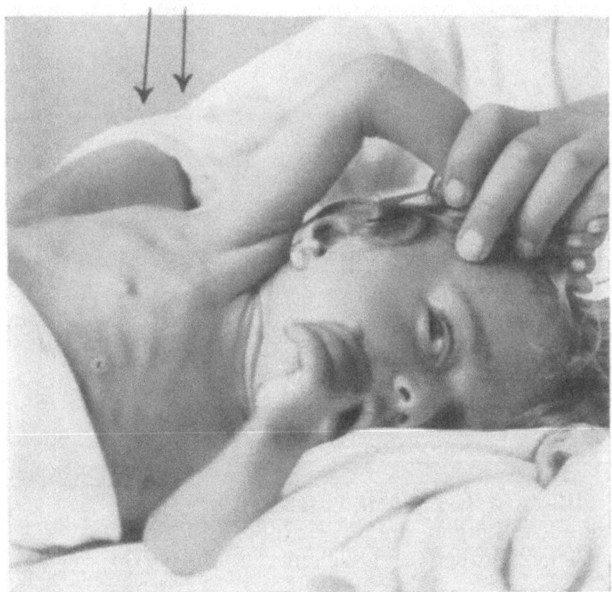

Abb. 119. Thorakale Lymphdrüsen bei Lungentuberkulose. 1 Jahr.

infektionen, Ekzemen, Pyodermien, chronischen Respirations- und Ernährungsstörungen. Im Säuglingsalter besonders häufig finden sich zervikale Lymphdrüsen als ein Zeichen vorausgegangenen Retropharyngealkatarrhs.

2. **Beim Status thymicolymphaticus.** Kleine weiche verbreitete Drüsen. Daneben Milz- und oft Thymusschwellung.

3. **Bei Anämien** leichten und schweren Grades, so bei Jaksch-Hayem, Leukämien usw.

4. **Bei Lues congenita der Säuglinge** sind die meisten peripheren Drüsen leicht vergrößert; charakteristisch sind aber bloß doppelseitige, über hanfkorn-

bis erbsengroße Kubital- bzw. Bizipitaldrüsen. Bei Lues tarda sind solche weniger beweisend. Bei Lues können die vergrößerten Halsdrüsen im Verein mit dem Milztumor und einem pathologischen Blutbilde an Leukämie denken lassen (Abb. 121).

5. **Bei chronischer Tuberkulose** finden sich oft kleine multiple periphere, nicht spezifisch infizierte Drüsen. Wichtig sind seitliche Thorakaldrüsen für die Diagnose der Lungentuberkulose (Abb. 119). Solche können

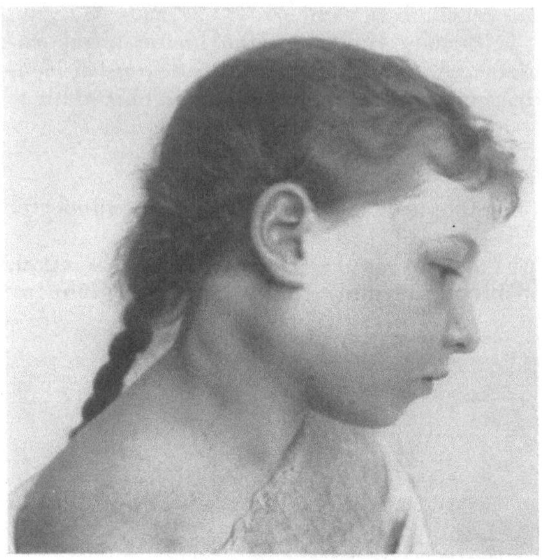

Abb. 120. Tuberkulöse Halslymphdrüsen. 11 Jahre.

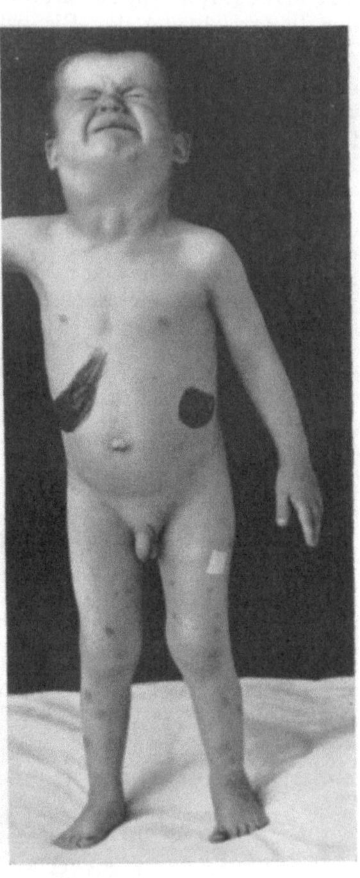

Abb. 121. Anämie. Drüsen-, Leber-, Milzschwellung bei Lues congenita (3 Jahre), zuerst eine Leukämie vortäuschend. Caput natiforme.

aber auch bei anderen chronischen Affektionen der Pleura und der Lungen auftreten, auch bei Röteln. Isoliert vergrößerte Supraklavikulardrüsen sind ein wichtiges Zeichen der Lungentuberkulose bei jüngeren Kindern.

6. **Bei der Stillschen Krankheit** entstehen multiple Drüsenschwellungen mit Vergrößerung der Milz, Fieberschüben und Gelenkversteifung.

II. **Große (haselnuß- bis eigroße) Lymphdrüsen.**

1. **Bei Tuberkulose und Skrofulose** vorwiegend am Halse (submaxillar, jugular und zervikal) oft erweichend, fistelnd, wenig dolent. Chronischer Verlauf (Abb. 120). Daneben sonstige Zeichen von Tuberkulose. Nicht selten trifft man aber auch bis taubeneigroße indolente Submaxillardrüsen bei lymphatischen Individuen, die nach Angina, Scharlach usw. wochenlang, ohne Fieber andauern und nicht tuberkulöser Natur sind (Tuberkulin-Probe!).

2. **Lues tarda** macht gelegentlich tuberkuloseartige Lymphdrüsenschwellung am Halse, die geschwürig werden kann und leicht verkannt wird (Tuberkulin-Probe?, Wassermann? Abb. 121).

3. **Bei Leukämie und Pseudoleukämie.** Am meisten bei der lymphatischen Form, oft multipel verbreitet. Speziell am Halse, axillar, auch inguinal. Oft sehr groß, beweglich, nicht hart, nicht druckempfindlich, nicht vereiternd (s. Abb. 122, 123 u. 220). Daneben oft Milzschwellung, öfters Trachealstenose. Vor dem Tode verschwinden die Drüsen manchmal in wenig Tagen ganz. Blutuntersuchung!

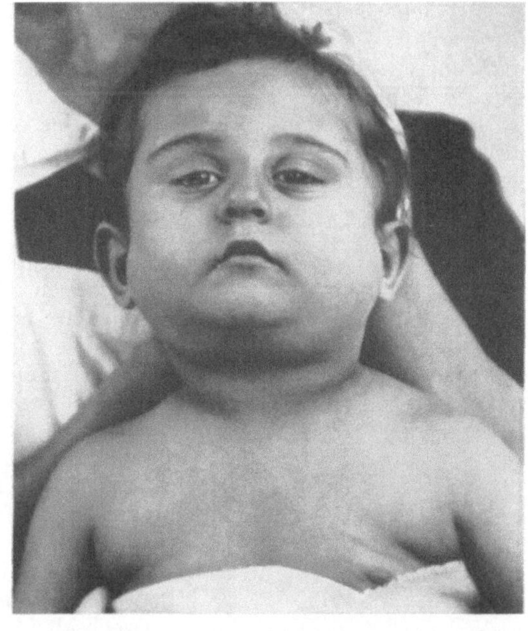

Abb. 122. Lymphatische Leukämie. $3^1/_2$ Jahre. Anschwellung der Submaxillardrüsen und der Parotis.

4. **Bei dem malignen Granulom** (Lymphogranulomatose, Lymphogranulom, Hodgkinsche Krankheit) sitzt die primäre, oft gewaltige Drüsenschwellung mit Vorliebe einseitig am Halse. Im späteren Verlaufe tritt unregelmäßiges Fieber auf. Verlötung mit der Haut und Erweichung der Drüsen fehlen. Meist entwickelt sich ein Milztumor. Ursache unbekannt. Lues oder Tuberkulose können zu ähnlichen Bildern führen. Die Differentialdiagnose, auch gegenüber dem Lymphosarkom, erfordert manchmal eine Probeexzision (s. S. 246).

5. **Bei Lymphosarkom.** Harte wachsende und aggressive Drüsenschwellung. Oft Raumbeengung des Mediastinums. In einem Falle mit normalem Blutbilde sah ich Heilung auf Röntgenbestrahlung. Nach einem Jahre nach erneuter Bestrahlung Entwicklung einer tödlichen Lymphämie.

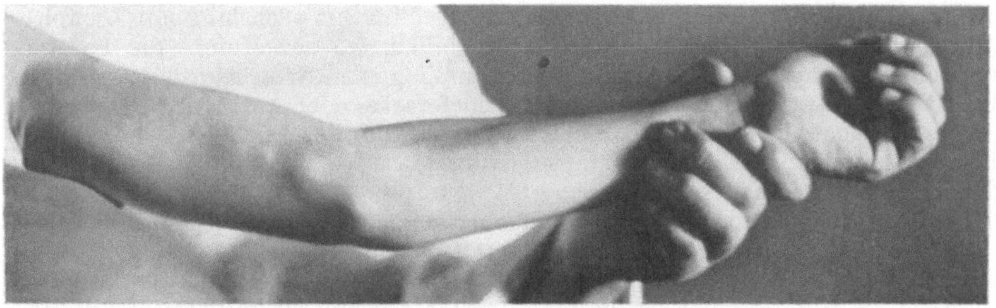

Abb. 123. Anschwellung der Kubitaldrüsen bei lymphatischer Leukämie. 10 Jahre.

Akute Schwellungen der Lymphdrüsen.

Meist lokal und kollateral im Bereiche eines Entzündungsherdes, gewöhnlich schmerzhaft. Haut darüber oft gerötet, Fieber; so bei Phlegmonen, Erysipel, Retropharyngealabszeß, Otitis, Vakzination usw.

Am häufigsten sind die Submaxillardrüsen ergriffen.

Bei **Diphtherie** setzt die Vergrößerung der Submaxillardrüsen von Anfang an ein. In schlimmen Fällen dehnt sich ein periglanduläres Ödem darüber aus. Eine Vereiterung ist äußerst selten.

Bei **Scharlach** beginnt die Lymphadenitis oft erst Ende der ersten Woche, auch erst in der dritten bis vierten Woche (Nachkrankheit). Es werden manchmal noch weitere Drüsengruppen, z. B. die inguinalen, beteiligt. Im Gegensatz zu Diphtherie zeigen die Halsdrüsen Neigung zu Vereiterung.

Bei **Rubeola** ist die Vergrößerung der okzipitalen und mastoidalen Lymphdrüsen sehr häufig und charakteristisch, auch der kubitalen. Sie tritt schon vor dem Exanthem auf.

Eine Entzündung des Nasenrachenraumes, die Adenoiditis, macht häufig eine mäßig schmerzhafte Schwellung der Zervikaldrüsen. Bei jüngeren Kindern besteht oft ein unklares Fieber, es kann reflektorische Nackenstarre entstehen durch die Schmerzen beim Bewegen des Kopfes und so Meningitis vortäuschen.

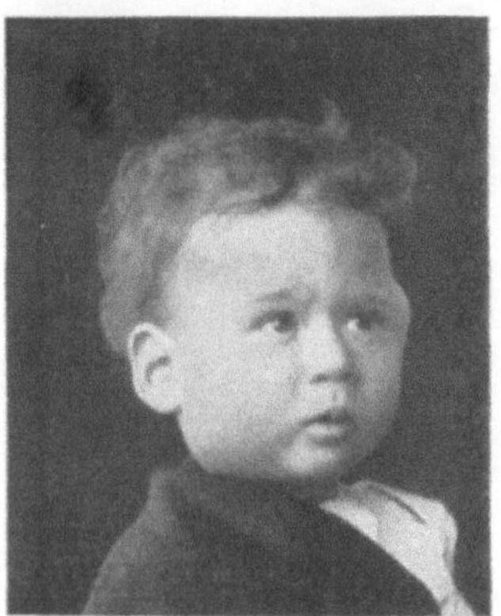

Abb. 124. Parotitis epidemica mit Dermoidzyste am linken Auge. 14 Monate alt.

Eine mäßige allgemeine Drüsenschwellung begleitet verschiedene Infektionskrankheiten, so z. B. die Masern. Begünstigt wird sie durch eine bestehende exsudative Diathese.

Bei rasch sich entwickelnder Drüsenschwellung muß man auch an akute Lymphämie denken (Blutbefund!).

Differentialdiagnostisches. Oft wird die **Parotitis epidemica** mit Lymphdrüsenschwellung verwechselt (Abb. 124). Bei Parotitis besteht eine flache, teigige, undeutlich begrenzte Anschwellung unter dem Unterkiefergelenk, die vielfach besser zu sehen als zu fühlen ist. Druckempfindlichkeit und Veränderungen der Haut fehlen oft. In einzelnen Fällen bewirkt Jod- oder Hg-Medikation eine Anschwellung der Parotis. Bei Lymphdrüsenentzündung findet man eine glatte kugelige Anschwellung, die zwischen dem aufsteigenden Unterkieferast und dem Sternokleidomastoideus liegt, also weiter hinten als die Parotis, die zum Teil auf dem Unterkiefer selbst liegt. Eine Verwechslung mit Lymphdrüsenschwellung ist eher möglich in den Fällen, wo der Mumps die Parotis verschont und nur die submaxillaren oder sublingualen Speicheldrüsen ergreift. Eine Periostitis des aufsteigenden Unterkieferastes oder Aktinomykose macht eine harte, nicht verschiebliche Anschwellung. Oft hilft der Genius epidemicus zur Erkennung unklarer Fälle von Mumps (Inkubation $2^1/_2$—3 Wochen), bei dem noch die mangelnde Angina, die nach einigen Tagen folgende Anschwellung der anderen Seite, das unbedeutende Fieber hervorzuheben sind gegenüber der Lymphadenitis.

Bei Neu- und Frühgeborenen kommt es nicht selten zu einer Vereiterung der Parotis, ebenso der anderen Speicheldrüsen.

Nach der Untersuchung von Hautfettpolster, Muskulatur und Drüsen wendet man sich zur Untersuchung der Knochen und der Gelenke der Gliedmaßen, wobei man hauptsächlich auf Deformitäten und Schmerzen achtet. In Fällen, wo man dadurch das Kind ernsthaft zu beunruhigen fürchtet, verschiebt man sie besser auf den Schluß.

Erkrankungen der Knochen und Gelenke.

Als angeborene Mißbildung der Wirbelsäule ist hervorzuheben die Spina bifida der Lendengegend mit einer fühlbaren Lücke in einem oder mehreren

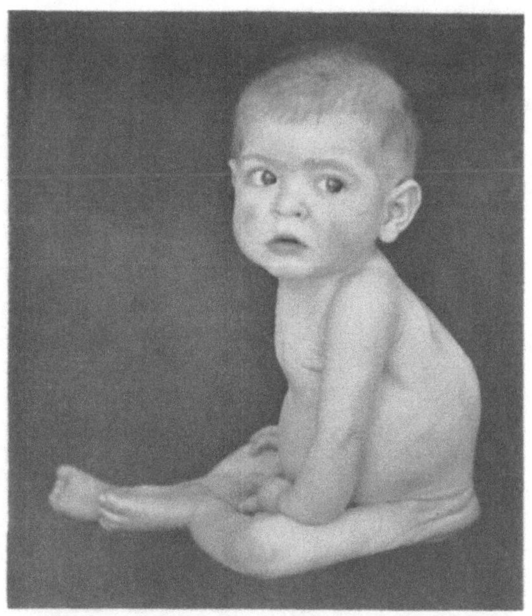

Abb. 125. Rachitische Kyphose. 2 Jahre.

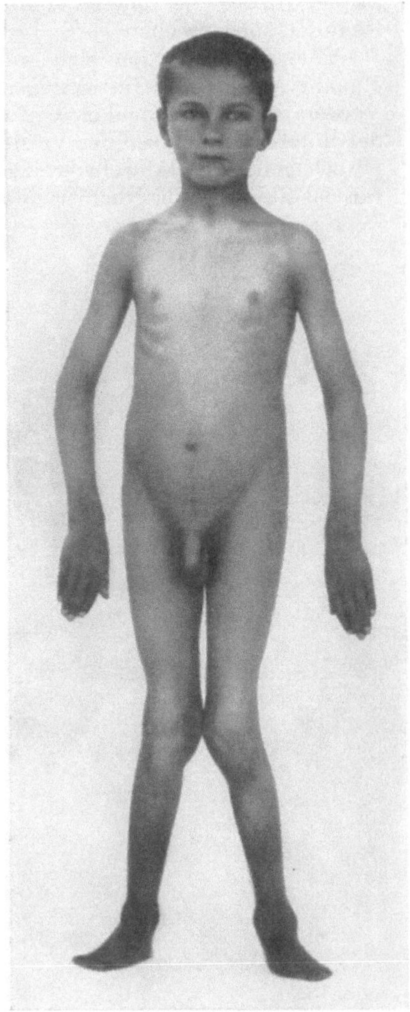

Abb. 127. Rachitis tarda. 15 Jahre alt.

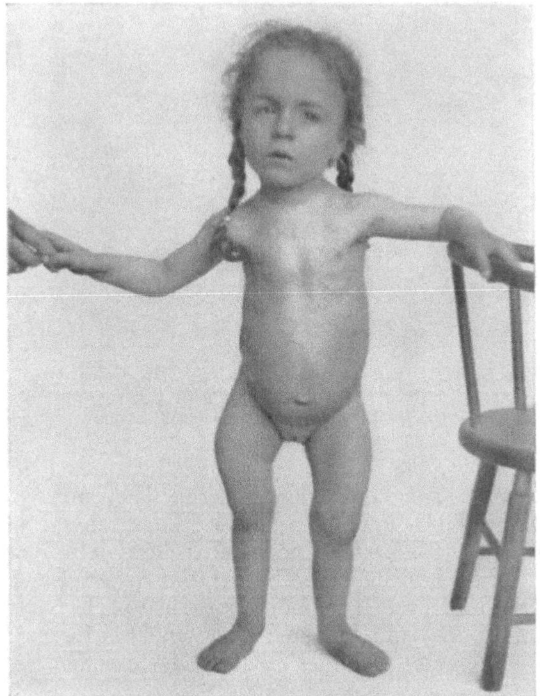

Abb. 126. Rachitische Coxae varae. $3^1/_2$ Jahre. Verkrümmung der Oberschenkel, Plattfuß. Länge 75 cm, Trochanteren vorstehend und beiderseits $1^1/_2$ cm zu hoch, Abduktion des Oberschenkels passiv gehemmt, Beugung frei.

Wirbelbogen und daselbst gelagerte Myelomeningozele oder Meningozele. Seltener ist die Spina bifida occulta, die sich durch Behaarung oder Einziehung über der Lendenwirbelsäule verrät. Bei der Betastung fühlt man daselbst einen doppelten Dornfortsatz.

Eine mäßige Verkrümmung der Unterschenkel nach außen findet sich oft schon bei der Geburt und ist physiologisch, ebenso wie eine leichte Anschwellung der Knorpelknochengrenzen der Rippen, die schon bei der Geburt vorhanden sein kann und nicht als Rachitis anzusprechen ist.

Verbreitet finden sich solche Deformitäten besonders im Gefolge der **Rachitis**: mehrfache Infraktionen, stark verkrümmte Schlüsselbeine, Ober- und Vorderarme, Oberschenkel, Unterschenkel (nach vorne und außen), Verdickung der unteren Epiphysen der Vorderarme. In floriden Fällen erregt die Betastung Unbehagen und Abwehrbewegungen (Abb. 125). Einen guten Gradmesser für das Stadium der Rachitis (florid, abheilend oder abgeheilt) bietet die Härte

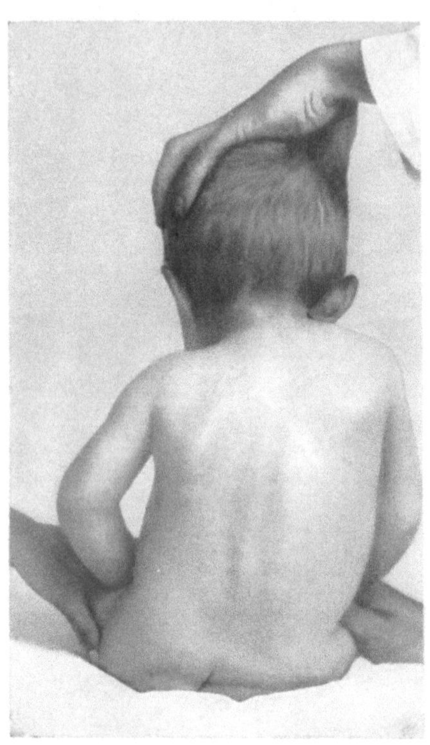

Abb. 128. Kongenitaler Schulterhochstand mit Skoliose nach rechts. Skapula durch bindegewebigen Strang an die Halswirbelsäule geheftet.

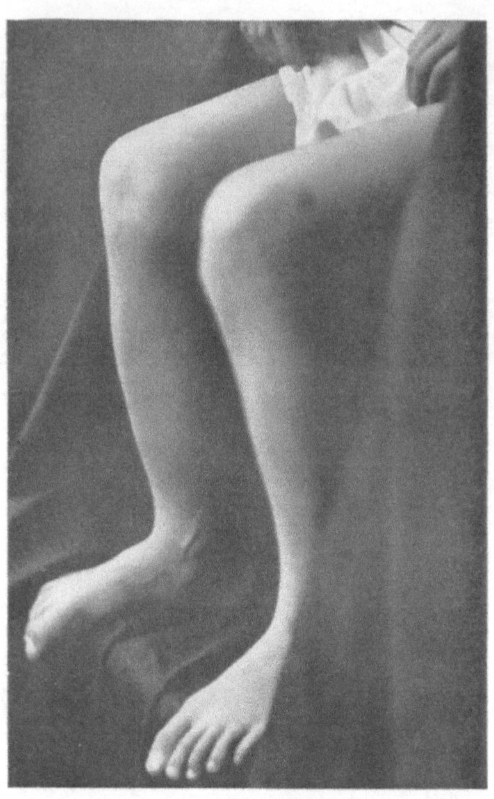

Abb. 129. Lues tarda. 6 Jahre. Verdickung der Tibien (stumpfe Kante) und Verbiegung nach vorne (Periostitis).

der Tibia. Zur Prüfung umfaßt man mit einer Hand den unteren Teil, mit der anderen Hand den oberen Teil einer Tibia und erprobt die Biegsamkeit oder Starrheit. Nach Abheilung der Rachitis findet man noch jahre- und jahrzehntelang noch Stigmata: großer Kopf mit vorspringenden Stirn- und Scheitelbeinhöckern, Zahnhypoplasien, Thoraxdeformitäten (peripneumonische Furche), Verbiegung der Ober- und Unterschenkel. X- und O-Beine sind eine häufige Folge der Rachitis, X-Beine finde ich auch vielfach beim Herterschen Infantilismus.

Leicht übersehen wird die Coxa vara der Rachitiker (Abb. 126), wenn nicht der watschelnde Gang veranlaßt, die Roser-Nélatonsche Linie zu prüfen, wobei sich ein Hochstand des Trochanters ergibt, dabei stark behinderte

Abduktion des Oberschenkels. Im Weltkriege ist infolge der mangelhaften Ernährung oft eine endemische Spätrachitis (Abb. 127) bei schwer arbeitenden Adoleszenten aufgetreten mit Schmerzen in den Beinen, Verdickung der Epiphysenenden und Diaphysen, mit positivem Fazialisphänomen.

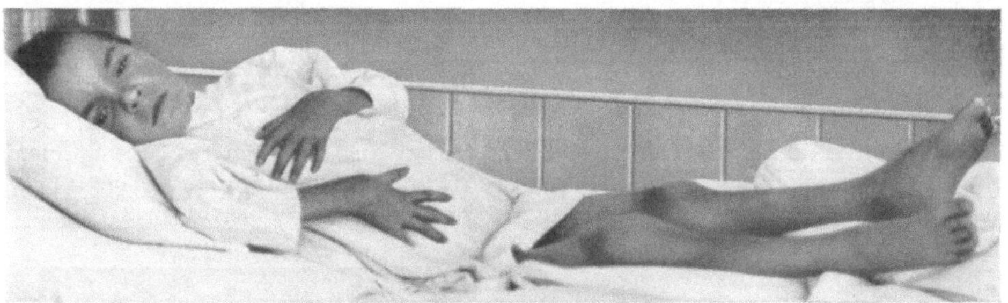

Abb. 130. Arthritis deformans. Anschwellung der Hand-, Knie- und Fußgelenke, ebenso der Fingergelenke. 4 Jahre alt.

Das Röntgenbild des rachitischen Knochens zeigt zufolge der Kalkarmut eine allgemeine starke Aufhellung und Verdünnung der Kortikalis. Die Epiphysengrenzen sind verwaschen und unregelmäßig. Besonders typisch ist das becherförmige konkave und verbreiterte Ende der Diaphyse (Abb. 137).

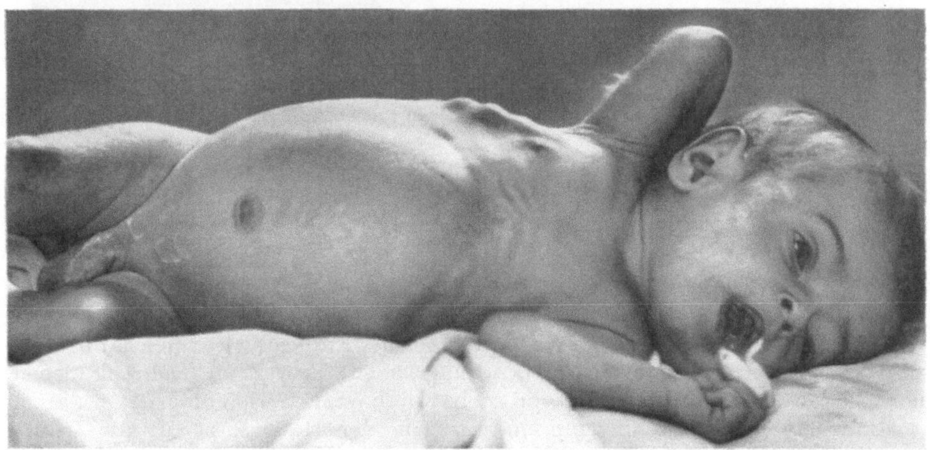

Abb. 131. Osteosclerosis congenita. 4 Monate alt. Gewaltige rosenkranzartige Verdickung und Knickung der Knorpelknochengrenzen der Rippen (Infraktionen). Alle Knochen hart. Keine Rachitis!

Bei frühgeborenen Kindern ist schon 3—6 Wochen nach der Geburt die Rachitis röntgenologisch zu erkennen (Ylppö).

Verdickung im Bereich einzelner Knochen findet sich bei **Frakturen,** wo Krepitation und Schmerz die frische Fraktur, der schmerzlose Kallus die abheilende oder abgeheilte kennzeichnet. Bei Rachitikern findet man oft Infraktionen der langen Knochen, auch der Rippen, ohne daß der Insult und Beschwerden wahrgenommen worden sind. Die frische Infraktion des rachitischen Knochens macht manchmal Anschwellung der Extremität und Störung der Bewegung, wo das Röntgenbild nichts Deutliches zeigt. Eine chronische fieberlose und rasch wachsende Anschwellung langer Röhrenknochen, z. B. am Oberschenkel, ist verdächtig auf **Sarkom.**

Bei der ungemein seltenen Osteosclerosis congenita bestehen eine Ve.dickung d r Kompakta und auffallend breite Knochenbälkchen, welche die Markhöhle ganz ausfüllen. Das ganze Skel tt erscheint im Röntgenbild diffus kreideartig (Marmorskelett). Bisweilen entwickeln sich Wasserkopf und Blindheit, außerdem ein Milztumor und leukämieartiges Blutbild. Bei dem einzigen Fall, den ich bis jetzt beobachtete, bestand bei dem 4 Monate alten Brustkind bei hartem Schädel ein gewaltiger Rosenkranz, der nicht durch Rachitis bedingt war (Sektion) (s. Abb. 131).

Mehrfache Frakturen und Infraktionen (Osteopsathyrosis) der langen Röhrenknochen ereignen sich bei Osteogenesis imperfecta, hier oft angeboren oder spontan in den ersten Monaten entstanden. Aber auch schwere Rachitis kann in ihrem Verlaufe zu Osteopsathyrosis führen.

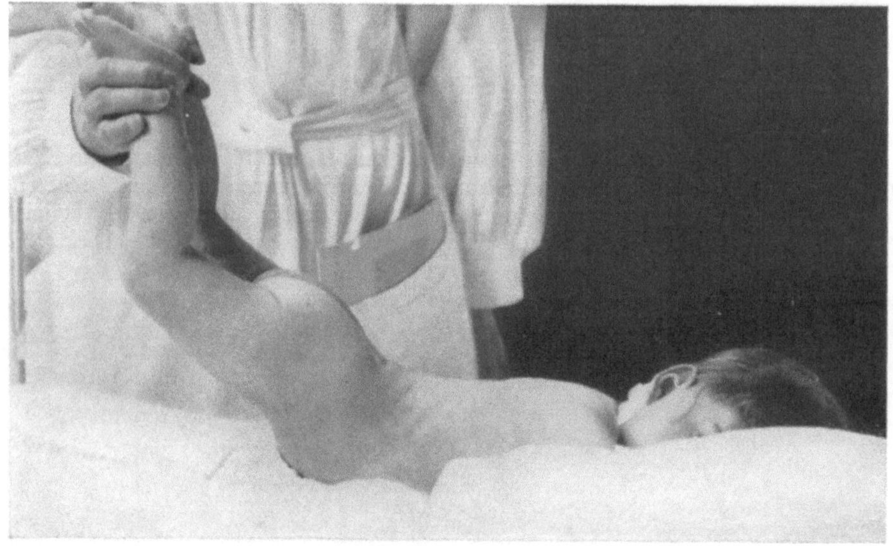

Abb. 132. Normales Verhalten der Wirbelsäule.

Nicht ganz selten ist ein angeborener Hochstand der Skapula (Abb. 128).

Beim Herterschen Infantilismus erleiden die langen Röhrenknochen nicht selten Spontanfrakturen, die sich durch starke Osteoporose erklären.

Akut mit Fieber, Schmerzen und Rötung der Haut setzt oft die **Osteomyelitis** ein, die mit Vorliebe den Femur oder die Tibia ergreift, oft auch Epiphyse und Gelenk beteiligend. Die akute Osteomyelitis der langen Röhrenknochen ist häufig bei Kindern vom dritten Jahre an. Die schweren Allgemeinsymptome, das hohe Fieber, die Unruhe oder Somnolenz lassen leicht die lokale Erkrankung übersehen, die am Anfang oft noch zurücktritt, bis eine systematische Abtastung der Knochen Schmerzhaftigkeit oder auch schon Anschwellung des betreffenden Gliedes entdeckt.

Eine chronische Verdickung beider Tibien nach vorne, oft ohne Schmerz, spricht für **Lues tarda** (Abb. 129).

Die **Barlowsche Krankheit** bevorzugt Oberschenkel und Unterschenkel in der Nähe des Knies, die verdickt sind. Starke Schmerzen führen zur Schonung dieser Teile und bewirken eine auffällige Furcht gegen die Annäherung des Arztes und gegen Berührung (vgl. S. 86). Die Kortikalis der befallenen Teile ist atrophisch, so daß es zu Verschiebungen und zu Epiphysenlösung kommen kann. Über das Röntgenbild siehe S. 108.

Eine Anschwellung mehrerer Gelenke, gleichzeitig oder nacheinander, akut mit Fieber und Schmerzen, ist oft der Ausdruck eines **akuten Gelenkrheumatismus.** Dabei ist aber stets eine **septische Entzündung** zu erwägen, vor allem in den ersten 4—5 Jahren, in denen der akute Gelenkrheumatismus kaum je sich einstellt. Septische Entzündungen bereiten meist stärkere Anschwellung und stärkere Entzündung des Gelenkes, ähnlich die zerebrospinale Meningitis. Bei echtem Gelenkrheumatismus sind die Anschwellungen oft so leicht und flüchtig, manchmal auch vereinzelt, daß sie leicht übersehen werden und die Krankheit erst nachträglich bei dem nachfolgenden Herzfehler diagnostiziert wird.

Der **Scharlachrheumatismus** befällt mit Vorliebe Ende der ersten Woche eine Anzahl großer Gelenke, am häufigsten die Handgelenke. Die unbedeutende

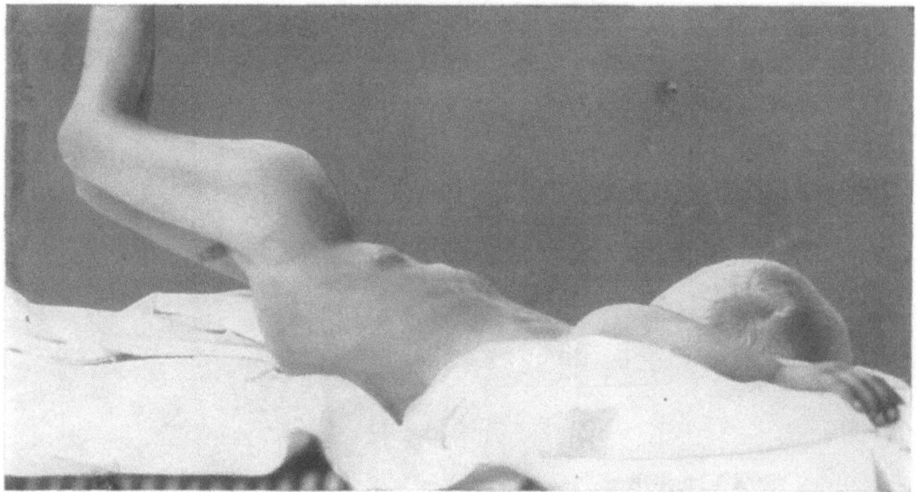

Abb. 133. Versteifung der Wirbelsäule bei tuberkulöser Spondylitis (rechts unterhalb des Gibbus ist noch ein Senkungsabszeß zu sehen).

Affektion ist leicht zu unterscheiden von der später auftretenden eitrigen (septischen) Gelenkentzündung.

Die **Serumkrankheit** kann außerordentlich heftige Gelenkschmerzen hervorrufen, welche jede Bewegung absolut unterdrücken. Eine Anschwellung kann fehlen.

Akute, meist eitrige Entzündungen einzelner Gelenke sind recht häufig in den ersten Jahren nach verschiedenartigen Infektionen. Die Arthritis ist oft nur scheinbar primär, geht aber von einer Epiphysitis aus. Vor allem nach Pneumonie (Hüfte, Schulter, Knie), bei Sepsis, Scharlach, zerebrospinaler Meningitis, selten bei Gonorrhöe, die mit Vorliebe Hände und Füße, auch die Sehnenscheiden ergreift und heftige Schmerzen verursacht.

Am meisten Beachtung verdienen **die Gelenkeiterungen im Gefolge von Pneumonie und Pleuraempyem,** da sie oft schleichend auftreten und ohne wesentliches Fieber oder viel Schmerzen zu verursachen (Abb. 134). Darum werden sie neben der Grundkrankheit anfänglich leicht übersehen. Manchmal liegen die Pneumokokkeneiterungen auch parartikulär.

Die **chronischen Gelenkerkrankungen** bieten diagnostisch meist mehr Schwierigkeiten als die akuten. Relativ leicht zu erkennen ist die seltene chronische Form des akuten Gelenkrheumatismus (sekundärer chronischer Gelenkrheumatismus). Dabei ist meist das Herz beteiligt.

Die übrigen Formen beruhen überwiegend auf Tuberkulose, Lues und chronischer Arthritis und können klinisch große Ähnlichkeiten bieten, so daß zur Diagnose Tuberkulin- und Wassermannsche Probe, auch das Röntgenbild herangezogen werden müssen.

Tuberkulöse Erkrankungen stehen an Häufigkeit in erster Linie. Gewöhnlich handelt es sich um Fungus (Tumor albus) mit einem im Röntgenbild sichtbaren Knochenherd. Schwäche und Schmerz am Ende der Bewegung können

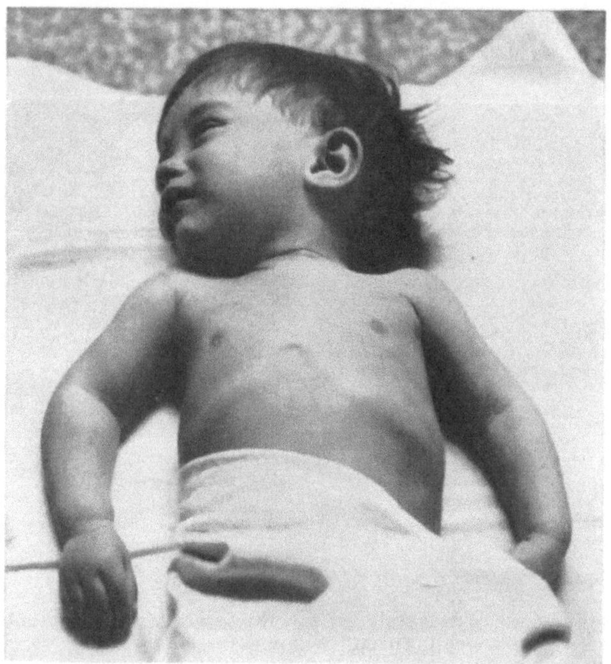

Abb. 134. Pneumokokkenarthritis der rechten Schulter nach Bronchopneumonie. 1 Jahr alt.

aber schon recht ausgesprochen sein zu einer Zeit, wo der radiologische Befund noch ganz negativ ist. Sorgfältiger optischer Vergleich mit der anderen Seite! Ähnlich dem Tumor albus kann der Hämarthros bei Hämophilie sein, auch in der nachfolgenden Versteifung. Seltener ist der tuberkulöse Hydrops, wozu auch der sog. chronische tuberkulöse Gelenkrheumatismus (Poncet) gehört, der wie ein akuter Gelenkrheumatismus einsetzen und ausheilen kann, aber oft mit Versteifung endet oder sich zur gewöhnlichen tuberkulösen Arthritis entwickelt. Das Exsudat enthält überwiegend Lymphozyten im Gegensatz zur rheumatischen oder infektiösen Arthritis.

Die Tuberkulose der Gelenke und Knochen bietet in ihren Anfangsstadien oft große diagnostische Schwierigkeiten. Bei lokalisierten „rheumatischen Beschwerden“, bei Verschlechterung des Allgemeinbefindens, subfebrilen Temperaturen, Unlust zu Bewegungen muß man stets solche Krankheiten ins Auge fassen, wenn sonst keine genügende Ursache vorliegt. Der Ausfall der Tuberkulinprobe (S. 322) ist dabei äußerst wertvoll. Hier sei nur daran erinnert, daß die tuberkulöse Spondylitis oft nicht diagnostiziert wird, solange Schmerz und Gibbus fehlen. Bei beginnender Spondylitis ergibt die Fingerperkussion des kranken Wirbels Schallverkürzung (Schwank). Es verdient die reflektorische Versteifung der Wirbelsäule Bedeutung. Sehr wichtig ist das Röntgenbild, das Zerstörung eines oder mehrerer Wirbel, später oft spindelförmigen Senkungsabszeß nachweist. Man erkennt sie unter anderem durch die Prüfung, wie sie Abb. 132 u. 133 darstellen, bei welcher auch die flachere rachitische Kyphose verschwindet, sofern sie noch nicht fixiert ist. Nicht selten läßt uns zuerst der Nachweis eines Senkungsabszesses im Gebiete des Ileopsoas (prall gespannter wurstförmiger Tumor auf der Beckenschaufel) den zweifelhaften Fall richtig beurteilen.

Die tuberkulöse Koxitis wird im Anfang leicht verkannt, solange nur „freiwilliges Hinken" besteht und vielleicht Schmerzen gegen das Knie hin. Als frühestes Zeichen einer Koxitis bei Mangel an lokaler Schwellung und Schmerz ergibt sich gewöhnlich eine Behinderung der Rotation in der Hüfte (Prüfung bei rechtwinkliger Beugung des Knies), sodann die Unmöglichkeit, den Oberschenkel in der Hüfte vollständig zu beugen. Wohl zu beachten ist die ängstliche Schonung und die Kontrakturstellung. In dieser Zeit gibt das Röntgenbild häufig noch keinen sicheren Befund. Recht früh ergibt die Messung schon eine Abmagerung des Oberschenkels gegenüber der gesunden Seite. Bei der Coxa vara der Adoleszenten erinnert das schmerzhafte Stadium stark an Koxitis (Röntgenbild!).

Leicht vorgetäuscht wird beim Kinde von 4—10 Jahren die tuberkulöse Koxitis durch die seltenere sog. **Osteoarthritis deformans coxae juvenilis** (Perthes-Calvé), die ohne wesentliche Schmerzen, aber mit hinkendem Gange verläuft. Doch geschieht das Aufsetzen der Fußsohle fest, im Gegensatz zur Koxitis. Die Epiphyse des Schenkelkopfes plattet sich ab (Coxa plana), verkleinert sich und kann sich in mehrere Stücke spalten. Der Hals wird oft verdickt. Ein klinisch ähnliches Bild entsteht durch Abrutschen des Schenkelkopfes vom Halse, eine Störung, die sich bei älteren Kindern ohne merkliches Trauma einstellen kann. Bei diesen beiden seltenen dystrophischen Affektionen wird meist eine tuberkulöse Koxitis angenommen. Dazu verleitet auch der Hochstand des Trochanters. Es fehlen aber die deutlichen Schmerzen, stärkere Druckempfindlichkeit, ebenso die Zwangsstellung (Beugung, Abduktion oder Adduktion); die Bewegungen, aktive und passive, sind ungehemmt oder fast ungehemmt, jedenfalls die Beugung, wogegen Abduktion und Rotation leicht gehemmt sein können. Später kann sich eine Coxa vara entwickeln. Ein Hochstand des Trochanters bei tuberkulöser Koxitis ohne Kontrakturstellung ist ausgeschlossen. Die negative Tuberkulinprobe gibt häufig den Anstoß zur richtigen Diagnose, die dann durch ein gutes Röntgenbild gesichert wird. (Man muß immer beide Hüftgelenke in symmetrischer Lage aufnehmen!)

Die **angeborene Hüftgelenksluxation** bietet selten Schwierigkeiten für die Erkennung. Beim Gehenlernen fängt das Kind an zu hinken. Schmerzen und Kontrakturen fehlen. Es zeigen sich Verkürzung des Beines, Trochanterhochstand, Verschiebbarkeit des Oberschenkels am Becken, Fühlbarkeit eines Höckers neben dem Trochanter. Bei doppelseitiger Luxation ist starke Lendenlordose und Watscheln auffällig; der Gang bietet Ähnlichkeit mit dem Gange bei Coxa vara der Rachitiker. Der Trochanter steht zu hoch und ragt seitlich vor, die Abduktion des Beines ist behindert. Das Röntgenbild zeigt die falsche (zu hohe) Stellung des Schenkelhalses zur Pfanne. (Der Epiphysenkern des Schenkelkopfes erscheint erst am Ende des ersten Jahres.) Der ähnliche watschelnde Gang mit Lendenlordose bei der progressiven Muskeldystrophie gibt kaum Anlaß zur Verwechslung.

Der sog. primäre chronische Gelenkrheumatismus, besser als **chronische Arthritis** bezeichnet, ist auch bei jüngeren Kindern nicht selten und kann schon im 2. oder 3. Jahr beginnen, also in einem Alter, wo der akute Rheumatismus noch nicht vorkommt (siehe Abb. 130). Er entwickelt sich schleichend, oft mit, oft ohne Fieber, ergreift gewöhnlich mehrere Gelenke, ganz symmetrisch, beteiligt häufig die Wirbelsäule. Das Herz bleibt frei. Vermutlich liegen verschiedenartige Störungen (infektiöse, trophoneurotische) zugrunde. Häufig besteht eine Verdickung der Gelenkkapsel. Nach Jahren erleiden Knorpel und Knochen Zerstörungen (deformierende Arthritis).

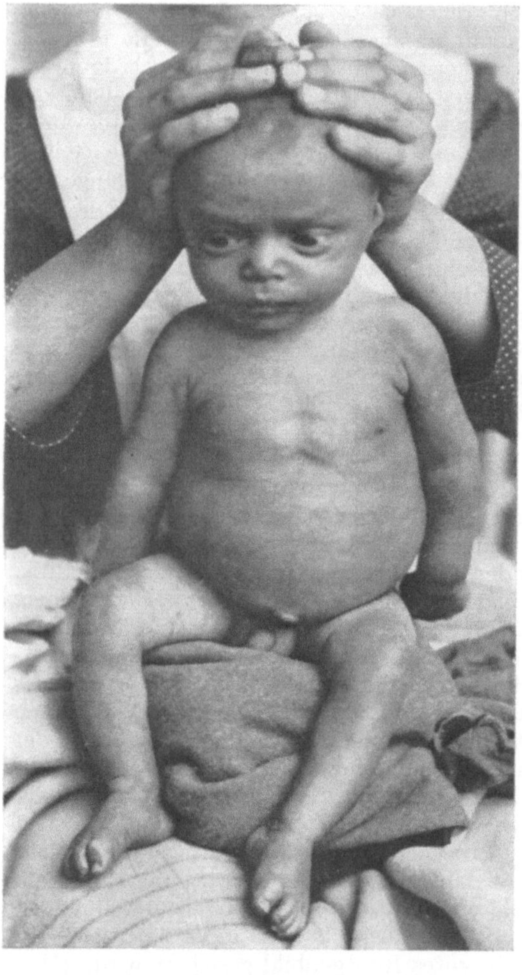

Abb. 135. Parrotsche Lähmung des linken Armes. 10 Wochen alt (Verdickung der Ellbeuge). Glotzaugen.

Die **Lues tarda** veranlaßt öfters einen Hydrops genu oder eine Gonitis, die weniger Schmerzen bereitet als die tuberkulöse Erkrankung des Knies. Doppelseitige Affektion ist besonders typisch für Lues.

Schmerzhafte Anschwellungen in der Nähe der Gelenke (Epiphysengegend) mit lähmungsartigem Zustand befallen luetische Säuglinge in den ersten Monaten: **Parrotsche Lähmung** (Abb. 135). Schmerz und Pseudoparalyse gehen gewöhnlich der Anschwellung voraus. Die ursächliche Osteochondritis betrifft am meisten die Nähe des Ellbogengelenkes, findet sich aber ebenso am Knie, am unteren Ende von Radius und Ulna. Die betreffende Epiphyse ist meist verdickt, druckempfindlich und kann bei Epiphysenlösung Krepitation aufweisen. Wertvoll bei der luetischen Osteochondritis ist das Röntgenbild, das Ähnlichkeiten mit Barlow aufweist. Bei beiden Krankheiten betrifft die Hauptschädigung das Knochenmark am Diaphysenende, wo sich ein breiter, unregelmäßiger, oft gezackter Querschatten findet, dem diaphysenwärts eine helle Schicht folgt. Der Schatten bei Lues ist aber breiter und weniger unregelmäßig (verbreiterte provisorische Verkalkungszone). Die periostalen Blutungen bei Barlow machen spindelförmige Schattenauflagerung, die gut zu unterscheiden sind von der Parallelstreifung der Diaphyse, die von der ossifizierenden Periostitis der Lues erzeugt wird. Bei schwerer rasch heilender Rachitis entsteht an den langen Röhrenknochen eine Doppelkonturierung der

Kortikalis, scharf und genau parallel im Gegensatz zur luetischen Periostitis. Der Schattenstreifen bei Barlow, der in der Heilungsperiode am stärksten hervortritt, wird als Trümmerfeldzone gedeutet, er ist in der Mitte breiter als

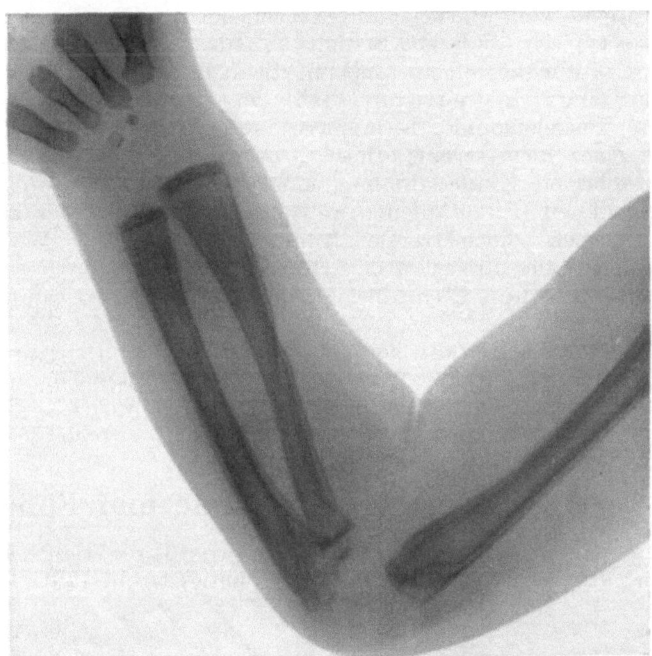

Abb. 136. Floride Syphilis. 5 Monate. Doppelkonturierung der langen Knochen. Verbreiterte provisorische Verkalkungszone.

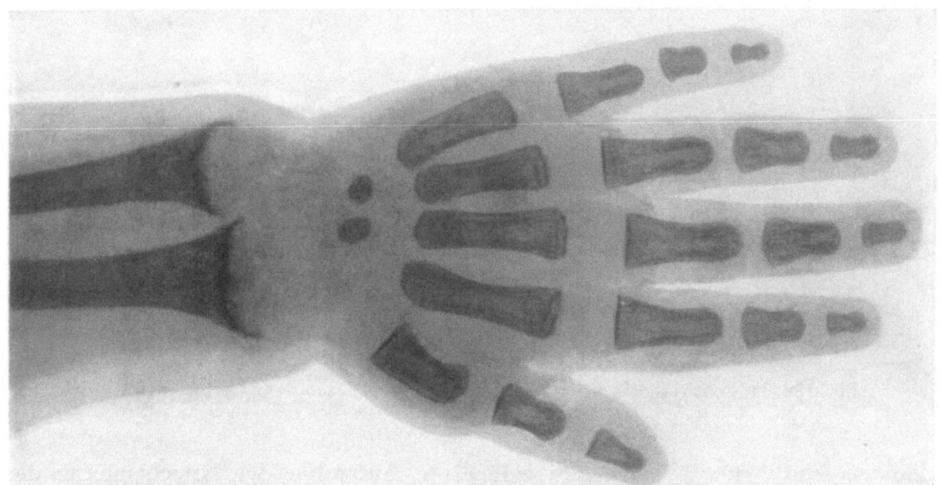

Abb. 137. Floride Rachitis. 10 Monate. Typische Becherform der Diaphysenenden.

an den Enden. Die Epiphysenknorpel am Beine sind nicht selten verschoben. Vorteilhaft für die Unterscheidung ist der Umstand, daß die luetische Osteochondritis nur in den ersten Monaten vorkommt, die Barlowsche Krankheit erst später. Über eine ähnliche Pseudoparalyse wie beim luetischen Säugling, am Vorderarm älterer Kinder (Chassaignacsche Lähmung) siehe S. 297.

Durch viele der erwähnten Gelenks- und Knochenerkrankungen entstehen Gangstörungen, sofern die unteren Extremitäten beteiligt sind, ebenso durch eine Reihe von Muskel- und Nervenleiden. Die Gangstörungen sind manchmal so typisch, daß ein Schluß auf das zugrunde liegende Leiden möglich wird. Wir begnügen uns mit dem Hinweise auf einige wichtige Fälle. Der Gang wird paraparetisch mit schleifenden Fußspitzen bei der neuralen Muskelatrophie, hemiparetisch bei einseitiger Poliomyelitis. Als Ursache eines hemispastischen Ganges trifft man die hemiplegische Form der zerebralen Kinderlähmung, eines paraspastischen Ganges die Littlesche Krankheit (Gang auf den Fußspitzen, Kreuzen der Füße), endogene zerebrale Diplegien, hochsitzende Kompressionsmyelitis. Watschelnden Gang bei kongenitaler Luxation der Hüfte, Coxa vara, progressiver Muskeldystrophie, ataktischen Gang bei Friedreichscher Tabes, taumelnden Gang bei Zerebellarataxie.

Bei halbseitigem Hinken kommen schmerzhafte und entzündliche Affektionen der Gelenke in Betracht (Trauma, Koxitis, Gonitis), sodann mechanische Störungen, so Ankylosen oder Verkürzungen bei Coxa vara, Koxitis, zum Teil gemeinsam mit Paresen oder Spasmen (Poliomyelitis, zerebrale Hemiplegie).

Formveränderung der Hände und Füße.

Auffällig plumpe kurze Hände mit runzeliger Haut kennzeichnen die hypo- und athyreotischen Zustände **(Myxidiotie)** (Abb. 138). Das Röntgen-

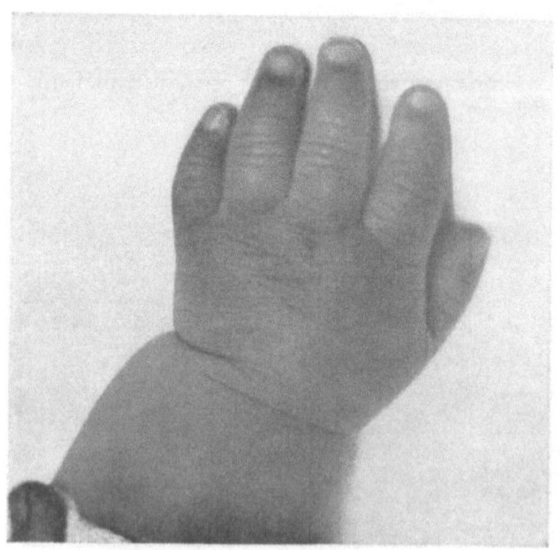

Abb. 138. Hypothyreotische Hand eines Mongoloiden. $1^3/_4$ Jahre.

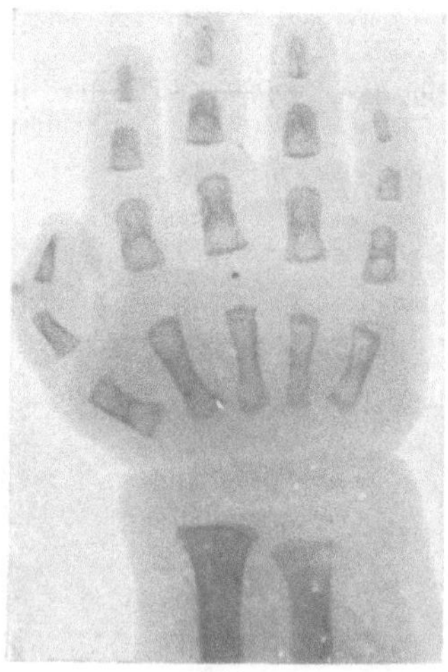

Abb. 139. Hypothyreot. Hand. 14 Monate.

bild ist sehr typisch durch das verspätete Auftreten der Knochenkerne der Handwurzel (Abb. 139). Entsprechend ist auch das Auftreten anderer Knochenkerne des Skelettes verzögert und ebenso die Verschmelzung von Epiphysen und Diaphysen. Ähnlich, aber weniger ausgeprochen ist die Hand oft bei **mongoloider Idiotie** zu finden, bei der die Kürze und Einwärtskrümmung des Kleinfingers typisch ist (Kürze der 2. Phalanx) (Abb. 145).

Um diese Verhältnisse richtig zu beurteilen, bietet die Kenntnis des **Auftretens der Knochenkerne an der Handwurzel unter normalen Verhältnissen** die beste Handhabe. Wir geben darum obenstehend die Radiogramme von normalen Kindern im Alter von 1—8 Jahren (Abb. 140—142). Am Ende des ersten Jahres sollen das Os hamatum und das Os capitatum

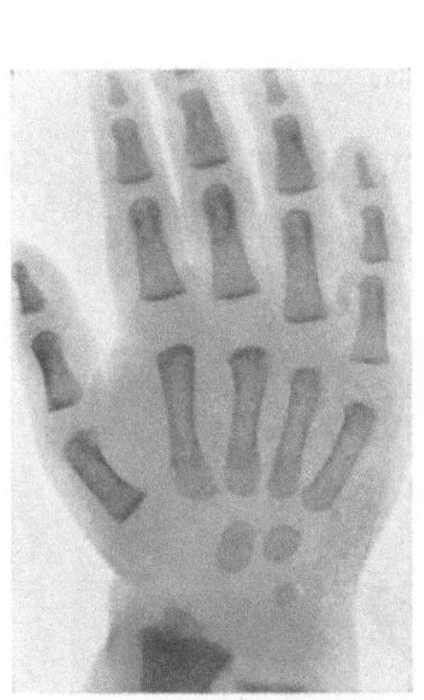

Abb. 140. Normale Hand. $1^1/_2$ Jahre.

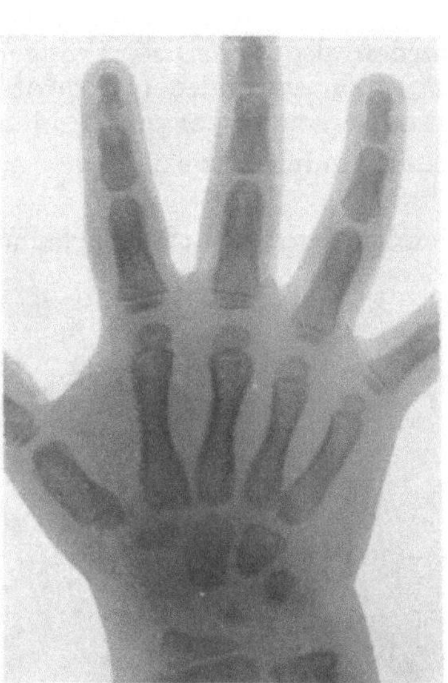

Abb. 141. Normale Hand. 5 Jahre.

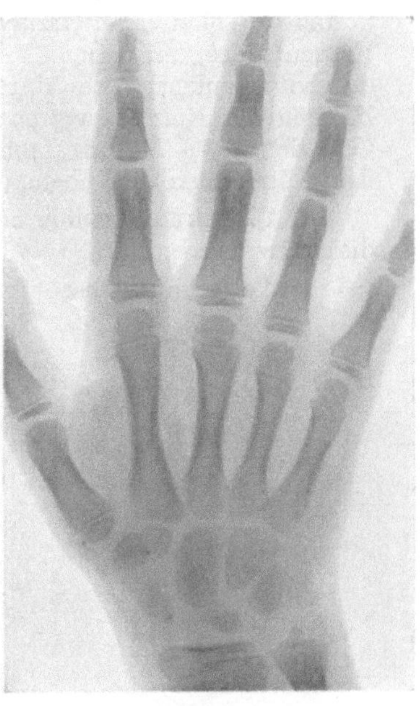

Abb. 142. Normale Hand. 8 Jahre.

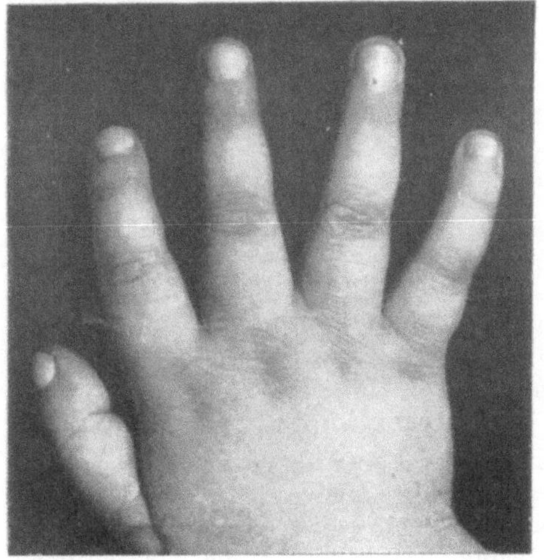

Abb. 143. Rachitische Perlschnurfinger. $1^1/_2$ Jahre.

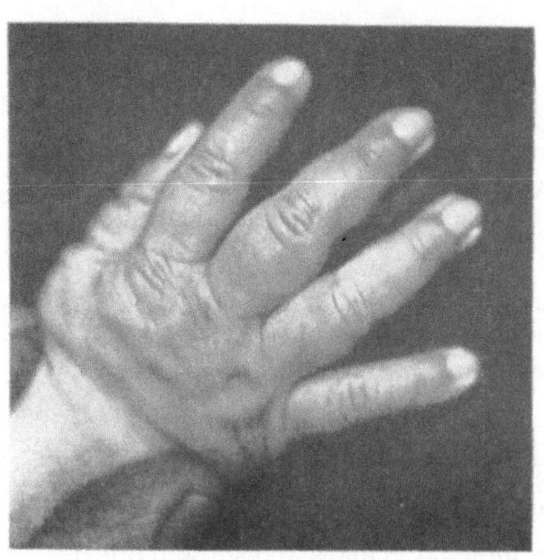

Abb. 144. Phalangitis luetica. 5 Monate.

vorhanden sein. Im 2. Jahr erscheint die Epiphyse des Radius, im 3. Jahr das Os triquetrum, im 4.—5. Jahr das Os lunatum, das Os multangulum majus und minus, im 6.—8. Jahr das Os naviculare und die Epiphyse der Ulna. Mit 8 Jahren sollen alle Handwurzelknochen vorhanden sein mit Ausnahme des Erbsenbeines, das im 11.—14. Jahre erscheint (Goett). Das Vorhandensein des Knochenkernes der unteren Femurepiphyse bei der Geburt darf nicht als Zeichen der Reife bewertet werden, da es sich bei Frühgeborenen von 1800 g Gewicht (7—8 Monate) meist schon vorfindet (Ylppö). Rachitis verspätet das Auftreten der Knochenkerne, besonders an der Radiusepiphyse.

Bei **Chondrodystrophie** entsteht durch Spreizung der mittleren drei Finger die Dreizackhand.

Als **Perlschnurfinger** bezeichnet man leichte mehrfache Verdickungen der

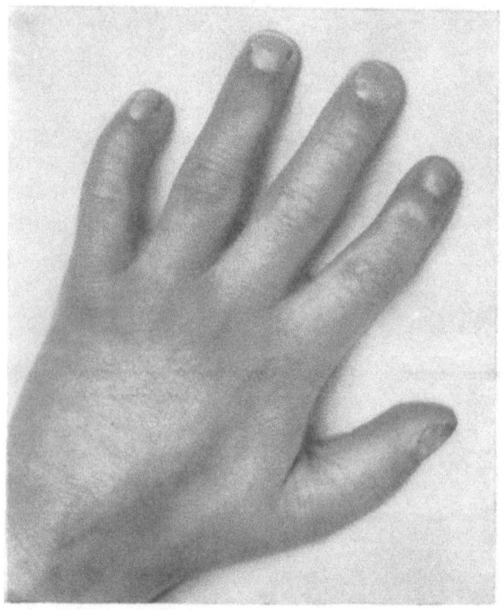

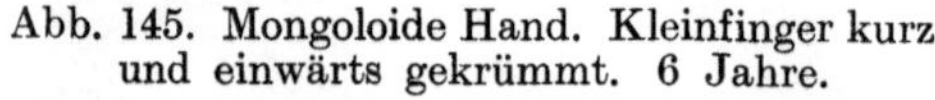

Abb. 145. Mongoloide Hand. Kleinfinger kurz und einwärts gekrümmt. 6 Jahre.

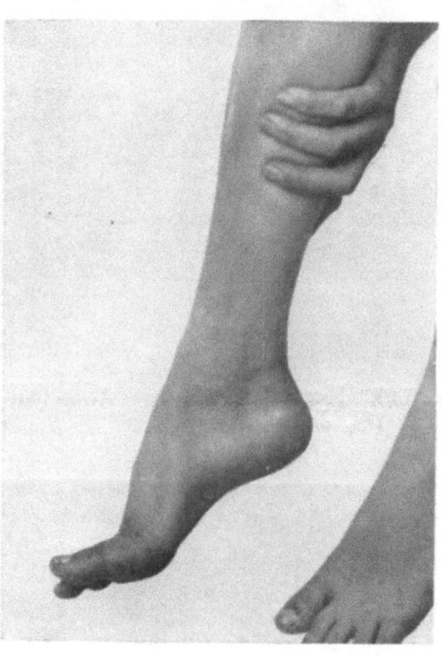

Abb. 146. Friedreichscher Fuß. 15 Jahre.

Diaphysen der Phalangen, besonders der ersten und zweiten. Sie entstehen bei schwerer florider Rachitis, ohne Veränderung der Haut, hauptsächlich im zweiten Jahr, nie vor 6—8 Monaten (Abb. 143).

Die **Phalangitis syphilitica** führt zu multiplen Verdickungen, am ausgesprochensten der ersten Phalangen in den ersten Lebensmonaten (Abb. 144). Sie bevorzugt die Zeigefinger. Keine Veränderung der Weichteile. Jenseits des Säuglingsalters kommt es bei Syphilis in seltenen Fällen an einzelnen Phalangen zu Karies, Geschwürbildung und Gelenkbeteiligung, ähnlich wie bei der tuberkulösen Spina ventosa.

Die **Paronychia syphilitica** macht bei jüngeren Säuglingen schuppende oder krustöse Verdickungen am Nagelfalz (Abb. 147), worauf sich nach einiger Zeit der hintere Teil des Nagels verdünnt, furcht und zerfällt.

Bei der **Friedreichschen Tabes** entwickelt sich ein eigenartiger Hohlfuß mit Dorsalflexion der großen Zehe (Abb. 146).

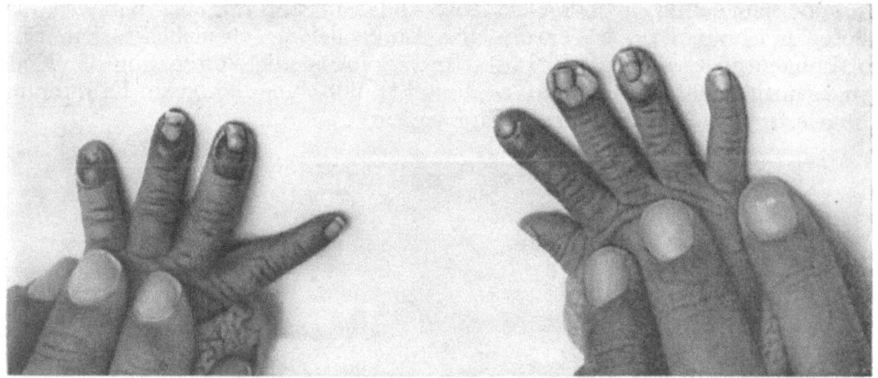

Abb. 147. Paronychia luetica. 6 Wochen.

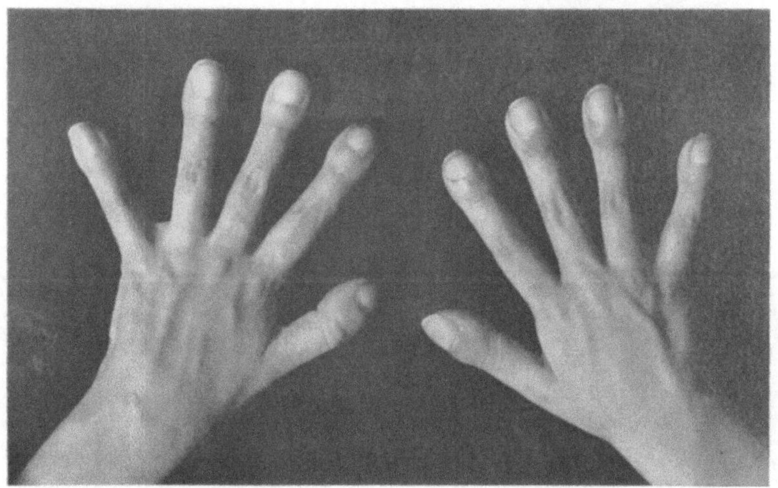

Abb. 148. Trommelschlägelfinger. Bronchiektasien. 5 Jahre.

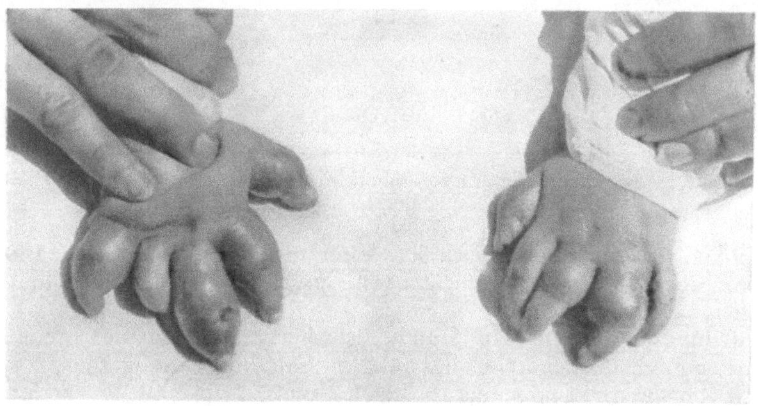

Abb. 149. Mehrfache Spinae ventosae. $1^1/_2$ Jahre.

Trommelschlägelfinger finden sich oft und sehr auffällig bei Kindern mit angeborenen Herzfehlern, bei chronischen Lungenleiden, Bronchiektasien, Empyem, Lungentuberkulose (Abb. 148). Im Beginn ist die Verdickung der Endphalange noch nicht vorhanden, es besteht bloß eine konvexe Krümmung des Nagels in der Längsrichtung (Uhrglasform).

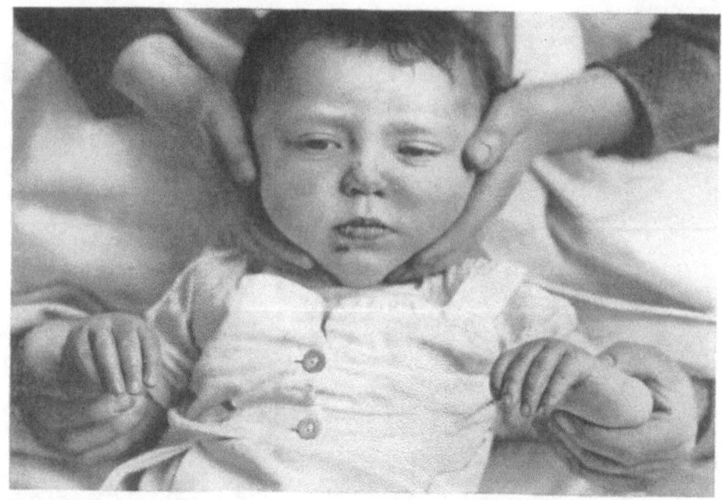

Abb. 150. Tetaniestellung der Hände.

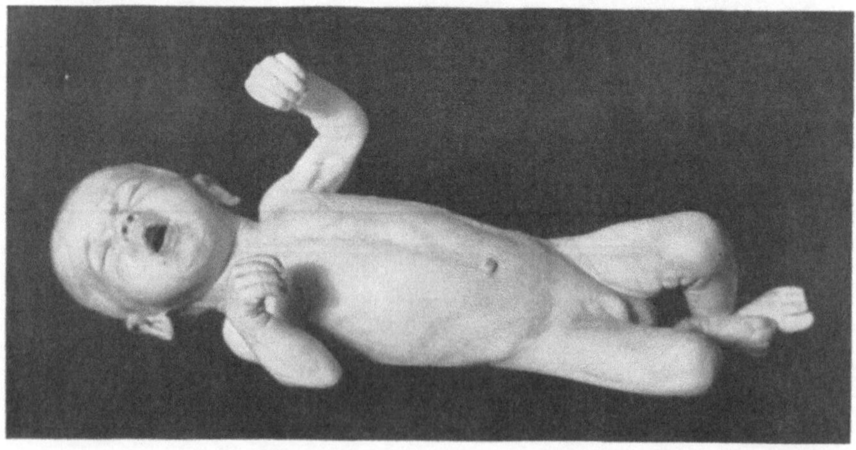

Abb. 151. Schwere allgemeine Tetanie. 4 Monate alt. Tonische Starre aller Muskeln. Typische Stellung der Hände und Füße.

Die **Spinae ventosae** bei Tuberkulose sind meist multipel (Abb. 149) und so schon von der seltenen gewöhnlichen Osteomyelitis oder von einer luetischen Osteomyelitis zu unterscheiden.

Von **Stellungsanomalien der Hände** ist hervorzuheben der andauernde Faustschluß, den neugeborene und jüngere Säuglinge häufig zeigen, speziell solche mit schweren Ernährungsstörungen, Lues, Sepsis usw. Sodann die Pfötchenstellung und Schreibhaltung der Hände (Abb. 150, 151), die als Karpopedalspasmen bei **Tetanie (Spasmophilie)** auftreten mit der analogen, aber weniger auffälligen Plantarflexion der Füße und den gepreßten Zehen (Karpopedalspasmen).

Nachdem wir uns so über die allgemeinen Verhältnisse des Körpers orientiert haben, wenden wir uns den einzelnen Organen zu.

Die Augen. Äußeres[1]).

Untersuchung. Bei starker Schwellung der Lider, hochgradigem Blepharospasmus ist die Besichtigung der Konjunktiva und der Kornea oft unmöglich ohne Benutzung des Desmarresschen Lidhalters, der aber sehr schonend gehandhabt werden muß. Oft genügt es, das Oberlid damit heraufzuziehen. Bei reichlichem infektiösem Sekret (Blennorrhoea neonatorum!) und Verklebung der Lider darf sich der Arzt nicht zu stark nähern, da ihm sonst beim Öffnen der Lider Eiter ins eigene Auge spritzen kann. Bei kleinen ungeberdigen Kindern erleichtert man sich die Untersuchung und lokale Behandlung folgendermaßen: Der Rumpf wird in ein Tuch gewickelt, die Mutter nimmt das Kind auf ihre Knie, so daß der Kopf auf die Knie des gegenübersitzenden Arztes (untergeschobenes Handtuch) zu liegen kommt.

Schiefe Lidachsen von außen oben nach innen unten gerichtet findet man regelmäßig bei der mongoloiden Idiotie. Dieses Zeichen ist manchmal aber weniger auffällig als die übrige Bildung der Physiognomie (Abb. 152).

Der Epikanthus — die vertikale Überbrückung des inneren Augenwinkels durch eine Hautfalte — ist bisweilen stark ausgeprägt bei der mongoloiden Idiotie und bei Myxödem. Er ist aber häufig auch stark ausgebildet bei Gesunden (Abb. 153).

Eine halbseitige enge Lidspalte mit Miosis bei jungen Säuglingen erkennt man als Folge der Klumpkeschen Entbindungslähmung, wobei Vorderarm und Hand gelähmt sind.

Ptosis, angeboren und dauernd, ein- oder beiderseitig, ist bisweilen familiär und Folge eines sog. Kernmangels (Abb. 154). Recht häufig entsteht Ptosis bei der in den letzten Jahren auftretenden Encephalitis epidemica (lethargica), oft neben Augenmuskelstörungen (Abduzenslähmung usw.) mit den Allgemeinerscheinungen von Delirien und Schlafsucht. Sonst findet man sie oft erworben, bei Meningitis, am häufigsten bei der tuberkulösen Form, bei Lues cerebri usw. Blepharitis ciliaris begleitet häufig die exsudative Diathese und Skrofulose, auch die mongoloide Idiotie.

Rhagaden am Lidwinkel sind ein Zeichen von hereditärer Lues.

Starke schöne Wimpern findet man häufig bei Tuberkulose.

Seborrhoische Borken in der Gegend der Augenbrauen begleiten oft die Lues des Säuglings, auch die Erythrodermia desquamativa.

Blepharospasmus wird besonders durch Phlyktänen und davon herrührenden Geschwüren erzeugt (Abb. 155). Er entsteht aber auch als Symptom allgemeiner Nervosität.

Eine katarrhalische Konjunktivitis kennzeichnet das Prodromalstadium von Masern, auch die Grippe. Sie kann aber auch bei Scharlach auftreten. Bei Variola ist sie ausgesprochen. Bei Neugeborenen beruht eine starke eitrige Konjunktivitis nicht immer auf Gonorrhöe. Die mikroskopische Untersuchung läßt bisweilen die Einschlußblennorrhoe erkennen (Chlamydozoen). Eine einseitige Konjunktivitis erregt Verdacht auf Phyktänen oder

[1]) Über die Veränderung der Linse und des Augenhintergrundes siehe S. 299.

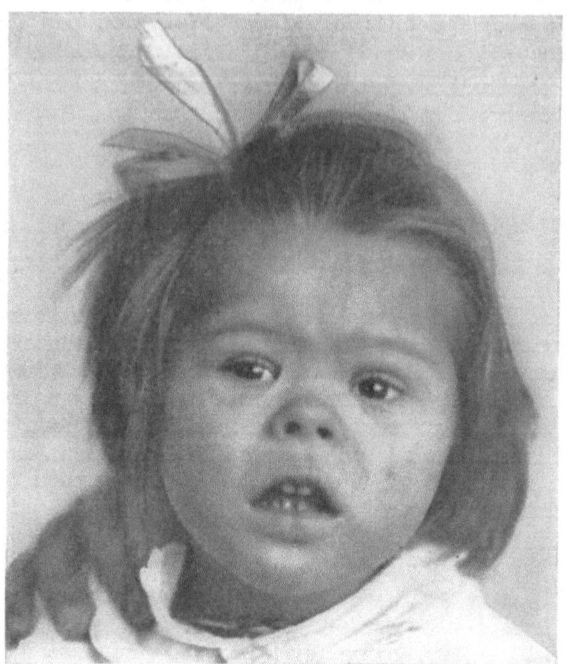

Abb. 152. Mongoloide Idiotie. 3 Jahre. Starke Mongolenfalte. Schiefe Stellung der Lidachsen wenig ausgesprochen.

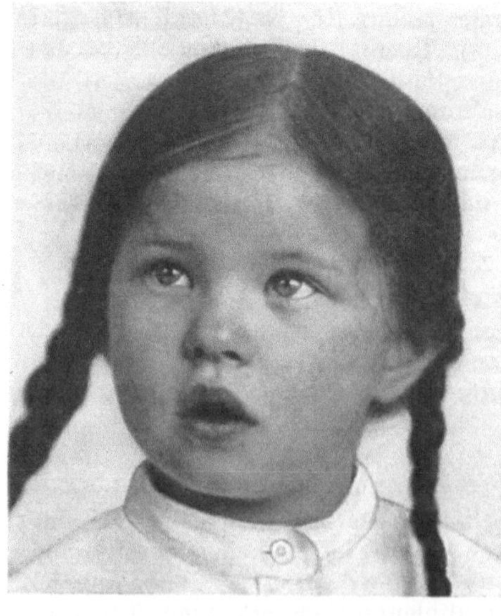

Abb. 153. Starke Mongolenfalte bei normalem Kinde. 4 Jahre alt.

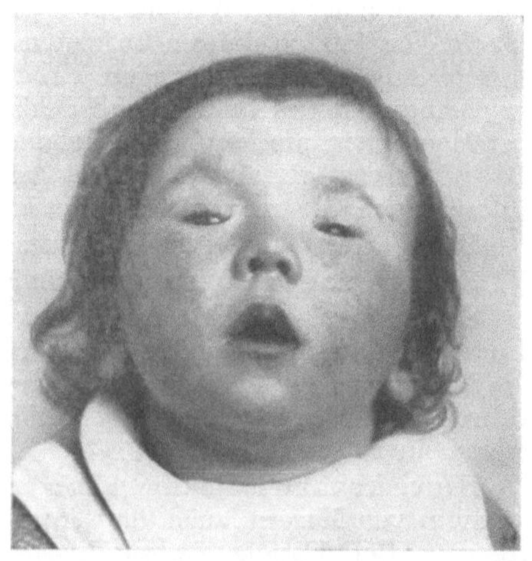

Abb. 154. Angeborene beiderseitige Ptosis (und verschmälerte Lidspalte). 13 Monate. Gute Intelligenz. Typische Kopfhaltung beim Blicken.

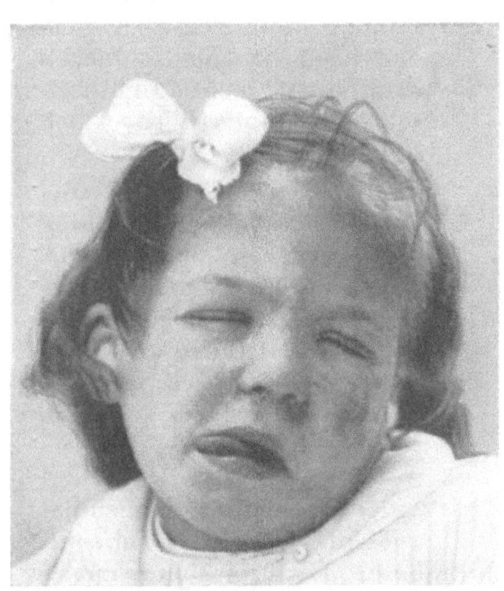

Abb. 155. Skrofulöses Gesicht. Blepharospasmus.

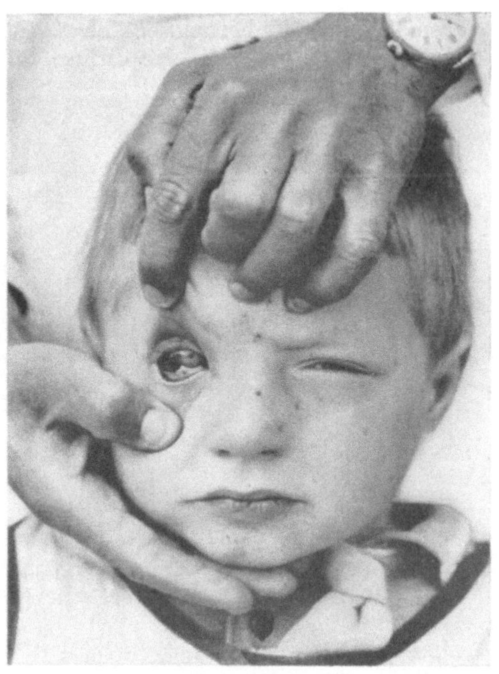

Abb. 156. Blutung der Konjunktiva und des Oberlides des rechten Auges bei Keuchhusten. Am linken Auge Ödem, an der Glabella und auf der Nase Varizellenborken.

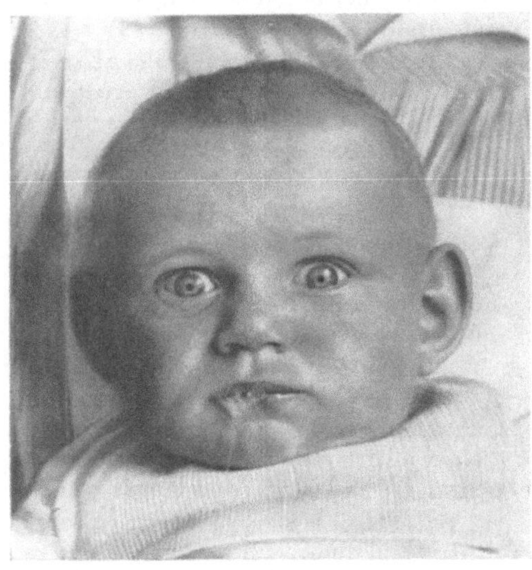

Abb. 157. Starrer Blick bei Blindheit. 9 Monate.

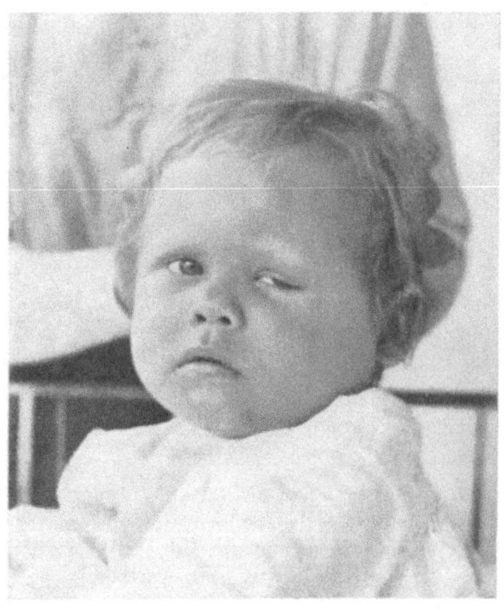

Abb. 158. Chlorom der linken Orbita, $2^1/_2$ Jahre, $33^0/_0$ Hgl., 1,3 Mill. rote, 10000 weiße, $85^0/_0$ kleine, $5^0/_0$ große Lymphozyten, $9^0/_0$ Neutrophile, $^1/_2{}^0/_0$ Eosinophile, $^1/_4{}^0/_0$ Myelozyten.

Fremdkörper. Tuberkuloseinfizierte Individuen zeigen oft lange vor dem Auftreten von Phlyktänen eine diffuse Rötung der Konjunktiven.

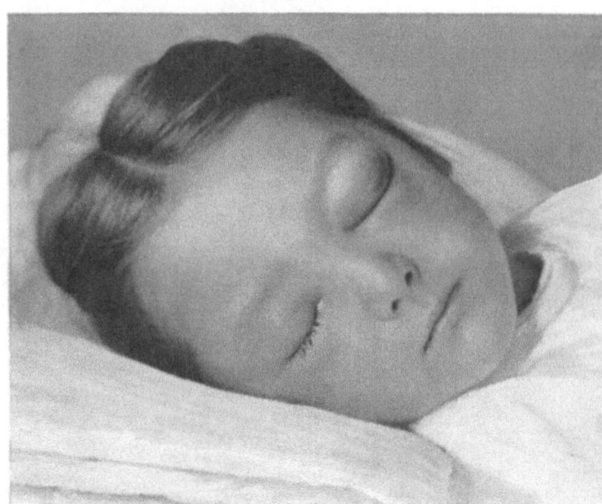

Abb. 159. Schädelbasisfraktur. 6 Jahre alt, Hämatom beider Augenlider, tagelanges Koma.

Konjunktivitis mit Membranbildung ist meist diphtherisch. Eine Membranbildung kann sich aber auch einstellen bei der einfachen kruppösen, nicht diphtherischen Konjunktivitis, auch bei Gonorrhöe.

Blutungen der Konjunktiva mit Schwellung der (bisweilen auch hämorrhagischen) Augenlider entstehen bei Keuchhusten (Abb. 156). Zu Blutungen in die Augenlider führt auch die Schädelbasisfraktur (Abb. 159). Schwellung des inneren Augenwinkels und Lidödem deutet manchmal auf Entzündung der Siebbeinzellen (z. B. bei Scharlach), auch auf Sinusthrombose oder Orbitalphlegmone.

Eine subperiostale Wucherung am Orbitalrand entwickelt sich nicht selten bei Chlorom (siehe Abb. 158). Sie läßt auf den ersten Blick an eine Dermoidzyste denken, diese sitzt aber über dem Periost und läßt sich verschieben (siehe Abb. 124).

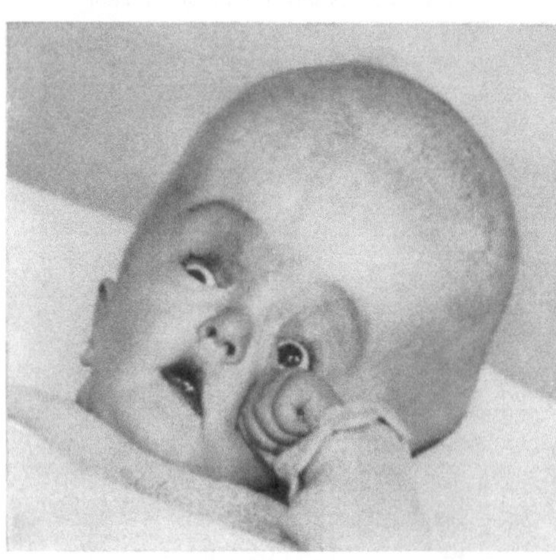

Abb. 160. Hydrocephalus chronicus. 1 Jahr alt. „Das Kind setzt die Brille auf.“ (Bezeichnung der Mutter.)

Glanzauge, leicht vorstehend, ist häufig bei hereditärer Syphilis in den ersten Monaten (Abb. 14).

Tiefliegende, feuchtglänzende, stark halonierte Augen findet man oft bei älteren Kindern mit orthostatischer Albuminurie und Vagotonie.

Exophthalmus: Bei adenoiden Vegetationen, Turmschädel, Bronchialdrüsentuberkulose, Sinusthrombose, Chlorom, Barlow, einseitig bei retrobulbärem Tumor oder Blutung.

„Schielen“ ist in den ersten 6—10 Lebenswochen physiologisch. Mit dem bewußten Fixieren und Sehen tritt mehr und mehr eine koordinierte Stellung der Augen ein.

Spastisches Schielen, rasch auftretend und rasch verschwindend, zeigt sich oft bei Spasmophilie. Schielen erst seit kurzem aufgetreten, ist besonders häufig bei tuberkulöser Meningitis und Gehirntumor.

Periodisches Schielen ist auch eine Folge von dynamischer Insuffizienz, Infektionskrankheiten u. a.

Konkomittierendes Schielen ist oft ein familiäres Übel, findet sich auch bei angeborener einseitiger Amblyopie, Idiotie, Littlescher Krankheit.

Paralytisches Schielen kommt angeboren vor als Folge von Kernmangel bei Ophthalmoplegie. Es ist aber besonders häufig als diphtherische Lähmung einzelner Muskeln, meist der Abduzentes (Abb. 8). Blicklähmung ist häufig bei Ponserkrankung oder Hirnstammerkrankung (Solitärtuberkel oder Tumor). Lähmung der Recti interni mit Doppeltsehen stellt sich häufig im Beginn der Encephalitis epidemica ein.

Totale Ophthalmoplegie mit Einschluß der Pupille und Protrusion des Bulbus sah ich bei retrobulbärem, epipharyngealem Tumor.

Häufig macht die Diphtherie doppelseitige Akkommodationslähmungen. Größere Kinder können dabei kleinen Druck nicht mehr lesen, jüngere eine Nadel nicht mehr einfädeln.

Nystagmus ist oft bei Schwachsichtigen, angeboren oder später entstanden. Bisweilen ist er familiär, sodann bei Rachitis, Spasmus nutans, spastischen Zerebralleiden und Labyrintherkrankungen, bei amaurotischer Idiotie, Mongolismus, im 2. Stadium der epidemischen Enzephalitis.

Die Iris der jungen Säuglinge ist meist blau und wird mit der Zeit heller oder grau, bei Einlagerung von Pigment braun. Bei ernährungsgestörten Säuglingen findet sich oft ein Umschlag der blauen Farbe in schmutziggraue (Schindler).

Auffallend blaue Skleren sind oft ein Begleitsymptom von Osteogenesis imperfecta und dann bisweilen mit Schwerhörigkeit verbunden.

Phlyktänen (lichenartige Bildungen mit büschelförmiger Gefäßinjektion) entstehen meist am Limbus oder auf der Kornea. Sie charakterisieren die Skrofulose (Abb. 13). Die Phlyktänen sind tuberkulotoxische Produkte und beweisen das Vorhandensein einer tuberkulösen Infektion. Nur in seltenen Ausnahmefällen bleibt eine wiederholte Tuberkulinprobe negativ. Es handelt sich hier um kleine Papeln oder Pustelchen entzündlichen oder traumatischen (Fremdkörper) Ursprungs.

Flecken und Geschwüre der Hornhaut entstehen meist auf skrofulösem Boden nach Phlyktänen.

Die parenchymatöse Keratitis, vor allem die doppelseitige, deutet auf Lues tarda.

Xerosis corneae (Keratomalazie) kann sich in ganz schweren Fällen von Mehlnährschaden entwickeln (Mangel an Milchfett). Sie beginnt mit trockenen Flecken auf der Konjunktiva an der seitlichen Grenze der Kornea, breitet sich aus und bewirkt eine trübe Infiltration der ganzen Kornea ohne entzündliche Reaktion.

Pupillen. Physiologisches. Zur Prüfung wirft man mit einem Kehlkopfreflektor oder mit einer elektrischen Taschenlampe Licht in das Auge. Die Reaktion auf Licht besteht sofort nach der Geburt, diejenige auf Akkommodation wird erst im dritten Monat deutlich. Die sensible Erweiterung fehlt in den ersten 4 Wochen. Die Lichtreaktion ist noch lange im Säuglingsalter schwach, ebenso ist die Erweiterung der Pupillen beim Erwachen im ganzen Säuglingsalter träge.

Pupillendifferenz findet sich häufig bei tuberkulöser und eitriger Meningitis neben Schielen, Nystagmus und Ptosis. Pupillendifferenz kann auch bei Spasmophilie auftreten, so daß bei gleichzeitigen Krämpfen und Strabismus ein meningitisartiges Bild entsteht, ferner bei Encephalitis epidemica, wo auch die Konvergenzreaktion leiden kann.

Erweiterung und träge Reaktion beider Pupillen: oft bei allgemeiner Hirnlähmung.

Reflektorische Pupillenstarre: häufig bei Syphilis und Paralyse.

Mydriasis, stark und doppelseitig, ist gewöhnlich die Folge gesteigerten Hirndruckes. Mit reflektorischer Starre, doppelseitig, ist sie oft Folge peripherer Blindheit (Stauungspapille oder Nervenatrophie).

Adrenalineinträufelung (1—2 Tropfen) ergibt bei alimentärer Intoxikation nach 5—15 Minuten eine Erweiterung der Pupille (Löwische Reaktion), ebenso bisweilen bei Diabetes und Basedow.

Bei Bronchialdrüsen-Tuberkulose entsteht manchmal eine einseitige Mydriasis durch Krampf des Dilatators pupillae.

Erblindung aus verschiedenen Ursachen bei ungestörter Intelligenz und gutem Gehör verursacht oft einen sehr charakteristischen Blick (Abb. 139).

Iridozyklitis und Panophthalmie: bei Meningitis cerebrospinalis, Variola.

Eine plastische Iritis ist bei Lues congenita nicht häufig, aber typisch.

Ohr und Gehör.

Untersuchung. Die Spiegelung geschieht bei kleinen Kindern am besten im Liegen mit zylindrischem Trichter, wobei man Kopf und Hände durch die Pflegerin festhalten läßt. Ängstliche und schwerkranke Kinder läßt man dabei im Bett. Bei elektrischer Lampe geht dies sehr gut. Zur Reinigung tupft man den Gehörgang mit vaselingetränktem Tampon aus evtl. nach Erweichung des Cerumens mit 5% Sodaglyzerin und Ausspritzen. Zur Schonung setzt man bei kleinen und unruhigen Kindern einen Gummidrain auf die Spritze. Nach dem Reinigen und beim Schreien ist das Trommelfell iniziert. Bei Säuglingen steht das Trommelfell mehr horizontal, im unteren Teil stark nach innen geneigt und ist darum schwer zu überblicken. Es ist in den ersten Monaten ohne Reflex und nicht durchscheinend.

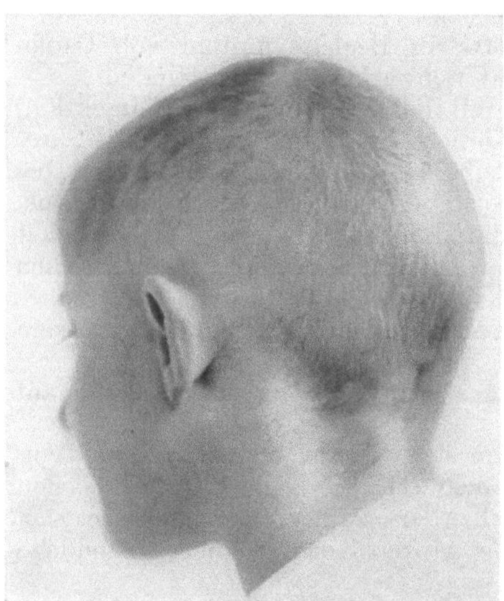

Abb. 161. Mastoiditis nach Scharlach. Ohr abstehend, Falte dahinter verstrichen.

Die **Otitis media** ist in den ersten zwei Jahren ungemein häufig. 70% aller im ersten Jahre gestorbenen Kinder ergeben eine solche bei der Sektion als Nebenbefund. Je jünger das Kind, um so eher findet sie sich neben Rhinitis, Respirationskrankheiten und Ernährungsstörungen aller Art, Angina, sodann bei Grippe, Masern, Scharlach, Diphtherie, Bronchitis, Adenoiden. Dabei ist die Otitis gewöhnlich nur ein wenig hervortretendes Symptom (Otitis concomitans) und wird oft zu Unrecht für die Äußerungen der noch unklaren Grundkrankheit verantwortlich gemacht.

Tritt die Otitis media selbständig auf, so macht sie anfänglich Fieber, Unruhe, häufiges Aufschreien und selbst stundenlanges Schreien, schmerzliches Gesicht und Erbrechen, Loslassen der Warze oder der Flasche, Rückwärtsschnellen des Körpers, Stirnrunzeln, Wischen und Kratzen über das Gesicht. Bei allen unklaren Fieber- und Schmerzzuständen der Säuglinge muß man immer an eine Otitis denken. Dabei verursacht Druck auf den Tragus oder Ziehen an der Ohrmuschel oft Schmerz und verrät das kranke Organ. Die Ohrspiegelung zeigt ein gerötetes, vorgewölbtes Trommelfell, das vielleicht bald durchbricht. Manchmal weist aber erst der aus dem Ohr fließende Eiter auf die Ursache der unklaren Störung hin.

Bei Otitis media ist nicht selten die Fontanelle etwas gespannt, bisweilen als Ausdruck einer serösen Meningitis.

Bei Otitis media und externa entsteht oft Drüsenschwellung vor oder hinter dem Ohr, gleichzeitig eine Schwellung der Zervikal- und tiefen Halsdrüsen (vom Rachen aus), dabei eine reflektorische Nackenstarre, die bisweilen Meningitis vortäuscht, wenn noch Fieber, Schreien und Unruhe besteht. Bei neuropathischen Säuglingen fand ich einige Male vor dem Durchbruch des Trommelfells eine ausgebreitete Hyperästhesie des Körpers.

Die **Otitis externa** wird gewöhnlich schon mit bloßem Auge erkannt; sie begleitet häufig das Ekzem.

Die **chronische, eitrige Otitis** wird durch Adenoide begünstigt. Häufig beruht sie auf Tuberkulose (Granulationsbildung, Fazialisparese und Blutung) und macht hier frühzeitig Anschwellung der Drüsen auf dem Warzenfortsatz und vor dem Ohr.

Bei älteren Kindern führt die chronische Otitis media öfters zu **Cholesteatom,** das wegen seiner Gefährlichkeit nicht übersehen werden darf. Sind doch die meisten intrakraniellen Komplikationen der Otitis (extraduraler Abszeß, Sinusphlebitis, Meningitis) dadurch bedingt. Das Cholesteatom entwickelt sich am ehesten bei großer und besonders bei randständiger oberer Trommelfellperforation (Shrapnellsche Membran). Der sehr fötide Eiter, der mit weißen Krümeln und Epithelfetzen durchsetzt ist, führt zur Diagnose. Besonders verdächtig ist es, wenn der fötide Geruch trotz mehrtägigem sorgfältigem Ausspritzen und Einblasen von Borsäure nicht verschwindet. Mikroskopisch findet man im Eiter Cholestearinkristalle, mit dem Ohrtrichter an Stelle des zerstörten Trommelfells oft geschichtete Cholesteatomplatten.

Die **Hörprüfung** setzt ungetrübtes Bewußtsein und ordentliche Merkfähigkeit voraus, sodann die Ausschaltung von Ablenkung bei kleinen Kindern, z. B. durch optische Reize. Ein Urteil kann darum oft erst nach mehrfacher Prüfung abgegeben werden. In den ersten Jahren muß man sich mit verschiedenen Reaktionen begnügen, die durch Geräusche, Sprechen, Pfeifen usw. ausgelöst werden, wobei aber starke Luftbewegungen (direktes Anpfeifen aus der Nähe) oder Erschütterungen des Bettes (z. B. durch heftiges Türschlagen) zu vermeiden sind. Auf starke Schalleindrücke fährt schon der Neugeborene nach wenig Tagen zusammen. Vom 3.—4. Monate an blickt der normale Säugling in der Richtung des Schalles oder reagiert sonst in nicht zu verkennender Weise. Hier muß man sich dabei versichern, daß die Reaktion nicht auf optische Eindrücke erfolgt ist. Jenseits des Säuglingsalters kann man Kinder, die noch nicht sprechen, mit der Hand auf bekannte Gegenstände zeigen lassen, die der Sprechende nennt, ohne daß das Kind auf ihn sieht.

Schwerhörigkeit außer bei Otitis media ist meist die Folge von Tubenverschluß (Adenoide): Einziehung des Trommelfells. Behebung durch Luftdusche.

Rasch auftretende Schwerhörigkeit und Taubheit bei Kindern von 8—15 Jahren ohne Otitis media ist überwiegend die Folge von Spätlues. Vertaubung ohne Eiterung kommt auch relativ oft vor bei zerebrospinaler Meningitis, selten bei Keuchhusten, wo sie wieder vorübergehen kann. Sehr selten bei Mumps infolge von Labyrintherkrankung.

Mastoiditis ist in den ersten Jahren selten, später besonders nach Scharlach und Grippe zu finden. Sie macht Druckempfindlichkeit hinter dem Ohr, sodann Verstreichen der Ohrfalte oder Abstehen der Ohrmuschel (Abb. 161). Die hintere obere Gehörgangswand ist häufig ins Lumen vorgedrängt.

Nase.

Bei Neugeborenen und jüngeren Säuglingen, mehr noch bei Frühgeborenen finden sich oft zahlreiche dicht gedrängte, prominente gelbe Punkte auf der Haut der Nase und Umgebung. Diese Milien sind als physiologisch anzusehen. Bei älteren Kindern, die viel schwitzen, ist bisweilen die zyanotische Nase von dicht gedrängten spitzen roten Knötchen besetzt, die sich um die Öffnung der Schweißdrüsen erheben (Granulosis rubra nasi).

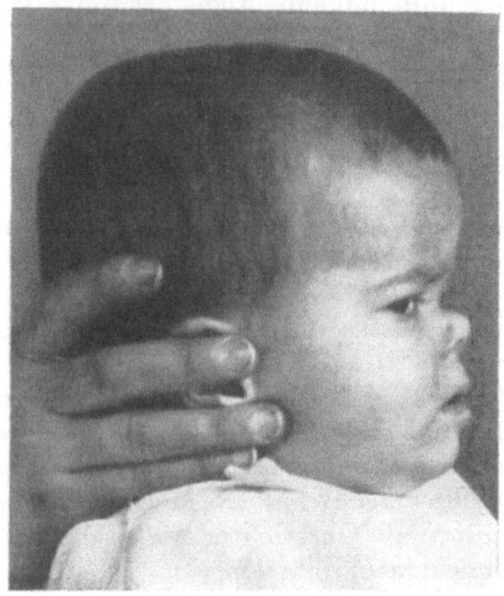

Abb. 162. Luetische Sattelnase. 17 Monate.

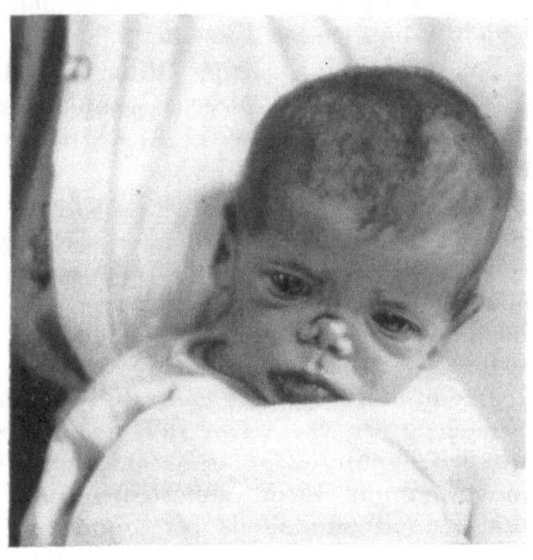

Abb. 163. Eingesunkenes äußeres Nasengerüst. 6 Monate alt. Seit ca. 5 Monaten allmählich entstanden nach Perforation des Septums. Nicht syphilitisch.

Zur **Untersuchung** beim Säugling kann man zum Abziehen der Nasenflügel eine gebogene Haarnadel verwenden. Wenn nötig, bringt man die Schleimhaut durch Bepinseln mit 5—10 % Kokainlösung zum Abschwellen, der man einige Tropfen Adrenalin 1 : 1000 zusetzen kann (10 Tropfen auf 3 ccm).

Von auffälligen Difformitäten der Nase trifft man am häufigsten **die luetische Sattelnase** (Abb. 162) in verschiedenen Variationen (Bocknase usw.), viel häufiger bei Spätlues als im Säuglingsalter. In einem Falle sah ich bald nach der Geburt infolge Perforation des Septums die äußere Nase total einsinken, wo Lues, ebenso bei der Mutter mit Sicherheit ausgeschlossen wurde (s. Abb. 163). Eine tief eingezogene Nasenwurzel findet sich bei der Chondrodystrophie, bei Myxidiotie und bei Kretinismus.

Inspiratorische oder präinspiratorische Erweiterung der Nasenöffnungen **(Nasenflügelatmen)** ist ein Zeichen von Lufthunger und tritt darum bei allen Respirationskrankheiten stärkeren Grades ein: Bronchitis, Pneumonie, auch bei Stenose der großen Luftwege, bei Zwerchfellähmung, bei Herzkrankheiten, sodann bei schwereren Anämien und im Coma diabeticum. Ich habe das Nasenflügelatmen nicht selten auch bei der vertieften Atmung bei alimentärer Intoxikation gesehen, wo die Sektion freie Respirationsorgane ergab.

Die Ausatmungsluft riecht charakteristisch bei Azetonämie, in gleicher Art bei Coma diabeticum, ebenso aber schwächer bei Fieber und Kohlehydratkarenz. Schwere Diphtherie und Lungengangrän, auch die Ozäna können oft schon aus dem spezifischen Geruch der Ausatmungsluft erkannt werden.

Schnupfen, Rhinitis.

Die **Coryza syphilitica** kündigt sich schon in den ersten Lebenswochen an durch schniefende Atmung, sodann durch trockene Schwellung der Schleimhaut mit spärlichem blutig-serösem Sekret. Chronischer Verlauf. Oft Rhagadenbildung und Geschwüre der Naseneingänge. Der Kopf ist häufig in den Nacken gedreht. Ohne Behandlung kann Ulzeration des Septums und Periostitis der Nasenwurzel entstehen. Nicht zu verwechseln mit der harmlosen schniefenden Atmung bei gesunden Neugeborenen oder Frühgeborenen, die durch die physiologische Schwellung oder leichten Katarrh der engen Luftwege entsteht.

Die **Coryza simplex** ist bei Erkältungskatarrhen ungemein häufig. Prodromal erscheint sie bei Masern, ist sehr häufig bei Grippe, fehlt meist bei Typhus.

Die **Rhinitis diphtherica** macht serös-blutigen eitrigen Ausfluß mit Erosion der Nasenöffnungen. Sie beginnt oft einseitig. Bei Säuglingen erscheint sie meist primär und oft als einziger Ausdruck der Diphtherie. Sie befällt gerne luetische Säuglinge. Häufig Vergrößerung der Submaxillardrüsen. Die Membranbildung betrifft meist den Vomer und die mittleren Muscheln. Sie ist schon mit bloßem Auge zu erkennen, manchmal aber erst bei der Untersuchung mit dem Spiegel. Im Nasensekret jüngerer Kinder finden sich oft avirulente und atypische Formen von Diphtheriebazillen, die große Schwierigkeit der Diagnose ergeben können, so daß die Entscheidung das Tierexperiment erforderlich macht. (Über die bakteriologische Diagnose siehe S. 135.) Die Rhinitis bei Scharlach macht eitrigen Ausfluß, auch Membranbildung in der Tiefe.

Ähnlich der Rhinitis diphtherica ist oft **die Rhinitis bei Skrofulose**: blutig eitriger Ausfluß mit Infiltration und Erosion der Nasenausgänge, aber ohne Membranbildung und ohne Diphtheriebazillen.

Blutig-eitriger Ausfluß begleitet oft die **Sepsis**, die bei jüngeren Säuglingen diphtheroide Beläge machen kann. Bei Fremdkörpern in der Nase entsteht häufig ein einseitiger und fötider Ausfluß, blutig oder blutig-eitrig (sorgfältige Sondenuntersuchung!).

Über Undurchgängigkeit und chronische Verstopfung der Nase siehe S. 152.

Nasenblutungen.

Bei **Infektionskrankheiten**: Lues, Sepsis, Diphtherie, Grippe usw. stellen sie sich häufig ein. Sodann als Folge von Stauung bei Keuchhusten, Herzleiden, Nephritis, Thrombose des Sinus longitudinalis. Habituell stellen sie sich im Schulalter ein, oft kongestiv, oft als Folge von Nasenbohren bei Rhinitis anterior sicca bei Würme n.

Als Zeichen von **Anämie** und von **hämorrhagischer Diathese** treten sie stark und schwer stillbar auf, so bei Hämophilie, Morbus maculosus, bei Leukämie und Sepsis.

Einseitig mit übelriechendem Eiter sind die Blutungen oft Folge von **Fremdkörpern** in der Nase.

Bei Säuglingen ist Blutausfluß oder blutiges Sekret der Nase immer ernsthaft zu nehmen und deutet gewöhnlich auf Lues, Diphtherie oder Sepsis, selten auf Barlow.

Mund und Lippen. Äußeres.

Auffallend großer und plumper Mund mit groben Lippen findet sich bei Myxidiotie (Abb. 145), weniger ausgesprochen bei mongoloider Idiotie.

Ein offen gehaltener Mund bei älteren Kindern ist häufig die Folge von Adenoiden und andersartiger Nasenrachenstenose, von Deformitäten des Oberkiefers und schlechter Zahnstellung, bei jüngeren Kindern Folge von Idiotie. In den letzten Jahren findet man den offenen Mund mit starkem Speichelfluß als Folgeerscheinung der Encephalitis epidemica.

Bei Neugeborenen sieht man oft die ganze Länge der Lippen von kleinen, durch Furchen unterbrochenen, viereckigen, polsterartigen Feldern bedeckt, besonders nach dem Trinken deutlich. Die Epidermis hier ist grau und trübe. Es handelt sich um eine physiologische Erscheinung.

Eine verdickte Oberlippe findet man nach ätzenden Rhinitiden, vorab bei Skrofulose, hier oft mit Rhagaden und skrofulösem Ekzem (Abb. 165).

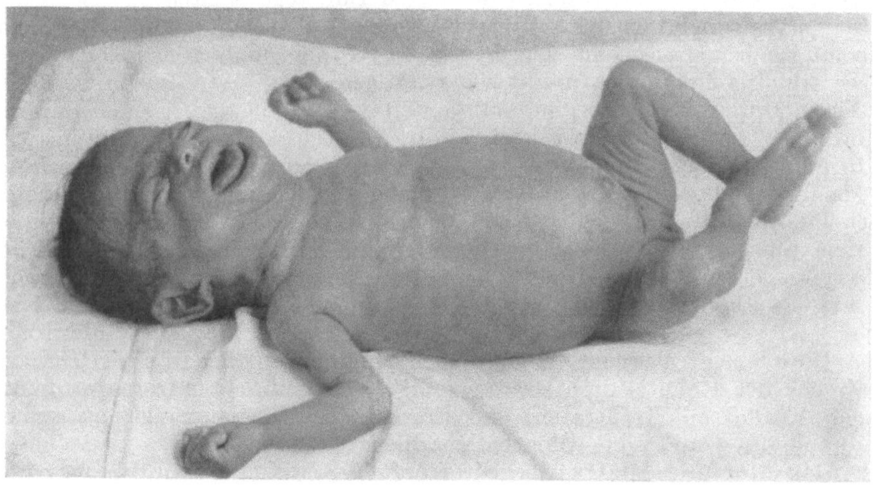

Abb. 164. Myxidiotie. 12 Monate. Großer Mund und Zunge.

Rhagaden der Lippen sind in den ersten Lebensmonaten ein häufiges Zeichen der Erbsyphilis, als Folge der diffusen Dermatitis (Abb. 166). Später sind sie bisweilen noch als feine radiäre Narben sichtbar.

Trockene, blutige, rissige, mit Borken belegte Lippen begleiten fieberhafte Infektionen der verschiedenen Art und sind besonders häufig bei Ileotyphus. Geschwüre der Lippen finden sich oft bei Stomatitis im Gefolge vieler Infektionskrankheiten (Typhus, Masern, Diphtherie, Grippe usw.).

Auffallend rote Lippen bei Säuglingen sind manchmal ein Ausdruck der Dekomposition.

Mundwinkelgeschwüre, die strahlig von den Ecken der Mundspalte ausgehen und mit Krusten bedeckt sind, bilden oft eine Teilerscheinung von Impetigo contagiosa (faule Ecken, Perlèches), oft treten sie auch selbstständig auf.

Weißlicher membranöser Belag der Lippen kann eine seltenere Lokalisation der Diphtherie darstellen oder Folge von Trauma sein. Mehr speckig geschwürig erscheinen hier die Plaques muqueuses bei den Rezidiven der Lues, vorwiegend im 2.—4. Jahr.

Zunge.

Physiologischerweise sind Zunge und Mund beim jüngeren Säugling ziemlich trocken, in den ersten Tagen gewöhnlich gerötet.

Eine Zunge, die ungewöhnlich groß, unbewegt ist und oft aus dem Munde hervortritt **(Makroglossie)**, die sogar das Schlucken hindern kann, sieht man am häufigsten bei Myxidiotie (Abb. 164). Eine ähnliche große Zunge, aber mehr spitz und lang, dabei oft bewegt und durch Furchen und Risse (Lingua scrotalis) ausgezeichnet, sieht man bei der mongoloiden Idiotie (Abb. 22, 23). Verhältnismäßig groß ist die Zunge bei Frühgeborenen.

Eine stark belegte Zunge spricht im Zweifelsfalle zugunsten einer Ernährungsstörung und gegen tuberkulöse Meningitis.

Eine sehr trockene Zunge deutet auf Wasserverarmung des Organismus, wenn diese Austrocknung bei geschlossenem Munde entstanden ist, und zeigt

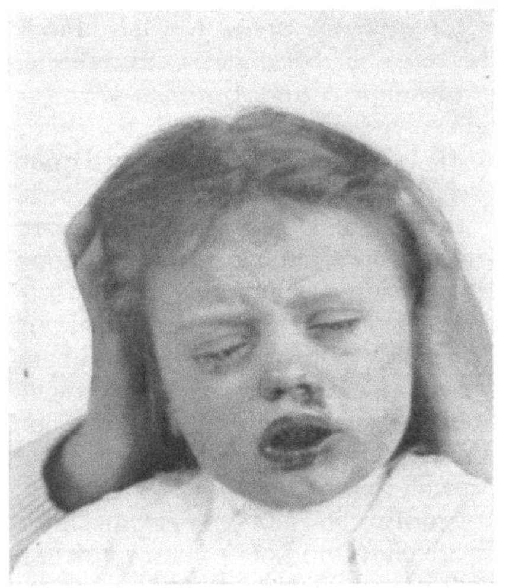

Abb. 165. Skrofulose. $3^1/_4$ Jahre. Verdickte Oberlippe. Blepharospasmus.

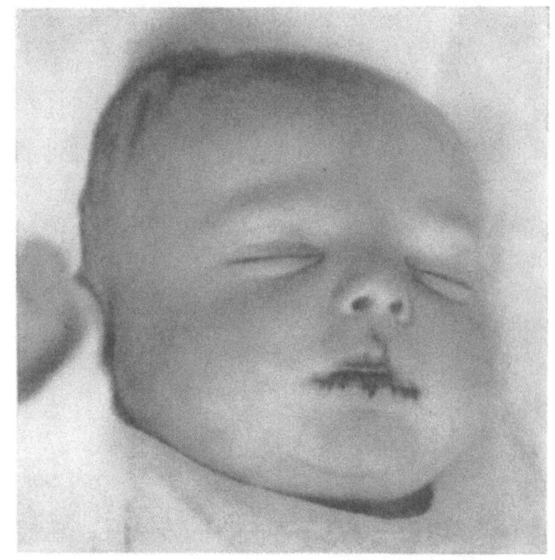

Abb. 166. Rhagaden der Lippen bei Lues congenita. 12 Wochen alt.

das Bedürfnis vermehrter Wasserzufuhr an. Bei Herterschem Infantilismus ist sie glatt und rot, auch atrophisch, ähnlich manchmal bei der amaurotischen Idiotie.

Die **Erdbeer- oder Himbeerzunge** ist gekennzeichnet durch eine hochrote Oberfläche und starke Schwellung der Papillen. Sie ist am häufigsten bei Scharlach (Scharlachzunge), von der Mitte der ersten Woche an, nachdem sich der anfänglich dicke weiße Belag vom Rande her entfernt hat. Sie wird dann hellrot glänzend, wie reingescheuert. Gelegentlich findet sich diese Zunge auch bei anderen Krankheiten, so bisweilen schon im Beginne der Masern. Bei Scharlach ist die Zunge oft nur intensiv rot und glatt, ohne hervortretende Papillen.

Eine Vergrößerung der breiten Papillen am Zungengrunde (Papillae circumvallatae) ist ein Symptom der exsudativen Diathese. Man sieht sie oft nur bei starkem Herausstrecken der Zunge (ohne Intonation!), viel besser mit dem Spiegel.

Die **Landkartenzunge (Lingua geographica)** ist ebenfalls ein Zeichen der exsudativen Diathese (siehe S. 167). Bei älteren Kindern zeigt die Zunge daneben oft noch die Veränderung der Lingua scrotalis (Furchen und Risse), die auch sonst vorkommt und keine besondere Bedeutung zu besitzen scheint.

Das **Zungenbandgeschwür** entsteht als ein quergelagertes, oft diphtheroid belegtes Geschwür durch das Scheuern des Zungenbändchens an den unteren Schneidezähnen. Es ist die Folge von heftigem Husten und kommt darum überwiegend beim Keuchhusten vor.

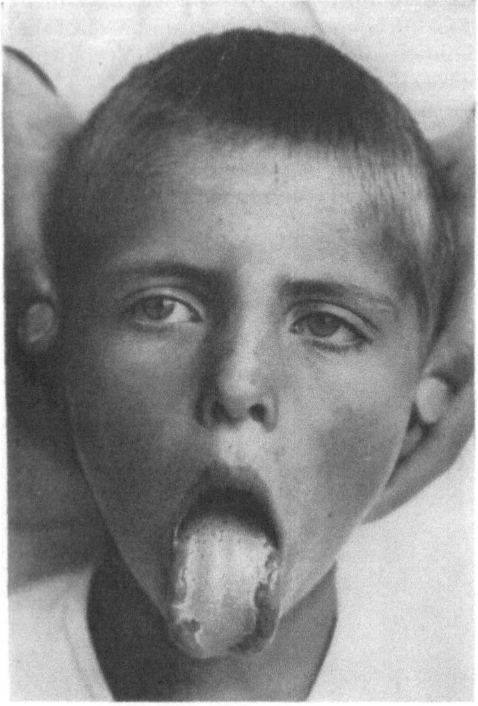

Abb. 167. Landkartenzunge. (Nach Milchgenuß sehr ausgesprochen.) 6 Jahre alter Knabe.

Die **Ranula** (langsam wachsende Retentionszyste der sublingualen Speicheldrüse) kommt ab und zu vor.

Über sonstige Veränderung siehe unten S. 130.

Mund. Inneres.

Foetor ex ore. Er ist unbedeutend bei Stomatitis catarrhalis, habitueller Mundatmung, gewöhnlich auch bei Angina und Aphthen, stark bei Stomatitis ulcerosa, Diphtherie und Scharlach, heftig, aashaft und auf Distanz wahrnehmbar bei schwerer Diphtherie. Die Bronchiektasien verursachen einen fötiden Geruch, die echte Urämie einen urinösen. Sehr oft besteht ein obstartiger (azetonartiger) Geruch bei fieberhaften Krankheiten, hier besonders bei Kohlehydratabstinenz. Ausnehmend stark ist der azetonartige Mundgeruch bei periodischem Erbrechen und bei Diabetes. Ältere überfütterte Kinder haben auch in gesunden Tagen oft einen starken Mundgeruch, der bei knapper Ernährung verschwindet, häufig aber mit Hypertrophie der Mandeln und mit Adenoiden zusammenhängt.

Eine **vermehrte Speichelabsonderung** ist physiologisch bei älteren Säuglingen. Sie begleitet auch die Stomatitis jeder Art, besonders die aphthöse und ulzeröse, dann die Mundverätzung und ist auch eine Begleiterscheinung der Ösophagusstriktur. Vorgetäuscht wird die vermehrte Speichelabsonderung durch ungenügenden Mundverschluß, so bei Idiotie, Makroglossie und Lähmung, Encephalitis epidemica.

Besichtigung von Mundhöhle und Rachen.

Technisches. Diese Untersuchung ist sehr unbeliebt und oft aufregend. Sie wird darum stets auf den Schluß verschoben. Man nimmt sie möglichst ohne Zwang vor (nicht Nase zuklemmen), durch freundliches Zureden (z. B. zeige mir deine Zähne, damit ich sehe, ob du Schokolade essen kannst usw.). Mund und Zähne sind dann meist ohne Spatel zu besichtigen, für die Tonsillen braucht es beim jüngeren Kinde fast immer das Niederdrücken der Zunge. Ängstliche Kinder öffnen den Mund am besten, wenn man den Spatel weggelegt hat, Widerspenstige, wenn man droht, „die große Zange" nehmen zu müssen. Zur Festhaltung des Kopfes ist es manchmal nützlich, mit der Hand, welche nicht den Spatel führt, den Nacken zu umfassen. Bei älteren Kindern sieht man beim Herausstrecken der Zunge (Mund weit öffnen!) und beim Intonieren von „ä" (nicht a) meist Tonsillen und Rachen genügend. Einen Überblick über die Nische hinter den Mandeln gewinnt man oft erst im Augenblicke des Würgens. Das Kind muß zur Inspektion immer gegen eine helle Lichtquelle gehalten werden, wie z. B. auf Abb. 168.

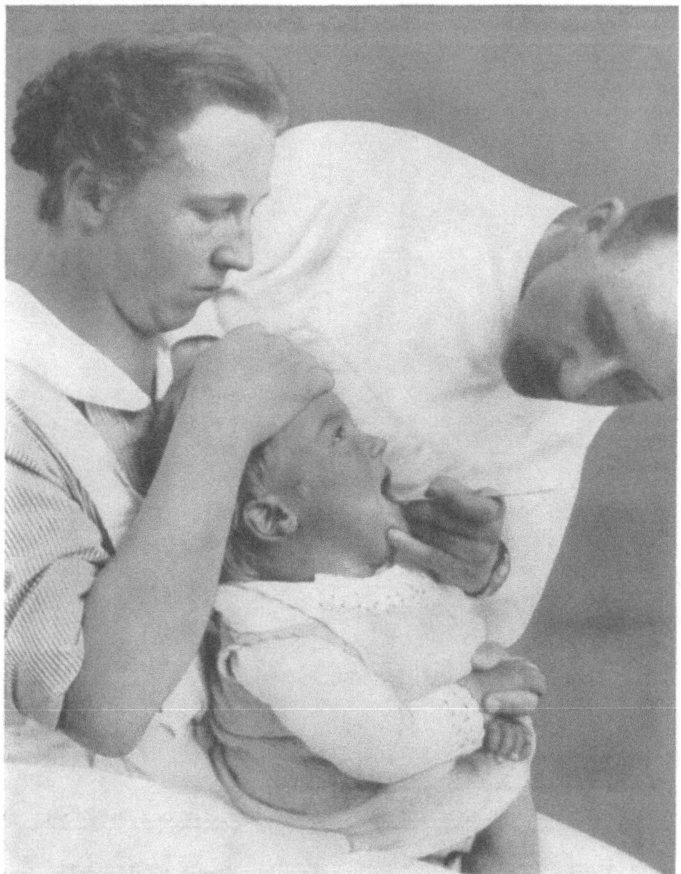

Abb. 168. Racheninspektion.

Zähne.

Der physiologische Zahndurchbruch beginnt im 6.—8. Monat mit den mittleren unteren Schneidezähnen. Nach 2—3 Monaten folgen die 4 oberen Schneidezähne. Mit 12 Monaten sind alle 8 Schneidezähne vorhanden. In der ersten Hälfte des 2. Jahres folgen die ersten Prämolaren. In der zweiten Hälfte die Eckzähne, in der ersten Hälfte des 3. Jahres die zweiten Prämolaren. Ein vorzeitiger Durchbruch ist nicht allzu selten, so besonders der unteren mittleren Schneidezähne (verkümmerte Wurzeln).

Die **Dentitio difficilis** besteht nicht zu Recht. Das Hervortreten der Zähne, die sog. Zahnarbeit macht höchstens etwas vermehrten Speichelfluß und gelegentlich Hyperämie über einem vorbrechenden Zahne. Das Zahnfleisch ist beim Durchbrechen, insbesondere über den Backenzähnen mitunter verdickt und gerötet, selbst zyanotisch. Dies am ausgesprochensten bei bestehender Stomatitis catarrhalis, ohne daß das Allgemeinbefinden beeinträchtigt ist.

Die beschwerliche Zahnung erhält sich nur darum in ihrer Popularität, weil sie ein Beruhigungsmittel für die Mütter ist und ein beliebter Deckmantel für unsere Unwissenheit und Bequemlichkeit. Wenn jeder Zahn zum Durchbruch etwa zehn Tage braucht, so beansprucht das Durchbrechen der 20 Milch-

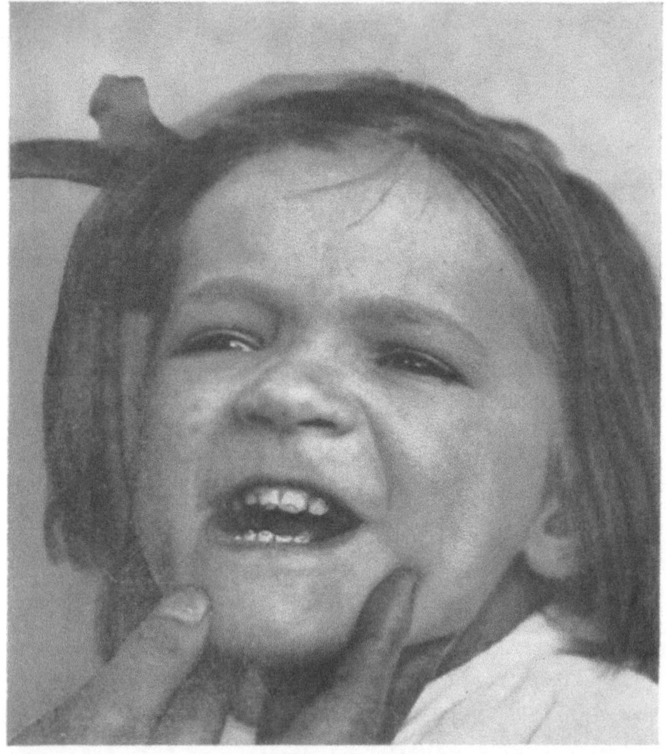

Abb. 169. Vorstadium der Hutchinsonschen Zähne. Luetisches Mädchen. 9 Jahre alt.

zähne etwa 200 Tage. In Wirklichkeit vergehen vom Zeitpunkt, wo man den Durchbruch eines Zahnes als bevorstehend ansieht, oft 3—4 Wochen, bis er erscheint. In der Zeit von $1/2$—$2 1/2$ Jahren (700 Tage) fallen also ohne jeden ursächlichen Zusammenhang schon mindestens zwei Siebentel sämtlicher Krankheiten, die sich in dieser Zeit einstellen, in den Zeitpunkt eines Zahndurchbruches. Seitdem ich Arzt bin, achte ich mit Sorgfalt auf den Durchbruch der Zähne und habe weder bei meinen eigenen Kindern, noch bei Tausenden von Patienten in der Praxis und im Krankenhaus je eine deutliche Störung gesehen, die ich mit Sicherheit auf die Zahnung hätte beziehen können.

Verspätete Zahnung um mehrere Monate findet sich außerordentlich häufig auch bei sonst normalen Verhältnissen, wo z. B. das freie Gehen schon mit 12 Monaten erlernt ist, doch bleibt die Zahl der Zähne nie lange ungerade.

Meist sind schuld der Verspätung Rachitis, schwere Ernährungsstörungen, auch Myxidiotie, Kretinismus und mongoloide Idiotie.

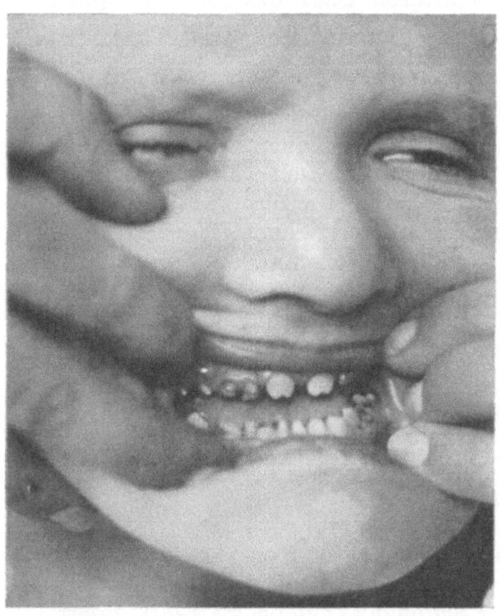

Abb. 170. Hutchinsonsche Zähne. 12 Jahre alt.

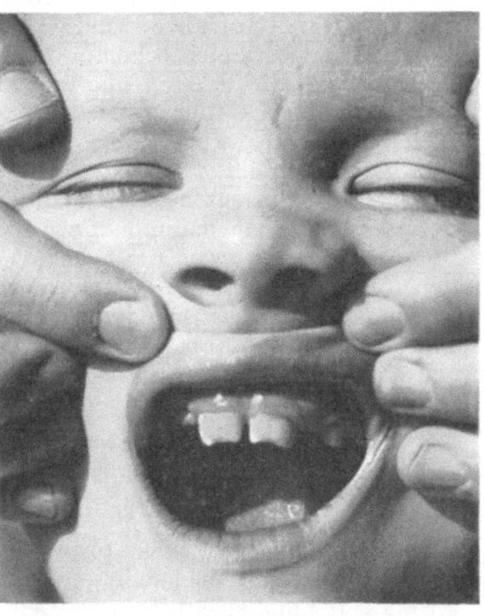

Abb. 171. Halbmondförmige Erosionen der mittleren oberen Schneidezähne. 10 Jahre alt. Nicht syphilitisch.

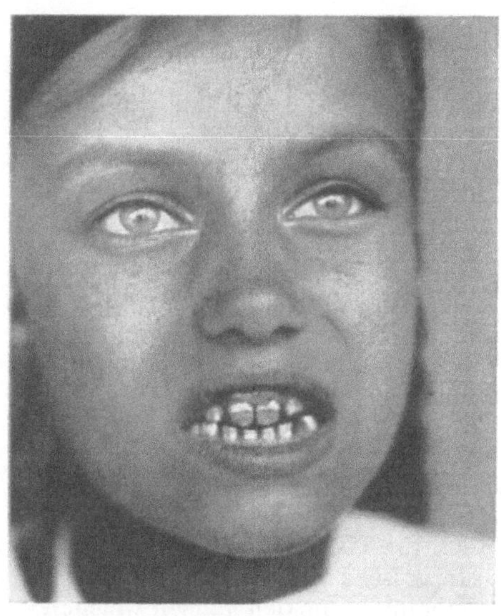

Abb. 172. Erosionen der Schneidezähne. 11 Jahre alt.

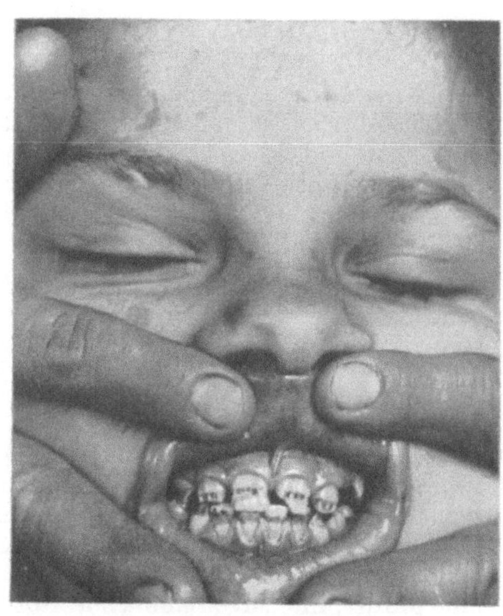

Abb. 173. Rachitische Schmelzdefekte. 12 Jahre alt.

Fehlerhafte Stellung. Bei Rachitis stehen oft die unteren Schneidezähne in einer geraden Linie, von den oberen Schneidezähnen wegen seitlicher Zusammendrängung des Oberkiefers nach vorn im Bogen überragt. Durch Zug der Masseteren sind häufig die Kronen der unteren Backenzähne nach innen gedreht. Bei Adenoiden und bei habitueller Mundatmung findet man sehr häufig den Oberkiefer schmal, die oberen Schneidezähne schräg nach vorn gerichtet und die unteren überragend.

Deformitäten. Abnorm kleine Zähne sind öfters die Folge von Rachitis, auch von Erblues, wobei einige Schneidezähne dauernd fehlen können. Fehlerhaft geformte Zähne sind für Lues tarda charakteristisch. Man bezeichnet hier als **Hutchinsonsche Zähne** die mittleren oberen Inzisivi des bleibenden Gebisses, wenn sie halbmondförmige Erosionen an der Schneidefläche tragen. Diese Zähne sind gegen die Schneide dabei merklich verschmälert (Schraubenzieherform, Abb. 169—170). Sie sind fast absolut pathognomonisch für Spätlues. Halbmondförmige Erosionen der Schneide ohne Verschmälerung kommen auch ohne Lues vor (s. Abb. 171). Bei Lues findet man sodann oft eine Atrophie und ein Abbröckeln der Krone der vier ersten bleibenden Molarzähne, wodurch schließlich das Dentin derselben wie eine Zementplatte bloßliegt. Die Kaufläche wird zuerst verkleinert, zernagt, später abgeschliffen und in der Mitte kariös. Noch andere Deformitäten kommen bei Spätlues vor: kleine Zähne, Gewürznelkenform, tiefe horizontale Erosionen usw.

Karies der Milchzähne, oft schon kurz nach dem Durchbruch, ist meist Folge von chronischen Ernährungsstörungen (fehlerhafte salzarme Kost) besonders aber von Rachitis, die auch Schmelzdefekte am Halse (s. Abb. 173) und zirkuläre Halskaries und streifenförmige Defekte der Schneidezähne bei älteren Kindern verschuldet (Abb. 172); diese sind oft angekündigt durch grünlichschwarze Verfärbung des Schmelzes. Senkrecht gestreifte und an der Schneide gezackte Schneidezähne sind auch meist Folge der Rachitis.

Mundschleimhaut, Zahnfleisch.

Physiologisches. Die Zunge beim jüngeren Säugling ist auch in der Norm oft leicht belegt. Bei gesunden Säuglingen ist die Schleimhaut über den Kieferleisten, besonders oben, häufig reinweiß, ebenso seitlich davon am harten Gaumen, so daß ängstliche Mütter hier oft einen Belag zu sehen glauben.

Ungewöhnlich trocken, ohne Spiegelung ist die Schleimhaut von Mund und Zunge bei schweren Magen-Darmaffektionen, Pyelitis, bei fieberhaften Krankheiten ohne genügende Flüssigkeitszufuhr, bei Mundatmung usw.

Diffuse oder fleckige Rötung und Trübung, eine **katarrhalische Stomatitis,** findet sich häufig als Vor- und Nachläufer von Soor, von vielen Mundkrankheiten und in Begleitung von Infektionskrankheiten. Rötung und Schwellung des Zahnfleischsaumes findet sich oft bei Stomatitis, vor allem im Beginn der Stomatitis ulcerosa und bei Barlow. Bei der Intoxikation des Säuglings rötet sich die Zunge von der Spitze nach hinten und wird gleichzeitig trocken.

Bei schwerer Stomatitis bildet sich manchmal ein milchhautartiger, leicht abzustreifender Belag (**Stomatitis erythemato-pultacea**). Am beträchtlichsten außen am Zahnfleisch, so bei Scharlach, Masern usw.

Bei Scharlach sind in ausgeprägten Fällen die Gaumenmandeln und der Rand des weichen Gaumens durch eine charakteristische punktierte oder durch eine diffuse, intensive flammende Rötung eingenommen, die den ganzen weichen Gaumen bedecken kann und dann oft scharf gegen den harten Gaumen abschneidet.

Bei Masern treten 1—2 Tage vor dem Exanthem auf dem weichen Gaumen und der Wangenschleimhaut gezackte rote Flecken auf (Enanthem) neben allgemeiner Schwellung und Rötung der Schleimhaut. Viel charakteristischer und absolut pathognomonisch sind die 2—4 Tage vor dem Exanthem erscheinenden **Koplikschen Flecken.** Auf der matten geröteten Wangenschleimhaut treten vereinzelte, selten zahlreiche punktförmige, weiße, erhabene Flecken auf, wie kleinste Kalkspritzer, von einem roten Hof umgeben, mit Vorliebe gegenüber den unteren Backenzähnen. Sie verschwinden am ersten oder zweiten Tage des Exanthems, oft unter Hinterlassung von Blutspuren. Diese Koplikschen Spritzflecken sind höchst wichtig, weil sie bei keiner Krankheit außer bei Masern vorkommen, sie sind aber häufig so unscheinbar und winzig klein, daß es sehr gutes Licht und scharfes Zusehen braucht, um sie wahrzunehmen und zu erkennen. Beim Lampenlicht sind sie selten sichtbar. Eine Verwechslung ist denkbar mit zerstreuten Soorpunkten, mit feinsten Brotkrümchen oder Milchgerinnseln, aber bei genauer Betrachtung bald auszuschließen. Nur ausnahmsweise sind sie so massenhaft und dicht gedrängt, daß man einen starken Soorrasen vermutet.

Bei der pandemischen Grippe zeigen ältere Kinder wie die Erwachsenen häufig eine rote, bandförmige Zone, die von einem Gaumenbogen zum anderen über das Zäpfchen wegzieht.

Knötchen, Auflagerungen, Bläschen, Erosionen, Geschwüre im Munde.

Gelbe, stecknadelkopfgroße Knötchen, welche durch die dünne darüberliegende Schleimhaut durchschimmern, finden sich oft bei Säuglingen der ersten Monate im Hinterteil der Raphe des harten Gaumens oder auf den Alveolarfortsätzen. Es sind dies die physiologischen **Bohnschen Epithelperlen.**

Weiße, punkt- bis kleinstecknadelkopfgroße, festhaftende Auflagerungen, meist in Mehrzahl auftretend, stellen das Bild des häufigen **Soors** dar auf Wange und Zunge, auch auf dem harten Gaumen und der Innenseite der Lippen. Später können diese kleinen Inseln zu Beeten oder großen fetten Rasen zusammenfließen. Anfänglich schwer wegwischbar (Blutpunkte), läßt sich der Soor später leicht mit einem Läppchen entfernen. Die Schleimhaut darunter ist immer stark gerötet, oft trocken. Der Soor ist in den ersten 3—6 Monaten überaus häufig in Begleitung von Ernährungsstörungen. Bei gesunden Brustkindern kommt er nicht vor, außer bei Frühgeborenen. Nach dem ersten Jahr wird er selten. Milchgerinnsel, die nur bei sehr trockener Schleimhaut, besonders im Gaumendach fest haften können, sind oft den rahmigen Soorrasen ähnlich, aber bei genauem Zusehen leicht zu unterscheiden. Im Notfall hilft das Mikroskop, das bei Soor lange Pilzfäden und rundliche glänzende Gonidien zeigt. Vereinzelt können auch die Koplikschen Flecken bei ungewöhnlich starker Entwicklung einem frischen Soor ähneln (siehe oben). Die Masern kommen aber nur in seltenen Ausnahmefällen vor dem 5.—6. Monat vor, nach dieser Zeit wird der Soor viel seltener. Wenn der Soor isoliert auf der Zunge vorkommt, so wird er am ehesten verkannt. Er bildet hier auf dem vorderen Teile zahlreiche punktförmige Auflagerungen, die erst auf dem Rücken der Zunge sich zu dicken Rasen vereinigen, hier noch mit Milchresten bedeckt.

Zusammenhängende, festhaftende und weißliche Membranen innen an der Lippe oder an der Wangenschleimhaut deuten meist auf **Diphtherie** und finden sich darum manchmal gleichzeitig noch auf der Rachenschleimhaut (siehe S. 134). Selten sind sie durch Biß, Quetschung oder Ätzung veranlaßt.

Rundliche, linsengroße, grauweiße oder gelbliche, flache Infiltrate des Epithels mit gerötetem Hof charakterisieren die **Stomatitis aphthosa (maculo-fibrinosa).** Die einzelnen Effloreszenzen fließen später oft zusammen. Die Affektion stellt sich frühestens nach dem Zahndurchbruch ein. Schon einige Tage vor der Eruption kann Fieber auftreten. Die einzelnen Aphthen finden sich am ehesten auf dem vorderen Teil der Zunge und der Mundhöhle und verursachen Schmerz, mäßigen Fötor und Salivation. Bisweilen findet man sie auch außen am Rande der Lippen und am Kinn. Es handelt sich um eine spezifische, oft ansteckende Infektionskrankheit. Morphologisch ähnliche Effloreszenzen finden sich vereinzelt auf Grund verschiedener Infekte. Nach einiger Zeit verwandeln sich die Aphthen bisweilen in seichte Erosionen, selten in diphtheroide oder speckige Geschwüre. Die Schleimhaut des Zahnfleisches ist manchmal ähnlich stark geschwollen wie bei der Stomatitis ulcerosa, der Saum leicht eitrig, so daß die Unterscheidung nicht immer ganz leicht ist. Verwechslungen kommen auch vor mit Diphtherie, luetischen Kondylomen, traumatischen Affektionen.

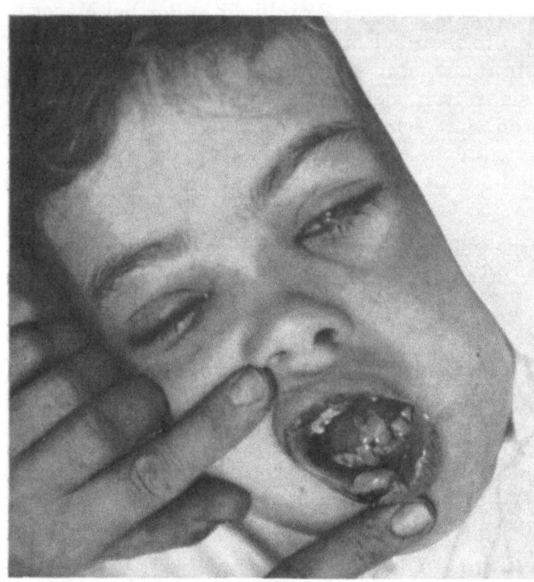

Abb. 174. Stomatitis ulcerosa der Lippen, der Zunge und der Tonsillen bei Keuchhusten. 8 Jahre alt. (War von tödlicher Noma der Wange gefolgt.)

Dicht gedrängte, in Gruppen stehende Bläschen, die rasch zu Erosionen zerfallen, bilden die Stomatitis herpetica, wobei oft gleichzeitig ein Herpes labialis besteht. Sie bevorzugen die Tonsillen **(Angina herpetica).**

Selten und mit schweren Allgemeinerscheinungen einhergehend erzeugt die **Aphthenseuche (Maul- und Klauenseuche)** auf Lippen, Wangen und Zunge bis erbsengroße, erst klare, dann getrübte Bläschen, auch um den Mund, die platzen und graue Erosionen hinterlassen. Heftiger Speichelfluß, starke Schwellung der Lippen, häufige Durchfälle. Entsteht nur beim Genuß von roher Milch oder Butter von kranken Kühen. Die Krankheit soll im Bläschenstadium leicht, später schwer von den gewöhnlichen Aphthen zu unterscheiden sein. Mir fehlen persönliche sichere Erfahrungen, trotzdem ich bei den letzten schweren Viehseuchen darauf fahndete. Jedenfalls ist die Krankheit äußerst selten.

Vereinzelte Bläschen sind häufig bei **Varizellen** auf dem weichen Gaumen, den Tonsillen oder sonst im Bereiche des Mundes zu sehen. Sie werden meist erst nach dem Platzen beobachtet, wo sie graue Erosionen mit entzündlichem Hofe darstellen. Häufiger sind solche bei **Variola.**

Geschwüre, symmetrisch über den Hamuli pterygoidei, rundlich, erbsengroß und größer, stellen **die Bednarschen Aphthen** dar. Sie sind meist Folge des Mundauswischens und treten nur in den ersten Monaten auf. Bei schwachen Neugeborenen können von ihnen große fibrinöse Ausschwitzungen sich entwickeln, die Geschwüre bilden, bis auf Rachen und Kehlkopf übergreifen und Sepsis hervorrufen.

Die **Stomatitis ulcerosa** setzt das Vorhandensein von Zähnen voraus und nimmt ihren Ursprung meist bei kariösen Zähnen. Sie entsteht selten vor dem fünften Jahr. Zuerst besteht eine diffuse Rötung der Mundschleimhaut und ein eitrig gelber Saum des Zahnfleisches, der oft streifige Abklatschgeschwüre an Wangen und Lippen hervorruft. Die Affektion blutet leicht und führt zu mißfarbener Nekrose unter Lockerung der Zähne bei starkem Fötor. Es bestehen Fieber, Drüsenschwellung, starke Salivation und oft schwer gestörtes Allgemeinbefinden. Mikroskopisch findet man Spirillen mit fusiformen Bazillen bei Färbung mit starker Fuchsinlösung (s. Abb. 174).

Die Krankheit ergreift besonders Kachektische, ebenso wie die **Stomatitis gangraenosa (Noma),** die aus einem mißfarbenen Infiltrat der Wange entsteht mit rasch wachsender Nekrose, welche die ganze Wange zerstören kann (Abb. 99 bis 100). Sie beginnt meist gegenüber einem Prämolarzahn. Höchst selten, bei Masern, Typhus usw.

Blutungen des gelockerten und leicht blutenden Zahnfleisches finden sich bei der **Barlowschen Krankheit** älterer Säuglinge. Sie stellen sich nur bei vorhandenen oder bald hervorbrechenden Zähnen ein. Das Zahnfleisch der zuletzt erschienenen Zähne ist am ehesten beteiligt, so daß z. B. im 2. und 3. Jahr nur das Zahnfleisch der Prämolaren erkrankt sein kann.

Beim wesensgleichen Skorbut älterer Kinder kann dabei das Zahnfleisch nekrotisch werden. Stärkere Zahnfleischblutungen stellen sich auch ein bei Lymphämie, schweren Infekten (Diphtherie und Sepsis), bei Quecksilbervergiftungen.

Grauweiße, opaleszierende **Plaques muqueuses,** bis bohnengroß, meist auf der Zunge, erscheinen als Rezidiv der Erblues im 2.—4. Jahr.

Vgl. auch das folgende Kapitel.

Veränderungen der Gaumenmandeln, des weichen Gaumens und der hintern Rachenwand.

Vergleiche auch das vorhergehende Kapitel.

NB. Kinder unter 5—8 Jahren klagen häufig nicht bei Angina, am wenigsten noch bei der diphtherischen. Darum ist eine Inspektion des Rachens bei jedem Unwohlsein unerläßlich!

Die Gaumentonsillen sind im ersten Jahr noch wenig entwickelt und in den ersten zwei Jahren seltener und unbedeutender erkrankt als die Adenoiden.

1. **Rötung und Schwellung dieser Teile**: Bei den verschiedenen Stomatiten (siehe S. 130), **Angina simplex,** fieberhaften Allgemeinerkrankungen, akuten Exanthemen usw. Ist die Rötung und Schwellung der Beginn von Diphtherie (Kultur des Abstriches!), so ist gewöhnlich am nächsten Tag ein Belag vorhanden.

Die **Angina phlegmonosa** verursacht eine heftige Anschwellung und Rötung, speziell der Tonsillen, hohes Fieber, starke Schluckbeschwerden. Auf den Tonsillen kann sich ein dünner, weißer Schleier (Epithelnekrose) einstellen. Viel seltener als bei Erwachsenen sind **paratonsilläre Abszesse**, am häufigsten finden sie sich beim Scharlach älterer Kinder.

2. **Umschriebene kleine, weiße und gelbe Flecken, Beläge und Geschwüre.**

Tonsillitis follicularis: Mehrfache stecknadelkopfgroße, gelbe, vereiternde Lymphfollikel, etwas vorragend, zuerst noch mit intaktem Epithel bedeckt. Fieber, kein Fötor. Nicht häufig.

Tonsillitis punctata: Bei Säuglingen zerstreute, punktförmige, weiße Auflagerungen auf den Tonsillen, ohne wesentliche Entzündung derselben. Fieber mäßig, oft längere Dauer.

Diphtheria punctata: Unregelmäßige, kleine, diphtherische Beläge auf den hervorragenden Teilen der Tonsillen, gewöhnlich bald sich ausbreitend und zusammenfließend. Festhaftend, membranös.

Keratose der Mandeln: Bei älteren Kindern stellen sich häufig an den meist vergrößerten, aber nicht entzündeten Tonsillen oberflächliche, weißliche, bandförmige, keratotische Verdickungen des Epithels ein, die sehr lange dauern. Bei genauer Beobachtung leicht von eigentlichen Belägen zu unterscheiden.

Tonsillitis lacunaris: In den Lakunen der geschwollenen und geröteten Tonsillen stecken gelbliche Auflagerungen, die im Gegensatz zu frischer Diphtherie mit einem Wattebausch leicht abwischbar sind. Diese Auflagerungen sind übelriechend, mürbe, breiartig und lassen sich zwischen zwei Objektträgern leicht zerreiben. Diese außerordentlich häufige Form der Tonsillenerkrankung findet sich oft auch bei Masern und Scharlach. **Die Tonsillitis pultacea** unterscheidet sich in gleicher Weise von der Diphtherie. Sie entsteht aus dem Zusammenfließen der einzelnen Beläge der Tonsillitis lacunaris zu schmierigen, größeren, gelbgrauen Belägen, die ohne Schwierigkeit entfernbar sind. Sobald aber die Beläge auf das Zäpfchen oder auf den weichen Gaumen übergreifen, ist jede Affektion als diphtherieverdächtig anzusehen.

Diphtheria lacunaris: Beginn der Diphtherie als kleine, weiße Membranen in den Lakunen. Die Beläge sind festhaftend und erweisen sich, zwischen zwei Objektträgern gequetscht, als elastische fibrinreiche Membranen.

Gelbliche Pfröpfe, stecknadelkopfgroß, finden sich bei chronischer Tonsillenhypertrophie in einzelnen Krypten der kaum veränderten Tonsillen oft wochen- und monatelang. Sie bestehen aus eingedicktem Eiter, Detritus und Bakterien. Diese kugelförmigen Einlagerungen sind leicht zu entfernen. Sie verursachen weder Entzündung noch Beschwerden, ab und zu aber ein lästiges Fremdkörpergefühl.

Angina varicellosa, aphthosa, herpetica: Lokalisation der schon S. 132 beschriebenen Bläschen und Eruptionen auf Tonsillen, Rachen und weichem Gaumen, wo sie beim ersten Blick nach Platzen der Bläschen an Diphtherie denken lassen. Ähnliche gelbliche Erosionen und belegte seichte Geschwürchen mit rotem Hof in den vorderen Teilen des Mundes und auf der Zunge beheben leicht den Zweifel. Bei **Variola** trägt der weiche Gaumen häufig gelbe Pustelchen mit rotem Hof.

3. Größere membranartige Beläge und größere Geschwüre.

Diphtheria faucium. Festhaftende weißliche Beläge, welche kleinere oder größere Teile der Tonsillen bedecken, manchmal aus Diphtheria punctata oder lacunaris entstanden. Die Beläge ergreifen später häufig die Gaumenbögen, das Zäpfchen, den harten Gaumen und den Rachen, auch Nase und Kehlkopf. Im Rachen sitzen die Beläge oft auf den Follikeln. Es handelt sich um derbe, elastische Membranen, wie sie bei der Diphtheria lacunaris oben beschrieben sind. Erst nach einigen Tagen lösen sie sich leicht los und werden mürber, gewinnen also zu dieser Zeit Ähnlichkeit mit der Tonsillitis pultacea.

Diphtherieartige, meist dünne Beläge werden in seltenen Fällen durch Strepto- und Pneumokokken erzeugt. Die Unterscheidung ist meist nur bakterioskopisch und kulturell möglich. Diphtherieartige Anginen, durch Kokken oder durch die Erreger der Angina ulcero-membranosa (siehe unten) erzeugt, verlaufen bei lymphatischer Konstitution oft mit einer ausgesprochenen Lymphozytose des Blutes (Deussing).

Diphtherieartige Beläge stellen sich häufig nach Tonsillotomien an der Schnittfläche ein, sodann bei Zungenbiß und nach Ätzungen. Oft nur durch die Anamnese zu unterscheiden. Nicht selten befällt aber die echte Diphtherie die Schnittfläche der Tonsillotomie. Bei schwerkranken Neugeborenen können Soor und Bednarsche Aphthen diphtherieähnliche Beläge erzeugen, die bei den Bednarschen Aphthen sogar Knochennekrose veranlassen.

Scharlach: Bei Scharlach finden sich außer der charakteristischen flammend roten Angina simplex häufig eitrige oder lakunäre Auflagerungen der Tonsillen. Bei stärkerer Entzündung sind oft die Tonsillen in größerem Umfange durch weißliche, festhaftende Auflagerungen bedeckt, die an sich der diphtherischen Membran sehr ähnlich sind, aber Streptokokken und keine Diphtheriebazillen enthalten. Es handelt sich um eine tiefgreifende Schleimhautnekrose, so daß die Beläge sich nicht ablösen lassen wie bei Diphtherie. Die flammende Röte des Rachens, der stärkere phlegmonöse Charakter der Angina, die stärkeren Drüsenschwellungen, das Auftreten in der ersten Woche erlauben oft auch da die Diagnose von Scharlach und die Unterscheidung von Diphtherie, wo kein Scharlachexanthem besteht. Bei Scharlach finden sich recht häufig Beläge und nachher Geschwüre auf den vorderen Gaumenbogen seitlich der Tonsillen, eine Lokalisation, die mir sehr charakteristisch erscheint. Der Rachen ist weniger oft befallen als bei Diphtherie, häufig aber die Choanen, wobei der freie Rand des Gaumenbogens einen weißlichen Saum aufweist.

Angina ulcero-membranosa (Plaut-Vincent). Auf einer, seltener auf beiden Tonsillen findet sich eine dickliche weißliche Membran, die sich nicht ohne Blutung entfernen läßt. Sie hängt aber nicht so fest zusammen wie bei Diphtherie. Der Fötor ist auffällig stark. Die Beläge ergreifen bisweilen auch das Zäpfchen und den Gaumenbogen. Die Affektion ist im Gegensatz zum Erwachsenen relativ selten und wird meist mit Diphtherie verwechselt; sie unterscheidet sich aber von dieser durch den starken Fötor, den starken Speichelfluß, die relativ lange Dauer, den mangelnden Einfluß des Diphtherieheilserums, das häufige Auftreten eines Geschwürs bei der Abheilung. Das Allgemeinbefinden leidet nicht stark. Mitunter besteht gleichzeitig eine Stomatitis ulcero-membranosa des Zahnfleisches. Die Färbung mit starker Fuchsinlösung zeigt massenhaft den Bacillus fusiformis mit Spirochäten. Das klinische Bild kann auch das einer lakunären Angina sein.

Angina necrotica. Die Tonsillen sind mit mißfarbigen oder schwärzlichen Belägen und Geschwüren bedeckt. Neigung zu Blutung. Bei maligner Diphtherie, bei schwerem Scharlach, Lymphämie, Sepsis usw. Daneben liegt oft noch eine allgemeine hämorrhagische Diathese vor.

Plaques muqueuses sind selten als speckgraue umschriebene Infiltrate auf Gaumen und Tonsillen zur Zeit der Rezidive der Syphilis zu finden (siehe oben S. 70).

In allen zweifelhaften Fällen von Belägen oder Geschwüren nehme man stets zur Sicherung der Diagnose eine bakterioskopische Untersuchung vor. Von den Belägen verschafft man sich ein kleines Stück durch Entnahme mit einer Pinzette, am besten mit einer Löffelpinzette. Die Methylenblaufärbung der Membranen genügt, um die typischen Diphtheriebazillen aufzufinden. Diese besitzen die bekannte Keulenform und sind in Winkelstellung oder pallisadenartig angeordnet. Bei genügender Erfahrung ermöglicht die mikroskopische Untersuchung etwa in einem Viertel der Fälle von Diphtherie, die Diagnose zu stellen. Sicherer ist die Kultur auf Diphtheriebazillen mit einem geeigneten Nährboden (z. B. Löfflers Rinderserum). Die Neisserschen Polkörner erscheinen in der Kultur nach 14 Stunden, werden aber nach 24 Stunden schon wieder unsicher. Sie sind nicht absolut pathognomonisch für Diphtherie und werden in einzelnen Fällen vermißt. Sie finden sich auch in den Xerosebazillen am Auge. Morphologisch und kulturell lassen sich die echten Diphtheriebazillen nicht sicher von ähnlichen Formen unterscheiden. Es gibt ganz gleiche harmlose (avirulente) Formen, die nur im Tierversuch abzutrennen sind. Die Behandlung der diphtherieartigen Erkrankungen richtet sich nach dem klinischen Urteil. In keinem Falle, der eine sofortige Serumbehandlung erheischen würde, wenn er eine echte Diphtherie ist, darf man damit bis zum Ergebnis der bakteriologischen Untersuchung zuwarten. Diese versagt nicht selten oder braucht 2—3 Tage. Gelegentlich wird die Nabelwunde des Neugeborenen, die Haut älterer Kinder (Ekzem, Intertrigo hinter den Ohren) mit Diphtherie infiziert. Echte Wunddiphtherie ist aber viel seltener, als man in den letzten Jahren annahm, indem sich die dabei bakterioskopisch und kulturell gefundenen Di-Bazillen im Tierversuch nicht bewahrheiten (Landau).

Die Empfänglichkeit für Diphtherie wird durch die Schicksche Probe geprüft. Spritzt man $^1/_{50}$ der für das Meerschweinchen letalen Dosis Diphtherietoxin in $^1/_{10}$ ccm physiologischer NaCl-Lösung intrakutan ein, so entsteht beim empfänglichen, d. h. antitoxinfreien Menschen eine rote Quaddel, die mindestens 3 Tage dauert. Nur ausnahmsweise besitzt ein Kind Antitoxin und gibt doch eine Reaktion. Diese verschwindet aber schon vor dem 3. Tage. Die negative Probe bedeutet Immunität. Bei Diphtherieerkrankung vor der Seruminjektion ist sie positiv; bei maligner Diphtherie soll sie aber negativ sein können. Bei einfachen Bazillenträgern, die keine Krankheitserscheinungen hatten, bleibt die Probe negativ.

Nackenstarre, Stellungs- und Formveränderungen am Halse.

Die Prüfung auf krankhafte Nackenstarre stößt oft auf Schwierigkeiten. Ängstliche und schreiende Kinder machen Widerstand und täuschen so Nackenstarre vor. Man muß darum wiederholt prüfen und einen ruhigen Moment benutzen, z. B. nach vorheriger Unterschiebung der Hand unter den Kopf. Nackenstarre ergibt Widerstand beim Versuch, den Kopf nach vorn zu beugen. Dabei braucht die Drehbewegung nicht gehemmt zu sein.

Bei **echter Nackenstarre** ist oft der Kopf in den Nacken gedreht und fixiert; bei starker Rückwärtsbiegung wird Seitenlage im Bett eingenommen.

Die Nackenstarre ist ein wichtiges Zeichen von

1. **Meningitis.** Stark und früh bei Genickstarre, weniger stark und erst später auftretend bei tuberkulöser Meningitis. Häufig bei Hydrozephalus.

2. **Meningismus** im Gefolge von schweren Infekten, besonders von kruppöser Pneumonie und Typhus, Enzephalitis, auch Tumor cerebri usw.

3. **Allgemeiner Muskelhypertonie** bei mannigfachen Gehirnleiden, zerebraler Starre (Little), Idiotie, bei schweren Ernährungsstörungen (Mehlnährschaden u. a.) im Säuglingsalter, bei Tetanie usw.

Reflektorische Nackenstarre zur Verhütung von Schmerz, meist ohne starke Rückwärtsbeugung des Kopfes, findet sich bei Angina, Otitis (besonders bei Beteiligung des Knochens), bei Lymphadenitis am Halse. Auch bei Entzündung der tieferen und nicht tastbaren Nackendrüsen (infolge von Pharyngitis). Die Bewegung bei diesen Affektionen bereitet dem Kind oft Schmerz, es leistet darum gegen passive Bewegungen Widerstand und vermeidet auch aktive Bewegungen. Aus den gleichen Gründen findet sich Nackenstarre bei Spondylitis der Halswirbel und selbst der Brustwirbel, bei Retropharyngealabszeß, bei Serumkrankheit, Rheumatismus, Peritonitis, Zystopyelitis usw. Nicht selten trifft man Nackenstarre bei Pylorusstenose. Hier ist die Ursache unklar.

Der Kopf ist in den Nacken gebeugt bei vielen Hirnleiden (Meningitis, Hydrozephalus), zum Teil mit allgemeinem Opisthotonus, ebenso aber gewöhnlich weniger stark bei Atmungsschwierigkeiten (Retropharyngealphlegmone, Struma, Krupp).

Ein **Schiefhals**, der in den ersten Lebenswochen entdeckt wird, stammt oft vom Geburtshämatom eines Sternokleidomastoideus, wobei eine fühlbare Schwiele besteht. Häufiger besteht aber eine narbige Veränderung dieses Muskels schon bei der Geburt. Der Kopf ist nach der gesunden Seite gedreht, nach der kranken geneigt. Eine Vermehrung der pathologischen Stellung ist möglich, nicht aber ein Ausgleich, wegen der Anspannung und Verkürzung des Muskels. Später tritt eine Atrophie der gesenkten Gesichtshälfte ein (Abb. 175). Bei älteren Kindern kann ein Schiefhals durch Rheuma, Spondylitis und Entzündungsprozesse der Drüsen erzeugt werden.

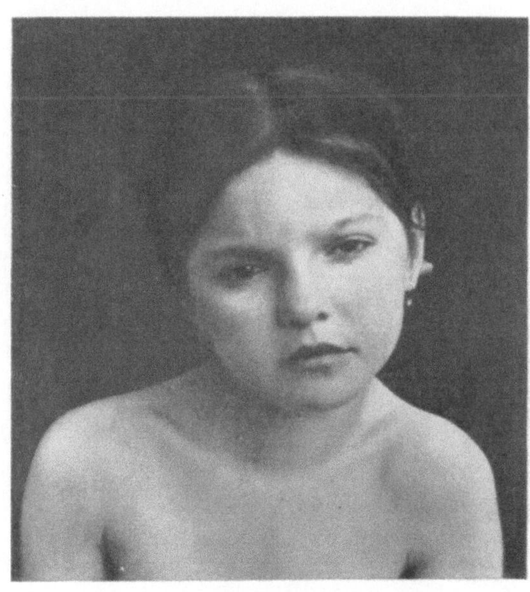

Abb. 175. Angeborener Schiefhals (muskulärer). 11 Jahre. Linke Gesichtshälfte größer wie rechte.

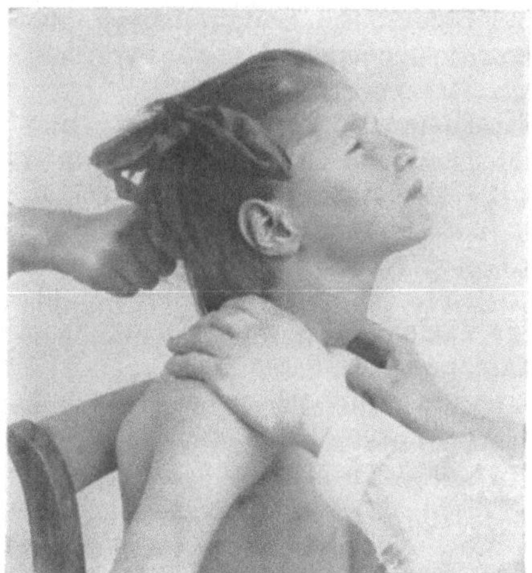

Abb. 176. Untersuchung auf Struma.

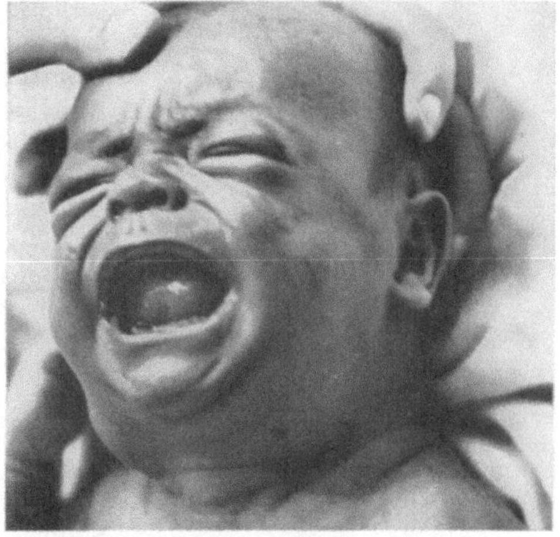

Abb. 177. Endemischer Kretinismus. 4 Wochen alt. Struma besonders der Seitenlappen. Deutlich kretinische Physiognomie.

Von Tumoren sind bereits besprochen die Lymphdrüsen (S. 97) und der Mumps (S. 100). Bei chronischer Entzündung der Parotis fühlt man bei der Betastung der Anschwellung oft deutlich das strangartige Drüsengewebe.

Die Untersuchung auf Struma geschieht am besten so, daß der Arzt bei rückwärtsgebeugtem Kopfe des Kindes mit den Daumen den unteren Rand der Schilddrüse etwas nach oben drückt (Abb. 176). Dabei wird auch eine kleine Struma nicht übersehen. Selbst unter physiologischen Verhältnissen ist die Schilddrüse oft so klein und so schlecht tastbar, daß man einen Mangel vermuten möchte.

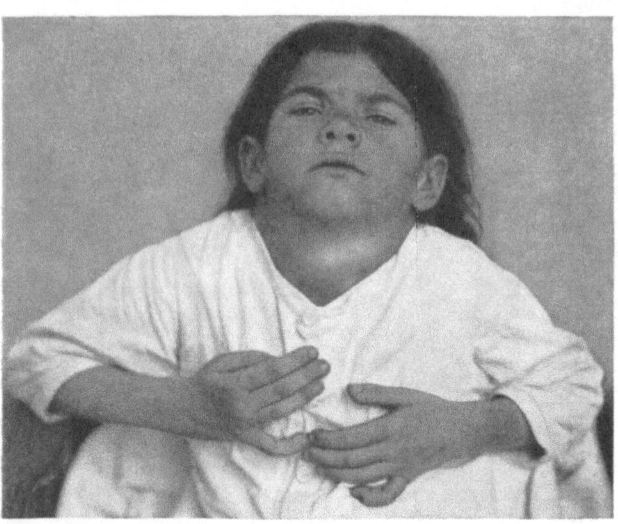

Abb. 178. Kretine mit großem Kropf. 12 Jahre.

Die **Struma** ist ziemlich häufig bei Säuglingen in Kropfgegenden, so in der Schweiz, und dann oft schon angeboren und durch die Geburtsstauung vorübergehend vergrößert (Abb. 177). Die Neugeborenen leiden dabei manchmal an Dyspnoe, Stridor und Erstickungsanfällen (auf Jodsalbe hin oft schon in wenigen Tagen wesentliche Besserung). Neben dem Mittellappen sind besonders auch die weit lateral ausgreifenden weichen Seitenlappen vergrößert. Die Struma, die bei großen Kindern auch retrosternal sitzen kann, wird stets viel deutlicher bei Rückwärtsbeugung des Kopfes. Bei Säuglingen ist oftmals Thymushyperplasie damit vergesellschaftet, auch Herzvergrößerung.

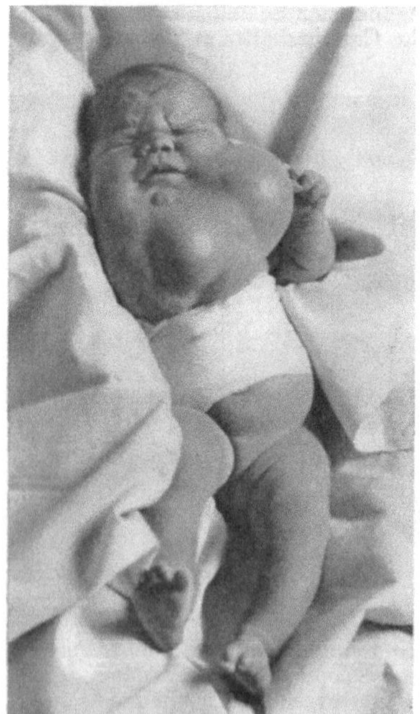

Abb. 179. Lymphangioma colli cysticum. Neugeborener.

Häufig ist Struma bei Kretinen, und zwar fand ich sie hier oft schon bei jungen Säuglingen. Bei älteren Kindern mit Kretinismus erlangt die Struma bisweilen einen beträchtlichen Grad (Abb. 178).

Bei Myxidiotie fehlt jede tastbare Schilddrüse, doch fühlt sich die Luftröhre bei manchen Normalen fast ebenso „nackt“ an.

Eine gewaltige Anschwellung einer seitlichen Halsgegend kann entstehen durch das Hygroma (Lymphangioma) colli congenitum (Abb. 179). Es sitzt über den großen Halsgefäßen und verliert sich unter dem Schlüsselbein. Es ist kompressibel und wächst oft rasch.

Stimme, Schreien und Heiserkeit.

Eine kräftige Stimme nach der Geburt ist ein gutes und erwünschtes Zeichen. Ein starkes und vernehmliches Schreien bei Säuglingen ist ein beruhigendes Zeichen für den Kräftezustand. Bei eintretender Schwäche wird das Geschrei mehr und mehr kraftlos.

Schwaches Wimmern findet sich bei Frühgeborenen, bei Lebensschwäche, Gehirntrauma, angeborenen Herzfehlern oder Atelektase, so daß oft Zyanose damit verbunden ist. Eine meckernde Stimme ist den Neugeborenen eigen. Schwache Frühgeborene können überhaupt nicht schreien.

Häufiges Schreien der Kinder ist stets ein Zeichen krankhafter Zustände, so bei Ernährungsstörungen, Infektionen, Neuropathie usw.

Die Annäherung des Arztes wird von neuropathischen und verhätschelten Kindern oft mit Geschrei beantwortet, ebenso von solchen, denen die Untersuchung oder die ärztlichen Eingriffe Schmerz bereiten oder bereitet haben, so bei frischer Rachitis, Barlow, Wundverband (vorbeugendes und abwehrendes Geschrei).

Beim **Hungergeschrei** und beim Geschrei aus Unbehagen (Nässe, Langeweile usw.) tönt das Geschrei des Säuglings oft auf ein breites a aus. Im ersteren Falle saugen die Kinder gierig am Lutscher, an der Flasche oder am Finger und sind nicht befriedigt bis nach Beendigung der Mahlzeit. Spärlichkeit des Stuhles und des Urins, ungenügende Zunahme müssen bei Brustkindern veranlassen, die Trinkmengen durch die Wage festzustellen.

Heftiges gellendes und anhaltendes Geschrei (auf i oder ei lautend) ist meist der **Ausdruck von starkem Schmerz** (Kolik, Abszesse, Knochenleiden, Otitis usw.). Bei Otitis media wird der Schmerz durch Druck auf den Tragus vermehrt oder beim Ziehen an der Ohrmuschel. Einträufeln von 10%igem lauem Karbolglyzerin schafft Linderung. Bei der Kolik jüngerer Säuglinge, die häufig auch bei Brustkindern auftritt, setzt das Geschrei plötzlich ein, hört auch plötzlich auf nach Abgang von Stuhl oder Blähung. Oft besteht dabei Dyspepsie und aufgetriebener Leib. Rhagaden am Anus (Konstipation) erregen Schmerz, Anziehen der Beine und Geschrei beim Stuhlgang, der Blutspuren aufweist. Das Geschrei bei Kopfschmerz ist mit Stirnrunzeln, Hin- und Herwerfen des Kopfes, Greifen nach dem Kopfe, Raufen der Haare verbunden. Der hydrozephalische Schrei, gellend bei somnolentem Zustand, wird als sehr häufig für die Meningitis tuberculosa angegeben. Er fehlt aber oft. Das häufige und anhaltende Schreien luetischer Säuglinge hängt wohl mit den meningitischen Veränderungen und mit Hydrozephalus (gespannte Fontanelle) zusammen.

Dämpfung und Verhalten des Schreiens trotz Schmerz kann da eintreten, wo durch venöse Stauung, durch Bauchpresse oder tiefe Inspiration der Schmerz verstärkt wird, so bei Meningitis, bei Peritonitis und Pleuritis.

Bei Diphtherie tritt häufig neben der Lähmung des Gaumens (näselnde Sprache, Regurgitation der Nahrung durch die Nase) ein kraftloser Glottisverschluß auf mit verschleierter Stimme infolge der Stimmbandparese. Weiterhin kommt Rekurrenslähmung in Betracht, die durch Erweiterung der Pulmonalarterie verursacht sein kann, sodann die seltene Bulbärparalyse.

Heiserkeit der Stimme tritt bei allen entzündlichen Prozessen des Kehlkopfes auf, auch bei Fortleitung der Entzündung oder von Katarrhen aus der Nachbarschaft, so bei Retropharyngealabszeß der Säuglinge, bei den Adenoiden älterer Kinder. Eine gleichmäßig rauhe tiefe, grunzende Stimme ist oft auffällig bei Myxidiotie, auch bei Mongoloiden.

Schwerer Säfteverlust oder Soor des Kehlkopfes kann bei Säuglingen die Ursache von rauher Stimme sein. Bei chronischer Heiserkeit denkt man in erster Linie an Lues oder Papillome des Kehlkopfs, bei älteren Kindern auch an Tuberkulose (Spiegeluntersuchung).

Differentialdiagnostisch bedeutsam bei **Krupp und Pseudokrupp** ist die Art der Heiserkeit. Beim echten Krupp wird die Stimme allmählich mehr und mehr heiser und aphonisch, sowohl beim Sprechen als auch beim Husten und Schreien. Beim Pseudokrupp ist die Sprechstimme oft auffallend wenig heiser, das Husten und Schreien dagegen laut bellend und rauh (Laryngitis subglottica), es kann auch die Stimme beim Schreien hell und beim Husten heiser klingen. Plötzlich am Tage auftretende Heiserkeit, mit oder ohne vorübergehenden Erstickungsanfall, ist höchst verdächtig auf Aspiration oder Verschlucken eines Fremdkörpers.

Hesse findet bei Larynxdiphtherie, selbst ohne Heiserkeit, bei der Auskultation des Schildknorpels rauhes Trachealatmen, wogegen einfache Laryngitis unverändertes Trachealatmen anzeige. Einfach scheint mir die Unterscheidung nicht, doch ist das rauhe Trachealatmen bei Larynxdiphtherie im Gegensatz zur einfachen Laryngitis oft auffällig.

Schluckstörungen.

Der Trismus und der Schlingkrampf bei Tetanus der Neugeborenen (Loslassen der Warze) wird von der Mutter oft als Anorexie gedeutet. Bei Früh- und Neugeborenen hängt das Unvermögen zu schlucken manchmal mit Hirnblutungen zusammen. Bei Atresie der Speiseröhre ist der Rachen voll Milch und Schleim.

Dauernde Ungeschicklichkeit und Erschwerung des Trinkens und Schluckens trifft man bei angeborenen und früh erworbenen Gehirnleiden, angeborenem Kernmangel, spastischer Zerebrallähmung, Pseudobulbärparalyse, Idiotie verschiedener Genese, Athyreosis usw.

Akute Störungen werden meist durch entzündliche Schwellungszustände und schmerzhafte Prozesse des Mundes und des Schlundes verursacht: Stomatitis, Anginen jeder Art, Retropharyngealabszeß. Weiterhin durch periphere Lähmung des Gaumensegels und des Schlundes, meist nach Diphtherie, selten etwa nach Fleischvergiftung, wobei das Gaumensegel bei der Intonation sich nicht mitbewegt, die Stimme nasal klingt, die Nahrung durch die Nase ausfließt oder Hustenreiz hervorruft. Eine schwere Schlucklähmung wird auch durch verschiedenartige zerebrale und bulbäre Erkrankungen hervorgerufen, so auch durch die aufsteigende Form der epidemischen Kinderlähmung (Landrysche Paralyse), durch die seltene progressive Bulbärparalyse.

Bei Ösophagusstenose (nach Verätzung) findet sich neben der Schluckstörung in der Regel ein starkes Herauswürgen von Schleim.

Husten und Auswurf.

Bei Husten neben negativem Lungenbefund kann folgendes vorliegen:

Pharyngitis bei frischem Retronasalkatarrh oder **frischer Katarrh der Trachea und der Bronchien.** Der Husten ist kurz, häufig und trocken. Der Pharynx ist gerötet, es bestehen oft Schnupfen und Anschwellung der Zervikaldrüsen, unklare Temperatursteigerung. Die Ursache liegt auch häufig in **chronischer Mandelhypertrophie und Adenoiden.** Hier handelt es sich vielfach um Mundatmer, der Husten tritt hauptsächlich nachts auf. Der Reiz wird von dem aus dem Rachen herunterfließenden Schleim ausgelöst. Oftmals sind es neuropathische Individuen, bei denen der Husten quälend und krampfartig ist und durch die unbedeutendsten, nicht immer nachweisbaren Ursachen ausgelöst wird.

Der heisere Husten zeigt die Beteiligung des Kehlkopfs an. Bei akutem Auftreten liegt oft Pseudokrupp vor (plötzlicher Anfall in der Nacht, laut bellend) oder echter Krupp (zunehmend, in Aphonie und Stenose übergehend). Bei Säuglingen denkt man auch immer an Retropharyngealabszeß (S. 153). Von akuten Infekten der Respirationswege führen besonders die Masern zu heiserem

Husten (schon in der Prodromalzeit, Kopliks!) oder Grippe. Bei beiden Krankheiten kann das Bild des Pseudokrupps und des echten Krupps entstehen, es ist aber auch rasche Sekundärinfektion mit Diphtherie nicht selten.

Anfallsweiser krampfartiger Husten, in bestimmten Intervallen auftretend, regelmäßig auch in der Nacht, ist immer verdächtig auf Keuchhusten. Dies besonders, wenn nach längerem Bestande bei starkem Husten der Lungenbefund noch negativ bleibt und die gewöhnlichen Mittel versagen. Nach einigen Tagen oder Wochen treten dann erst der typische Inspirationskrampf, Brechen und Auswurf hinzu. Die Angaben der Mütter sind oft unzuverlässig und irreführend. Man versucht darum selbst einen Anfall zu beobachten, eventuell einen solchen hervorzurufen durch Inspektion des Rachens, wobei man nötigenfalls das Zäpfchen mit dem Spatel kitzelt. Hat schon kurz vorher ein Hustenanfall („eine Entladung") stattgefunden, so mißlingt die Auslösung vielfach. Bei bestehender Spasmophilie kann der einfache katarrhalische Husten Ähnlichkeit mit Keuchhusten annehmen, wenn sich an den Husten ein Stimmritzenkrampf anschließt. Der Stimmritzenkrampf stellt sich aber schon im Beginn des Hustens ein, wenn er durch Spasmophilie bedingt ist und auch ohne Husten. Auch Bronchiektasien können Hustenanfälle mit Auswurf und Erbrechen auslösen. Bei Grippe ist der Husten mitunter auch krampfartig, selbst bis zum Erbrechen. Die Anfälle sind aber häufiger und treten schon zu Beginn der Krankheit auf, nicht erst nach einiger Zeit wie beim Keuchhusten. Das typische Stakkato fehlt.

Bei Bronchialdrüsentuberkulose sind keuchhustenartige Anfälle seltener, als man nach den Büchern erwarten sollte. Durch Druck der vergrößerten Drüsen auf den Nervus vagus kann es zu krampfartigem Husten und Herauswürgen von Schleim kommen und selbst zu Erbrechen; meist fehlen aber die ziehenden Inspirationen des Keuchhustens. Dabei dauert der Husten oft in gleicher Weise über viele Monate und es finden sich sichere Zeichen der Bronchialdrüsentuberkulose: Fieber, Abmagerung, Hiluskatarrh und Dämpfung im Interskapularraum, Röntgenschatten (siehe S. 164).

Kraftloser Husten, beruhend auf Parese der Stimmbänder, stellt sich häufig nach Diphtherie ein. Ähnlich klingt er bei progressiver Bulbärparalyse, im späteren Stadium der amaurotischen Idiotie.

Auswurf wird von Kindern unter 10—12 Jahren selten zutage gefördert. Sie verschlucken ihn, es sei denn, daß sie schon an chronischem Bronchialkatarrh mit reichlichem Auswurf leiden oder von früher her Übung in der Expektoration erlangt haben (nach langem Keuchhusten).

Erzählen die Mütter, daß jüngere Kinder beim Husten Auswurf haben, so deutet dies in den meisten Fällen auf Keuchhusten, der dann durch die weitere Anamnese oder durch die Beobachtung des Anfalles bestätigt wird.

Außer bei Keuchhusten kommt es bei jüngeren Kindern gelegentlich noch zu Auswurf bei durchbrechendem Pleuraempyem (reineitrig, nur wenige Male). Oder bei Bronchiektasien (übelriechend), wobei das gute Allgemeinbefinden gegen Tuberkulose spricht, die häufig wegen der Dämpfung und dem klingenden Rasseln angenommen wird. Übelriechend ist er auch bei den seltenen Fällen von Lungenabszeß und Lungengangrän. Mehr als bei anderen akuten Bronchialkatarrhen führte die pandemische Grippe der letzten Jahre zur Expektoration des Bronchialsekretes infolge seiner reichlichen Menge.

Blutiger Auswurf ist selten. Er wird oft durch Nasenbluten vorgetäuscht. Man sieht ihn auftreten bei Keuchhusten, Herzfehlern, selten bei Fremdkörpern oder hämorrhagischer Diathese, beim Durchbruch einer tuberkulösen Bronchialdrüse u. a.

Membranen werden häufig ausgehustet als Abgüsse der Trachea und der Bronchien beim echten Krupp (Stenose und Aphonie), sodann bei der äußerst seltenen nicht diphtherischen Bronchitis fibrinosa.

Die Gewinnung des Sputums erfordert bei Kindern meist besondere Maßnahmen, da sie vor dem 10.—12. Jahre nur ausnahmsweise auswerfen. Man drückt mit einem Spatel den Grund der Zunge fest herunter und kann nun das Sputum, das durch einen Hustenstoß aus dem Kehlkopf nach oben geschleudert wird, mit einem sterilen Wattebausch an einer Kornzange leicht auffangen. Bei ganz frischer kruppartiger Laryngitis (Heiserkeit mit Stenose) spricht das Erscheinen von Sputum bei dieser Untersuchung für eine katarrhalische Laryngitis und gegen diphtherischen Krupp. Eventuell hebert man nüchtern den Magen aus und erhält so die in der Nacht verschluckten Sputa.

Die Untersuchung des Auswurfs ist besonders wichtig zur Diagnose einer offenen Lungentuberkulose. Es ist überraschend, wie oft man schon bei Säuglingen dabei massenhaft Tuberkelbazillen findet.

In mancher Hinsicht ist es wertvoll, gewisse Verhältnisse noch in der Ruhe des Kindes feststellen zu können, so besonders

die Atmung.

Der Arzt benutzt darum beim Herantreten an das Bett den Schlaf oder die Ruhe des Kindes, um wenigstens die Atemfrequenz festzustellen, bevor er das Kind aus dem Bett nehmen oder ausziehen läßt. Bei starken Atemexkursionen genügt dazu das Auge, sonst das Auflegen der Hand auf die noch bekleidete Brust.

Fängt ein Kind bei der Auskultation der Lungen an, spontan tief zu atmen, so kann man daraus entnehmen, daß es sich um ein Objekt häufiger ähnlicher Untersuchungen handelt.

Die Frequenz der Atemzüge beträgt bei gesunden Neugeborenen und jüngeren Säuglingen in der Ruhe ca. 30—40, selten mehr, am Ende des ersten Jahres ca. 25 und vermindert sich bis zum fünften Jahr auf ca. 20, mit zehn Jahren auf ca. 18.

Vermehrt wird die Atemfrequenz durch Aufregung, Fieber, Thoraxrachitis, dann besonders durch Bronchitis und Pneumonie, Zirkulationsstörungen, angeborene Herzfehler, Anämie u. a. Verlangsamt und vertieft wird die Atmung am stärksten durch eine Stenose, die ausschließlich im Kehlkopf (Krupp) oder in der Luftröhre sitzt, auch bei Urämie, Coma diabeticum. Vertieft und beschleunigt findet sie sich bei azetonämischem Erbrechen, bei alimentärer Intoxikation usf.

Der Typus der Atmung ist beim jüngeren Säugling überwiegend abdominell, da die Rippen mehr oder weniger in dauernder Inspirationsstellung stehen, so daß die Thoraxatmung wenig ausgiebig ist. Erst mit dem Aufsitzen und besonders mit dem Gehen des Kindes senken sich die Rippen, der Schwere der Bauchorgane folgend, vorn nach unten und führen so nach dem Säuglingsalter mehr zu einer gemischten kostoabdominellen Atmung.

Eine überwiegende Zwerchfellatmung findet man bei der Myatonia congenita (Oppenheim), auch bei der frühinfantilen Muskelatrophie (Hoffmann-Werdnig). In auffälliger Weise habe ich sie beobachtet bei einem schweren Geburtstrauma des Halsmarkes (Abb. 180), auch bei subchronischer Miliartuberkulose der Lungen.

Zwerchfellähmung beobachtet man am ehesten bei schweren Fällen von Diphtherie kurz vor dem Tode. Eine halbseitig bleibende Zwerchfellähmung sah ich einmal bei Poliomyelitis sich einstellen. Bei der Inspiration trat die gesunde Zwerchfellhälfte nach unten, die gelähmte wurde nach oben aspiriert, so daß bei der Durchleuchtung eine Schaukelbewegung des Zwerchfells sich ergab.

Eine Ansaugung des Zwerchfells bei der Inspiration findet sich unter normalen Verhältnissen nicht selten bei heftiger rascher Inspiration, besonders

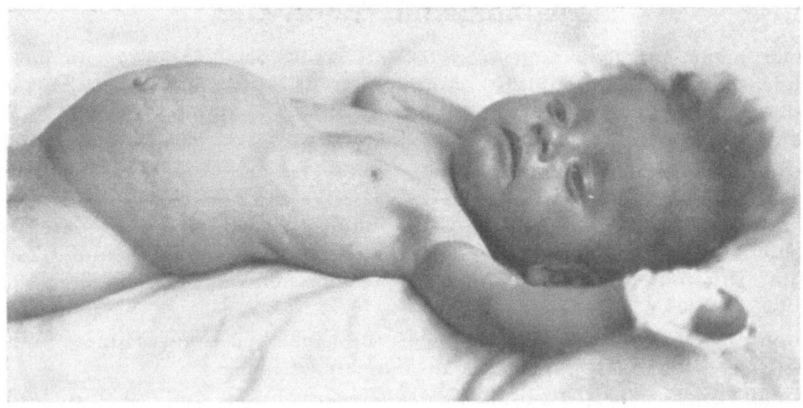

Abb. 180. Lähmung der Brust- und Bauchmuskeln. Ausschließliche Zwerchfellatmung (bei Pneumonie), Moment der Inspiration. 7 Monate. Geburtstrauma des Halsmarkes.

aber bei Chorea minor (Czerny), hier wohl eine Teilerscheinung der allgemeinen Muskelerschlaffung (s. Abb. 181).

Unregelmäßige Atmung stellt sich in den ersten Monaten normaliter nicht selten im Schlafe ein. Später ist sie pathologisch und deutet häufig auf eine Gehirnaffektion. Hier ist sie insbesonders mit tiefem Aufseufzen dia-

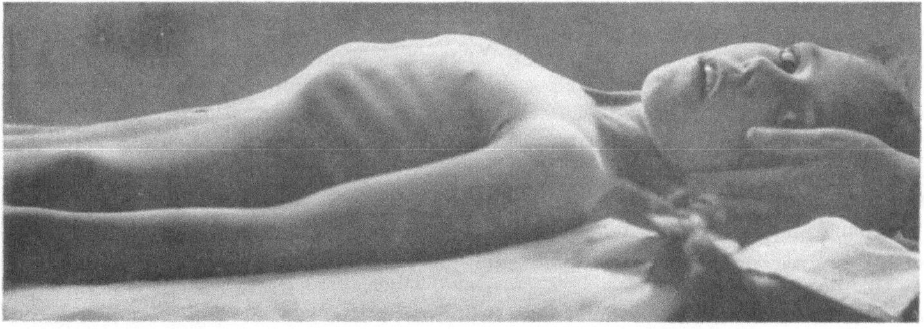

Abb. 181. Chorea minor. 10 Jahre. Aspiration des Zwerchfells bei der Inspiration.

gnostisch wichtig im Beginn der tuberkulösen Meningitis, wobei ich sie öfters schon als erstes deutliches Zeichen vorfand.

Inspiratorische Einziehungen des Epigastriums und der Zwerchfelllinie zeigen sich bei jüngeren Kindern auch ohne Respirationshindernis, so infolge des nachgiebigen Thoraxes physiologisch bei heftigem Schreien junger Säuglinge, vor allem aber bei Thoraxrachitis als Zeichen der Rippenerweichung. Bei Kreislaufstörungen, z. B. bei angeborenen Herzfehlern, kann die kompensatorisch verstärkte Atmung auch zu inspiratorischen Einziehungen führen.

Sonst sind sie Zeichen eines Respirationshindernisses der großen oberen Luftwege (siehe unter Stridor S. 152) oder der Bronchien und der Lungen. Liegt das Hindernis im Kehlkopf oder darüber, so ist das Jugulum stark an den Einziehungen beteiligt (s. auch unter Dyspnoe).

Dyspnoe und Asphyxie,

wobei wir nicht nur jede angestrengte und erschwerte Atmung, sondern hier auch jede abnorm beschleunigte Atmung ins Auge fassen, ist oft verbunden mit Zyanose, Stridor und Beklemmung bis zur Orthopnoe. Vermag die vermehrte Ventilation die Störung zu kompensieren, so kann eine subjektive Dyspnoe und auch Zyanose ausbleiben. Wenn das Atmungszentrum erschöpft ist, so erlahmt die Atmung (Asphyxie). Die Asphyxie des Neugeborenen ist oft Folge einer geburtlichen Hirnverletzung (s. S. 37) oder von Aspiration von Schleim, von Atelektase, von Mißbildungen (Choanenverschluß, Zwerchfellhernie, Herzfehler), von Struma, vielleicht auch von Thymushyperplasie, jedenfalls aber sehr selten.

In den ersten 3—4 Lebenswochen ist ein Einziehen der peripneumonischen Furche (Zwerchfellansatz) noch als normal anzusehen.

Dyspnoe zeigt sich gleich nach der Geburt aus den für die Asphyxie aufgezählten Gründen, zeitweise zu Erstickungsanfällen gesteigert, nach einigen Tagen oder Wochen auch im Gefolge von Lues und Sepsis. Tritt Dyspnoe mit oder ohne Heiserkeit plötzlich am Tage auf, so denke man stets an einen Fremdkörper als Ursache.

Die Dyspnoe im späteren Leben trägt nach ihrem Ursprung einen besonderen Charakter.

Vorwiegend inspiratorische Dyspnoe (Inspiration angestrengt, verlängert, inspiratorische Einziehungen) findet sich hauptsächlich bei Stenosen der großen Luftwege (Nase, Rachen, Kehlkopf, Trachea) und ist darum mit stenotischem Stridor verbunden (siehe S. 152ff.). Die Atmung ist meist verlangsamt, die Exspiration mäßig verstärkt.

Vorwiegend exspiratorische Dyspnoe findet sich bei bronchialem Asthma, bisweilen auch bei der Bronchiolitis, bei der Bronchialdrüsentuberkulose der Säuglinge (siehe S. 158), bei Bronchotetanie, sodann bei Bronchialkrupp mit freiem Kehlkopf (nach Intubation oder Tracheotomie), bei dem seltenen Emphysem der Lungen. Bei Urämie ist die Exspiration oft stoßend, verlangsamt und erschwert.

Sonst handelt es sich meist um eine gemischte Dyspnoe, die Inspiration und Exspiration betrifft, so bei den verschiedenen Affektionen der Lungen und kleinen Bronchien, des Herzens, der Pleura, fernerhin zur Kompensation ungenügenden Hämoglobingehaltes des Blutes, d. h. bei Anämien, wo die Atmung stark vertieft ist. Dyspnoe entsteht häufig auch bei Reizung des Atemzentrums: subjektiv durch Nervosität, Hysterie, durch Infekte und Intoxikationen, Ponserkrankungen usw. Schwere Herzkrankheiten besonders der ersten Jahre (Myokarditis, Endokarditis, Herzvergrößerung bei Stat. thymicus) werden leicht verkannt als Ursache beschleunigter und vertiefter Atmung mit Anfällen von Zyanose. Die Exspiration ist oft ächzend. Es kann somit Ähnlichkeit mit Pneumonie oder Miliartuberkulose der Lunge bestehen (Röntgenbild!). Bei den Herzkrankheiten ist die Atmung überwiegend thorakal.

Verlangsamt und vertieft ist die Atmung bei Coma diabeticum.

Je jünger das Kind ist, um so eher muß es eine Vermehrung der Atemzüge (Polypnoe) zu Hilfe ziehen, um einem gesteigerten Sauerstoffbedürfnis zu entsprechen, da der Thorax des Säuglings noch nicht über ausgiebige Bewegungen verfügt (siehe S. **142**). So können jüngere Säuglinge bei einfachem Schnupfen eine hochgradige Beschleunigung der Atmung zeigen.

Eine Beschleunigung der Atmung tritt auch da ein, wo tiefere Atemzüge Schmerz bereiten (Pleuritis, Rippenbruch, Peritonitis) oder wo Schwäche der Respirationsmuskeln und Weichheit des Thorax (Rachitis) den Erfolg der Atmung beeinträchtigen oder wo die Zwerchfellatmung durch vermehrte Spannung im Unterleib (Meteorismus, Flüssigkeitserguß, Tumor) behindert wird.

Bei der Tetanie (siehe S. 283) ist öfters die ganze Respirationsmuskulatur (außer dem Zwerchfell) in tetanische Spannung versetzt, ähnlich wie beim Tetanus, so daß neben sonstiger Hypertonie der Muskeln, die oft als Karpopedalspasmen ausgesprochen ist, der Thorax starr erscheint und nur mühsame und wenig ausgiebige, meist vermehrte Exkursionen zustande bringt. Besonders die Inspiration erweist sich als erschwert.

Bei der alimentären Intoxikation der Säuglinge zeigt sich neben Glykosurie und Somnolenz oft eine vertiefte und pausenlose Atmung (toxische Atmung). Sie ist beschleunigt wie die eines gehetzten Wildes, so daß häufig eine Pneumonie diagnostiziert wird trotz negativem Lungenbefund. Das Nasenflügelatmen fehlt aber meist. Im Gegensatz zur Pneumonie bringt die toxische Atmung eine Vertiefung der Atemzüge und oft nur eine schwache Zunahme der Frequenz. Die Atmung trägt nicht den eigentlichen stoßenden Charakter der Pneumonie, sondern denjenigen einer verstärkten Ventilation, wie er im Gegensatz zu Dyspnoe willkürlich hervorgebracht werden kann. Sie gleicht darin mehr der toxischen Atmung beim Coma diabeticum, bei Salizylsäurevergiftung. Die Atemluft ist kühl.

Untersuchung des Thorax und der Thoraxorgane.

Thoraxform.

Beim Neugeborenen und beim jüngeren Säugling bildet eine starke Vorwölbung des Thorax die Norm. Der sagittale Durchmesser ist fast so groß wie der transversale, der epigastrische Winkel ist sehr stumpf, oft gegen 180°.

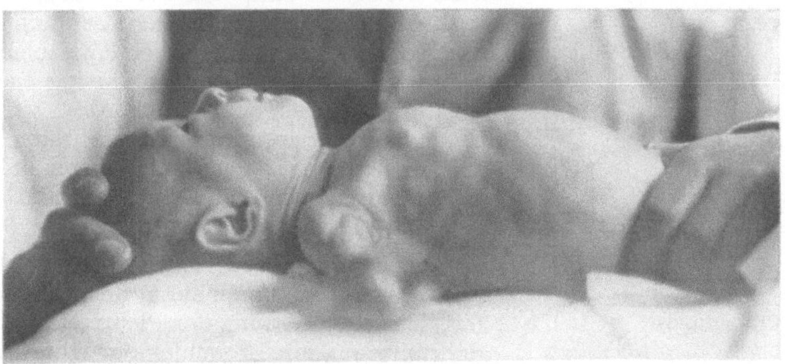

Abb. 182. Blähung des Thorax bei Bronchopneumonie. 10 Monate.

Der Thorax erhält eine hochgewölbte Form durch die Lungenblähung bei Bronchiolitis und Bronchopneumonie, bei Asthma, Krupp. Diese ist daher sehr häufig bei Säuglingen. Hier tritt die verstärkte Vorwölbung oft früher zutage als die zugrunde liegende Lungenveränderung (Abb. 182). Auch bei der Intoxikation der Säuglinge zeigt der Brustkorb manchmal die hochgewölbte Form.

Breiter und hoher, starrer Thorax als Folge dauernden Emphysems ist bei Kindern viel seltener als bei Erwachsenen. Gewöhnlich findet er sich erst im Schulalter infolge von chronischer asthmatischer Bronchitis.

Der paralytische Habitus des Thorax mit weiten mageren Zwischenrippenräumen findet sich nur bei älteren Kindern (Abb. 183) bei Lungentuberkulose, und zwar wesentlich seltener als bei Erwachsenen.

Die meisten Deformitäten in den ersten Jahren sind Folge von Rachitis, so der Rosenkranz, der von den Studierenden an den unteren Rippen zu weit nach innen gesucht wird, sodann der seitlich zusammengedrückte Thorax, mit oder ohne vorgedrängtem Sternum (Hühnerbrust), die eingezogene Harrisonsche Furche (Stelle des Zwerchfellansatzes), der darunter vorn aufgekrempelte freie Thoraxrand, Asymmetrien usw. (Abb. 184).

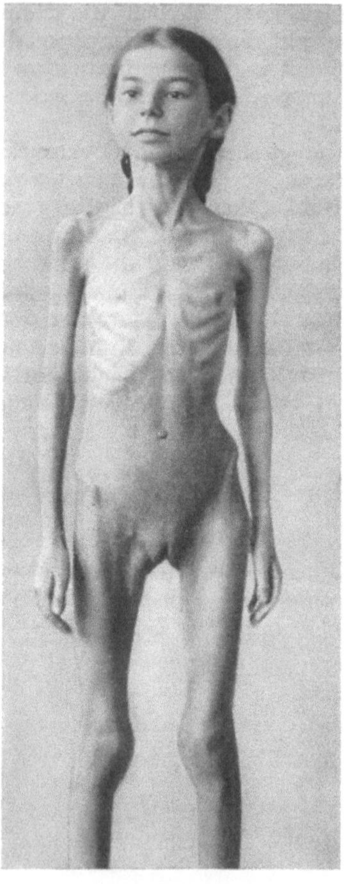

Abb. 183. Habitus paralyticus bei chronischer Lungentuberkulose.

Die Trichterbrust starken Grades ist oft ein angeborener Bildungsfehler (Abb. 186), seltener Folge eines andauernden Inspirationshindernisses, z. B. bei Adenoiden.

An den Mammae findet sich in den ersten 3—4 Tagen eine physiologische Vergrößerung, wobei sich Hexenmilch ausdrücken läßt. Die Anschwellung kann ziemlich auffällig werden, bildet sich aber fast stets nach 2—3 Wochen zurück. Nur bei öfterem Auspressen der Milch und bei Infektion kommt es ab und zu zu Mastitis (Abb. 185), die mit starker Vereiterung verlaufen kann.

Eine halbseitige Ausdehnung des Thorax ist gewöhnlich die Folge eines pleuritischen Ergusses, darum bei jüngeren Kindern meist bei Empyem der Pleura zu finden und spricht gegen einfache Pneumonie. Bei Empyem sind dabei die Zwischenrippenräume verstrichen oder doch stärker ausgefüllt als auf der gesunden Seite (Abb. 187). Ein Urteil hierüber gewinnt man am besten, indem man mit einem Finger vergleichend links und rechts quer über die Rippen streift.

Halbseitige Einziehung des Thorax ist meist Folge von schrumpfender Pleuropneumonie mit Verziehung des Herzens, oft mit Schwartenbildung der Pleura. Hochgradige Schrumpfung mit Bronchiektasien und eitrigem Auswurf (Pseudophthise) entwickelt sich öfters nach spontaner Ausheilung eines Pleuraempyems.

Eine stark verminderte oder aufgehobene respiratorische Exkursion einer Seite deutet meist auf pleuritischen Erguß oder Schwarte. Unbedeutende Unterschiede der beiden Seiten finden sich auch bei Pneumonie und Tuberkulose. Das Nachschleppen einer Seite wird gewöhnlich deutlicher bei aufgelegter Hand erkannt als durch das Auge allein. (Man legt beide Hände genau symmetrisch auf die Vorderfläche des liegenden Patienten unterhalb des Schlüsselbeins.) Um durch die Inspektion ein gutes Urteil zu gewinnen, stellt man das Bett vor ein Fenster, die Füße des Patienten dem Fenster zugekehrt und stellt sich bei den Füßen des Patienten auf.

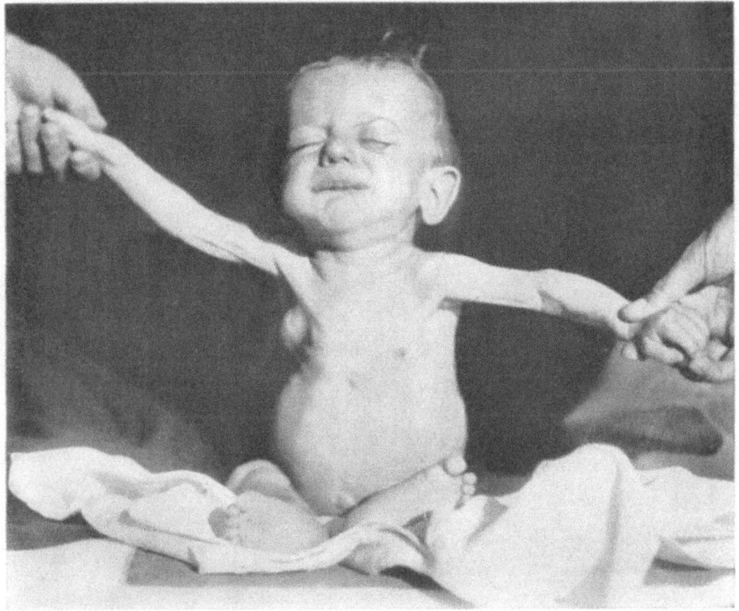

Abb. 184. Schwere Rachitis mit Infraktionen der rechten Rippen. 17 Monate.

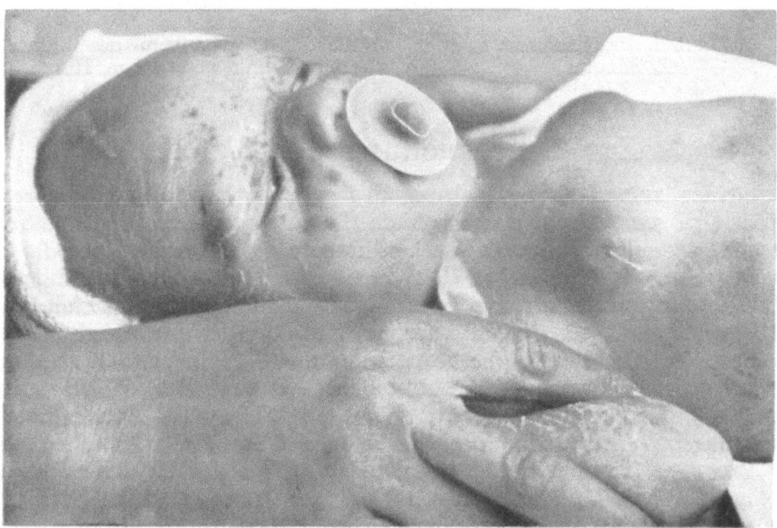

Abb. 185. Mastitis neonatorum. 14 Tage alt. Am rechten Vorderarm und in der Schläfengegend ist die physiologische Desquamation noch deutlich.

Die Messung des Thorax wird in der Praxis mit Unrecht nur wenig benutzt. Eine einseitige Thoraxausdehnung mit Dämpfung spricht für frischen

Pleuraerguß, eine einseitige Schrumpfung mit Dämpfung für eine alte Pleuritis, oft mit Schwartenbildung verbunden, oder für eine fibröse chronische Pneumonie.

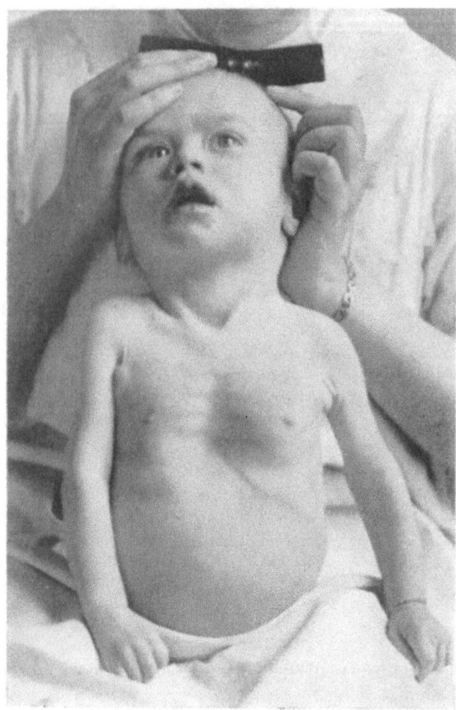

Abb. 186. Trichterbrust. 12 Monate.

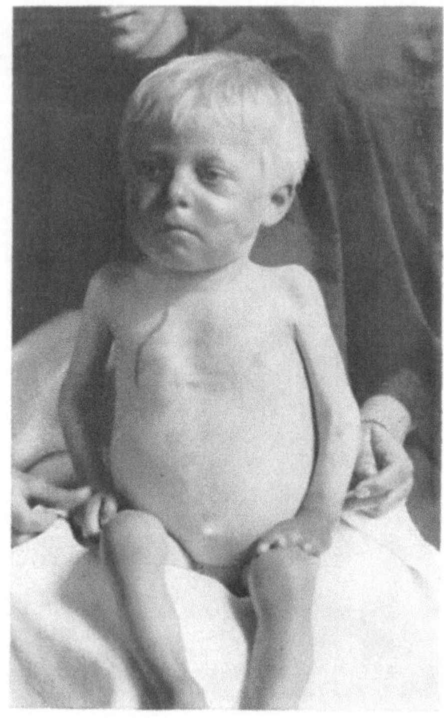

Abb. 187. Empyem der linken Pleura. (Rippen links verstrichen, Herz nach rechts verdrängt.)

Zur Untersuchung der Lungen

ist eine streng symmetrische Haltung des ganz entkleideten Oberkörpers unumgänglich, da sonst leicht durch schiefe Haltung oder einseitige Anlehnung an die Mutter Scheindämpfungen entstehen können. Die Vorderfläche der Lungen untersucht man am besten in Rückenlage im Bett oder auf dem Schoße der Mutter; für die Rückseite bevorzuge ich immer die sitzende Stellung, da die Bauchlage oft Unbehagen oder bei Krankheiten der Respirationsorgane eine Erschwerung der Atmung hervorrufen kann. Bei Kindern, die schon ordentlich sitzen können, hält dabei die Mutter die Arme wagrecht seitlich vom Körper ab. Kann das Kind noch nicht frei sitzen, so hält es die Mutter in sitzender Stellung durch geeignete Fixierung des Kopfes mit beiden Händen, wobei ein sanfter Zug nach oben ausgeübt wird, so stark, bis der Rücken sich ganz gestreckt hat (Abb. 188). Zur Auskultation kann der Arzt den Säugling auch bequem zu sich ans Ohr heraufheben (Abb. 189).

Die Auskultation mit dem bloßen Ohr ist am sichersten. Bei ansteckenden Krankheiten oder für Stellen, wo das Ohr nicht hingelangt (Supraklavikulargruben usw.) ist ein Stethoskop erforderlich. Der Trichter darf nur sehr klein sein, damit er auch bei mageren Säuglingen rundum gut anzuliegen kommt. Bei Horchen mit dem Stethoskop sind die 2—3 Finger, welche es umfassen, mit ihren Spitzen auf die Haut aufzusetzen. Man ist so gewiß, daß der Hörtrichter allseitig aufliegt, und kann den Bewegungen eines unruhigen Kindes folgen. Bei Lärm in der Umgebung oder beim Schreien des Kindes hält man das freie Ohr zu. Die langen binauralen Schlauchstethoskope sind sehr bequem für den Arzt, schonend für das Kind und bieten den Vorteil, daß man ängstlichen Kindern sich nicht so stark zu nähern braucht und sie darum weniger beunruhigt.

Die Auskultation der Supraklavikulargruben hat weniger Wert als bei den Erwachsenen, dagegen versäume man nie, die Achselhöhlen zu behorchen, da hier bei (zentraler) kruppöser Pneumonie oft zuerst Bronchialatmen erscheint.

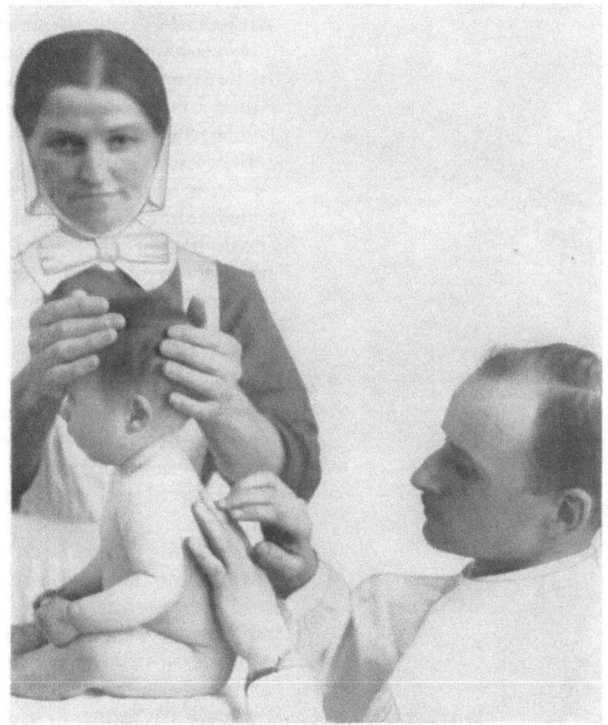

Abb. 188. Perkussion des Säuglings.
(Der Zug am Kopf muß so stark sein, daß die Wirbelsäule keine seitliche Krümmung mehr aufweist.)

Ebenso behorcht man regelmäßig den Interskapularraum der Dorsalwirbelsäule und diese selbst, da bei der Vergrößerung der Bronchialdrüsen hier oft Veränderungen des Atemgeräusches wahrzunehmen sind.

Vom Ende des ersten Jahres an ist das physiologische Vesikuläratmen im Vergleich zum Erwachsenen verschärft (puериles Atmen). Bei einiger Übung ist die Unterscheidung von Bronchialatmen sehr leicht möglich. Das Exspirium ist auch unter normalen Verhältnissen hörbar. Das Exspirium über dem rechten Oberlappen ist oft schärfer und stärker als links.

Das oberflächliche Atmen kleiner und schwacher Kinder läßt bei Bronchitis oft keine Rasselgeräusche zustande kommen, über Infiltraten kein Bronchialatmen und keine Bronchophonie. In unklaren Fällen ist es darum ein unschätzbarer Vorteil, die Auskultation während des Schreiens oder Hustens vornehmen zu können. Macht uns das Kind nicht den Gefallen, dies spontan zu tun, so ist es zur Sicherung der Diagnose in schwierigen Fällen erlaubt und sogar geboten, es zum Schreien zu veranlassen. Ein gutes Mittel hierzu ist es, während des Auskultierens einen Oberschenkel dicht oberhalb des Knies zwischen Daumen und Zeigefinger zu fassen und, wenn nötig, diese empfindliche Stelle bis zur Schmerzäußerung zu drücken. Im Augenblicke des tiefen Schreiens hört man dann oft deutliches Bronchialatmen oder Rasseln, wo man sich vorher lange vergeblich bemüht hatte. Die starken Inspirationen beim Schreien sind ein Grund, daß vorhandenes Bronchialatmen bei jüngeren Kindern mehr wie später auch bei der Inspiration in Erscheinung tritt, nicht nur bei der Exspiration.

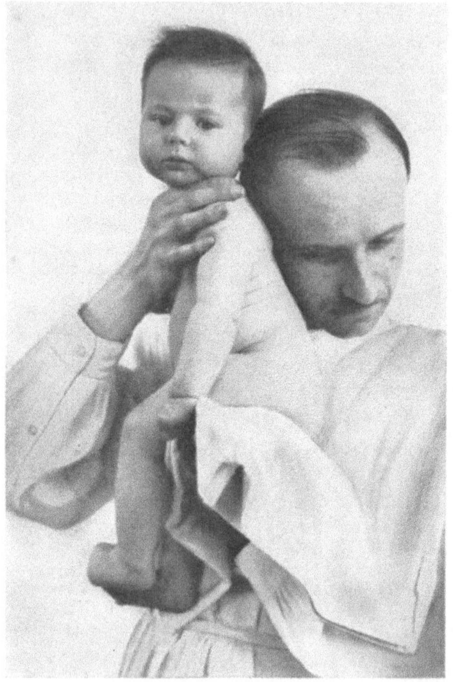

Abb. 189. Auskultation des jüngeren Säuglings.

Die Bronchophonie hat beim Kinde eine große Bedeutung, so daß man stets auf sie achten muß. Über Infiltrationen erscheint sie häufig früher als Bronchialatmen und gibt so oft das erste sichere Zeichen einer (zentralen) kruppösen Pneumonie da, wo Dämpfung noch fehlt und höchstens leicht tympanitischer Klopfschall Verdacht erweckt. Rechts hinten oben ist sie normaliter stärker als links.

Der Pektoralfremitus ist bei kleinen Kindern nur während des Schreiens und noch während des Hustens prüfbar. Man benutzt darum diesen günstigen Moment dazu. In der Bedeutung ist er gleich wie beim Erwachsenen und kann wie dort auf der Höhe der kruppösen Pneumonie fehlen.

Die Perkussion geschieht am besten mit Finger auf Finger, leise und stark, nach den üblichen Methoden, natürlich im allgemeinen um so leiser, je kleiner das Kind ist. Im Gegensatz zur Auskultation ist hier Ruhe des Kindes erwünscht (warme Hände!). Während des Schreiens ergibt sich besonders auf der Vorderfläche der Lungen leicht das Geräusch des gesprungenen Topfes. Hinten unten rechts wird der Schall während des Schreiens oft kürzer, so daß man irrtümlicherweise eine Dämpfung annehmen möchte, wenn man nicht auch während der Inspiration perkutiert, bei der sich der Schall aufhellt. Während des Pressens in der Phase der starken Exspiration wird das Schwingungsfeld des Perkussionsschalles durch die Muskelspannung und durch die nahe Masse der hochgedrängten Leber verkleinert, daher die Dämpfung. Ich finde, daß Herz und Lebergrenzen im freien Stehen oder Sitzen leichter festzustellen sind als im Liegen, weil im Liegen die Resonanz der Unterlage sich störend geltend macht. Größere Kinder kann man gut so auskultieren, daß man sie hinter einen Stuhl oder Tisch stellt und die Hände daselbst aufstützen läßt. Je kleiner das Kind ist, um so mehr wird das Ergebnis der Perkussion durch das gleichzeitig mitwirkende Resistenzgefühl unterstützt, ohne daß man sich davon Rechenschaft gibt.

Die Lungengrenzen nach Rippen gezählt stehen beim Kinde ungefähr gleich hoch wie beim Erwachsenen. Da jedoch beim Säugling die Rippenringe fast senkrecht zur Wirbelsäule stehen, der Thorax gewissermaßen in beständiger Inspirationsstellung steht, so ist das vordere Lungenfeld kurz, d. h. die untere Lungengrenze rechts vorn steht für das Auge zu hoch. Die Lungengrenze hinten ist rechts wegen der Lebermasse leichter festzustellen als links. Wer gewohnheitsmäßig zu starke Perkussion anwendet bei der Feststellung der Lungengrenzen, wird normal die untere Lungengrenze rechts hinten höher finden als links, weil rechts die große Masse der Leber eine dämpfende Fernwirkung ausübt; also leise perkutieren (Schwellenwertperkussion). Die Lungengrenzen kann man bei jüngeren Kindern hinten nicht nach Dornfortsätzen bestimmen, da hier eine Zählung versagt. Es ist darum vorzuziehen, den unteren Lungenrand hinten in der Skapularlinie nach Rippen zu bestimmen. Man geht von der zwölften, leicht feststellbaren Rippe aus. In der Norm findet man hier die untere Lungengrenze in der Höhe der zehnten Rippe. Anfänger bestimmen sie fast regelmäßig zu tief bei Säuglingen, da sie zu stark zu perkutieren pflegen.

Tiefstand der unteren Lungengrenzen findet sich häufig als Ausdruck einer akuten Blähung bei Bronchiolitis, Bronchopneumonie, bronchialem Asthma, Krupp usw., auch bei akuten Ernährungsstörungen der Säuglinge. Bei Säuglingen wird dabei der Tiefstand besonders rechts vorn deutlich. Entsprechend findet auch eine Verkleinerung der Herzdämpfung statt.

Beginnende Pneumonie macht vor dem Auftreten der Dämpfung oft leicht tympanitischen Schall infolge der Entspannung. Tympanitischer Schall vorn über dem Oberlappen findet sich oft auch bei Pneumonie oder Exsudatbildung des betreffenden Unterlappens. Kleine Lungenherde ergeben nur bei der allerleisesten Perkussion Dämpfung. Häufig sind sie auch nur im Röntgenbilde zu erkennen, besonders wenn gleichzeitig Lungenblähung besteht. Umgekehrt kommt es aber vor, daß ganz kleine Herde physikalisch nachzuweisen sind, im Röntgenbilde aber nicht erscheinen.

Starke Dämpfung mit ausgesprochenem Resistenzgefühl bei jüngeren Kindern deutet fast stets auf Pleuraexsudat oder Pleuraschwarte. Bei einiger Übung kann darum die Perkussion an sich schon in den meisten Fällen entscheiden, ob eine vorhandene Dämpfung auf Infiltration oder auf Erguß beruht. Starke Dämpfung mit abgeschwächtem Atmen, aber nur leisem Bronchialatmen spricht gegen einfache Infiltration der Lunge und für Exsudat; im letzteren Falle ist der Fremitus abgeschwächt.

Bei Verdacht auf Pleuraempyem (z. B. anhaltende Dämpfung nach einer Pneumonie, Zunahme der Dämpfung, nachdem schon eine Krisis eingetreten ist, dabei oft nur subfebrile oder normale Temperatur bei beschleunigtem Puls) säume man nicht mit einer Probepunktion der Pleura. Man verwendet dazu eine gutschließende starke Spritze, die mindestens 5 ccm faßt und deren Nadel ein Lumen von mindestens 1 mm besitzt. Um bei kleinen Kindern leicht zwischen den sich fast berührenden Rippen hineinzukommen, empfiehlt es sich, die Richtung der Rippen durch das Eindrücken der Nägel von zwei Fingern nebeneinander in den Interkostalraum genau zu bestimmen und dicht neben dem einen Nagel die Nadel einzustoßen. Die beim Kinde vorwiegenden Pneumokokkenempyeme (Eiter grüngelb, rahmig) haben häufig einen so dickflüssigen Eiter, daß er sich mit feiner Nadel nicht aspirieren läßt. Die Pneumokokkenempyeme bei Kindern sind fernerhin oft abgesackt. Bei der Probepunktion trifft man darum manchmal auf eine verdickte verwachsene Pleura und stößt erst bei der zweiten oder dritten Punktion auf Eiter.

Starke Dämpfung der einen ganzen Lunge von unten bis oben, vorn und hinten, deutet fast immer auf exsudative Pleuritis, die bei Kindern unter fünf Jahren fast stets eitriger Natur ist. Weniger oft liegt eine ausgedehnte Schwarte oder käsige Pneumonie vor.

Eine ungewöhnlich starke Dämpfung und Resistenz vorn über dem Oberlappen, mit unbedeutendem Auskultationsbefund erscheint stets verdächtig auf chronische käsige tuberkulöse Pneumonie, wenn nicht akute Symptome und hohes Fieber auf die viel häufigere kruppöse Pneumonie hinweisen.

Verengerung der obern Luftwege: Nase, Rachen, Kehlkopf, Luftröhre und große Bronchien. Stridor.

Bei erheblicher Stenose irgend eines Abschnittes der großen oberen Luftwege entsteht ein verändertes rauhes, auf Distanz hörbares Atemgeräusch **(Stridor).** Liegt die Stenose in der Nase, dem Rachen, dem Kehlkopf oder in der Trachea, so ist der Stridor überwiegend inspiratorisch, der Kopf ist dabei nach hinten gebeugt. Liegt sie in den Bronchien und Bronchiolen, so ist der Stridor überwiegend exspiratorisch.

Verengerung der Nase.

Selten angeboren infolge Obliteration. Gleich nach der Geburt ist das Trinken erschwert. Dyspnoe und Erstickungsanfälle treten auf. Die äußere Nase ist auffällig schmal. Der hintere Teil der Nasengänge ist für die Sonde undurchgängig.

Meist erworben: Akut oder chronisch, bedingt Mundatmung und Rhinolalia clausa. Rhinitis jeder Art bei Diphtherie, Scharlach, Infekten verschiedener Art, chronisch **bei exsudativer Diathese und Adenoiden.**

Ein Stridor, der in der Nase entsteht, verschwindet beim Zuhalten der Nasenöffnung oder beim Schreien, so z. B. das Geräusch des Schnupfens.

Bei isolierter Verengerung der Nase ist die Stimme klar, die Mundatmung unbehindert; bei Schluß des Mundes wird die Atmung erschwert oder unmöglich.

Schnüffelnde Atmung in den ersten Lebenswochen mit trockenem Schnupfen oder leicht blutig-eitrigem Ausfluß deutet oft auf **Erblues,** doch haben Frühgeborene und Neugeborene infolge der Enge der Nasengänge und der physiologischen Schwellung der Schleimhaut auch sonst leicht behinderte Atmung.

Jede Rhinitis, die zu starker Verlegung der Nase führt, kann bei jungen Säuglingen erschwertes Saugen, ja Dyspnoe und Erstickungsanfälle hervorrufen, da diese in den ersten Wochen es oft noch nicht verstehen, die Mundatmung zu benutzen.

Eine einseitige Undurchgängigkeit der Nase ist oft die Folge eines **Fremdkörpers** (fötider Ausfluß) oder von Nasendiphtherie. Hier sichern Spiegel und Sonde bzw. die bakteriologische Untersuchung die Diagnose.

Eine **membranöse Rhinitis** beider Seiten, subchronisch, nicht auf Diphtherie beruhend, ist bei älteren Kindern nicht ganz selten.

Habituelle Mundatmung mit kloßiger Stimme (Rhinolalia clausa) verstopfter Nase und mit wenig Sekret ist bei Kindern von 3—12 Jahren ungemein häufig als Folge von **adenoiden Vegetationen des Nasenrachenraumes.** Dabei sind die Nasengänge verengert, die Gaumentonsillen sind oft wenig, oft stark vergrößert. Der Eingang zum Nasenrachenraum hinter dem Zäpfchen erweist sich bei direkter Inspektion als enge und läßt oft lymphoide Wucherungen seiner Schleimhaut erkennen. Beim Würgen läßt er einen Schleimpfropf nach unten hervortreten. Nebenbei besteht häufig Schwerhörigkeit (eingezogenes Trommelfell infolge von Tubenverschluß), öfters auch Otitis media, schnarchende Atmung oder offene Mundhaltung, besonders im Schlaf. Die adenoide Physiognomie ist früher schon erörtert (Abb. 16). Die Fingerpalpation findet im Nasopharynx oben und hinten eine zapfenartige weiche Granulationsgeschwulst.

Polypen der Nase fallen vor dem Schulalter kaum in Betracht und sind auch dann noch selten. Sie werden öfters angenommen, wo Adenoide vorliegen. Die schnarchende Atmung bei Myxidiotie und Mongolismus rührt zum Teil von der Makroglossie her, zum Teil von der engen Nase.

Verengerung des Rachens.

Zur Rachenpalpation läßt man durch die Mutter dem auf ihren Knien sitzenden Kind die Hände festhalten, umfaßt mit einem Arm fest den Kopf des Kindes und preßt mit dem Zeigefinger der gleichnamigen Hand die Wangenschleimhaut zwischen die seitlichen Zähne des geöffneten Mundes. So kann man, ohne gebissen zu werden, mit dem Zeigefinger der anderen Hand bequem hinter dem Zäpfchen nach oben gehen und abtasten.

Die Verengerung des Rachens nötigt zur Mundatmung, macht noch kloßigere Sprache als die Nasenstenose, Rhinolalia clausa, Unvermögen m und n richtig zu intonieren. Schnarchende flatternde Geräusche bei der Atmung, inspiratorischer Stridor bei meist klarer oder wenig belegter Stimme. Bei höherem Grade treten Schlingbeschwerden, öfters Dyspnoe, Anfälle von „Asthma“ und Pseudokrupp auf.

Als häufigste Ursache chronischer Stenosen finden wir adenoide Vegetationen auf Grund von exsudativer Diathese, mongoloider Idiotie oder einfacher Idiotie (siehe oben unter Verengerung der Nase). Häufig damit verbunden besteht eine Hypertrophie der Gaumenmandeln. Diese ist leicht durch die Besichtigung festzustellen. In seltenen Fällen ist die Stenose hervorgerufen durch Tumoren des Epipharynx oder durch Karies der Halswirbelsäule mit Abszeß (steife Kopfhaltung, große Zervikaldrüsen).

Akut stellt sich Pharyngostenose ein **bei starker Angina** (A. simplex, diphtherica, scarlatinosa usw.), bei den relativ seltenen paratonsillären Abszessen älterer Kinder, langsam bei leukämischen Prozessen. Sodann **bei Entzündung der Adenoiden,** die oft unerkannt bleibt, weil die Stenose meist nicht bedeutend ist. Sie macht häufig ein länger dauerndes, unerklärliches Fieber, gleichzeitig mit Anschwellung der Nackendrüsen.

Bei Säuglingen sind die Gaumen- und Rachenmandeln meist noch unbedeutend, so daß sie nicht zu einer stärkeren Pharyngostenose führen können, gleichwohl ist hier die **Adenoiditis** außerordentlich häufig infolge von Katarrhen (Angina retronasalis) und macht unklares Fieber, dessen Ursache sich etwa durch die akute Anschwellung der Nackendrüsen verrät. Als Begleiterscheinungen treten oft Ohrenschmerzen und Otitis media auf. Es kann dabei selbst ein typhus- oder meningitisartiges Bild entstehen.

Im Gefolge der Adenoiditis kommt es bei Kindern von einem halben bis anderthalb Jahren relativ häufig zu **retropharyngealer Lymphadenitis** und zu **Retropharyngealabszeß,** einer Erkrankung, die fast ausschließlich dem Säuglingsalter zukommt und die von retropharyngealen Lymphdrüsen ausgeht, die später verschwinden. Auch unter gewöhnlichen Verhältnissen kann man beim Säugling hinten oben im Rachen vor der Wirbelsäule bisweilen erbsen- bis kleinbohnengroße Drüsen fühlen. Die Krankheit schließt sich mit Vorliebe an Respirationskatarrhe verschiedensten Ursprungs an. Sie führt zu zunehmender schnarchender, rasselnder und flatternder Atmung, zu erschwerter Nahrungsaufnahme, zu Dyspnoe, Dysphagie, steifer Kopfhaltung nach der Seite hin, oft zu mäßiger Heiserkeit und Fieber, schließlich zu Erstickungsanfällen und zu Larynxödem. Meist ist der Stridor besonders bei der Inspiration so stark sägend, der Klang der Stimme so eigenartig, die schnarchende Atmung so auffällig, wie man sie sonst nur beim gewöhnlichen Schnarchen des Erwachsenen kennt, so daß die Diagnose nicht leicht verfehlt wird, wenn man einmal einen Fall beobachtet hat. Die seitlichen Halsdrüsen sind stark vergrößert, vereitern gern und lenken leicht die Aufmerksamkeit vom eigentlichen Krankheitsherde ab. Die Krankheit wird oft verkannt und als Pneumonie, Krupp usw. gedeutet, da die Besichtigung des Rachens (viel Schleim!) auf den ersten Blick nichts Auffälliges ergibt. Bei Heiserkeit und tiefer Lage ist das Bild sehr ähnlich dem diphtherischen Krupp. Bei genauem Zusehen findet man aber oft eine Vorwölbung der hinteren Rachenwand, meist seitlich, die bisweilen tiefer sitzt als die Gaumenmandeln. Viel besser fühlt der tastende Finger eine weiche, später fluktuierende Vorwölbung. Gewöhnlich ist zur Zeit der Beobachtung schon Vereiterung eingetreten, so daß sich bei der Inzision mit heftpflasterumwickeltem Messer unter Führung des Fingers Eiter entleert. Bei Verkennung der Krankheit kann es zu Schluckpneumonie, zu Erstickung, Sepsis, großem Halsabszeß und Tod kommen.

Sehr selten stammt der Retropharyngealabszeß von einem spondylitischen Abszeß (ältere Kinder, steife Halswirbelsäule).

Die Pharyngostenose führt häufig auch zur Undurchgängigkeit der Nase. Bei tiefem Sitz ist ebenso die Mundatmung erschwert. Fortleitung der Entzündung gegen den Kehlkopf führt zu Heiserkeit.

Verengerung des Kehlkopfes (zum Teil spastischer Natur).

Dabei besteht eine inspiratorische Einziehung des Jugulums, ebenso eine verstärkte Bewegung des Kehlkopfs, sodann Einziehung des Epigastriums und der Zwerchfellinie. Das Inspirium ist stridorös, verlängert, dyspnoisch.

Ist die Stimme rein, das Inspirium tönend, so handelt es sich meist um

1. **Spasmus glottidis** bei rachitischen und spasmophilen Kindern. Solche mit Kraniotabes und im Alter von 3—18 Monaten sind bevorzugt. Gelegentlich tritt der Spasmus glottidis auch bei Gehirnleiden auf, so bei chronischem Hydrozephalus, als Vorläufer der Epilepsie usw. Ich habe ihn auch schon bei Tetanus neonatorum im Beginn des Anfalls beobachtet. Er setzt plötzlich ein mit tönender pfeifender Einatmung. Er wird oft veranlaßt durch Erregung und Schreien, wiederholt sich bei jeder Inspiration durch Sekunden oder Minuten und kann so mit kurzen oder langen Pausen über Tage und Wochen auftreten. In schweren Fällen führt er zu Zyanose und Bewußtlosigkeit, nicht selten zum Tode. Dieser tritt am ehesten im Zustande der exspiratorischen Apnoe bei Atemstillstand ein, wo also die spastische Intonation fehlt. Bei schwerer Spasmophilie kann jede starke Erregung zum Tode führen durch Spasmus glottidis bzw. Krampf der Respirationsmuskulatur. Besonders die Racheninspektion ist in dieser Hinsicht gefährlich. Beim Spasmus glottidis, der auf Spasmophilie beruht, findet man fast ausnahmslos die Latenzsymptome derselben (siehe S. 272ff.), oft auch allgemeine Konvulsionen oder Karpopedalspasmen. Früher wurde erwähnt, daß Husten bei einem Kinde mit Spasmus glottidis Keuchhusten vortäuschen kann.

2. Oft vorgetäuscht wird der Spasmus glottidis durch **Stridor congenitus,** sodann durch den Atemstillstand bei den **Wutkrämpfen kleiner Kinder,** der aber nur bei Erregung oder heftigem Schreien einsetzt. Der Stridor congenitus

(siehe unter 4) besteht aber seit der Geburt, die Wutkrämpfe kommen nicht vor dem Ende des ersten Jahres vor. Der Spasmus glottidis bevorzugt dagegen das Alter von 3—18 Monaten.

3. Leicht zu unterscheiden vom spasmophilen Stimmritzenkrampf ist derjenige beim **Keuchhusten.** Große Ähnlichkeit besitzt aber das tönende Inspirium vieler gesunder Kinder in den ersten Wochen und Monaten beim Schreien, das infolge der engen Stimmritze zustande kommt. Dieser **Schreistridor** tönt genau wie der Spasmus glottidis bei Spasmophilie. Im Gegensatz zu diesem erfolgt er aber stets nur nach einigen Schreistößen.

Selten ist eine **Lähmung beider Postizi** die Ursache der Verengerung der Stimmritze. Das Inspirium ist tönend, das Exspirium ist frei, die Stimme rein oder fast rein. Erstickungsanfälle treten auf.

4. **Stridor laryngis congenitus.** Von Geburt an besteht hierbei wechselstarker inspiratorischer Stridor, vorübergehend oft stunden- und tagelang verschwindend, in der Ruhe und im Schlaf meist aussetzend, mit mäßiger Einziehung, ohne schwere Dyspnoe. Er verschwindet bei oberflächlicher Atmung und stellt sich bei verstärkter Atmung wieder ein. Das Inspirium ist laut, fast musikalisch, tönend, oft glucksend wie bei einem Huhne. Das Exspirium ist frei. Seltener ist der inspiratorische Ton rauh und leicht röchelnd. In leichtestem Grade ist er bei vielen Kindern in den ersten Wochen während des Trinkens an der Brust vorhanden. Er hält gleichmäßig über Monate an und verliert sich spätestens im zweiten Jahre. Ungefährlich. Verursacht wird er durch Kleinheit und Weichheit des Kehlkopfgerüstes, das bei der Inspiration zusammengesaugt wird. In seltenen Fällen entsteht ein inspiratorischer Stridor des Kehlkopfes bei Myatonia congenita und amaurotischer Idiotie (Erschlaffung des Kehlkopfes), bei spastischer Diplegie (Spasmus des Kehlkopfes), ausnahmsweise bei angeborenen Hirnstörungen bzw. Geburtsblutungen. Auch an die seltene angeborene Postikuslähmung muß man denken. Bei gleichzeitiger Heiserkeit ist der gewöhnliche Krupp auszuschließen. Hier kommen intralaryngeale Papillome in Betracht, auch Lues congenita, die klinisch keine anderen Symptome zu machen braucht. Endlich kann auch eine Zyste am Zungengrunde ähnliche Atmungsstörungen machen. Der rasche Wechsel zwischen Stridor und freier Atmung mit reiner Stimme ist diagnostisch wichtig gegenüber dem Stridor bei Thymushyperplasie (siehe S. 159) und tiefsitzender Struma; dabei ist der Stridor mehr kontinuierlich, wenn er auch im Wachsein und bei Aufregung stärker ist als im Schlaf.

Bei heiserer Stimme kann es sich handeln bei akutem Auftreten der Larynxstenose um·

1. **Pseudokrupp.** Der Beginn ist meist unerwartet und plötzlich im Anfang der Nacht, oft nach leichtem Schnupfen. Aufwachen mit bellendem lautem Husten und inspiratorischer Einziehung. Die Sprechstimme klingt häufig auffallend weniger heiser. Dieser Zustand dauert meist nur ganz kurze Zeit bis einige Stunden, er bessert sich auf warmes Getränk und feuchte Dämpfe. Er wiederholt sich gern in der folgenden Nacht. Der Zustand erscheint häufig im Beginn sehr bedrohlich, erfordert aber nur ganz ausnahmsweise einen operativen Eingriff. Die Anlage findet sich häufig bei exsudativen fetten und neuropathischen Kindern von 2—5 Jahren, vorzugsweise solchen mit Adenoiden. Die Neigung zu Rezidiven ist groß. Der Pseudokrupp stellt sich oft ein im Beginn einer Angina, im Prodromalstadium von Masern, bei Grippe. Als Grundlage ist ein akuter Kehlkopfkatarrh resp. eine Laryngitis subglottica mit Glottiskrampf anzunehmen.

2. **Akute Laryngitis.** Bei allen akuten Erkrankungen der Respirationsorgane, die zu Pseudokrupp führen können, aber ohne Hinzutreten des spastischen

Momentes, kann sich im Laufe von Stunden oder Tagen eine Laryngitis entwickeln, die Heiserkeit und inspiratorische Dyspnoe hervorruft, in höherem Grade Einziehungen. Besonders häufig und stark ist die Laryngitis bei Grippe und Masern wo die Unterscheidung von diphtherischer Laryngitis oft schwer fällt, da es hier auch zu hochgradiger Stenose und Aphonie kommen kann. Die Unterscheidung muß dann auf Grund der übrigen Symptome getroffen werden, den vorliegenden epidemiologischen Momenten, dem Fehlen oder Vorhandensein von Belägen im Hals usw. Bei Masern finden sich die prodromalen Kopliks. Bei Grippe besteht starke Konjunktivitis und oft starke Sekretion aus der Trachea. Im Zweifelsfalle ist die Laryngitis als Kehlkopfdiphtherie zu behandeln (sofortige Seruminjektion), um so mehr als die Diphtherie gerne zu Grippe und Masern hinzutritt. Besteht bei Laryngitis gleichzeitig eine Pneumonie, so kann sich rasch schwere Dyspnoe und Zyanose einstellen, die zu Intubation führt, in Fällen, wo die Larynxaffektion allein keinen Eingriff erfordert hätte. Solche prognostisch ungünstige Fälle habe ich in der verflossenen Grippeepidemie mehrfach erlebt. Bei exsudativer Diathese mit Status lymphaticus habe ich schon mehrere Fälle beobachtet, die Heiserkeit und starke Stenoseerscheinungen machten, trotz Intubation rasch starben und bei der Sektion intakte Respirationsorgane aufwiesen! Im Säuglingsalter können Soor, auch Sepsis und Lues zu Heiserkeit führen.

3. **Kehlkopfödem** tritt bei Rachenphlegmonen (Scharlach usw.) auch bei Urtikaria, Serumkrankheit, Verätzung auf. Es ist häufig mit Laryngitis verbunden und macht auch ähnliche Symptome. Als Ursache kommen fernerhin Nephropathien und Zirkulationsstörungen in Betracht.

4. **Diphtherie des Kehlkopfs** beginnt mit Heiserkeit und wenig Husten. Die Heiserkeit wird allmählich stärker und führt in einem oder mehreren Tagen zu Aphonie, Dyspnoe, Zyanose und Erstickungsanfällen. Die Heiserkeit ist nicht wechselnd wie beim Pseudokrupp, sondern zeigt eine stetige zunehmende Verschlimmerung. In der Mehrzahl der Fälle entsteht die Diphtherie nicht primär im Kehlkopf, ausgenommen bei Masern, sondern zuerst, aber durchaus nicht immer, ist ein Belag auf den Tonsillen, im Rachen oder in der Nase vorhanden oder ist vor kurzem vorhanden gewesen. Die Kultur solcher Beläge ergibt das Vorhandensein von Diphtheriebazillen. Auch da, wo kein Belag besteht, ergibt der Abstrich des Rachens meist Diphtheriebazillen. Bei der Besichtigung des Rachens, wobei man mit sehr schmalem starkem Spatel den Zungengrund bis zur Epiglottis kräftig nach unten drückt, erblickt man öfters am Rande der Epiglottis einen weißlichen Saum und kann so die Diphtherie erkennen, auch wo sonst keine Membranen vorhanden sind. Ebenso erlauben die allmählich zunehmende Heiserkeit und der Übergang in Aphonie die Wahrscheinlichkeitsdiagnose auf Diphtherie, selbst wenn Beläge fehlen und noch keine Zyanose und Dyspnoe vorhanden ist und bevor noch deutliche inspiratorische Einziehungen auftreten. Nicht immer verlaufen die Fälle so typisch. Heiserkeit und Stenose können auch plötzlich einsetzen. Es ereignet sich dies am ehesten bei Säuglingen und läßt um so eher die Diphtherie verkennen, als der Rachen des Säuglings häufig freibleibt (Nase?).

5. In seltenen Fällen, z. B. bei Grippe, finden sich **membranöse Beläge im Kehlkopf ohne Diphtherie.** In sehr seltenen Fällen von Stomatitis aphthosa soll die Affektion auch den Rachen und den Kehlkopf ergreifen und so zu einer diphtherieähnlichen Kehlkopfstenose führen können. Die starke Laryngitis mit Stenose bei schweren Fällen von Scharlach mit nekrotischer Angina ist meist entzündlich-nekrotischer Natur, aber nicht diphtherisch. Immerhin muß an die Möglichkeit einer Sekundärinfektion mit Diphtherie gedacht werden. Ganz ausnahmsweise können bei Varizellen Bläschen auf

den Stimmbändern aufschießen und durch den Belag, die Heiserkeit und Stenose bedrohlich werden.

6. **Larynxkatarrh mit starker Bronchitis** oder Bronchopneumonie vermag wegen der Dyspnoe und wegen der Einziehungen leicht Kehlkopfdiphtherie vorzutäuschen, ebenso eine asthmatische Bronchitis in Verbindung mit Laryngitis. Ein zweijähriges Kind, das wegen Heiserkeit und starker Dyspnoe uns als Krupp zugeschickt wurde, erwies sich als asthmatische Bronchitis mit starker Lungenblähung und gleichzeitigem Kehlkopfkatarrh. Rasche Heilung auf Injektion von Atropin. Als Teilerscheinung eines Serumexanthems kann Anschwellung der Stimmbänder und damit das Bild einer Laryngitis eintreten.

7. **Fremdkörper,** die beim Spiel aspiriert werden, machen plötzliche Erstickungsanfälle, denen Dyspnoe und Heiserkeit nachfolgen können. Der starke Stridor erweckt leicht den Verdacht auf Krupp, gegen den aber der plötzliche Beginn spricht. Palpation des Kehlkopfes vom Rachen aus (Vorsicht!) läßt oft den Fremdkörper fühlen, der eventuell auch durch ein Röntgenbild zu erkennen ist.

8. **Der Retropharyngealabszeß der Säuglinge** ist, wie oben erwähnt, oft von Heiserkeit begleitet und macht wegen der vorhandenen Zyanose und Dyspnoe leicht einen kruppartigen Eindruck.

Eine schleichend sich entwickelnde chronische Stenose des Kehlkopfs mit Heiserkeit bedeutet bei Säuglingen und in den ersten Jahren meist **Papillome der Stimmbänder,** seltener **Lues.** Bei jüngeren Säuglingen ist die Heiserkeit bisweilen das einzige Anzeichen der Lues. Die Papillome entwickeln sich fast stets in den ersten 3 Jahren. Sie machen in leichten Fällen nur chronische Heiserkeit, zu der erst bei Aufregung oder beim Laufen der Stridor hinzutritt.

Chronische Stenose mit Heiserkeit beruht oft auf **Tuberkulose** oder **Lues.** Die Differentialdiagnose, auch gegenüber dem Papillom, erfordert eine Kehlkopfspiegelung.

Mäßige Heiserkeit kann auch durch Rekurrenslähmung infolge angeborener Herzmißbildung hervorgerufen werden.

Stenosen im Bereiche der oberen Luftwege, die durch eine ausschließliche Erkrankung des Kehlkopfes oder der Luftröhre verursacht werden, führen in der Regel zu einer Verlangsamung der Atmung bei starker Betätigung der Hilfsmuskeln und Kopfhaltung nach hinten.

In vielen Fällen bleibt die Ursache der Kehlkopfstörung unklar ohne Laryngoskopie, die bei Kindern über 5 Jahre häufig gelingt. In den ersten Jahren und in schwierigen Fällen nimmt man die Hilfe eines Spezialisten in Anspruch, der durch Schwebelaryngoskopie in Narkose fast alle Fälle aufklären kann.

Vergleiche auch den folgenden Abschnitt.

Verengerung der Trachea und der Bronchien. Stridor endothoracicus.

Hier ist die Stimme frei, sofern nicht, wie es meist bei der Diphtherie der Fall ist, der Kehlkopf mitergriffen ist. Der freie Kehlkopf zeigt keine verstärkte Bewegung mit der Respiration. Bei Trachealstenosen ist meist ein deutlicher inspiratorischer, bisweilen auch ein exspiratorischer Stridor da, daneben starke inspiratorische Einziehung und Dyspnoe. Bei Stenose vereinzelter Bronchien zweiter Ordnung ist der Stridor schwächer oder fehlend.

Akut auftretende Tracheal- und Bronchialstenose findet sich:

Bei **Diphtherie,** wobei fast stets der Kehlkopf schon vorher ergriffen wurde. Sitzen die Membranen schon tief gegen die Bifurkation hin, so bringen Intubation oder Tracheotomie keine ganz freie Atmung mehr. Sind die Bronchien ergriffen, so ist auch die Exspiration erschwert. Gleichzeitig besteht Lungenblähung.

Bei **Fremdkörpern.** Beginn meist mit Erstickungsanfall; oft flatterndes Geräusch in der Trachea durch die Bewegung des Fremdkörpers bei der Atmung. Gelangt der Fremdkörper in einen Bronchus, so tritt nach einem Erstickungsanfall Abschwächung der Atmung der betreffenden Seite ein.

Als Ursache einer akuten Kehlkopfstenose mit schnarrendem inspiratorischem Stridor bei ziemlich heller Stimme fanden wir bei einem 6jährigen Kinde ein kleines Blechstück unter der hinteren Kommissur eingekeilt, das schon 2 Wochen dort saß.

Chronische Stenose der Trachea und der großen Bronchien entsteht meist durch Kompression von außen. Häufig ist **Struma** die Ursache, schon bei Neugeborenen, die bei Rückwärtsbeugung des Kopfes deutlich oder überhaupt erst wahrgenommen wird. Damit gelangt auch eine substernale Struma, die nur bei älteren Kindern vorkommt, in den Palpationsbereich. Bei Struma entsteht ein Stridor mit gemischter Dyspnoe, beim Säugling oft ähnlich demjenigen bei Retropharyngealabszeß, von dem er durch den Röhrenton zu unterscheiden ist. Über exspiratorischen Stridor bei angeborener Herzhypertrophie und bei angeborenen Bronchiektasien berichtet Finkelstein.

Bei **asthmatischer Bronchitis** bestehen mäßiger Stridor bei heftiger Dyspnoe, Zyanose und Lungenblähung, giemende Rhonchi, die auf Distanz hörbar sind. Das Exspirium ist beträchtlich erschwert, verlängert und pfeifend. Der Thorax ist starr. Bei gleichzeitiger Heiserkeit kann der Verdacht auf Krupp aufkommen. Meist rasche Besserung auf Atropin- oder Adrenalininjektion. Die giemenden Rhonchi sind noch während der Abheilung vorhanden. Der Beginn ist im Gegensatz zur Bronchiolitis plötzlich, die Rasselgeräusche sind nicht so feinblasig. Bei **Bronchiolitis** ist auch der Stridor nicht so aufdringlich, im Vordergrund steht mehr die stark beschleunigte dyspnoische Atmung.

Eine weitere Ursache ist häufig die **Bronchialdrüsentuberkulose.** Die befallenen Drüsen sind dabei meist verkäst. Gleiche Erscheinungen können Senkungsabszesse von einer Karies der Wirbelsäule aus machen, welche die Trachea oder die großen Bronchien komprimieren.

Bei Säuglingen und im 2. Jahr machen die vergrößerten und verkästen Bronchialdrüsen oft einen lauten exspiratorischen Stridor mit erschwertem verlängertem Exspirium unter gleichzeitiger Anspannung der Bauchmuskeln, die mit der Zeit hypertrophieren können. Die Inspiration ist anfänglich fast geräuschlos, kann aber zeitweise auch leicht stridorös werden. Häufig besteht Dysphagie durch Druck der verkästen Drüsen auf den Ösophagus. Im Exspirium senkt sich der Kopf nach vorne. Die Stauung führt zu erweiterten Venen der Brust und des Halses, zu Exophthalmus, auch zu Pupillenerweiterung der betroffenen Seite. Neben dem Sternum oder interskapular findet sich eine Dämpfung, im Röntgenbild ein großer Schatten am Hilus, später Lungenblähung. Auskultatorisch ergeben sich die Zeichen einer Bronchitis und oft solche abgeschwächter Atmung als Zeichen der Bronchostenose. Es handelt sich meist um den rechten Hauptbronchus. Der Husten ist schrill und hoch. Er ist eigentümlich bitonal, d. h. neben einem tieferen rauhen Grundton hört man einen hohen Oberton. Das exspiratorische Keuchen (Schick) kommt nach dem dritten Jahr nur noch bei Senkungsabszessen vor. Die Anzahl der Atemzüge ist nicht wesentlich vermehrt, das Befinden oft wenig beeinträchtigt. Der Stridor ist während des ganzen Exspiriums weithin hörbar, ähnlich wie bei Asthma und kapillärer Bronchitis. Er ist manchmal auch im Schlaf vorhanden und verstärkt sich bei Aufregung und nach dem

Husten. Zyanose und Angstzustände treten ein, so daß leicht Laryngitis vorgetäuscht werden kann wegen des schrillen Hustens und besonders wenn die Stimme wegen Rekurrensparese heiser wird. Die meisten Fälle beobachtet man im 1. Lebensjahr, nicht selten schon mit 3—5 Monaten.

Verwechslungen sind möglich mit Stridor inspiratorius congenitus, der jedoch von der Geburt an auftritt und inspiratorisch ist. Sodann mit echtem Krupp, der aber ausgesprochene Heiserkeit, in- und exspiratorische Dyspnoe macht. Die asthmatische Bronchitis entwickelt sich viel rascher, ist von pfeifenden bronchitischen Geräuschen begleitet. Sie verursacht Fieber wie die kapillare Bronchitis und beeinträchtigt ebenso wie diese das Allgemeinbefinden stark. Letztere kann nur zur Verwechslung führen, solange Rasselgeräusche fehlen. Das Fehlen einer inspiratorischen Dyspnoe spricht immer gegen eine vorwiegende Erkrankung von Larynx oder Trachea.

Bei Säuglingen und jüngeren Kindern fällt auch die seltene angeborene **Thymushyperplasie** in Betracht. Sie verursacht einen inspiratorischen Stridor. in schweren Fällen auch exspiratorischen, tags und nachts anhaltend, glucksend oder röchelnd, rauh. Sie besteht seit der Geburt oder tritt in den ersten Monaten auf. Je nach der Größe der Thymus bestehen daneben leichtere oder stärkere inspiratorische Einziehungen, auch Anfälle von Atemnot. Über dem Sternum besteht deutliche Dämpfung, das Röntgenbild ergibt vergrößerten Thymusschatten, das Blut Lymphozytose. Rückbildung durch Röntgenbestrahlung. Die viel häufigere Thymushyperplasie, die sich mit dem Status thymico-lymphaticus entwickelt, macht weder Stridor noch Stenoseerscheinungen (vgl. auch S. 175). Die sichere Diagnose einer Kompression der Trachea durch Thymushyperplasie ist im Leben sehr schwierig. Finkelstein hat Recht, wenn er dieses Vorkommen jedenfalls als höchst selten bezeichnet. Ich habe nur einen sicheren Fall dieser Art gesehen, der von Geburt an bestand und mit 3 Monaten den Tod herbeiführte. Die Sektion ergab eine starke bleibende Abplattung der Trachea. Differentialdiagnostisch sind bei inspiratorischem Stridor der Stridor inspiratorius congenitus zu erwägen, Druckwirkung von der Zunge her bei einer Zyste des Zungengrundes, bei dicker Zunge, Mikrognathie, Papillome des Kehlkopfes. Bei exspiratorischem Stridor ist zu berücksichtigen das exspiratorische Keuchen bei Bronchialdrüsentuberkulose, die Wirkung einer Trachealstenose durch Pleuraschrumpfung, eine Ösophagustrachealfistel, Herzfehler, Cor bovinum, Mediastinaltumoren. Man ist bis jetzt viel zu leicht geneigt, in unklaren Fällen einen inspiratorischen Stridor, oft auch einen gleichzeitig exspiratorischen, beim Säugling auf eine große Thymus zu beziehen und hält die Diagnose für berechtigt durch den röntgenologischen Nachweis einer großen Thymus. Man übersieht dabei die Tatsache, daß physiologischerweise die Thymus des gesunden Säuglings sehr groß sein kann. Bei tiefsitzendem Stridor kleiner Kinder bringt auch die Schwebelaryngoskopie häufig keine Aufklärung.

Durch Narbenbildung in der Trachea, so nach Intubation oder Tracheotomie, kann Trachealstenose entstehen. Ebenso durch Granulationsbildung nach diesen Eingriffen. In seltenen Fällen führen Narben von Gummata bei Lues tarda zu Trachealstenose.

Besonderes zu den Krankheiten der tieferen Luftwege und der Lungen.

Husten (siehe S. 140) **und Katarrhe** bilden oft den Anfang zu den verschiedensten Krankheiten der Respirationsorgane. Wo die Möglichkeit einer

Ansteckung vorliegt, muß man aus Gründen der Prophylaxe baldmöglichst die Grundursache zu erkennen suchen.

Bei Masern und Grippe setzt im Beginn ein heftiger trockener Husten ein mit Fieber und Konjunktivitis. Bei Masern erlauben schon 1—3 Tage vor dem Exanthem die Koplikschen Flecken die Diagnose, bei Grippe meist der Genius epidemicus. Bei Grippehusten klagen ältere Kinder oft über Kratzen und Wundsein in der Brust (Trachea). Beim Keuchhusten besteht einige Zeit ein unauffälliger Husten, bisweilen mit leichtem Fieber, der schwer von gewöhnlichen Katarrhen und Grippe zu unterscheiden ist. Der Husten bleibt aber länger trocken als bei Grippe, ist ungewöhnlich hartnäckig und nimmt allmählich den bekannten Charakter an (S. 141). Besonders die regelmäßige Wiederkehr des Hustens in der Nacht ist kennzeichnend für Keuchhusten. Jüngere Säuglinge lassen im Anfall oft die ziehenden Inspirationen vermissen. Bei Grippe stellen sich manchmal auch Anfälle ein, die mit Keuchhusten Ähnlichkeit bieten, aber sie erscheinen schon am Anfang und zeigen nach jedem Hustenstoß eine juchzende Inspiration.

Akute und chronische Bronchitis mit mittel- und feinblasigen Rasselgeräuschen ist in den ersten Lebensjahren ungemein häufig und wird durch schwere Ernährungsstörungen, Rachitis und exsudative Diathese begünstigt. Das Exspirium ist oft verlängert. Rachitiker leiden häufig an einem chronischen Tracheobronchialkatarrh mit groben auf Distanz hörbaren Rasselgeräuschen neben geringem oder fehlendem Hustenreiz. Bei Säuglingen führt schon die einfache Bronchitis zu inspiratorischen Einziehungen.

Die **Bronchiolitis (Bronchitis capillaris)** findet sich meist nur in den ersten 2—3 Jahren, vorzugsweise bei Masern, Grippe und Keuchhusten. Stark begünstigt wird sie durch Rachitis. Sie erzeugt ein schweres Krankheitsbild: Feinblasiges, nicht klingendes Rasseln, gemischte Dyspnoe, Tachypnoe bis 100, starkes Nasenflügelatmen, tiefe inspiratorische Einziehungen, Zyanose, Lungenblähung und Fieber. Der Beginn setzt rasch ein mit Erblassen. Anfänglich können die Rasselgeräusche, am ehesten im Säuglingsalter, spärlich sein oder fehlen, selbst der Husten, so daß nur die stöhnende Atmung, die Tachypnoe und das Nasenflügeln neben der Lungenblähung auf die Atmungsorgane hinweisen. Dabei muß man Miliartuberkulose in Erwägung ziehen (Abb. 195). Der Pektoralfremitus kann abgeschwächt sein durch Verstopfung der Bronchien.

Die **Bronchopneumonie** entwickelt sich aus einer Bronchitis oder Bronchiolitis. Sie macht im Beginn ähnliche Symptome wie die Bronchiolitis, ist aber viel häufiger als diese. Der Husten ist schmerzhafter. An einer Stelle, vorzugsweise paravertebral, werden die Rasseln klingend, der Schall etwas tympanitisch. Bei der Ausdehnung des Prozesses entwickeln sich Dämpfung und Bronchialatmen. Die Prognose ist bei beschränkter Ausdehnung im ganzen viel besser als bei Bronchiolitis. Die Ausbreitung ist gewöhnlich lobulär, kann aber auch pseudolobär sein, wobei die zahlreichen, auch weithin verbreiteten Rasseln, der allmähliche Beginn, die Unterscheidung gegen kruppöse Pneumonie erlauben (vgl. Abb. 193). Das begleitende Emphysem läßt oft über kleineren Herden keine Dämpfung zum Ausdruck gelangen. Bei hartnäckigen halbseitigen Lungensymptomen muß man an einen Fremdkörper denken (Radiographie!), auch an Bronchiektasien.

Auch bei älteren Kindern trifft man nicht selten katarrhalische Verdichtungen mit Bronchialatmen, die unauffällig beginnen, fieberlos über Wochen und Monate andauern, nur wenig Husten machen und schließlich — man vermutet leicht eine Tuberkulose — restlos abheilen. Die Bronchopneumonie der ersten Wochen verläuft oft ohne Fieber, ohne Husten. Verfall, graue Haut, Erbrechen und Meningismus können das Krankheitsbild beherrschen.

Die Perkussionsbefund ist nicht deutlich. Anfälle von Zyanose und Asphyxie gestalten das Bild ähnlich wie bei angeborenen Herzfehlern oder bei Sepsis.

Bei der **asthenischen Pneumonie** der Frühgeborenen und Lebensschwachen fehlen anfänglich erst recht Zeichen, die sicher auf die Lunge deuten (Rasseln, Dämpfung). Dyspnoe und Zyanose lassen eine Lungenerkrankung vielleicht vermuten, wogegen das Erbrechen, Kollaps, Pyelitis usw. auch eine andere Deutung zulassen.

Die **Bronchopneumonie** im 1. und 2. Jahr, vornehmlich bei Rachitikern, kann unter wiederholten Schüben chronisch werden und zu Rarefikation und Bronchiektasen führen. Bevorzugt sind die paravertebralen Teile und die Oberlappen. Das Fieber ist gering. Eine Verwechslung mit Tuberkulose liegt nahe und kann nur durch die Tuberkulinprobe ausgeschlossen werden.

Gewisse Infektionskrankheiten neigen zu besonderen Formen der Bronchopneumonie. Bei Masern entsteht oft rasch eine lobäre Form, aber mit schleppendem lytischem Ablauf. Bei Grippe (Influenza) findet sich auf die Bronchitis aufgesetzt eine gewöhnliche Bronchopneumonie oder nach Form und Verlauf eine kruppöse Pneumonie in katarrhalisch befallenem Gebiete. Bei Keuchhusten entwickelt sich die Bronchopneumonie meist langsam und bildet sich auch bei gutem Verlauf nur schleppend zurück. Sie macht darum oft den Eindruck einer Tuberkulose.

Durch Rachitis wird die Ausdehnung einer Bronchopneumonie begünstigt, der Verlauf häufig chronisch gestaltet und die Prognose stark verdüstert.

Die **Aspirationspneumonie** der Neugeborenen (Fruchtwasser) und die septische Bronchopneumonie jüngerer Säuglinge nach Nabelsepsis, Rhinitis, Soor, Lues, verläuft meist rasch unter Fieber, Kollaps, Diarrhöen, Dyspnoe und Zyanose zu Tode, ohne daß man immer sichere Lungenerscheinungen nachweisen könnte außer vereinzelten Rhonchi. Die schweren Allgemeinerscheinungen lassen eine einfache Atelektase ausschließen.

Hypostatische Pneumonien entwickeln sich oft bei ernährungsgestörten elenden Säuglingen in Streifenform neben der Wirbelsäule, auch im Verlauf von hochgradig schwächenden Affektionen älterer Kinder. Anfänglich steril und ohne Fieber, machen sie außer leichter Dämpfung und abgeschwächtem Atmen wenig Symptome. Damit bieten sie Ähnlichkeit mit der

Atelektase der Lungen. Diese findet sich oft bei Frühgeborenen und bei Herzschwäche, bei Ödem. Bei stärkerer Ausdehnung führt sie zu schwachem Puls und tiefer Temperatur, Apathie und inspiratorischen Einziehungen, Zyanose. Die Atmung ist oberflächlich und unregelmäßig, im Gegensatz zu Pneumonie meist nicht beschleunigt. Das Geschrei ist wimmernd. Husten und Fieber fehlen. Bisweilen kann man die Atelektase direkt diagnostizieren aus einer leichten tympanitischen paravertebralen Dämpfung und leichtem Knistern bei der Inspiration.

Bei der Tetanie der Säuglinge entwickelt sich bisweilen infolge der tonischen Kontraktur der Inspirationsmuskeln ausgedehnte Lungenatelektase mit erschwerter und beschleunigter Atmung, exspiratorischer Dyspnoe. Das Exspirium ist 3mal länger als das steile Inspirium und ist oft von einem keuchenden Ton begleitet. Nasenflügelatmen, inspiratorische Einziehungen, kleinblasiges Rasseln, Lungenblähung und Bronchialatmen geben bei bestehendem Fieber ein pneumonieartiges Bild. Lederer will diese Bronchotetanie, die man im Leben selten sicher erkennen kann, im Röntgenbild durch eine diffuse Verschleierung im Gegensatz zu den herdförmigen Schatten der Bronchopneumonie erkennen. Die Affektion, der ich bis jetzt nur ausnahmsweise in reiner Form begegnet bin, hat auch Ähnlichkeit mit asthmatischer oder kapillärer Bronchitis.

In einem Falle sicherte mir die auffallend rasche Heilung auf Magnesiuminjektion die Diagnose.

Die kruppöse Pneumonie wird schon in einem Alter von 6 Monaten angetroffen und wird nach einem Jahr häufig. Schüttelfrost und blutiges Sputum fehlen, unter 3—4 Jahren meist auch der Herpes. Kinder im Spielalter klagen über den Bauch (Pseudoappendizitis!). In toxischen Fällen und bei neuropathischen Individuen kann sich die Hyperästhesie der Haut sehr weit ausdehnen und bei gleichzeitig bestehendem Kernig, Nackenstarre und Somnolenz zu Verwechslung mit Meningitis führen. Die Infiltration wird oft erst nach 3—4 Tagen, bei Oberlappenpneumonie noch später deutlich. Als erstes physikalisches Zeichen erscheint oft Bronchophonie (beim Schreien, Husten, vgl. S. 150), verstärkter Fremitus, nachher tympanitischer Schall, Bronchialatmen und Dämpfung. Die Crepitatio indux fehlt meist, häufig auch die Crepitatio redux, oft auch der Husten, der sogar bis zur Krisis ganz fehlen kann. Bei pseudoperitonitischen Erscheinungen ist die Bauchatmung gleichmäßig erhalten. Bei stärkerer Ausdehnung der Pneumonie oder bei heftigen Schmerzen bleibt die betreffende Seite bei der Inspiration zurück. Kräftige Kinder zeigen manchmal umschrieben gerötete Wangen.

Bei der Schwierigkeit der Diagnose ist man noch auf andere Symptome angewiesen, die eine kruppöse Pneumonie vermuten lassen. Vor allem ist es der plötzliche Beginn mit hohem kontinuierlichem Fieber, eine beschleunigte, beim Exspirium stoßende Atmung und Nasenflügelatmen (bei zentraler Pneumonie kann die stoßende Exspiration fehlen). Sucht man jetzt die Lungen täglich genau ab, so wird die Diagnose meist nach einigen Tagen bestätigt. Bisweilen fehlen die Patellarreflexe, seltener die Pupillarreflexe.

Ausgezeichnete Dienste leistet in unklaren Fällen die Röntgenaufnahme, die bei zentralen und beginnenden Pneumonien gewöhnlich am Hilus einen deutlichen Schatten ergibt, wo die objektive Untersuchung noch tagelang oder überhaupt versagt, da wo die Entwicklung nicht weiter geht (vgl. Abb. 190). Man vermißt nicht selten in den ersten Tagen jede Dämpfung, nicht nur in den Fällen von zentraler Pneumonie, sondern selbst da, wo das Röntgenbild einen bis an die Peripherie reichenden Schatten aufweist.

Manchmal wird die Diagnose durch zerebrale Symptome irregeleitet. Es treten Konvulsionen auf, Nackenstarre, Kernig, Somnolenz, so daß man bei ausstehendem Lokalbefund geneigt ist, eine zerebrospinale Meningitis anzunehmen. Die Lumbalpunktion ergibt aber nur erhöhten Druck bei sonst normalem Befunde. Laue Bäder, Packungen usw. bessern das zerebrale Bild, das spontan bei Manifestwerden der Pneumonie zurückzugehen pflegt.

Die Unterscheidung von Bronchopneumonie ist gewöhnlich nicht schwer, abgesehen bei Masern und Grippe (siehe oben), wenn sie sich hier auf eine Bronchitis aufpfropft, von Rasseln begleitet ist, unregelmäßiges Fieber ohne deutliche Krise macht. Im Gegensatz zur kruppösen Pneumonie ist der Beginn der Bronchopneumonie zeitlich nicht genau zu bestimmen. Die kruppöse Pneumonie weist fast stets Urobilinogenurie auf, die häufig bei Bronchopneumonie fehlt. Tagelange hohe Kontinua ohne oder mit Husten kommt auch bei Grippe (Konjunktivitis) ohne Pneumonie vor, ebenso bei Ileotyphus (Leukopenie). Die häufige Vortäuschung von Appendizitis ist S. 193 besprochen.

Die fibrinöse Pleuritis tritt klinisch überwiegend auf Grund einer Pneumonie in Erscheinung. Reiben läßt sich bei jüngeren Kindern nur selten nachweisen, so daß die fibrinöse Pleuritis hier meist nicht diagnostiziert wird. Bei der Autopsie findet man sie ungemein häufig. Stöhnende Exspiration läßt an eine Beteiligung der Pleura denken.

Die exsudative Pleuritis ist sehr häufig. Sie erzeugt eine ansteigende Dämpfung auf einer Seite hinten unten mit den bekannten Symptomen, wobei die starke Resistenz gegenüber der Pneumonie auffällt. Der höchste Stand befindet sich oft in der Axillarlinie (Damoiseausche Linie). Trotz reichlichem Exsudat kann sich Bronchialatmen geltend machen, dies besonders wenn noch eine Pneumonie darunter liegt (parapneumonische Pleuritis). Hierbei kann auch der Fremitus weniger abgeschwächt sein wie sonst. Bei starkem Exsudat ist das Atemgeräusch fast stets abgeschwächt. Ausdehnung und Nachschleppen der kranken Seite, Verdrängungserscheinungen sind deutlich. Bei Erguß über einem Unterlappen findet man bei leiser Perkussion auf der gesunden Seite eine dreieckige, streifenförmige Dämpfung längs der Wirbelsäule, die schmale Basis nach unten. Dieses Grocco-Rauchfußsche Dreieck findet man auch bei ausgedehnter kruppöser Pneumonie des Unterlappens oder bei käsiger Pneumonie, allerdings schwächer als bei Pleuritis. Oberhalb der Dämpfung ergibt sich häufig verstärkter Pektoralfremitus und Bronchophonie.

Bei Säuglingen stößt die Diagnose oft auf Schwierigkeiten, da das Exsudat recht unbedeutend sein kann und nur leichte tympanitische Dämpfung bewirkt. Der schmerzhafte Husten, das ängstliche Gesicht, die oberflächliche Atmung lassen eine Erkrankung der Pleura nur vermuten.

Wichtig ist die Entscheidung, ob das Exsudat serös oder eitrig ist. Ergüsse unter fünf Jahren sind recht selten serös und dann gewöhnlich tuberkulösen Ursprungs, sondern meist eitrig. Erst nach dem fünften Jahr sind die Ergüsse zunehmend häufiger serös, bei Pneumonie, Rheuma oder Tuberkulose. Da die meisten Exsudate nach Pneumonie entstehen, so sind die eitrigen in den ersten Jahren ganz überwiegend **Pneumokokkenempyeme** und relativ gutartig. Der rahmige grüngelbe Eiter ist reich an groben Fibringerinnseln. Die Streptokokkenempyeme mit dünnflüssigem grauem Eiter nach Erysipel, Scharlach, Sepsis machen ein schweres Krankheitsbild und septische fahle Gesichtsfarbe. Ähnlich das Staphylokokkenempyem nach Osteomyelitis, Grippe usw. Die eitrige Pleuritis macht oft ein Ödem der Brustwand und Druckempfindlichkeit der Haut darüber. Man geht fehl, wenn man wegen Mangel an Fieber oder auf Grund des ordentlichen Allgemeinbefindens ein Empyem ausschließen möchte. Die häufigste Form, das Pneumokokkenempyem, verläuft nach kurzer Zeit in vielen Fällen fieberlos und wird im Anfang gut ertragen.

Bestehen Zweifel, ob ein seröser Erguß als Transsudat oder Exsudat aufzufassen ist, so kann die Rivaltasche Probe entscheiden: Das Exsudat verursacht eine weißliche Wolke, wenn man es auf Wasser aufschichtet, dem etwas Essigsäure zugesetzt ist (1 Tropfen Eisessig auf 100 cm^3 Wasser).

Differentialdiagnostisch fällt die kruppöse Pneumonie in Betracht. Die Unterscheidung geschieht wie beim Erwachsenen. Eine merkwürdige Art von Pneumonie hat Grancher als Pneumonia splenica beschrieben. Sie soll hauptsächlich im linken Unterlappen vorkommen und das starke Bronchialatmen der Pneumonie, die resistente Dämpfung der exsudativen Pleuritis ergeben bei Freibleiben des Traubeschen Raumes. Ich fand ein solches Verhalten öfters da, wo ein ganzer Unterlappen befallen war. Nach Engel handelt es sich um eine paratuberkulöse Affektion (s. S. **172**), was indessen nicht immer zutrifft. Ein abgeschwächter Fremitus findet sich manchmal auf der Höhe der einfachen kruppösen Pneumonie und spricht nicht ohne weiteres für Exsudat.

Schwieriger ist die Unterscheidung zwischen Exsudat und Schwarte. Bei Schwartenbildung ist bisweilen der Fremitus deutlich, gewöhnlich ist die Seite durch Schrumpfung eingesunken (Messung!), was aber bei abnehmendem Exsudat auch der Fall sein kann.

Seröses oder eitriges Exsudat oder Schwarte? Diese Frage kann oft nur durch die Probepunktion entschieden werden (s. S. 151). Sie ist sofort vorzunehmen, wenn man Eiter vermutet.

Das Bronchialasthma, richtiger **die asthmatische Bronchitis,** tritt oftmals bei Kindern auf, die Zeichen der exsudativen, neuropathischen Diathese bieten oder früher geboten haben (Ekzem im Säuglingsalter). Der Beginn ist rasch oder plötzlich mit exspiratorischer Dyspnoe, pfeifender Atmung, starrem Thorax, sibilierenden Rhonchi und Lungenblähung. Die schwere Dyspnoe kann zu angstvollem Zustand und Zyanose führen.

Mit der Lösung des Krampfes tritt die Besserung nach Stunden oder Tagen oft plötzlich ein. Ausgezeichnet wirkt eine Atropininjektion, 0,2—0,4 mg bei Säuglingen, $^1/_2$—1 mg bei älteren Kindern, und hilft so zur Diagnose. Disponierte Naturen bekommen bei jedem Katarrh (Nase, Trachea, Bronchien) ihr Bronchialasthma. Die Prognose ist nicht ausnahmslos gut, da bei Asthmanaturen auch eine Pneumonie mit Asthma einsetzen kann.

Die Ähnlichkeit mit der gefährlichen **Bronchitis capillaris** kann sehr groß sein. Abgesehen von der Möglichkeit, daß die Bronchitis capillaris sich mit Asthma verknüpfen kann, liegt bei beiden Krankheiten eine starke Lungenblähung vor, welche kleinere Infiltrate verdeckt. Bei der einfachen Bronchitis capillaris ist die Dyspnoe gemischt, es zeigt sich feinblasiges Rasseln, der Beginn geschieht meist allmählich. Bei der asthmatischen Bronchitis herrscht die exspiratorische Dyspnoe vor, die Rhonchi sind sibilierend, der Beginn akuter. Unmöglich kann die Unterscheidung im Anfang werden, wenn Rasselgeräusche fehlen. Die gute Wirkung von Atropin spricht für Asthma.

Asthmatische Bronchitis und asthmaartige Zustände begleiten oft die Bronchialdrüsentuberkulose. Über das „Asthma" bei alimentärer Intoxikation der Säuglinge siehe S. 222.

Bronchiektasien entwickeln sich bei starkem Keuchhusten, gehen dann aber meist wieder spontan zurück. Gewöhnlich trifft man sie nach chronischen Pneumonien, auch nach Influenza, vorwiegend bei Beteiligung der Pleura (Schrumpfung), selten infolge von Fremdkörpern, ganz ausnahmsweise angeboren. Grobes hartnäckiges Rasseln an einer Stelle des Unterlappens, das nach Expektoration wechselt oder vorübergehend verschwindet, ist immer verdächtig, ebenso wenn jüngere Kinder schon auswerfen (stark eitrig und reichlich, oft fötid). Häufig ist der betreffende Lappen im Zustande einer chronischen Pneumonie, mit oder ohne Schrumpfung (Pleuraschwarte), so daß amphorisches Atmen und klingendes Rasseln bestehen können. Starke Lungenschrumpfung mit Dislokation des Herzens, ausgeprägte Trommelschlägelfinger, gutes Allgemeinbefinden lassen die häufig vermutete Lungenphthise ausschließen. Der Auswurf ist frei von Tuberkelbazillen, die Tuberkulinprobe oft negativ.

Lungenabszeß und Gangrän (Fremdkörper? Röntgen!) sind selten. Interlobäre Empyeme, Durchbruch eines Empyems in die Bronchien täuschen leicht einen Abszeß vor.

Bronchialdrüsentuberkulose.

Die Bronchialdrüsentuberkulose ist so außerordentlich verbreitet, daß sie bei jedem Kinde in Betracht gezogen werden muß, nicht nur wo anhaltender Husten, Abmagerung, Mattigkeit und unklare erhöhte Temperaturen vorliegen. Die Tuberkulose der Bronchialdrüsen bildet beim Kinde fast ausnahmslos den Primäraffekt der Infektion. Bei positiver Tuberkulinprobe kann sie darum stets angenommen werden, ohne daß eine sichere Widerlegung möglich ist. All dies hat dazu geführt, daß die Diagnose „Bronchialdrüsentuberkulose" beim Kinde in den letzten Jahren bei Ärzten und beim Publikum ungemein beliebt geworden ist, ja daß damit oft ein wahrer Unfug getrieben wird, scheinbar noch wissenschaftlich gestützt durch die vergrößerten Drüsen oder die verstärkten Begleitschatten im Röntgenbilde. Genauer bezeichnet bildet die Bronchialdrüsentuberkulose die erste Etappe, die regionäre Drüsenaffektion, und geht aus vom primären Lungenherd (Ghon), erzeugt durch die bronchogene Ansiedelung des Tuberkelbazillus. Der primäre Lungenherd ist meist vereinzelt und stellt einen käsigen erbsengroßen Knoten dar (s. Abb. 200), der gewöhnlich nahe der Peripherie und überwiegend in der rechten Lunge sitzt, sich später oft ausdehnt und zu käsiger Pneumonie und Kavernen führen kann.

Die Diagnose der isolierten Tuberkulose der Bronchialdrüsen als Ursache vorliegender Störungen gehört zum schwierigsten in der kindlichen Pathologie.

Es fallen dabei in Betracht:

1. Allgemeinsymptome. Blässe, Mattigkeit, Abmagerung, schlechter Appetit, Neigung zu Schweißen, erhöhte Temperaturen (vgl. S. 314). In jedem Falle von Skrofulose kann man mit Sicherheit tuberkulös infizierte Bronchialdrüsen annehmen.

2. Lokale Symptome. Hartnäckiger Husten, manchmal keuchhustenartig, bei Säuglingen exspiratorisches Keuchen und bitonaler schriller Husten (s. S. 158), bei großen Kindern selten Schmerzen zwischen den Schulterblättern.

3. Inspektion und Palpation. Magerer Thorax, starke Behaarung des Rückens, erweiterte Venen der vorderen oberen Thoraxgegend und des Halses, Supraklavikulardrüsen ohne sonstige Drüsenbeteiligung. Druckempfindlichkeit der regionären Dornfortsätze (2.—7. Dorsalwirbel) ist nach Petruschky manchmal ein brauchbares Frühsymptom, wenn man Spondylitis ausschließen kann.

4. Auskultation. Oft negativ, öfters diffuser, grober Katarrh, besonders aber vereinzelte, interskapuläre, giemende Rhonchi (Hiluskatarrh). Wichtig ist verschärftes Trachealatmen an und neben den oberen 4—5 Dornen der Brustwirbel. Die Feststellung verlangt aber viel Übung, da auch bei Gesunden die Stärke des Trachealatmens hier recht verschieden ist. Etwas mehr leistet die Auskultation der einzelnen Dornfortsätze mit dem Stethoskope bei leisem flüsterndem Sprechen (drei oder dreiunddreißig). Gesunde jüngere Kinder sollen hierbei deutliche Tracheophonie nur an der Vertebra prominens aufweisen, solche von 8—10 Jahren noch etwa am ersten Brustwirbel, von 10—12 Jahren am zweiten, ältere am dritten. Tracheophonie an Dornfortsätzen in den dazu noch nicht berechtigten Altersklassen spricht für Bronchialdrüsentuberkulose (Zeichen von d'Espine). Wo verstärkte Tracheophonie beim Sprechen vorhanden ist, fand ich auch häufig verstärkte Fibration der Dornfortsätze bei der Betastung.

5. Perkussion. Meist negativ. Die Dämpfung über dem oberen Teil des Sternums rührt in der Regel von der Thymus her, selten von vergrößerten und verkästen Mediastinaldrüsen. Eine interskapulare Dämpfung neben den Dornfortsätzen findet sich häufig beim Bilde der Bronchialdrüsentuberkulose; sie ist aber meist schon der Ausdruck der häufig davon ausgehenden Hilustuberkulose. Perkussion der Dornfortsätze bei nach vorn geneigtem Kopfe mit dem bloßen Finger ergibt bisweilen eine Dämpfung und vermehrte Resistenz der oberen Brustwirbel, die bis zu einem gewissen Grade als verdächtig angenommen werden darf, wenn sie über den vierten Brustwirbel hinabreicht, also den fünften oder sechsten noch beteiligt. Dieses de la Campsche Zeichen ist aber weit weniger sicher als die Auskultation der Wirbelsäule und der angrenzenden Lungenteile (s. oben). Beim gesunden Kinde geht an der Spina scapulae der volle tiefe Ton des Unterlappens plötzlich in den hellen Ton des

Oberlappens über; bei starken Bronchialdrüsen schiebt sich eine Zone relativer Dämpfung dazwischen (Ranke).

6. Drucksymptome. Solche sind nicht häufig und stellen sich nur bei großen Drüsen ein, am ehesten in der Form von Tracheal- oder Bronchialstenose, und zwar am häufigsten im Säuglingsalter (s. unter 2.). Starke Drüsenschwellung kann eine Lungenblähung im Gefolge haben, zuerst auf der kranken Seite, d. h. da, wo ein großer Bronchus komprimiert wird, später auch auf der anderen Seite. Fernerhin beobachtet man, allerdings nicht häufig, Stimmbandparese, erweiterte Pupille auf der Seite der Drüsen und unregelmäßigen Puls. Die Erweiterung der Hautvenen vorn auf dem Thorax wurde bereits oben erwähnt.

7. Röntgenbefund. In den meisten Fällen gelangt man nur zu einer Vermutung oder zu einer gewissen Wahrscheinlichkeit, so daß noch zur Röntgenaufnahme geschritten werden muß. Da wo deutliche Anzeichen von Bronchialdrüsen vorhanden sind, zeigt das Radiogramm oft schon eine Hilustuberkulose, sonst in vielen Fällen nichts, in anderen aber Bronchialdrüsen, die man gewöhnlich ohne weiteres als tuberkulös anspricht, weil die normalen nicht sichtbar werden. Am häufigsten und stärksten sind die Drüsen der Bifurkation der Trachea ergriffen; diese liegen aber hinter dem Herzen und kommen darum nicht auf die Platte. In den letzten Jahren machen wir darum an meiner Klinik häufig auch Queraufnahmen, wobei die Drüsenpakete hinter dem Herzen bisweilen sehr gut sichtbar werden (Abb. 202). Am ehesten kommen die rechtsseitigen Bronchial-(Hilus-) und Paratracheal-Drüsen ins Lungenfeld zu liegen, und hier sieht man tatsächlich am häufigsten tuberkulöse Drüsen, auch deshalb, weil die rechtsseitigen Drüsen öfter erkranken als die linksseitigen. Nun werden aber die Begleitschatten neben dem Herzen, die von Bronchien und Blutgefäßen herrühren, zum Teil auch durch frühere Bronchitiden und pneumonische Herde veranlaßt sind und die naturgemäß rechts besser zu sehen sind, häufig fälschlich als tuberkulöse Drüsen resp. tuberkulöse Veränderungen angesprochen, und zwar auch von Röntgenspezialisten. Es darf darum nie die Diagnose Bronchialdrüsentuberkulose gestellt werden, ohne daß man noch die Tuberkulinprobe macht. Übrigens gibt uns das Röntgenbild nur vergrößerte und verdichtete, nicht aber tuberkulöse Drüsen (vgl. S. **173** und Abb. 196—202).

8. Die Tuberkulinprobe (s. S. 322) ist in allen Fällen von Bronchialdrüsentuberkulose positiv. Aus den angeführten Gründen wird aber die Diagnose häufig gestellt, wo diese Probe, auch bei wiederholter Vornahme, ganz negativ ist, d. h. wo überhaupt keine Tuberkulose vorhanden ist. Die Tuberkulinprobe läßt uns auch oft entscheiden, ob die vorhandene Bronchialdrüsentuberkulose resp. einzelne Herde derselben noch florid oder abgelaufen sind. Im letzteren Falle sind die Drüsen im Röntgenbilde als scharf umgrenzte starke Schatten (verkalkt) zu erkennen. Über die Röntgenbefunde der Lungen im allgemeinen s. S. 173ff.

9. Die Diagnose, ob eine noch aktive oder abgelaufene Bronchialdrüsentuberkulose vorliegt, ist oft schwer zu stellen, vor allem bei älteren Kindern, von denen ein Drittel bis zur Hälfte auch in ganz gesundem Zustande eine positive Tuberkulinprobe ergibt, d. h. eine Drüsentuberkulose besitzt, die klinisch bedeutungslos geworden ist, aber eben noch eine positive Tuberkulinprobe und Drüsenschatten (meist verkalkt) im Röntgenbilde aufweist. Es ist aber kaum je möglich zu sagen, daß eine Tuberkulose dauernd ausgeheilt ist, selbst wenn sie immer oder doch jahrelang symptomlos geschlummert hat. Über die Diagnose der aktiven und inaktiven Tuberkulose vgl. S. **322ff.**

Beim Durchbruch einer verkästen Bronchialdrüse in die Trachea oder in einen Hauptbronchus kann Hämoptoe oder Erstickungstod eintreten.

Lungentuberkulose.

Gemäß der Entstehung liegt dabei sozusagen immer eine Bronchialdrüsentuberkulose vor, so daß hier alles gilt, was oben gesagt wurde. Je älter das

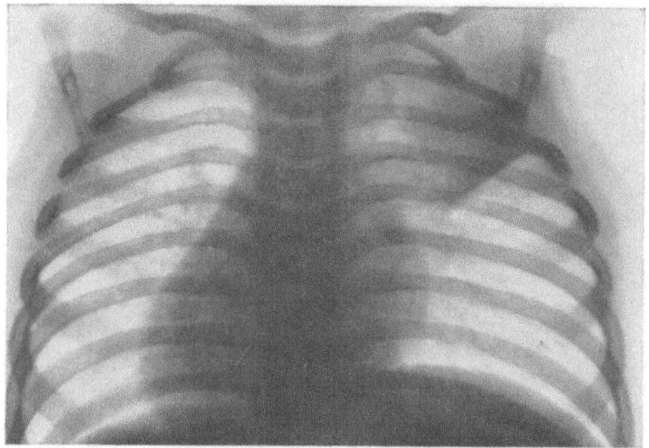

Abb. 190. Kruppöse Pneumonie des rechten Oberlappens. 2 Jahre alt. Am Hilus schon in Lösung.

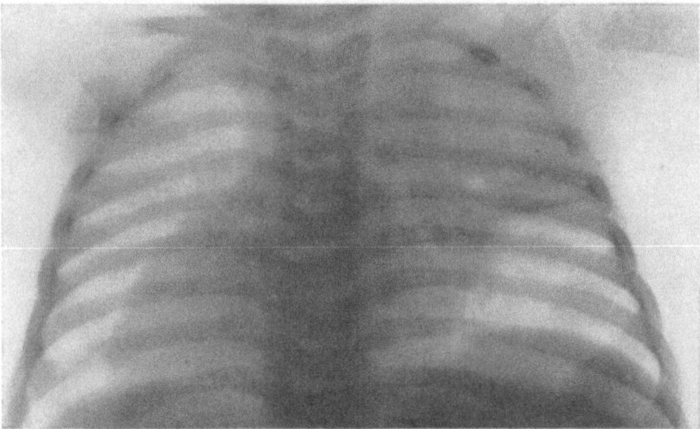

Abb. 191. Käsige Pneumonie des rechten Oberlappens, darunter noch Hilustuberkulose. 2 Jahre alt.

Kind ist, um so eher bleibt die Tuberkulose auf die Bronchialdrüsen beschränkt; je jünger es ist, um so eher schreitet sie weiter (Hilus, Lungen, allgemeine Miliartuberkulose). Bei älteren Kindern verläuft die Lungentuberkulose wie bei Erwachsenen, im allgemeinen nur rascher, seltener wie dort mit großen Kavernen oder Hämoptoe. Der Ausgang vom Hilus überwiegt ganz gegenüber der Spitzentuberkulose. Im Beginn besteht oft Lymphozytose. Eine Schallabschwächung über den Spitzen kann durch Atelektase infolge großer Bronchialdrüsen zustande kommen. Die erkrankte Seite bleibt häufig bei der Atmung zurück.

Schwächliche Kinder im Spiel- und Schulalter mit magerem, flachem Thorax lassen über dem rechten Oberlappen vorn und hinten oft ein verschärftes und verlängertes Atemgeräusch hören, ohne daß Tuberkulose vorzuliegen braucht. Nach Influenza besteht oft lange Zeit Rasseln an der gleichen Stelle,

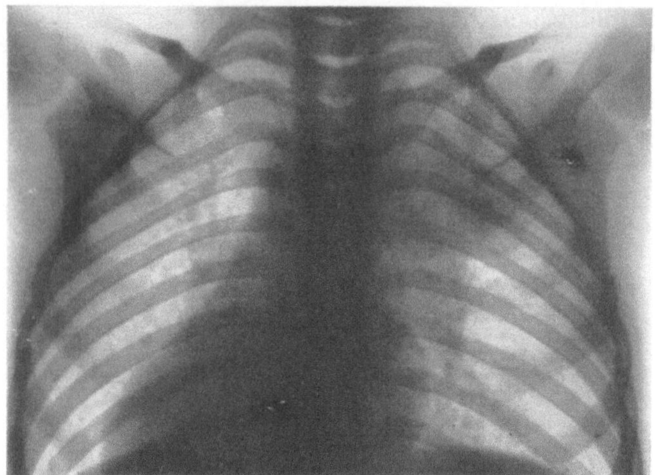

Abb. 192. **Lungentuberkulose, vom rechten Hilus ausgehend.** 5 Jahre.

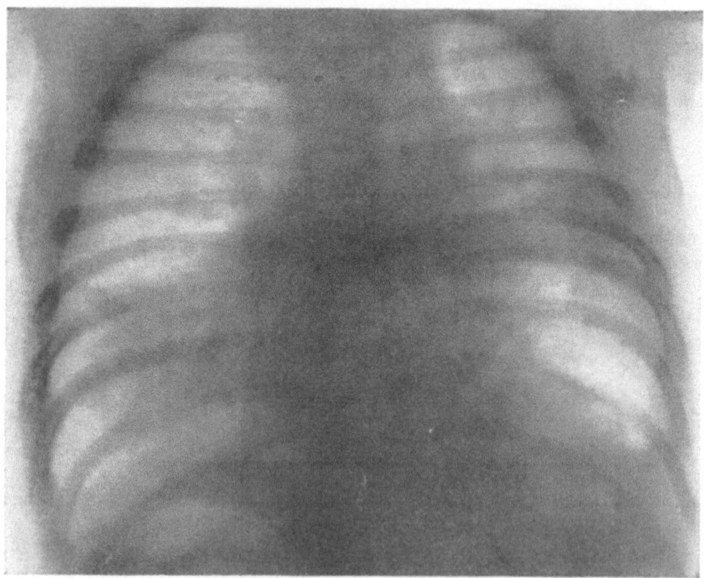

Abb. 193. **Bronchopneumonie, besonders im linken Unterlappen, kleinere Herde im linken Ober- und rechten Mittellappen.** 14 Wochen alt.

das zu Unrecht als Tuberkulose aufgefaßt wird. Bei gleichzeitigem Fieber soll nach Bossert eine Leukozytenzahl von 8—10000 und darunter für Tuberkulose sprechen, eine solche über 12000 eher gegen Tuberkulose. Bei Rachitikern kommt es nicht selten zu chronischen indurativen Prozessen nach Bronchopneumonie, mit akuten Schüben. Die negative Tuberkulinprobe zeigt, daß es sich nicht um Tuberkulose handelt.

Bei Säuglingen und in den ersten drei Jahren ist folgendes hervorzuheben:

Die **bronchopneumonische Form** überwiegt durchaus an Häufigkeit. Sie geht vom Hilus aus und macht die Zeichen einer chronischen Bronchitis oder

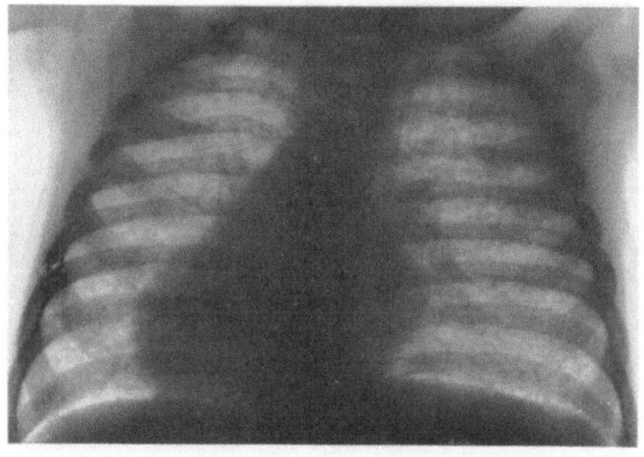

Abb. 194. Miliartuberkulose. Dichte, feinkörnige Aussaat. 8 Monate.

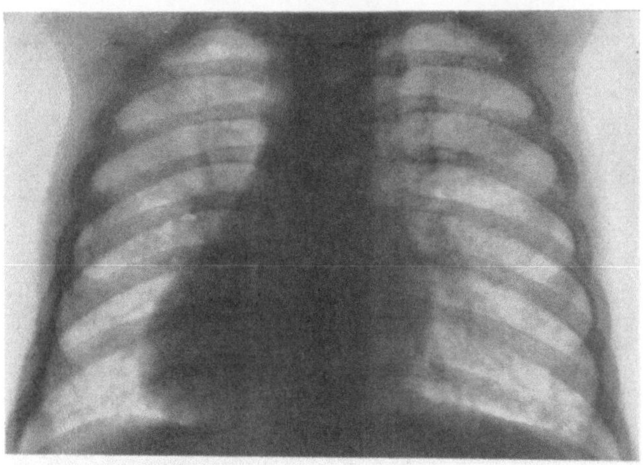

Abb. 195. Bronchiolitis. 2 Jahre, keine Tuberkulose!

einer chronischen Bronchopneumonie, wobei die subjektiven Symptome oft zurücktreten. Die Unterscheidung ist klinisch oft unmöglich, dagegen meist im Röntgenbilde (Drüsenpakete). Bei Kindern über drei Jahren, wo nicht eine disponierende Ursache vorliegt (Keuchhusten, Masern, Grippe, Typhus usw.), ist eine Bronchopneumonie im allgemeinen eher auf Tuberkulose zu beziehen als unter drei Jahren. Eine isolierte Spitzentuberkulose kommt in den ersten Jahren nicht vor. Eine positive Tuberkulinprobe, Hauttuberkulide, skrofulöse Symptome, lassen eine chronische Bronchopneumonie unter drei Jahren mit großer Wahrscheinlichkeit als tuberkulös annehmen. Wichtig ist die Untersuchung des Auswurfes (s. S. 141).

Die **Miliartuberkulose der Lungen** ist häufig, wird aber oft durch das Bild der Meningitis verdeckt. Dyspnoe, Zyanose, quälender Husten stehen im Gegensatz zu dem unbedeutenden Lungenbefund, so daß fälschlich Asthma

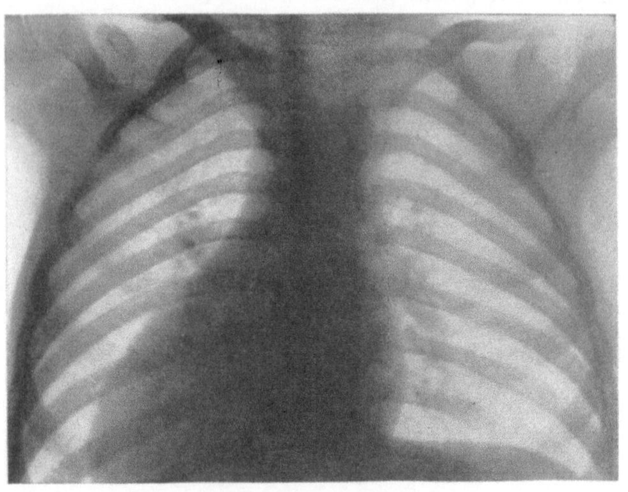

Abb. 196. Gesunde Lunge. 6 Jahre. Tuberkulinproben negativ. Durch Autopsie bestätigt.

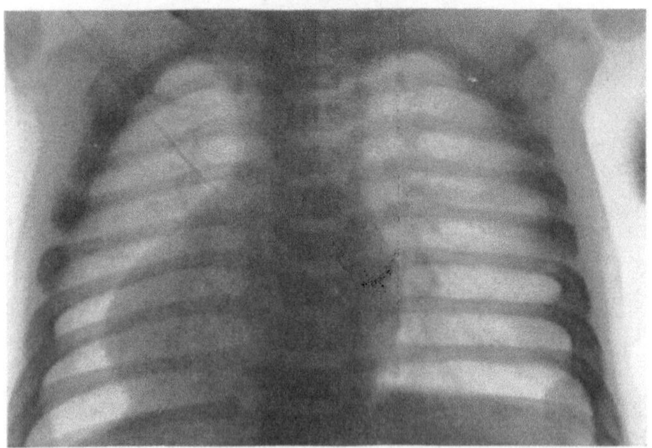

Abb. 197. Scheinbare Bronchialdrüsentuberkulose bei Meningitis mit Lymphocytose des Liquors. $4^1/_2$ Monate. Aber alle Tuberkulinproben negativ! (War Pachymeningitis haemorrh.)

oder bei kleinblasigen Rasselgeräuschen Bronchiolitis angenommen werden kann. In einzelnen Fällen kann der Husten ganz fehlen! Das Röntgenbild (weiche Röhre!) ist charakteristisch und zeigt oft schon wochenlang, bevor die klinische Diagnose gestellt wird, die sicheren Veränderungen, nämlich eine Durchsetzung der Lungenfelder durch zahlreiche, runde hirsekorngroße Schatten. In einem Falle von diffuser Bronchitis habe ich, verleitet durch das Röntgenbild, irrtümlich die Diagnose Miliartuberkulose gestellt (Abb. 195). Beim Säugling wird ein Milztumor kaum je vermißt. Bei schwerem Keuchhusten entsteht bisweilen ohne stärkere Lungenerscheinung eine so bedeutende Zyanose, zum Teil durch die begleitende Zirkulationsstörung veranlaßt, daß ein Verdacht auf Miliartuberkulose nahe liegt.

In zwei Fällen habe ich starke diaphragmatische Atmung bei unbewegtem Thorax gesehen.

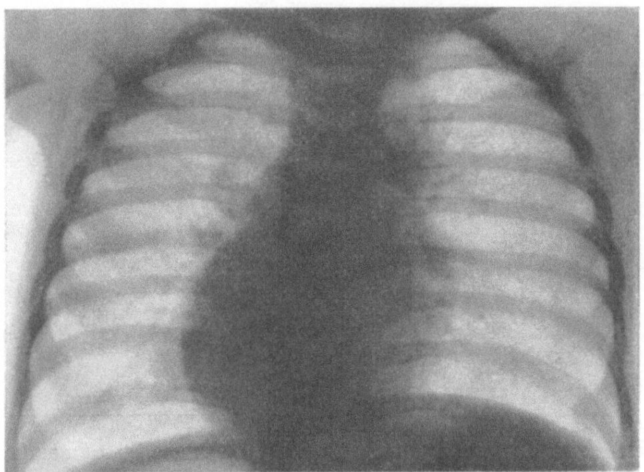

Abb. 198. Beginnende Bronchialdrüsentuberkulose. 11 Monate.

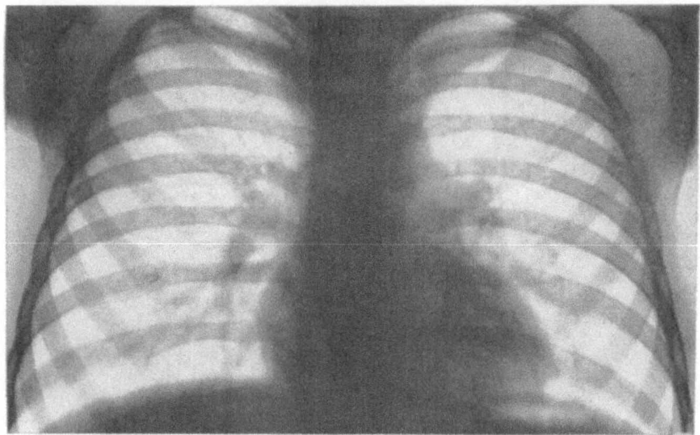

Abb. 199. Bronchialdrüsentuberkulose. 6 Jahre.

Die **chronische käsige Pneumonie** ist am Ende des ersten und im zweiten und dritten Jahre nicht selten und recht charakteristisch. Sie macht anfänglich wenig subjektive Symptome und beeinträchtigt das Allgemeinbefinden nicht erheblich. Der Husten kann fehlen, die Temperatur nur subfebril sein, die Atmung wenig verändert, Bronchialatmen wird meist vermißt. Auffällig ist eine ungewöhnlich resistente lobäre Dämpfung, oft über einem Oberlappen, dabei wenig oder keine Rasselgeräusche, keine Dyspnoe, aber abgeschwächte Atmung und öfters Bronchophonie (Röntgenbild Abb. 191).

Große Ähnlichkeit mit der chronischen käsigen Pneumonie bietet jene eigenartige Lungenaffektion, die von tuberkulösen Bronchialdrüsen ausgeht und die neulich als epituberkulöse (Czerny) oder paratuberkulöse (Engel) Lungenerkrankung beschrieben wurde. Die Infiltration betrifft meist die Oberlappen, kann aber im Gegensatz zur käsigen Pneumonie im Verlauf von Monaten zurückgehen. Der Beginn ist schleichend, das Fieber nicht hoch. Tuberkel-Bazillen werden nicht gefunden.

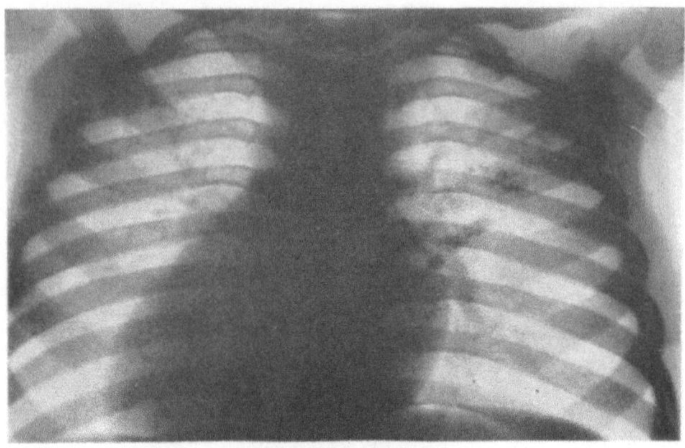

Abb. 200. Bronchialdrüsenverkalkung. 5 Jahre. Verkalkter Lungenherd rechts. (Ghonscher Herd.)

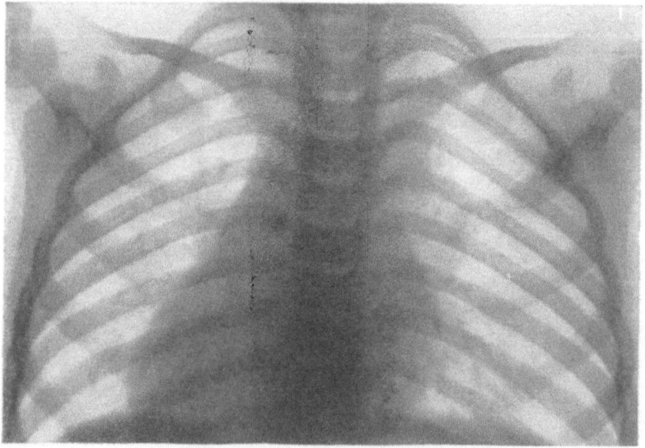

Abb. 201. Tumorartige Bronchialdrüsen am rechten Hilus. 5 Jahre. Rechts neben der Wirbelsäule vom 2.—5. Brustwirbel Bronchialatmen und Bronchophonie.

Die **akute käsige Pneumonie** ist selten. Sie entsteht aus dem Durchbruch einer käsigen Drüse mit Aspiration. Sie macht das Bild einer kruppösen Pneumonie ohne scharfes Bronchialatmen, mit Rasselgeräuschen, Schwächezuständen und Kollaps, Ausbleiben der Krise. Das Sputum enthält Tuberkelbazillen. Das Röntgenbild ergibt einen lobären Herd mit hellen Inseln, in der Nachbarschaft einige Herde.

Die regelmäßige Tuberkulinprobe jedes Patienten (s. S. 322) deckt uns die Häufigkeit der Bronchialdrüsentuberkulose und der Lungentuberkulose auf und schärft dadurch unser diagnostisches Verständnis. Zur Sicherung der Diagnose ist die Röntgenuntersuchung äußerst wertvoll und oft unentbehrlich. Der gute Ernährungszustand kann lange täuschen (z. B. bei Brustkindern). Auch sonst ist die Diagnose beim Säugling recht schwierig, so daß man häufig erst aus dem positiven Ausfall einer Tuberkulinprobe auf das Vorhandensein von Tuberkulose überhaupt aufmerksam wird. Bei sorgfältiger Untersuchung der Haut verraten aber in vielen Fällen einzelne Tuberkulide die Krankheit.

Bei Kindern unter drei Jahren finden sich oft Thorakaldrüsen (s. S. 97). In allen Altern wichtig sind die isoliert vergrößerten Supraklavikulardrüsen. Die Säuglingstuberkulose führt meist zu einer großen harten Milz.

In Anbetracht der außerordentlichen Bedeutung, welche die **Radiographie** als letzte und höchste diagnostische Instanz bei den Lungenaffektionen einnimmt,

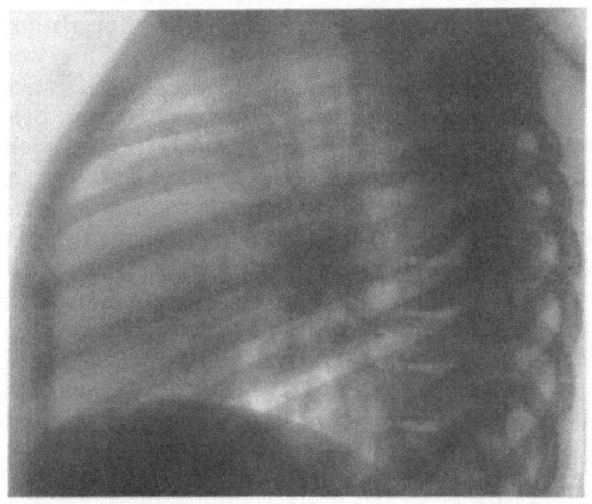

Abb. 202. Bronchialdrüsentuberkulose von der Seite. 10 Jahre. In der Aufnahme von vorne war nichts zu erkennen.

seien hier einige Gesichtspunkte zusammengestellt, z. T. nach den Studien von Rach.

Ein Schatten im mittleren Teil der Lunge, dem Mittelschatten mit breiter Basis aufsitzend (keilförmig), bedeutet oft eine beginnende Pneumonie und kann z. B. gegen Appendizitis verwertet werden (s. S. **193**). Wenn dieser Schatten dauernd besteht, so bedeutet er meist eine Hilustuberkulose, wobei sich in der Regel noch einzelne Knoten in der Lunge finden.

Ein Schatten im Spitzenfeld mit positiver Tuberkulinprobe, mit oder ohne Zusammenhang mit dem Hilus, bedeutet meist eine Spitzentuberkulose (gewöhnlich erst nach dem sechsten Jahr).

Eine frische Veränderung ist im Röntgenbild oft noch nicht sichtbar.

Ein erbsen- bis bohnengroßer, scharfer und dichter Herd, frei im hellen lateralen Lungenfeld, nahe der Pleura, ist oft der Ausdruck eines Primärherdes (Ghon). Die akute Miliartuberkulose macht zahlreiche, ziemlich gleichgroße, gleichmäßig und allgemein ausgebreitete rundliche Schatten (bis zu Hanfkorngröße, Abb. **194**). Scharf begrenzte Schattenflecken, frei im Lungenfeld, in geringer Anzahl, bedeuten disseminierte Käseherde.

Multiple Schatten der hinteren paravertebralen Teile deuten auf lobuläre Pneumonie. Die exsudative Pleuritis macht starke Schatten und vermindert die Beweglichkeit. Bei den klinischen Erscheinungen einer Pneumonie mit negativem Röntgenbilde muß man an Bronchiolitis oder lobuläre Pneumonie denken. Ein keilförmiger Schatten rechts zwischen Ober- und Mittellappen ist meist die Folge eines interlobären Exsudates. Hier findet sich auch die Haarlinie, die nur bei guten Bildern und bei aufmerksamer Betrachtung erkenntlich wird. Es ist dies eine feine interlobäre Linie, die Hotz an meiner Klinik aufgefunden hat. Man trifft sie häufig bei Kindern mit positiver Tuberkulinprobe, selbst dann, wenn die Lungenfelder frei sind und eine Bronchialdrüsentuberkulose nicht wahrzunehmen ist. Offenbar handelt es sich um eine Verdickung der Pleura, die auch nach Pneumonie, hier aber vorübergehend, wahrzunehmen ist. Viel seltener findet sich eine interlobäre pleuritische Schwarte in der Nähe des Primärherdes.

Abnorme Schatten zwischen beiden Lungenfeldern, bohnengroß, rundlich, scharf begrenzt, an Trachea oder Bronchien angelagert, bedeuten meist Bronchialdrüsen (Abb. 198 und 199), wenn sehr dunkel, verkalkte (Abb. 200), wenn weniger dunkel, verkäste Bronchialdrüsen. Die meist befallenen Drüsen der Bifurkation und diejenigen des linken Hauptbronchus liegen im Herzschatten. Man findet ähnliche Schatten auch bei Pneumonie und Leukämie. Sie sind hauptsächlich rechts oben sichtbar, da der rechte Bronchus eher ins lichte Lungenfeld reicht als der linke und da an sich die Bronchialdrüsen rechts zahlreicher sind. Ebenso sind die Paratrachealdrüsen rechts außerhalb der Trachea eher sichtbar wie die linken. Drei Typen der Bronchialdrüsen sind besonders hervorzuheben. Erstens als Nebenbefund, zweitens idiopathisch mit Allgemeinerscheinungen (Husten und Fieber), drittens als intumeszierende Bronchialdrüsentuberkulose (Abb. 201) mit großen Schatten und klinischen Anzeichen (d'Espinesches Zeichen, Kompressionserscheinungen, kreischender schriller Husten und exspiratorische Dyspnoe bei kleinen Kindern usw.).

Immer muß man daran denken, daß eine starke Strangbildung schon normal in der Nähe des Hilus sich finden kann, durch Blutgefäße und Bronchien erzeugt. Starken Hilusschatten und -stränge trifft man besonders bei Asthma bronchiale, bei Herzfehlern (kongenitalen, bei Mitralfehlern), hervorgerufen durch die Stauung in den größeren Gefäßen, wo keine Tuberkulose vorhanden ist auch durch die Arteria pulmonalis. Ebenso vermögen chronische Pneumonie und Bronchitis, Leukämie usw. Drüsenschatten zu machen.

Das Lesen der Röntgenbilder erfordert viel Übung und schließt auch dann noch Irrtümer nicht aus. Ich habe darum gern auch einige Bilder gewählt, welche diese Schwierigkeiten illustrieren (Abb. 196—197).

In zweifelhaften Fällen bringt oft Änderung der Strahlenrichtung beim Durchleuchten oder bei der Aufnahme Aufklärung.

Über Tuberkulinprobe und über Tuberkulose im allgemeinen S. 323ff.

Untersuchung der Thymusgegend und des Herzens.

Thymusdämpfung. Schwache Perkussion ergibt bei jüngeren Kindern bis zum fünften Jahre über dem Manubrium sterni oft eine leichte Dämpfung. Man darf diese im allgemeinen auf die Thymus beziehen, die in den ersten Jahren relativ groß ist. Wie die anatomische Lagerung der Thymus, so reicht diese Dämpfung meist mehr nach links und damit hier über den Sternalrand hinaus. Kaum beachtet scheint es mir, daß bei jüngeren Säuglingen sehr häufig der erste Interkostalraum links, seltener rechts, bis über die Parasternallinie hinaus gedämpft erscheint. Ich möchte diese Dämpfung als physiologisch ansprechen und nicht sowohl auf die Thymus allein beziehen, als auch auf das weit hinaufragende Herz, das links nur wenig schwingende Lungenmasse läßt, die im Gegensatz zu rechts eine relative Dämpfung erzeugt. Bei großer Thymus kann auch die Klavikula sich gedämpft erweisen. Zahlreiche Röntgenaufnahmen kräftiger Säuglinge, vor allem in den ersten Monaten, zeigten mir, daß auch bei völliger Gesundheit die Thymus einen 3—4 cm breiten Mittelschatten oder selbst knollenförmige Überlagerungen des Herzschattens verursachen kann. Es ist willkürlich, hier von vergrößerter Thymus zu sprechen.

Sichere Kenntnisse über normale Größe und Gewicht der Thymus besitzen wir noch nicht, da selten gesunde Kinder plötzlich sterben und da die meisten Krankheiten die Thymus rasch zum Schwinden bringen. Beim Neugeborenen nimmt man 13 g als Durchschnitt an, beim älteren Säugling 17 g, zwischen 1—5 Jahren 25 g. Eine große Thymus ist physiologisch in den ersten Jahren. Im ersten Jahre soll ein Gewicht von 20 g, in den folgenden ein solches von 30 g noch normal sein.

Thymuserkrankungen.

Vergrößerung der Thymusdämpfung ergibt sich bei Status thymicolymphaticus, besonders auch bei angeborener Thymushyperplasie, selten durch Sarkom oder leukämische Infiltrate der Thymus, retrosternale Struma, mediastinale Lymphdrüsen oder Abszesse derselben.

Beim **Status thymico-lymphaticus** (s. S. 329) entwickelt sich oft eine übernormal große Thymus, die sich bei der Perkussion und im Röntgenbild zu

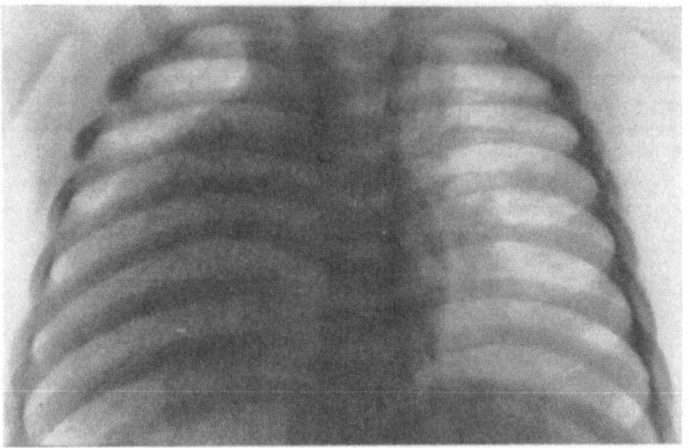

Abb. 203. Vitium cordis congenitum. Cor bovinum. 11 Monate.

erkennen gibt. Klinische Symptome fehlen meist, die direkt auf die Thymus hinweisen würden, insonderheit Zeichen der Kompression. Der Tod, der bei diesem Status ganz plötzlich in der Gesundheit auftreten kann, auch unerwartet schnell zu akuten Infektionen (Scharlach, Diphtherie) hinzutritt, ist nicht Folge einer Erstickung durch die große Thymus, sondern anderer Ursache (Hyperthymisation?). Knappe, antiexsudative Diät bringt die Thymus zur Verkleinerung.

Die seltene **angeborene Thymushyperplasie** macht von Geburt an oder bald Stridor und Thymusdämpfung. Es entsteht oft eine bedrohliche Dyspnoe, inspiratorisch oder auch exspiratorisch. Die Atmung kann manchmal dem Stridor inspiratorius laryngis (s. S. 155) ähnlich sein. Andere Zeichen des Status thymico-lymphaticus außer Lymphozytose des Blutes fehlen. Röntgenbestrahlung erzielt Heilung ohne Operation (Birk). Die vergrößerte Thymus ergibt im Röntgenbild eine Verbreiterung des Mittelschattens oben nach links, seltener nach rechts, doch auch nach beiden Seiten (Abb. 205, 206). Einen starken Schatten nach rechts mit scharfer senkrechter Grenzlinie nach außen darf man nicht auf die Thymus beziehen. Er rührt von der Vena cava her und ändert darum seine Grenze mit der Respiration.

In allen Fällen, wo das Mediastinum durch Vergrößerung der Thymus beengt wird (bei Status thymico-lymphaticus macht, wie betont, die Thymus fast

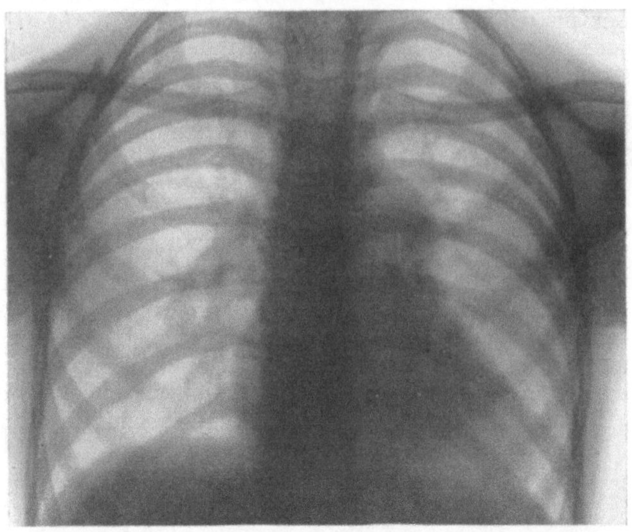

Abb. 204. Erweiterung der Arteria pulmonalis. 13 Jahre alt. Streifenförmige Dämpfung im 1. und 2. Interkostalraum links. Systolisches Geräusch an der Pulmonalis. Dieser Fall wurde im Leben als offener Duktus aufgefaßt. Die Autopsie ergab aber eine angeborene Trikuspidalinsuffizienz. Die erweiterte Pulmonalis ist ebenfalls als angeborene Mißbildung aufzufassen.

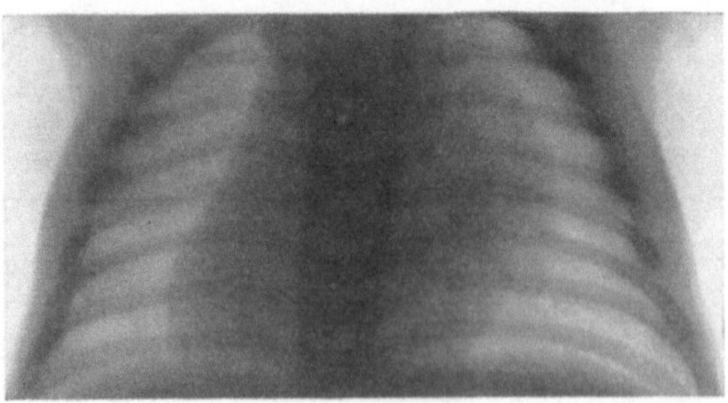

Abb. 205. Thymushyperplasie mit Herzhypertrophie, 5 Wochen alt. Knollenförmige Thymus, den Herzschatten nach rechts überragend. Eklamptische Anfälle mit Polypnoe. Starke Dämpfung über dem Manubrium sterni.

nie Drucksymptome) oder durch Struma und Lymphdrüsenschwellung, machen sich früh schon Kompressionserscheinungen geltend im Bereiche der Trachea und der Bronchien (s. Stridor und Dyspnoe S. 152), der Blutgefäße, mit Zyanose, Ödem, Erweiterung der Venen usw. oder von seiten der Nerven (Krampfhusten, Parese der Stimmbänder) oder des Ösophagus (Schluckbeschwerden). Solche Kompressionserscheinungen sind oft schon deutlich, bevor eine ausgesprochene Dämpfung auf dem Sternum auftritt. In all diesen Fällen ist die Röntgenuntersuchung von hohem Wert.

Untersuchung des Herzens.

Das kindliche Herz ist relativ groß. Seine Längsachse ist beim kleinen Kinde weniger senkrecht gestellt als später wegen dem Hochstande des Zwerchfells, dessen Senkung mit dem aufrechten Gange zustande kommt. Damit hängt es zusammen, daß das Herz des Säuglings relativ besonders breit ist. Der Spitzenstoß ist wegen der engen Interkostalien in den ersten zwei Jahren häufig nicht zu fühlen. Ist er vorhanden, so findet er sich eher im 4. Interkostalraum, 1—2 cm außerhalb der Mamillarlinie. Vom dritten Jahre an findet er sich meist im 5. Interkostalraum und rückt immer mehr nach innen, so daß

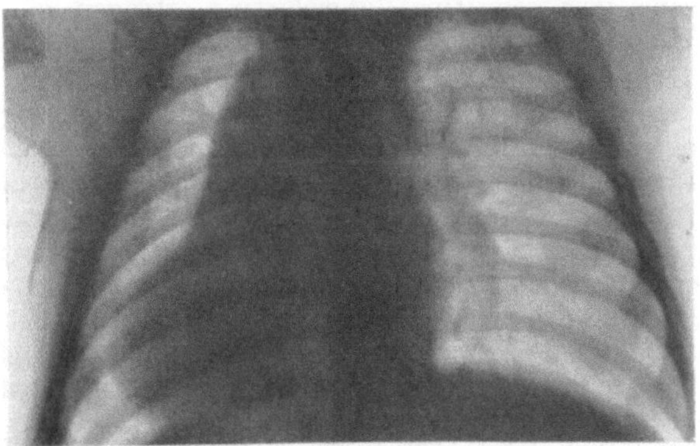

Abb. 206. Große Thymus. 4 Monate. Die Verbreiterung des Mittelschattens nach links ist, wie oft, durch eine große Thymus bedingt. 7,1 Kilo, Rachitis, Spasmophilie, 75% Lymphozyten (10 200).

er vom 4.—7. Jahre gewöhnlich in der Mamillarlinie, später innerhalb derselben gefunden wird.

Eine starke Verschiebung des Spitzenstoßes nach der gesunden Seite wird oft durch pleuritisches Exsudat verursacht, eine Verzerrung nach der kranken Seite durch schrumpfende Pleuropneumonie. Bei einem Situs viscerum inversus liegt meist die Leber links (Röntgenaufnahme). Linksseitige Zwerchfellhernie beim Neugeborenen kann eine Dextrokardie vortäuschen.

Bei Hypertrophie des rechten Herzens fühlt man den zweiten Pulmonalton manchmal im 2. und 3. Interkostalraum links.

Über Herzklopfen wird vor dem Schulalter selten geklagt, selbst wenn die Herztätigkeit sehr verstärkt ist, sonst am ehesten bei Nephritis, bei Onanie und bei Neuropathen.

Schmerzen in der Herzgegend begleiten oft die Perikarditis.

Perkussion. Die große (relative) Herzdämpfung, die für die Herzgröße maßgebend ist, reicht beim Säugling links oben bis zur zweiten Rippe, etwa 2 cm über die linke Mamillarlinie hinaus und rechts bis zur Parasternallinie. Mit zunehmendem Alter verkleinert sie sich, so daß sie mit 8—10 Jahren oben etwa bis zur dritten Rippe reicht, links bis zur Mamillarlinie, rechts den rechten Sternalrand noch ein wenig überschreitet. In den ersten Jahren geht die Dämpfung links häufig über den Spitzenstoß hinaus. Man muß dies beachten, um nicht fälschlich ein perikardiales Exsudat anzunehmen.

Die Herzgröße läßt sich am sichersten im Röntgenbild erkennen. Bei normalen Neugeborenen fand ich das Verhältnis des Querdurchmessers der Lunge zum Querdurchmesser des Herzens wie 1,87 : 1,0, bei älteren Kindern wie 2 : 1.

Die kleine Herzdämpfung ist auch beim Kinde immer nur links vom Sternum zu finden und reicht beim Säugling oben bis zur dritten Rippe, außen bis zur Mamillarlinie.

Eine Vergrößerung der Herzdämpfung beruht meistens auf Herzdilatation, die bei bedeutendem Umfang mit perikardialem Exsudat verwechselt werden kann, bei dem aber die Herzbewegung nicht oder nur schwach fühlbar, die Herztöne abgeschwächt sind. Der einspringende Herzleberwinkel ist bei der Dilatation noch vorhanden, bei Perikardialexsudat meist ausgefüllt. Im Zweifelsfalle gibt das Röntgenbild die Entscheidung. Im Gefolge der Diphtherie kann das Herz eine ganz gewaltige Vergrößerung erlangen, so daß ich einmal zuerst glaubte, ein rechtsseitiges Pleuraexsudat vor mir zu haben.

Dauernde Herzvergrößerungen findet man in den ersten Jahren besonders bei angeborenem Vitium, Struma, Thymushyperplasie, Status lymphaticus (hier nicht selten mit plötzlichem Tode), sodann auch bei Myxidiotie, hier nach beiden Seiten, auch bei Chondrodystrophie, sodann bei Rachitis mit indurativer Pneumonie. Nach meinen Untersuchungen zeigen diejenigen Säuglinge besonders große Herzen, die neben großer Thymus gleichzeitig eine Struma haben. Einer sog. idiopathischen Herzhypertrophie begegnet man in seltenen Fällen beim Säugling, vielleicht angeboren. Das Leiden verursacht Blässe, allgemeine Schwäche, manchmal Dyspnoe, Zyanose, Schluckbeschwerden, Anorexie, große Leber, kleinen frequenten Puls, Stauungsbronchitis, beschleunigte Atmung und kann plötzlich den Tod herbeiführen. Diese Erscheinungen stellen sich besonders bei gleichzeitigem Status thymico-lymphaticus ein. Eine Vergrößerung des Herzens kann durch Retraktion der Lungenränder bei anämischen älteren Kindern vorgetäuscht werden.

Eine Verkleinerung der Herzdämpfung findet sich hauptsächlich bei Lungenblähung. Eine absolute Herzverkleinerung stellt sich ein bei akuten und chronischen Ernährungsstörungen und allgemeiner Abzehrung.

Dämpfung über der oberen Partie des Sternums kann von einem perikardialen Erguß herrühren (schornsteinartiger Aufsatz über der Herzdämpfung) oder von starkem pleuralem Erguß, der das Mediastinum nach der anderen Seite verdrängt. Unter Berücksichtigung der sonstigen Verhältnisse von Herz und Lungen ist der Ursprung einer solchen Sternumdämpfung bald zu erkennen. Immer ist die Thymus in Betracht zu ziehen (S. 175).

Endlich kann eine Dämpfung unter dem oberen Teile des Sternums veranlaßt sein durch starke Anschwellung und Verkäsung der mediastinalen Lymphdrüsen bei Tuberkulose, meist gleichzeitig mit den tracheobronchialen Drüsen oder durch leukämische oder sarkomatöse Prozesse dieser Drüsen oder der Thymus.

Die Auskultation des Herzens erfordert ein Stethoskop, wobei die oben empfohlene Fixierung des Hörtrichters (S. 148) auf der Haut mit den Fingern besonders wichtig ist bei der Auskultation der Herzspitze. Es gelingt so, den Spitzenstoß zu betasten und gleichzeitig mit dem Ohr festzustellen, was erster und was zweiter Ton ist. Die notwendige Ruhe kann man bei Säuglingen oft erreichen durch Gabe des (Zucker-)Lutschers oder der Trinkflasche. Ängstliche Kinder lassen sich eher ein langes Schlauchstethoskop gefallen, wobei der Arzt sich möglichst seitlich hält, als das kurze Stethoskop, das ihnen den Kopf des Arztes in beunruhigende Nähe bringt.

Die Herztöne sind in der Norm lauter als bei Erwachsenen, die erste Altersstufe ausgenommen, und schärfer begrenzt. Infolge des niedrigen Blutdruckes überwiegt in den ersten 3—4 Jahren auch an den arteriellen Ostien meist der erste Ton. Sehr häufig findet man aber den zweiten Pulmonalton auch bei Gesunden akzentuiert, nicht nur beim Schreien und bei Erregung. Hierbei ist er bisweilen gespalten, desgleichen der erste Ton an der Herzspitze. Einen stark akzentuierten, bisweilen gespaltenen zweiten Pulmonalton im Liegen findet man häufig bei schlaffem Herzen. Der zweite Pulmonalton überwiegt gewöhnlich den zweiten Aortenton.

Bei elenden Säuglingen ist der Puls oft nicht mehr fühlbar, so daß man die Frequenz der Herzkontraktionen nur am Herzen beurteilen kann. Bei sinkender Herzkraft kann der eine Ton vor dem Tode verschwinden. Die Sepsis der Neugeborenen bewirkt bisweilen Galopprhythmus.

Herzgeräusche in den ersten 2—3 Jahren deuten meist auf angeborene Herzfehler. Erworbene kommen in dieser Epoche kaum vor und akzidentelle sind selten. Den echten Klappenfehlergeräuschen verwandt sind solche bei funktioneller Insuffizienz, denen man im Gefolge von Herzdilatation an der Mitralis und Trikuspidalis begegnet, so bei Nephritis und dekompensierten Herzfehlern.

Die akzidentellen Herzgeräusche sind im Schulalter ungemein häufig. Sie finden sich hier mehr als bei der Hälfte der Kinder. Es sind leise, weiche, meist kurze systolische Geräusche, besonders in der Gegend der Pulmonalis oder Mitralis oder an beiden Stellen, überwiegend an der Pulmonalis, selten an der Mitralis allein. Die Herzdämpfung ist dabei normal. Der systolische Ton geht nicht verloren, das Geräusch ist mesosystolisch, kann aber auch im Beginn der Systole einsetzen. Charakteristisch ist die Inkonstanz, das Verschwinden oder Kommen bei Lagewechsel. Im Stehen verschwindet das Geräusch oft oder wird schwächer. Seltener ist es im Stehen vorhanden und verschwindet im Liegen. Man muß darum das Herz stets in beiden Stellungen auskultieren. Das Geräusch kann bei Aufregung, rascher Atmung, starkem Inspirium auftreten oder stärker werden und in der Ruhe verschwinden (souffle de consultation). Das Geräusch ist oftmals am stärksten auf der Höhe der Inspiration und verschwindet auf der Höhe der Exspiration. Der Ursprung ist zum Teil vielleicht kardiopulmonal oder durch Anstreifen der Pulmonalis vorn bedingt. Bei Anämischen beruhen die akzidentellen Geräusche wohl auf der gesteigerten Strömungsgeschwindigkeit des dünnflüssigen Blutes, darum findet sich auch oft Nonnensausen daneben.

In den ersten 3—4 Jahren sind akzidentelle Herzgeräusche selten, nur bei Anämie werden sie auch hier manchmal angetroffen. Bei elenden Frühgeborenen und Atrophikern stellt sich bisweilen einige Tage vor dem Tode ein systolisches Geräusch ein, bei denen sich bei der Sektion das Herz als normal oder nur etwas dilatiert zeigt. Bei großen abgemagerten Kindern entstehen systolische akzidentelle Geräusche an der Mitralis, die vielleicht auf Insuffizienz der Muskelringe oder der Papillarmuskeln bei intakten Klappen beruhen (sog. atonische Geräusche).

Es ergibt sich aus allem, wie schwierig es oft bei Kindern hält, die Ursache eines systolischen Geräusches ohne längere Beobachtung zu erkennen, vor allem auch darum, weil die akzidentellen Geräusche ebenso wie die Mitralinsuffizienz im Schulalter ungemein häufig sind und weil bei der Mitralinsuffizienz anfänglich die Verstärkung des zweiten Pulmonaltones und die Dilatation des rechten Ventrikels fehlen können. Meist wird aber doch die Entscheidung nicht allzu schwierig. Es ist besonders Wert zu legen auf den leisen, inkonstanten mehr mesosystolischen Charakter der akzidentellen Geräusche gegenüber dem starken langgezogenen Geräusch und dem Fehlen des ersten Tones bei der Mitralinsuffizienz. Endokardiale Geräusche leiten sich nach dem Rücken fort, akzidentelle nicht.

Lautes, rauhes systolisches Geräusch über dem ganzen Herzen bei normaler Dämpfungsfigur ohne Zyanose deutet auf **offenes Septum.** Schwirrende systolische Geräusche mit dem Maximum der Intensität links oben neben dem Sternum ohne Herzvergrößerung und ohne Zyanose deuten auf offenes Septum oder **offenen Ductus Botalli.** Die organischen Klappen- und Lochgeräusche pflanzen sich leicht nach dem Rücken fort, so daß sie oft schon bei Auskultation der Lungen hinten links diagnostiziert werden können; bei Infiltration der rechten Lunge oder auch sonst bei jüngeren Kindern sind sie auch hier deutlich zu hören. Dies gilt besonders für die angeborenen Herzfehler. Die Geräusche der arteriellen Ostien pflanzen sich mehr nach oben fort, die der venösen mehr nach unten.

Venengeräusche sind bei älteren anämischen Kindern häufig in Form des bekannten Nonnensausens. Ältere Kinder lassen mitunter auch zu beiden Seiten des Sternums leise, aber langgezogene oder sogar kontinuierliche Geräusche erkennen, die inkonstant sind und öfters beim Lagewechsel ändern. Wahrscheinlich entstehen sie in den großen Venen. In einzelnen Fällen, am ehesten bei Anämischen fand ich ein auffallend starkes Geräusch rechts vom Herzen, am stärksten unterhalb der Auskultationsstelle der Aorta. Es ist ein langgezogenes, fast kontinuierliches, oft imposantes Sausen, das während der Systole verstärkt ist und vermutlich aus der Vena cava superior stammt. Bei vergrößerten Bronchialdrüsen entsteht bei starkem Zurückbiegen des Kopfes oben auf dem Sternum ein Gefäßgeräusch (Eustace Smith). Das gleiche Geräusch fand ich aber oft auch bei gesunden älteren Kindern.

Das perikardiale Reibegeräusch ist manchmal recht schwer von einem endokardialen zu unterscheiden.

Angeborene Herzfehler.

Angeborene Herzfehler bieten der genauen Diagnose große Schwierigkeiten, da sie häufig kombiniert auftreten und mit eigenartigen anderen Bildungsfehlern verbunden sein können (Einkammerigkeit, fehlende Klappenzipfel usw.). In einzelnen Fällen ist das Geräusch selbst auf Distanz bis zu einem halben Meter hörbar.

Oft wird das Leiden (Geräusche, Zyanose) erst nach 1—2 Jahren deutlich und macht sich zuerst nur durch Kurzatmigkeit bemerkbar. Bei vorhandener Zyanose entwickeln sich Trommelstockfinger und tritt eine kompensatorische Hyperglobulie auf. Manchmal besteht Zurückbleiben der körperlichen und geistigen Entwicklung. Die Prognose der Fehler ohne Zyanose ist ziemlich gut. Je früher und je stärker die Zyanose in Erscheinung tritt (oft sind damit Anfälle von Dyspnoe und Kollaps verbunden), um so schlechter ist die Prognose. Die infolge der Stauung starken Gefäßschatten täuschen leicht vergrößerte Bronchialdrüsen vor (Abb. 203). Im Elektrokardiogramm sind die Zacken der Ventrikelschwankungen gegenüber der Norm zum Teil umgekehrt und nach unten gerichtet.

Die wichtigsten angeborenen Herzfehler sind:

1. **Offenes Septum ventriculorum** (Rogersche Krankheit). Starkes, langgezogenes, systolisches Geräusch über dem ganzen Herzen. Maximal links vom Herzen im dritten Interkostalraum. Keine Zyanose. Der zweite Pulmonalton kann etwas verstärkt sein. Das Herz ist nicht wesentlich vergrößert, oft etwas median gestellt. Bei sehr großer Öffnung kann das Geräusch fehlen oder

inkonstant sein. Bei älteren Kindern besteht oft ein Katzenschnurren im dritten Interkostalraum. Das offene Septum begleitet häufig andere Fehler.

2. **Offener Ductus Botalli.** Systolisches Geräusch, maximal an der Pulmonalis, deren zweiter Ton verstärkt ist. Systolisches Geräusch in den Karotiden. Keine Zyanose. Nach Jahren erscheint eine Dämpfung im ersten und zweiten Interkostalraum links vom Sternum durch Erweiterung der Arteria pulmonalis. Das Offenbleiben des Duktus wird durch asphyktische Geburt begünstigt. Eine ähnliche Erweiterung der Pulmonalis sah ich bis jetzt zweimal bei älteren Kindern, wobei eine angeborene Trikuspidalinsuffizienz bestand (Autopsie), in einem Falle ohne Geräusch, aber mit starker Zyanose, mit Cor borinum, verstärktem 2. Pulmonalton und Rekurrensparese (Abb. 204).

3. **Pulmonalstenose.** Systolisches Geräusch an der Pulmonalis. Der erste Ton ist hier undeutlich, der zweite Ton abgeschwächt oder fehlend. Zyanose, Dilatation des rechten Herzens, Trommelschlägelfinger. Oft verbunden mit offenem Duktus und offenem Septum, was ein längeres Leben ermöglicht.

4. **Transposition der großen Gefäße.** Die Aorta entspringt aus der rechten, die Pulmonalis aus der linken Kammer. Hochgradige Zyanose, Fehlen von Geräuschen, Verstärkung des zweiten Tones in der Pulmonalisgegend. Das Leben wird meist nur durch offenes Septum einige Jahre ermöglicht.

In vielen Fällen ist man auf eine Wahrscheinlichkeitsdiagnose angewiesen und muß sich mit dem Befund eines „angeborenen Herzfehlers" begnügen, dessen Prognose sich nach dem Grade der Zyanose und der Herzvergrößerung (Röntgenbild) richtet.

Erworbene Herzleiden.

Diese entstehen meist nach Rheumatismus, der erst vom fünften Jahre an sich häufiger zeigt und oft nur leichteste Symptome hervorruft, die übersehen werden. Gleichwohl entstehen danach sehr häufig Endokarditis und Klappenfehler. Sehr oft auch nach oder bei Chorea minor, sodann nach Infektionskrankheiten (Scharlach usw.). Die Geräusche sind meist weich und blasend, wogegen sie bei den angeborenen Fehlern laut und rauh sind.

Die **Mitralinsuffizienz** überwiegt ganz. Sie verläuft oft lange unbeachtet. Differentialdiagnostisch sind hauptsächlich die akzidentellen Geräusche des Schulalters auszuschließen (s. S. 179). Fernerhin das angeborene offene Septum ventriculorum, da dieser harmlose Defekt meist erst zufällig entdeckt wird. Der hebende und resistente Spitzenstoß fehlt bei den akzidentellen Geräuschen. Gegenüber dem sehr rauhen und verbreiterten Geräusch des offenen Septums ist das Geräusch bei der Mitralinsuffizienz am stärksten an der Spitze, der erste Ton ist hier fehlend oder undeutlich. Ein stark akzentuierter zweiter Pulmonalton findet sich nur bei der Mitralinsuffizienz. Viele bei Kindern diagnostizierte „Mitralinsuffizienzen", auch solche, bei denen das Geräusch sich „nach der Pulmonalis fortpflanzt", sind nach einigen Tagen verschwunden oder erweisen sich sonst bei wiederholter Prüfung als akzidentelle harmlose Geräusche.

Die **Mitralstenose** macht oft nur verstärkten, zuweilen gespaltenen zweiten Pulmonalton, einen kleinen Puls und starke Verbreiterung des mittleren linken Herzbogens im Röntgenbilde. Der erste Mitralton ist häufig auffallend stark. Selbst bei schwachem diastolischem Geräusche ist das Schwirren an der Spitze manchmal sehr vernehmlich.

Akute Perikarditis gelangt oft nicht zur klinischen Diagnose außer bei älteren Kindern, wo bei rheumatischer Endokarditis die begleitende Perikarditis sich durch Reiben kundgibt, seltener noch durch starkes Exsudat bei Rheuma und Tuberkulose. Bei stärkerem Exsudat entsteht die bekannte dreieckige Dämpfungsfigur des Herzens; die kleine Dämpfung nähert sich mehr und mehr der großen. Eine eitrige oder fibrinös-eitrige Perikarditis erscheint öfters in Begleitung von Sepsis, Pneumonie, Empyem. Häufig kann sie nur vermutet werden an der großen Herzschwäche und wird erst bei der Autopsie entdeckt. Sie macht keine sichere Herzvergrößerung, eventuell kann diese durch Lungenblähung oder Empyem der Pleura verdeckt sein.

Oft verkannt wird **die Perikardialverwachsung,** die sich vom 4.—5. Jahre an ab und zu im Gefolge von Rheuma (hier meist mit Klappenfehler) oder von Tuberkulose einstellt. Ihre Zeichen sind hauptsächlich die der Herzinsuffizienz, so daß sie leicht übersehen wird, wenn die vorangehende Perikarditis bzw. deren Exsudat nicht beobachtet wurde. Die Aufmerksamkeit wird häufig durch die bedeutende harte Lebervergrößerung, die perikarditische Pseudoleberzirrhose, abgelenkt, die manchmal als Tumor oder Leberlues angesprochen wird. Daneben können sich Ergüsse oder Verwachsungen im Pleuraraum, auch perikardiales Exsudat einstellen. Selten finden sich direkte Zeichen der Verwachsung des Herzbeutels mit der vorderen Brustwand, von denen das diastolische Zurückfedern der Interkostalräume das sicherste ist. Brauchbar ist auch eine mangelnde Verschiebung des Herzens bei seitlicher Lagerung. Nach Rheumatismus wird oft nur ein Klappenfehler und eine gewaltige Hypertrophie und Dilatation diagnostiziert. Bei Tuberkulose bieten Perkussion und Auskultation manchmal nichts Auffälliges. Abgesehen von der Lebervergrößerung fällt nur die Herzschwäche mit Neigung zu Zyanose und Dyspnoe auf (Röntgenbild!).

Myokarditis stellt sich oft bei schweren Infektionskrankheiten ein und führt zu Zeichen der Herzschwäche und der Dilatation, eventuell auch zu systolischen Geräuschen. Am meisten sehen wir sie nach Diphtherie in der zweiten und dritten Woche auftreten, wo sich Tachykardie und Extrasystolen, auch Bradykardie häufig einstellen. Es entwickelt sich eine bisweilen gewaltige Vergrößerung des Herzens nach rechts. Es handelt sich hier stets um eine äußerst gefährliche Erscheinung. Das Auftreten von Brechreiz und Leibschmerzen neben verlangsamtem Puls und starkem Sinken des Blutdruckes sind besonders ominös. Häufig stellt sich plötzlicher und unerwarteter Tod ein. Die Myokarditis bei Scharlach macht selten selbständige Erscheinungen, sie veranlaßt aber manchmal mäßige Dilatation und Bradykardie in der zweiten Woche und vorübergehende Geräusche.

Weiteres vgl. beim Puls S. 237.

Das sog. **Pubertätsherz** (Cor juvenum) beobachtet man bei hochgeschossenen Adoleszenten. Die Symptome sind: Herzklopfen, Kurzatmigkeit, hebender Spitzenstoß, verstärkter zweiter Aortenton, geschlängelte dicke Arterien. Oft geht orthostatische Albuminurie damit einher.

Nabel.

Die Nabelschnur des Neugeborenen fällt meist Ende der ersten Woche ab. Die Abheilung der verbleibenden Nabelwunde kann gestört werden durch reichliche eitrige Absonderung (Pyorrhöe), die Entstehung eines stärkeren **Ulkus,** davon ausgehend durch **Omphalitis,** selbst durch stinkende **Gangrän.** Nicht ganz selten belegt sich der Nabelgrund mit echter **Diphtherie,** die Omphalitis und sogar Gangrän erzeugen kann. Omphalitis bewirkt eine Entzündung der Haut und des Unterhautzellgewebes um den Nabel mit Fieber und Druckschmerz. Relativ häufig bildet sich ein erbsengroßer Fungus **(Granulom)** mit dünneitrigem Sekret.

Die seltenen, aber gefährlichen **Nabelgefäßentzündungen** sind direkt meist nicht zu erkennen, da die Haut nicht verändert ist. Diese Störungen, die sich oft an ein Nabelulkus anschließen, machen sich darum gewöhnlich erst durch ihre üblen Folgen bemerkbar. Von diesen glücklicherweise selten gewordenen progredienten und schweren Nabelinfektionen ist zu erwähnen die Thromboarteriitis, die Pyorrhöe macht und Eiter ausstreichen läßt. Die Thrombose kann bis zur Hypogastrika reichen und allgemeine Sepsis bewirken. Sodann die präperitoneale Phlegmone (mit Hodenanschwellung, Erysipel). Viel häufiger und die wichtigste der schweren Nabelinfektionen ist die periarteriitische Lymphangitis, die zu plötzlichem Einbruch in die Gefäße, Kollaps, Sepsis und metastatischen Eiterungen führt. Sie verläuft lange latent bei meist schon abgeheiltem Nabel. Sie kann noch im zweiten Monat durch Pyämie oder septische Pneumonie den Tod herbeiführen. Selten ist die Phlebitis umbilicalis. Sie macht Ikterus, Leberabszeß und Sepsis und kann noch 2—3 Wochen nach der Geburt auftreten.

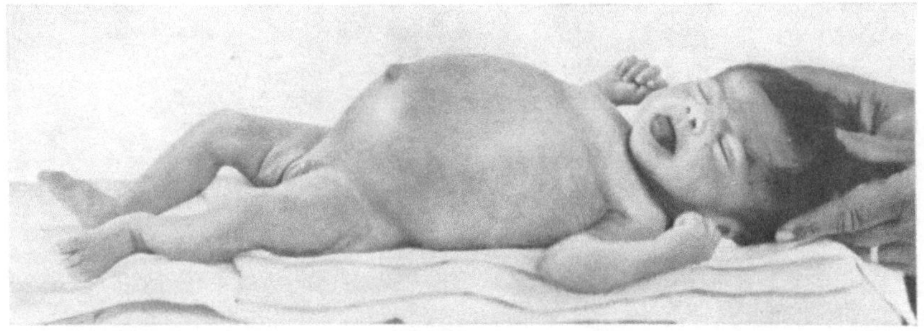

Abb. 207. Myxidiotie. (Athyreose.) 2 Monate. Stuhlverhaltung. Glänzend gespannter Bauch.

Nabelblutungen des Neugeborenen nach Abfallen des Stranges sind immer verdächtig auf Sepsis und Lues. Blutung aus den Nabelgefäßen bei noch anhaftendem Nabelstrang kommt vor bei Stauung infolge von Atelektase, Asphyxie, Herzfehler. Sie kann auch das erste Zeichen echter Hämophilie sein.

Das häufige **Nabelgranulom,** das durch Abbinden, Abschneiden und Trockenbehandlung leicht zu heilen ist, darf nicht verwechselt werden mit der sehr seltenen

Persistenz des Ductus omphalo-mesentericus. Diese verzögert ebenfalls die Heilung der Nabelwunde und schaut aus dem Nabelgrunde als ein samtartiges rötliches Zäpfchen hervor. Dieses ist glatter wie das Granulom, da es die umgestülpte Darmschleimhaut darstellt. Aus der zentralen, für die Sonde durchgängigen Öffnung kommt ab und zu trübe alkalische Flüssigkeit (Darminhalt). Die Behandlung verlangt Laparotomie.

Harnträufeln aus dem Nabel kündigt die außerordentlich seltene Urachusfistel an.

Bei starkem Übergreifen der Haut auf die Nabelschnur bleibt nach Abfall von dieser an Stelle der gewöhnlichen Nabelgrube ein Hautnabel, zapfenartig hervorragend, eine harmlose Anomalie.

Nabelhernien sind beim Säugling außerordentlich häufig, sie geben fast nie Anlaß zu Einklemmung. Eine besondere Disposition zu Nabelhernien besitzen die Myxidioten und Kretinen.

Vorwölbung des Nabels wird oft durch Peritonitis bewirkt. Hier bricht bisweilen der Eiter durch, vornehmlich bei Pneumokokkenperitonitis.

Abdomen.

Die Untersuchung des Abdomens und seiner Organe verlangt Ruhe des Kindes, da die Muskelspannung beim Schreien und Pressen, auch die Abwehrspannung der Bauchdecken bei ängstlichen Kindern einen sicheren Erfolg der Palpation, der wichtigsten Untersuchungsmethode, vereitelt. Der Arzt sorge für warme Hände. Ältere Kinder veranlasse man gleichmäßig zu atmen und lenke ihre Aufmerksamkeit durch ein Gespräch ab. Bei jüngeren Kindern erleichtert die Bemerkung: Jetzt will ich nachfühlen, was Du gegessen hast, oder: Da fühle ich ein Stück Brot, Schokolade usw. die Palpation wesentlich.

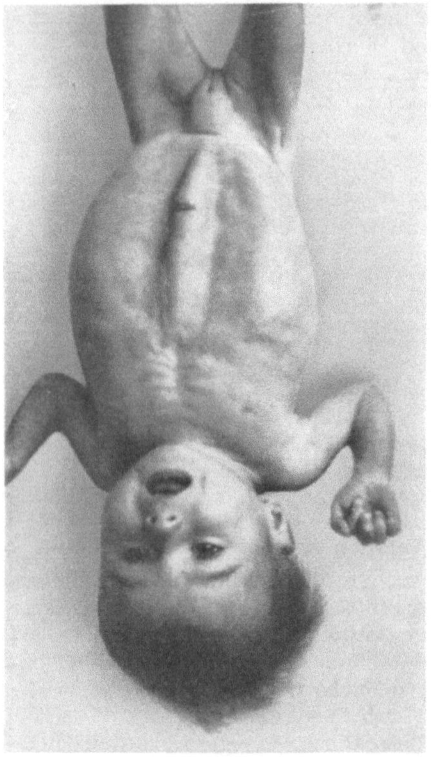

Abb. 208. Starke Diastase der Rekti. Beim Aufhängen an den Beinen am stärksten hervortretend.

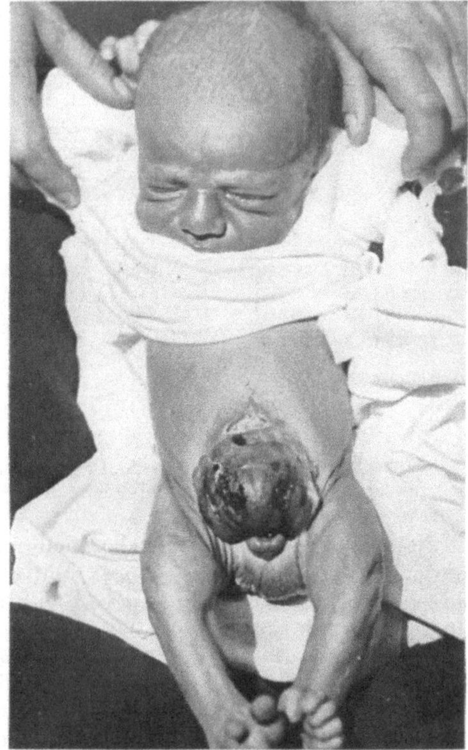

Abb. 209. Blasenektopie. 3 Wochen alt.

Säuglingen läßt man eventuell den Lutscher mit Zucker bestreut oder die Flasche geben. Sehr günstig wirkt es, wenn man die Untersuchung unter der schützenden Bettdecke vornimmt oder im warmen Bade. Als geeignet für die Palpation ist bei rückwärts gebeugtem Kopf der Zeitpunkt der Ausatmung zu wählen, bei dem die vordere Bauchwand einsinkt.

Die Bauchwand liegt beim gesunden Kinde im Niveau des Thorax. Die Muskeln zeigen einen kräftigen Tonus. Die Umrisse des Magens und der Därme sind weder zu sehen noch zu fühlen. Bei Pylorusstenose ist manchmal der ganze hypertrophische Magen als steifer Quersack abzutasten, auch zu Zeiten, wo er nicht durch verstärkte Peristaltik mit Wellenberg und Wellental sichtbar ist. Bei starker Diastase der Rekti sind gelegentlich in der Linea alba die

Bewegungen der unterliegenden Eingeweide zu sehen. Bei tiefer Palpation fühlt man keine Resistenzen, höchstens wurst- oder nußförmige, verschiebliche indolente, feste oder eindrückbare Massen (Skybala), zumeist über der linken Beckenschaufel.

Eine Spannung der Bauchdecken finden wir häufig bei allgemeiner Hypertonie der Muskulatur, sodann bei Peritonitis, bei Pyelitis, bei Mesenterialdrüsen. Häufig auch in der Norm als Schutz- und Abwehrmaßnahme bei ängstlichen oder kitzligen Kindern. Bretthart fühlen sich die Bauchmuskeln bei Tetanus an. Die Peritonitis jüngerer Säuglinge macht Meteorismus und glänzende gespannte Bauchdecken mit leichtem Ödem.

Eine Erschlaffung der Bauchdecken (mangelhafter Tonus) findet sich oft bei Rachitis und bei schweren Ernährungsstörungen, die bei starker Abmagerung so weit geht, daß man die Umrisse von Magen und Därmen, ihre Peristaltik und respiratorische Verschiebung durch die Bauchdecken hindurch

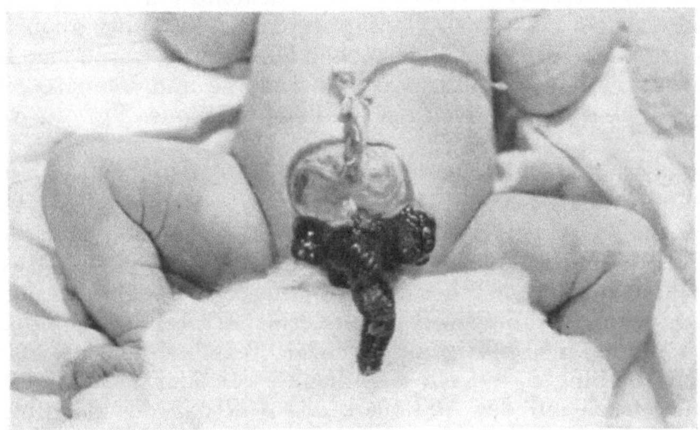

Abb. 210. Neugeborener. Bauchbruch.

sieht (Abb. 117). Angeborene Defekte einzelner Bauchmuskeln oder Lähmungen von solchen bei Poliomyelitis werden leicht übersehen, wenn sie nicht sehr schwer sind oder wenn die Kinder im Augenblicke der Untersuchung nicht schreien (s. Abb. 250).

Eine frische fibrinöse syphilitische Peritonitis des Säuglings kann zu leichtem Schneeballenknirschen führen (Finkelstein).

Eine starke Diastase der Musculi recti findet sich oft bei Hypotonie der Bauchmuskeln. Beim aktiven Aufsitzen macht sich dies besonders deutlich, ebenso in der Hängelage (Abb. 208). Die Hypotonie der Bauchmuskeln älterer Kinder führt beim Stehen zu einem Hängebauch.

Von wichtigen angeborenen Mißbildungen seien hervorgehoben die Ektopia vesicae (Abb. 209) und der Bauchbruch (Abb. 210).

Leibschmerzen.

Leibschmerzen werden ungemein häufig geklagt, ohne daß sich immer eine Ursache dafür auffinden läßt. Das Epigastrium bildet gewissermaßen ein kindliches Gefühlszentrum. Auch da, wo im Abdomen eine Schmerzursache vorliegt, entspricht die Lokalisation noch weniger als bei Erwachsenen der betreffenden Stelle. Bei Appendizitis wird sehr häufig der Schmerz in die Nabelgegend verlegt, selbst bei Pyelitis.

Die Leibschmerzen sind eine sehr vieldeutige und oft unsichere Erscheinung, die durch den Zustand des Nervensystems und die Suggestion in weitem Maße beeinflußt wird. Wenn im Bereich des Abdomens geklagt wird, so tut man darum gut, auch an der Brust, an den Oberschenkeln und weiterhin zu prüfen. Dabei stellt sich dann oft die Wertlosigkeit der ersten Angabe heraus.

Im Kindesalter fehlen viele Krankheiten völlig oder fast völlig, die beim Erwachsenen eine besonders häufige Ursache von heftigen Schmerzen sind, so Magengeschwür und Magenkrebs, Pankreasnekrose, tabische Krisen, Gallensteine, Nierenstein- und Blasensteinkoliken, Adnexaerkrankungen.

Bei systematischer Untersuchung geben ältere Kinder bei der Palpation öfters Schmerzen an, worüber sie vorher nicht geklagt haben, besonders häufig in der Linea alba über dem Nabel (wie viele gesunde Erwachsene), Mädchen in der Pubertätszeit in der Ovarialgegend.

Hyperästhesie der Bauchhaut kann Peritonitis vortäuschen. Berührung derselben oder Erhebung einer Falte zeigt Druckempfindlichkeit. Diese Hyperästhesie findet sich bei Peritonitis (Periappendizitis), oft aber auch bei frischem Typhus, bei nervösen älteren Kindern, bei Meningitis, besonders bei zerebrospinaler, dann sehr oft ausstrahlend bei Pneumonie und Pleuritis. Die Hyperästhesie geht oft über den Bereich des Abdomens hinaus. Vgl. auch bei Appendizitis S. 190.

Der **peritonitische Leibschmerz** ist in der Regel andauernd, steigert sich bei Palpation, oft auch bei der Perkussion, bei Bewegung, bei Husten, beim Aufsitzen, bei der Peristaltik. Er ist häufig von Erbrechen und Fieber, Meteorismus oder Exsudat begleitet. Bei der Palpation ergibt sich Muskelabwehr.

Der **Darmkolikschmerz** ist besonders häufig bei Säuglingen in Begleitung der Dyspepsie, auch bei jungen Brustkindern. Er stellt sich anfallsweise ein mit Anziehen der Beine, heftigem Geschrei, verschwindet oft nach Abgang von Stuhl oder Blähungen, auf ein Kamillenklistier oder Wärmeapplikation auf das Abdomen. Druck auf das Abdomen, das Auflegen des Säuglings mit dem Bauch auf die flache gespreizte Hand (Großmutterhandgriff) wirken beruhigend. Ist die Kolik durch ein Passagehindernis erzeugt, so zeigt sich oft gleichzeitig Darmsteifung.

Von weiteren Schmerzursachen sind zu erwähnen entzündliche Darmaffektionen, besonders Kolitis, Dysenterie, tuberkulöse Geschwüre, Typhus. Fernerhin stenosierende Prozesse, die bei der verstärkten Peristaltik erwähnt sind (s. S. 194). Beim Kinde denkt man immer auch an Invagination und Spulwürmer. Nicht selten gehen die Schmerzen von tuberkulösen Mesenterialdrüsen aus (ältere Kinder), vom Nierenbecken, seltener von der Leber oder von den Ovarien. Im Gefolge von häufigen und starken Keuchhustenanfällen werden die Bauchdecken nicht selten recht druckempfindlich. Bei Spondylitis stellen sich manchmal Leibschmerzen ein (Druckempfindlichkeit oder Steifigkeit der Wirbelsäule?).

Kleine bis erbsengroße epigastrische Fett- und Netzhernien finden sich öfters in der Linea alba über dem Nabel. Sie werden aber zu Unrecht als häufige Ursache von Schmerzen angeklagt. Bauch- und Leistenhoden können bei Druck schmerzhafte Sensationen auslösen.

Schwer erklärlich sind die heftigen Schmerzen im Leib bei drohender diphtherischer Herzlähmung, ebenso die **rezidivierenden Nabelkoliken älterer Kinder** (Moro). Man begegnet diesen nicht selten jedenseits des 4. Lebensjahres, besonders in ängstlicher Umgebung bei hypersensiblen Individuen, die zu plötzlichem Erblassen neigen, oft an Obstipation leiden. Aus unklaren Gründen stellen sich dabei von Zeit zu Zeit unvermittelt heftige Schmerzen in der Nabelgegend oder darüber ein, Erblassen. Niemals besteht stärkeres

Fieber, selten Erbrechen. Vielleicht ist ein Gefäßkrampf die Ursache, jedenfalls beseitigt das Atropin häufig die Schmerzen. Küttner glaubt, daß ein Teil dieser Fälle als Appendizitis leichten Grades zu deuten ist (z. B. Torsion des Wurmes). Gleichzeitige Eosinophilie und Lymphozytose lassen aber einen Teil der Fälle als vagotonisch auffassen (Schiff).

Aus diesem bunten, durchaus nicht vollständigen Bilde ergibt sich, daß die Leibschmerzen an sich meist die Diagnose durchaus nicht klären und erst recht eine sorgfältige Untersuchung erheischen (siehe die folgenden Abschnitte).

Auftreibungen des Abdomens. Peritonitis.

Auftreibungen werden veranlaßt:

1. **durch Meteorismus,** welcher die häufigste Ursache bildet. Bei hochgradiger Ausbildung wird das Zwerchfell nach oben gedrängt; es entsteht Dyspnoe. Er findet sich akut und chronisch bei dyspeptischen Zuständen, am häufigsten im Säuglingsalter durch übermäßige Kohlehydratgärung, bei älteren Kindern als Kohl- und Kartoffelbauch. Sodann bei ungenügender Entleerung infolge von Verstopfung oder von Stenosen, am stärksten bei der Hirschsprungschen Krankheit (Abb. 215), bei der man des öfteren schon in den ersten Lebenstagen einen großen Bauch, aufgetrieben durch Kotansammlung und Gase, findet. Bei Pylorusstenose ist oft nur die Magengegend vorgetrieben (Abb. 213). Bei Peritonitis ist Darmlähmung im Spiele.

Der Zustand der Bauchmuskulatur beeinflußt den Grad des Meteorismus wesentlich. Schlaffe Bauchdecken (Rachitis, Milchnährschaden, Dekomposition) setzen der Ausdehnung des Leibes wenig Widerstand entgegen. Bei kräftigen Kindern lassen die Bauchdecken bei frischer Erkrankung nicht leicht eine bedeutende Auftreibung zu. So vermißt man diese z. B. oft im Beginn der akuten Peritonitis.

2. **Flüssigkeitsansammlung in der Bauchhöhle.** In leichten Graden besteht nur Dämpfung in den abhängigen Partien ohne Undulation. Kleine freie Ergüsse werden am deutlichsten in stehender vornübergeneigter Stellung oder in horizontaler Bauchschwebelage. Als Ursache kommen in Betracht:

a) **ein entzündlicher Erguß (Peritonitis).** Bei reichlicher Flüssigkeit handelt es sich meist um chronische tuberkulöse Peritonitis (Abb. 211). Sie ist vom dritten Jahre an häufig. Im Gegensatz zum Stauungsaszites, wo der Leib überwiegend nach den Seiten auseinandergedrängt ist, zeigt sich die mediane Gegend hauptsächlich vorgetrieben. Der Nabel verstreicht und wölbt sich vor. Abmagerung. Ein Milztumor fehlt meist im Gegensatz zu Leberzirrhose. Fieber, Diarrhöen und Schmerzen stellen sich öfters ein, können aber auch fehlen, so daß zu Unrecht ein einfacher Aszites angenommen wird. Es findet sich aber keine Ursache für Stauung. Stränge und Verhärtungen im Leibe, auch andere tuberkulöse Erkrankungen (Pleuritis, Drüsen) sichern die Diagnose. Die Strangbildung rührt oft vom quer aufgerollten Netz her. Das Exsudat enthält in reinen Fällen vorwiegend Lymphozyten, bisweilen Blut. Eine chronische seröse Peritonitis nicht tuberkulösen Ursprunges ist selten. Gelegentlich kann auch die einfache chronische Appendizitis zu Höckerbildung führen.

Oft verwechselt mit der tuberkulösen Peritonitis wird der **Pseudoaszites,** der sich vom 3.—6. Jahre nach chronischen Diarrhöen mit sehr schlaffen Bauchdecken entwickelt. Er findet sich oft in Verbindung mit dem Herterschen Infantilismus (Abb. 212). Der aufgetriebene Leib (Hängebauch) zeigt in den unteren Partien eine häufig wechselnde Dämpfung. Es sind enteroptotische Darmschlingen mit reichlichem flüssigem oder halbflüssigem Inhalt, die zeitweise eine Pseudofluktuation ergeben. Diese ist im Stehen oft nicht leicht, eher im

Liegen von einem freien Erguß in die Bauchhöhle zu unterscheiden. Die starke Abmagerung, die zeitweisen Diarrhöen (Stühle manchmal auffällig massig!), vorübergehende Temperatursteigerungen infolge der Darmgärung führen oft zur Diagnose „tuberkulöse Peritonitis". Eine negative Tuberkulinprobe, der starke Wechsel der Dämpfung und der Fluktuation, die vorausgegangenen lange dauernden Diarrhöen, die großen Stühle, starke Gewichtsschwankungen, häufig auch das Zurückbleiben in der Entwicklung führen zur richtigen Diagnose.

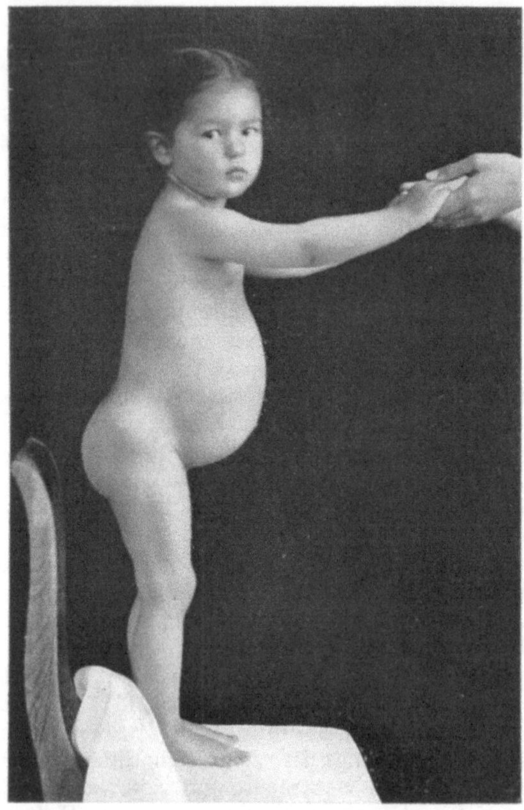

Abb. 211. Tuberkulöse Peritonitis. 3 Jahre.

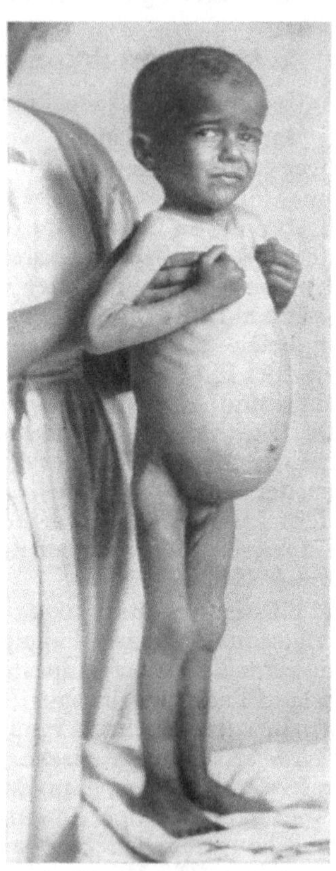

Abb. 212. Pseudoaszites. 4 Jahre alt. 9,9 Kilo statt $15^1/_2$ Kilo. 89 cm groß statt 98 cm Schwere Verdauungsinsuffizienz (Herters Infantilismus).

Oft stehen wir vor der wichtigen Frage, ob es sich um eine akute Peritonitis handelt oder nicht, sobald sich **ein peritonitischer Symptomenkomplex** einstellt. Ein solcher kann sich bei verschiedenen schweren Infektionskrankheiten einstellen ohne Entzündung des Peritoneums (s. Pseudoperitonitis und unter Appendizitis S. 190). Bedeutsam für die eitrige Peritonitis ist ein schwerer Krankheitszustand. Die Temperatur kann dabei unbedeutend sein, bei Fieber ist sie im After relativ mehr erhöht (1—2° höher als in der Achsel). Auch bei unbedeutender Temperatur ist der Puls stark beschleunigt. Die Zunge ist trocken. Es besteht eine Facies abdominalis. Dem Leibweh entspricht Druckempfindlichkeit. Die Bauchdeckenreflexe und die abdominelle Atmung sind an der Stelle der Entzündung (bei Periappendizitis rechts unten), also eventuell überall abgeschwächt oder aufgehoben. Die Atmung wird mehr kostal. Wenn das Netz oder Därme vor den entzündeten Teilen liegen und so das parietale Blatt vor Entzündung schützen, so ist die Druckempfindlichkeit trotz stärkerer Entzündung in der Tiefe gering, die Spannung der Bauchdecken kann fehlen! Die Bauchdecken können im ersten Beginn, auch bei Perforativperitonitis eingezogen sein.

Das **Bild des Ileus** bringt Zeichen des Schocks, Koterbrechen, Galleerbrechen, dies auch bei Säuglingen, heftigen, durch Druck nicht immer gesteigerten Leibschmerz, oft Blähung einer Darmschlinge. Der Ileus wird oft durch mechanischen Verschluß des Darmes hervorgerufen, hauptsächlich durch Invagination, Inkarzeration, seltener durch Volvulus, Strangulation durch ein Meckelsches Divertikel, durch Narbenzüge nach Perityphlitis, ab und zu durch Askaridenknäuel. Unter den chronischen Ursachen ist die Hirschsprungsche Krankheit in erster Linie zu nennen. Bei Neugeborenen muß man an Darmatresie oder starke Stenose des Darmes denken. Nach kürzerem oder längerem Bestande führt der Ileus gewöhnlich zu einer Auftreibung des Leibes, durch Meteorismus oder Peritonitis, die sich häufig auch vereint einstellen.

Die **akute Peritonitis** macht im Gegensatz zur chronischen immer auf einen entzündlichen Prozeß im Leib aufmerksam: plötzlicher Beginn, Fieber, Schmerzen, Erbrechen, Druckempfindlichkeit. Der Leib ist gespannt, es ist Muskelabwehr vorhanden. Das Exsudat ist am Anfang unbedeutend und kann durch Meteorismus verdeckt werden. Es kann auch ohne Auftreibung des Leibes Meteorismus bestehen, der sich nur durch Hochstand der Leber verrät. Bei stürmischem Verlauf tritt der Tod ein, bevor das Exsudat eine merkliche Menge erreicht hat. Die häufigste Ursache ist die Appendizitis und nochmals die Appendizitis, so daß mit Rücksicht auf die Verantwortung des Arztes ihr unten einige besondere Bemerkungen gewidmet sind (S. 190). Andere Ursachen sind: Invagination (S. 196), eingeklemmte Hernien, Perforation eines tuberkulösen Darmgeschwüres, selten eines Typhusgeschwüres bei älteren Kindern, Pneumokokkeninfektion. Bei Enteritis der Säuglinge kann Durchwanderung von Darmbakterien (Koli, Strepto-) die Ursache abgeben. Im Säuglingsalter kann bei Dekomponierten die Perforation eines Ulcus duodeni vorliegen, diejenige eines Meckelschen Divertikels kommt in allen Altersstufen in Betracht.

Auf dem Lymphwege kann die akute Peritonitis entstehen von einer Pneumonie oder Pleuritis aus (Pneumokokkenperitonitis), von den Genitalien älterer Mädchen aus als Gonokokkenperitonitis, die gewöhnlich auf das kleine Becken beschränkt bleibt.

Die **Pneumokokkenperitonitis** tritt mit Vorliebe bei älteren Mädchen, auch selbständig auf, wobei Herpes labialis einen Fingerzeig für die Ätiologie bieten kann. Nach einem stürmischen Beginn erfolgt gewöhnlich ein Nachlaß nach einigen Tagen. Sie verläuft häufig mit Diarrhöen und führt zu großem, eitrigem, sich absackendem Erguß, der sich gerne durch den Nabel entleert. Die Bauchdeckenspannung ist nicht stark ausgesprochen, verschwindet oft rasch. Daneben im Beginn hohes Fieber, oft Katarrhe oder Pneumonie. Im späteren fieberlosen Stadium ähnelt das Bild der tuberkulösen Peritonitis. Bei älteren Säuglingen und im zweiten Jahre erzeugt die Pneumokokkeninfektion mitunter eitrig-fibrinöse Exsudate der verschiedenen serösen Häute zu gleicher Zeit, solche der Pleura, des Perikards und des Peritoneums.

Bei Vulvovaginitis gonorrhoica zeigen sich bisweilen heftige Schmerzen in der Unterbauchgegend beiderseits. Druckempfindlichkeit daselbst weist auf eine **Pelveoperitonitis** hin, die meist nicht weitergeht, gelegentlich aber auch zu ausgedehnter Peritonitis führen kann.

Auf dem Blutwege können schwere Infektionskrankheiten, Scharlach, Erysipel, Sepsis, in seltenen Fällen zu diffuser eitriger Peritonitis Veranlassung geben. Eitrige Peritonitis älterer Kinder entsteht meist metastatisch.

Perforativperitonitis mit Gasansammlung ist selten, da Magen- und Darmgeschwüre nur ganz ausnahmsweise sich ausbilden und selbst bei Typhus nur etwa bei älteren Kindern.

Die **Peritonitis der Neugeborenen und jüngerer Säuglinge** entwickelt sich aus einer Nabelsepsis (oft okkult) oder aus anderweitiger Sepsis, bei Lues, Erysipel usw. Sie führt gewöhnlich zum Tode, bevor das Exsudat deutlich wird. Meteorismus, glänzende, ödematöse Bauchhaut, (galliges) Erbrechen, Diarrhöe, Kollaps, daneben oft Ikterus und Hautblutungen deuten auf die Krankheit hin. Fieber kann fehlen. Bei noch offenem Vaginalsack kann Flüssigkeit im Skrotum auftreten. Bei schweren Allgemeinsymptomen, bei Sepsis oder Lues, entgeht sie oft der Beobachtung und macht nur den Eindruck von Meteorismus. Manche Fälle von Sepsis veranlassen Meteorismus, ohne daß Peritonitis vorliegt.

Pseudoperitonitis. Bei manchen schweren Infektionskrankheiten treten Reizerscheinungen auf, Schmerz- und Druckempfindlichkeit im Abdomen, aufgetriebener Leib, Erbrechen, die anfänglich an Peritonitis denken lassen, so besonders bei kruppöser Pneumonie, bei Typhus und Sepsis, auch bei Scharlach und Masern. Dabei ist aber gewöhnlich die abdominelle Atmung nicht gehemmt, die Bauchdeckenreflexe sind nicht abgeschwächt.

b) **Stauungserguß (Aszites)** macht mechanische Beschwerden und Druck auf das Zwerchfell. Er entwickelt sich da, wo auch sonst Hydrops auftritt, in erster Linie also bei Störungen der Herz- und Nierenfunktion. Bei adhäsiver Perikarditis handelt es sich zum Teil um Exsudat, zum Teil um Transsudat, oft neben perikarditischer Leberzirrhose. Eine häufige lokale Ursache ist Behinderung des Pfortaderkreislaufes, weit seltener durch Tumoren jener Gegend hervorgerufen als durch Leberzirrhosen. Beim Säugling findet man Aszites als Folge der biliären Zirrhose bei kongenitalem Verschluß der großen Gallenwege.

Die Punktion des Abdomens bei starkem Erguß, diagnostisch und therapeutisch, macht man gewöhnlich zwischen äußerem und mittlerem Drittel der Verbindungslinie der Spina anterior superior ossis ilei und des Nabels, aber immer nur innerhalb eines deutlichen (flüssigen) Dämpfungsbezirkes. Der verwendete Troikart soll im Durchmesser nicht unter 3 mm messen.

Appendizitis (Periappendizitis).

Vgl. auch die 3 vorherigen Abschnitte.

In jedem Fall von Erbrechen, Leibschmerzen mit oder ohne Fieber, Druckempfindlichkeit des Abdomens, Urinbeschwerden muß an die Möglichkeit einer Appendizitis gedacht werden. (Wir verwenden hier die Bezeichnung Appendizitis auch für die Fälle, wo das Peritoneum der Umgebung des Wurmes entzündet ist, wo es sich also um Periappendizitis handelt.) Gleichzeitige Diarrhöen sprechen nicht absolut gegen Appendizitis, am ehesten, wenn sie schleimig, eitrig oder blutig sind.

Im ersten Jahre gehört Appendizitis zu den größten Seltenheiten, auch im zweiten Jahre ist sie noch ziemlich selten, vom dritten Jahre an wird sie zunehmend häufiger.

Es gibt hauptsächlich drei wichtige Symptome: den spontanen Schmerz, die Druckempfindlichkeit in der Ileozökalgegend, die besonders charakteristisch ist, wenn der spontane Schmerz an anderer Stelle angegeben wird, endlich die Muskelabwehr der Bauchdecken.

Spontaner Schmerz in der Ileozökalgegend oder um den Nabel ist höchst verdächtig, besonders wenn er durch Druck vermehrt wird. Bei einfacher Appendizitis kann er fehlen. Es kann aber auch eine Kolitis (schleimiger Stuhl mit oder ohne Fieber), eine Tuberkulose der Zökalgegend, Darminvagination, rechtsseitige Pyelitis, Pleuropneumonie vorliegen. Bei Kindern unter sechs Jahren wird der Schmerz häufig in die Nabel- und Magengegend verlegt. Schmerzen und Beschwerden beim Wasserlassen geben ein häufiges und wichtiges Symptom, falls der Urin normal ist.

Bei akut auftretendem heftigem Schmerz, gellendem Aufschreien des Kindes, hochgradiger Druckempfindlichkeit und rascher Ausbildung einer Facies abdominalis liegt meist eine Perforation des Wurmes vor, die aber auch bei unbedeutenden Erscheinungen bisweilen nicht sicher auszuschließen ist.

Die Untersuchung auf Druckempfindlichkeit erfordert bei ängstlichen Kindern große Sorgfalt und das geduldige Abwarten eines Augenblickes, in dem das Kind nicht schreit und die Bauchdecken nicht willkürlich anspannt (s. S. 184). Ältere Kinder dissimulieren öfters die Schmerzen aus Furcht vor der Operation; anderen sind sie suggeriert durch die häufigen Fragen ängstlicher Eltern.

Leichte Druckempfindlichkeit des ganzen Abdomens spricht gegen Appendizitis, wenn nicht Zeichen einer schweren Erkrankung vorliegen. Eine solche findet sich oft bei ängstlichen, nervösen Naturen. Bei leichter Appendizitis zeigt sich der Druckschmerz in der Ileozökalgegend am sichersten, wenn der Patient das gestreckte Bein in der Hüfte aktiv leicht beugt. Dabei wird auf dem angespannten Ileopsoas die Appendix der tastenden Hand entgegengebracht. Das rechte Bein wird oft in der Hüfte leicht gebeugt gehalten. Streckung verursacht Schmerzen und Vermehrung der Bauchdeckenspannung. Bei jüngeren Kindern, die durch die Untersuchung des Bauches geängstigt werden, verursacht ein Schlag auf die Fußsohle des gestreckten, leicht erhobenen Beines bei frischer Periappendizitis und Peritonitis überhaupt Schmerz durch Erschütterung des entzündeten parietalen Blattes (Drachter).

Der Schmerzpunkt liegt oft höher als der Mac Burneysche Punkt, gegen den Nabel zu oder sogar darüber („Magenschmerzen"). Drückt man die Finger in der Zökalgegend ein, so entsteht bei peritonitischer Reizung besonders leicht eine Schmerzempfindung im Augenblick, wo man die Finger plötzlich zurückzieht (Entspannungsschmerz). Am meisten kennzeichnend ist ein Entspannungsschmerz, der in der Ileozökalgegend auftritt, wenn man einen Druck auf das Colon descendens ausübt und nun die Finger rasch zurückzieht.

Die Appendix reicht beim Kinde öfters ins kleine Becken hinein, so daß trotz Entzündung keine Druckempfindlichkeit von vorne besteht. Bei retrozökaler Lage des Prozessus können Druckempfindlichkeit vorne und peritonitische Erscheinungen auffallend gering sein. Die Betastung der Lendengegend von hinten ergibt dann oft Schmerzhaftigkeit. Solche Fälle zeigen, daß die Palpation per rectum nicht versäumt werden darf, die eventuell eine teigige Infiltration und eine auffällig empfindliche Stelle aufdeckt.

Bei bereits vorhandener Periappendizitis stellt sich bei der Palpation deutliche Muskelabwehr (défense musculaire) in der Ileozökalgegend ein, auch bei Strangulationsileus. Am besten läßt sie sich feststellen, wenn man die Fingerspitzen beider Hände gleichzeitig symmetrisch unter den Rippenbogen auflegt und die Bauchwand vergleichend bis zur Leistenbeuge abtastet.

Im Beginn der Periappendizitis ist die Bauchwand in der Ileozökalgegend durch reflektorische Muskelkontraktion oft stark gespannt und hart. Bei irgendwie stärkerer Entzündung ist der Bauchdeckenreflex rechts unten abgeschwächt oder aufgehoben.

Eine Anschwellung in der Tiefe ist bei frischen Fällen fast nie nachzuweisen. Eine solche bildet sich erst vom zweiten bis dritten Tage an und ist auch dann oft nur bei ganz weichen Bauchdecken nachzuweisen (Narkose). Oft entsteht aber eine Anschwellung späterhin bei ablaufender Entzündung (Abszeßbildung).

Meteorismus braucht sich überhaupt nicht einzustellen. Er erscheint oft erst nach tagelangem Bestande einer diffusen Peritonitis.

Die Inspektion ergibt bei einfacher Appendizitis nichts. Bei Periappendizitis ist die respiratorische Exkursion des Abdomens rechts unten vermindert oder aufgehoben, bei ausgedehnter Peritonitis oft im Bereich des ganzen Abdomens.

Die Perkussion ist in schweren Fällen in der rechten Unterbauchgegend schmerzhaft, ein sehr charakteristisches Zeichen; in anderen Fällen fehlt dieser Schmerz.

Die Hyperästhesie der Bauchhaut ist bei Periappendizitis und Peritonitis in der Regel ausgesprochen. Sie findet sich aber auch bei vielen Lungen- und Allgemeininfektionen und leitet dadurch leicht irre (vgl. S. 268). Hier wäre noch die Hyperästhesie bei frischer Kinderlähmung zu erwähnen, die dem Auftreten der Lähmungserscheinungen einige Tage vorangehen kann. Ich fand sie einmal so stark im Bereich des Abdomens, daß zuerst ernstlich an Peritonitis gedacht wurde. Neben bestehender starker Hyperästhesie ist bei Peritonitis meist auch gleichzeitig die Perkussion schmerzhaft, nicht aber bei der Hyperästhesie infolge von Pneumonie, Meningitis usw.

Wo es sich nicht um ganz unzweifelhafte Fälle handelt, muß man stets genau Umschau halten nach den vielen Störungen, welche zu **Pseudoappendizitis** führen.

Bei ganz verschiedenen Krankeiten können die Kinder über bestimmte Schmerzen im Unterbauche klagen, ohne daß wir dafür eine Erklärung finden, z. B. bei akuter Angina.

Akuter Darmverschluß kann anfänglich durch Erbrechen, Leibschmerzen und Kollaps eine Appendizitis vortäuschen. Man sucht darum nach eingeklemmten Hernien. Auch ein entzündeter Leistenhoden macht ähnliche Symptome. Man denke an Invagination und Askaridenknäuel im untersten Ileum, die anfänglich kein Fieber und verschiebliche wechselstarke, oft schmerzhafte Darmsteifung machen. Bei Invagination erscheinen häufig schleimigblutige Stühle bei tiefem Sitze; es handelt sich meist um Säuglinge (s. S. 196). Die akute Kolitis macht im Beginn neben Fieber und Brechen Schmerzen in der Zökalgegend (Abdomen eher eingesunken), bisweilen auch toxischen Allgemeinzustand, aber keine Muskelabwehr. Die aufklärenden schleimig-blutigen Stühle erscheinen oft erst nach 2—3 Tagen. Ein mäßiger, mit dem Stuhl gleichmäßig gemischter Schleimgehalt wird erst deutlich beim Verreiben des Stuhles mit etwas Wasser. Bei Darmtuberkulose ist relativ am meisten das Zökum ergriffen; sie kann durch Schmerz und Druckempfindlichkeit dieser Gegend irreführen. Eine Exazerbation der Entzündung tuberkulöser Mesenterialdrüsen (solche finden sich besonders häufig im Ileozökalwinkel) gibt das Bild einer leichten, die Perforation solcher Drüsen das Bild einer schweren Appendizitis. Selbst eine Spondylitis kann in Frage kommen. Von Appendizitis nicht zu unterscheiden ist die sehr seltene eitrige Entzündung eines Meckelschen Divertikels. Bei älteren Mädchen ist an eine Verwechslung mit der Torsion eines gestielten Ovarialtumors zu denken. Bei Mädchen im Alter der Pubertät kann eine latente menstruelle Blutung Erscheinungen hervorrufen (Schmerz, Druckempfindlichkeit, selbst Muskelabwehr), die täuschend einer Periappendizitis ähneln.

Es ist ratsam, die rezidivierende Nabelkolik älterer Kinder (siehe S. 186) immer als verdächtig auf Appendizitis anzusehen, selbst solche Fälle, wo die Schmerzen teilweise suggestiv zum Verschwinden zu bringen sind. Es gibt vielleicht auch nervöse Spasmen des Zökums und Kolons ascendens als Grundlage gewisser Anfälle von Kolik älterer Kinder, die gut auf Atropin reagieren. Sehr zu berücksichtigen ist das periodische Erbrechen älterer Kinder (s. S. 207). Hier kann das Abdomen leicht druckempfindlich werden, doch führt das im Vordergrund stehende Erbrechen und der Azetongeruch zur richtigen Diagnose. Eine Verwechslung mit Appendizitis kann verhängnisvoll werden, weil die Narkose tödlich wirken kann (wegen bestehender Leberverfettung, [Iselin]).

Relativ oft liegt eine pneumonische Pseudoappendizitis vor. Hier entsteht am häufigsten eine Fehldiagnose. Kinder von 3—7 Jahren verlegen bei Pleuropneumonie, auch bei Pleuritis, den Schmerz sehr häufig ins Epigastrium, dazu tritt noch Hyperästhesie der Bauchhaut und sogar Muskelabwehr rechts oder über dem ganzen Leibe. Das Kneifen der Haut ist schmerzhaft, nicht aber die Perkussion. Brechen und Fieber, mangelnder Husten wirken weiter irreführend, wenn noch nichts auf den Lungen zu finden ist. Auf den richtigen Weg leitet dann manchmal die anhaltend sehr hohe Temperatur, die stark beschleunigte und stoßende Atmung, das gerötete Gesicht. Bei der Röntgenaufnahme entdeckt man einen Lungenschatten und nach 2—5 Tagen ist die Pneumonie auch klinisch nachweisbar. Zugunsten der Pneumonie spricht der geringe Lokalbefund in der Blinddarmgegend trotz starker dort lokalisierter Schmerzen, eventueller Husten und Herpes labialis. Nicht ganz selten stellt sich übrigens eine Pneumokokkenperitonitis und -pneumonie gleichzeitig oder mit wenig Tagen Abstand ein. Eine pneumonische Pseudoappendizitis erscheint oft bei Oberlappenerkrankung, auch hierbei finden wir Schmerzen im Abdomen. Ja die Hyperästhesie bei schwerer Pneumonie kann sich auch über die Brust und die Oberschenkel, selbst über den ganzen Körper ausdehnen wie bei Meningitis.

Bei schwerem Abdominaltyphus können die vorhandene Hyperästhesie und Schmerzangaben das Urteil trüben, so daß hier im Beginn der Erkrankung oft schon fälschlich operiert wurde. Viel seltener führen Grippe und Scharlach irre. Spulwürmer verursachen oft Leibweh, das nicht selten täuscht, besonders aber können Oxyuren Schmerz und Druckempfindlichkeit in der Appendixgegend machen. Ob sie direkt eine Appendizitis verursachen können oder nicht (Aschoff), ist noch nicht abgeklärt.

Nicht selten läßt eine frische fieberhafte Pyelitis, die überwiegend sich rechts einstellt, durch die spontanen und Druckschmerzen, selbst durch vorhandene Muskelabwehr an Periappendizitis denken. Der Schmerz ist aber besonders stark hinten in der Lendengegend. Die Urinuntersuchung klärt die Sachlage. Die heftigen Leibschmerzen bei Purpura abdominalis können im ersten Beginn die Diagnose fehlleiten. Mehrmals wurden uns Kinder von 5—10 Jahren als Appendizitis geschickt: spontane und Druckschmerzen in der Lebergegend, Brechen, Fieber. Bald darauf klärte ein Ikterus die Affektion als leichte infektiöse Hepatitis auf; in einem anderen Falle bestand aber neben einem katarrhalischen Ikterus eine perforative Appendizitis.

Wir lassen hier die Allgemeinsymptome der Appendizitis außer Betracht (Fieber, Puls, Erbrechen, Gesichtsausdruck usw.), da sie zur Genüge von Erwachsenen her bekannt und ähnlich sind. Dort wie bei den Kindern können auch die schwersten Fälle fieberlos verlaufen und ist hoher Puls bei niedriger Temperatur ominös.

Im ganzen ist aber die Diagnose einfacher als bei Erwachsenen, da fast alle Affektionen der weiblichen Genitalien außer Gonokokken-Peritonitis auszuschließen sind, da ferner Geschwüre des Magens und des Darmes sozusagen fehlen, ebenso Gallen- und Nierenkolik und Pankreaskrankheiten.

Gleichwohl bleibt das Bild der Appendizitis ein sehr verschiedenartiges und trügerisches, so daß bei der hohen Gefahr es verständlich ist, daß viele Chirurgen systematisch jeden verdächtigen Fall operieren. Dieses Vorgehen ist auch in den meisten Universitätskliniken üblich und führt dazu, daß die jungen Ärzte das klinische Bild kaum kennen lernen, da die Fälle fast stets den chirurgischen Abteilungen zugehen, die sofort operieren. In meiner Tätigkeit an den Kinderkliniken von Heidelberg und Zürich habe ich Gelegenheit gehabt, ungewöhnlich viele Fälle von Periappendizitis und Pseudoappendizitis mit ausgezeichneten Chirurgen zusammen zu beobachten (der Chirurge des Zürcher Kinderspitals, Privatdozent Dr. Monnier, operiert in unserem Hause im Jahre 60—80 Fälle). Nach wie vor erscheint mir die Diagnose oft schwer. In manchen Fällen, wo das typische Bild der Appendizitis vorlag, ergab die Operation nichts. Andererseits zeigten „sehr leichte“ Fälle bei der Operation schon unerwartet schwere Veränderungen (Perforation des Wurmes, starke Eiterbildung, progrediente Peritonitis).

Der gewissenhafte Arzt wird darum in zweifelhaften Fällen, sofern ein guter Chirurge zur Verfügung steht, lieber eine unnötige Operation vornehmen lassen, als durch Zuwarten bis zur Abklärung der Diagnose das Leben des Patienten gefährden! Trockenheit der Zunge, hohe Pulszahl, wiederholtes Erbrechen, Facies abdominalis und Muskelabwehr sind dringende Anzeichen.

Einsinken des Abdomens

kann entstehen durch ungenügende Nahrungsaufnahme infolge ungenügender Zufuhr, schlecht sezernierender Brust oder Trinkschwäche, böswillige Absicht, dann infolge von Pylorusstenose, Inanition durch habituelles Erbrechen, infolge hartnäckiger Anorexie usw. Auch bei Invagination, selbst bei umschriebener Periappendizitis kann der Bauch anfänglich eingesunken sein! Im Gefolge von zerebrospinaler Meningitis sah ich bei einem 4jährigen Kinde aus dem muldenförmigen Bauch das Promontorium direkt hervorragen und die Bauchaorta und den obersten Teil der beiden Arteriae hypogastricae abgezeichnet.

Durch Kontraktion der Bauchdecken im Beginn von Peritonitis, bei Meningitis (Abb. 221).

Durch Kontraktion der Därme bei Kolitis, Bleivergiftung usw.

Resistenzen und Tumoren im Leibe, Steifungen von Magen und Darm (verstärkte Peristaltik).

Die Besichtigung nimmt öfters Teile im Bereich des Abdomens wahr, welche die Bauchdecken vordrängen. Am häufigsten sind es bedeutende Vergrößerungen von Leber und Milz, die eine Verschiebung mit der Atmung aufweisen. Seltener sind eigentliche Tumoren, beispielsweise der Nieren. Bei starken Muskelkontrakturen kann im ersten Augenblick der resistente Rectus abdominis über dem Nabel eine Geschwulst vortäuschen.

Die normale Peristaltik wird an der Oberfläche fast stets nur bei ungewöhnlicher Hypotonie und Atrophie der Bauchdecken deutlich. Es ereignet sich das vielfach bei schweren Ernährungsstörungen (Abb. 117). Einmal sah ich sie sehr ausgesprochen bei amaurotischer Idiotie. Sonst sieht man deutliche Peristaltik nur bei pathologischer Verstärkung. Eine solche tritt auf, wenn irgendwo ein Verschluß oder eine Verengerung des Intestinalrohres besteht. Häufige Begleitsymptome sind dabei Erbrechen, Leibschmerzen und eventuell Meteorismus. Das Erbrechen ist nicht fäkulent, wenn die Stenose oberhalb des Dickdarmes sitzt. Bei Säuglingen deutet schon galliges Erbrechen mit Wahrscheinlichkeit auf eine Darmstenose.

Bei Neugeborenen tritt verstärkte Peristaltik auf bei Atresie des Darmes (After, Rektum, Duodenum usw.). Bei tiefer Lage des Verschlusses bleibt das Mekonium aus.

Bei Neugeborenen und jüngeren Säuglingen ist weitaus am häufigsten die **angeborene hypertrophische Pylorusstenose** die Ursache verstärkter Peristaltik (Abb. 213). Man findet eine Steifung des Magens und wellenförmige Peristaltik des Magens von links nach rechts, die nicht schmerzhaft ist. Der Leib unterhalb des Magens ist anfänglich eingesunken. Erbrechen im Bogen, Ischochymie, häufig freie Salzsäure im Ausgeheberten, seltener Stuhl. Die Krankheit ist relativ häufig bei Brustkindern. Der Pylorus ist oft als olivenförmiger Tumor in der Tiefe palpabel, solange der Leib eingesunken ist. Spätestens mit sechs

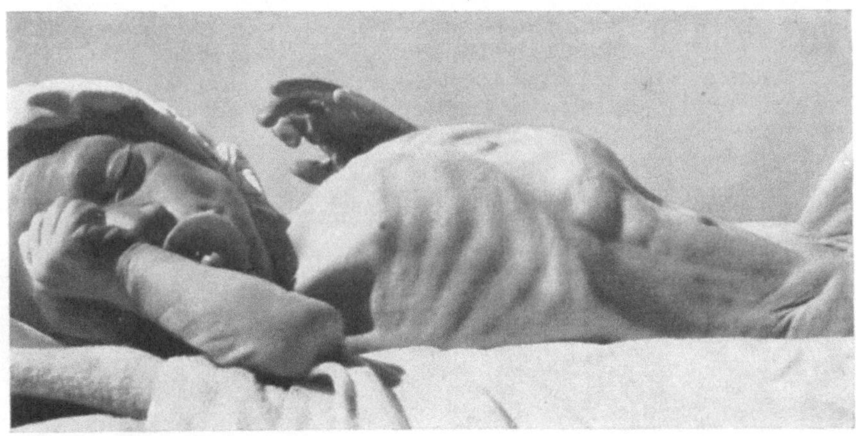

Abb. 213. Angeborene Pylorusstenose. 4 Wochen alt.

bis acht Monaten erfolgt spontane Heilung, wenn die Krankheit nicht vorher zum Tode geführt hat. Rasche Heilung unter Verschwinden der Peristaltik wird durch die Rammstedtsche Operation gesichert, darum ist die zeitig gestellte Diagnose oft lebensrettend. Im allgemeinen ist der Magen nicht vergrößert und reicht nicht unter den Nabel herunter. In einzelnen seltenen Fällen ist er aber so groß, daß die krankhafte Peristaltik rechts bis zur Spina anterior superior reicht.

Die **angeborene Dilatation und Hypertrophie des Kolon** (Hirschsprungsche Krankheit) ist viel seltener als die Pylorusstenose (Abb. 215). Die Hirschsprungsche Krankheit entwickelt sich meist in den ersten Monaten, sogar schon bei den Neugeborenen. Sie dauert viele Jahre und führt zu gewaltiger Auftreibung des Leibes, zum Teil durch Stuhlansammlung, zum Teil durch Meteorismus. Es besteht zeitweise starke Peristaltik in den mittleren und unteren Teilen des Abdomens, das die erweiterten Kolonschlingen durchscheinen läßt, leicht zu unterscheiden von der Peristaltik bei Pylorusstenose. Das Erbrechen ist oft fäkulent. Da häufig eine Abknickung am Übergang des Rektums zum S Romanum besteht, so wird das Rektum leer angetroffen und ein tief eingeführtes Darmrohr, das die Knickung überwindet, entleert viele Gase und Stuhl und wirkt so oft bessernd. Später können blutig-eitrige Stühle, Ileus und Peritonitis eintreten. Typisches Röntgenbild (Abb. 216). Leichte Fälle verlaufen unter dem Bilde der chronischen Verstopfung.

Von erworbenen Krankheiten führt am häufigsten zu verstärkter Peristaltik **die Darminvagination** (Abb. 214). Sie bildet neben der eingeklemmten Hernie die häufigste Ursache des Ileus beim Säugling. Die Darminvagination betrifft mit der Hälfte sämtlicher Fälle die älteren Säuglinge. Sie beginnt plötzlich

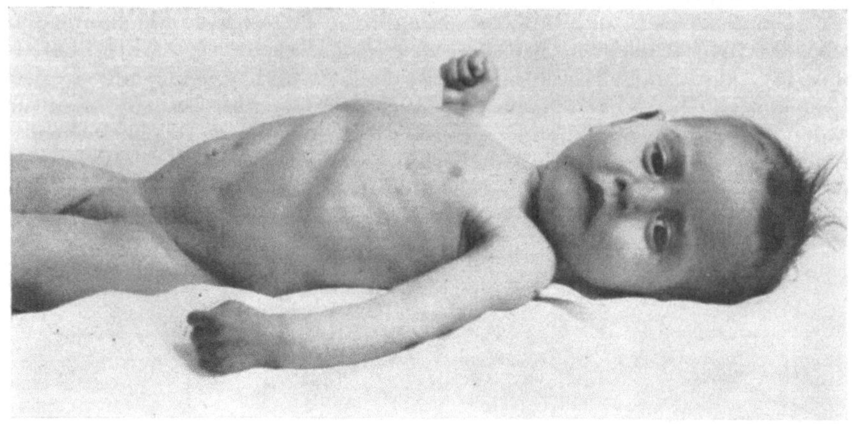

Abb. 214. Darmsteifung bei Darminvagination. 4 Monate.

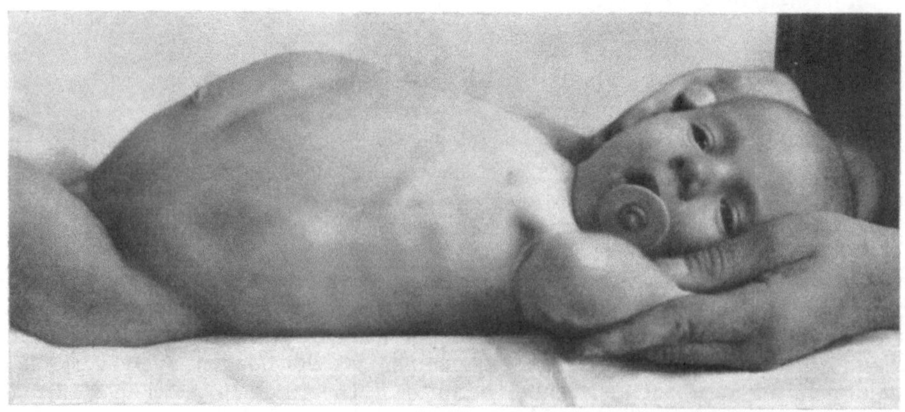

Abb. 215. Hirschsprungsche Krankheit. 3 Monate.
Dilatation und Hypertrophie des Kolon. Starke Peristaltik des Kolon.

mit anfallsweisem Schmerz und Erbrechen, das später fäkulent werden kann. Kollaps. Nach einiger Zeit wird der Leib druckempfindlich, das Kind macht gegen die Betastung Abwehrbewegungen. Im Beginn sind die Bauchdecken auffallend schlaff, nicht aufgetrieben. Es erfolgen schleimige blutige Diarrhöen mit Tenesmus. Die blutigen Stühle fehlen aber bei hohem Sitz der Invagination. Bald entwickelt sich ein ängstliches Gesicht, dann Facies abdominalis, und wenn die Reposition nicht spontan erfolgt oder rasch nach gestellter Diagnose operativ erzielt wird, so entwickelt sich das Bild einer Peritonitis mit Sepsis und Tod. Am häufigsten handelt es sich um Invagination des Dickdarms, und zwar um eine Invaginatio ileocolica. Dabei ist sichtbare Peristaltik und bügelartige schmerzhafte Darmsteifung in der Nähe des Nabels ein wichtiges Zeichen. Die Dünndarminvagination ist weniger leicht zu tasten und macht auch weniger oder

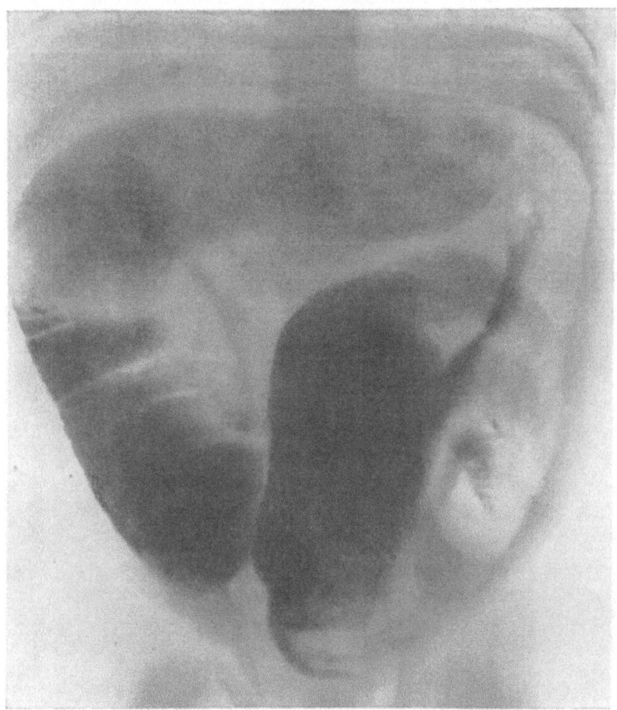

Abb. 216. Röntgenbild des Kindes von Abb. 192, nach Bariumeinlauf aufgenommen. S Romanum schlingenförmig verlängert.

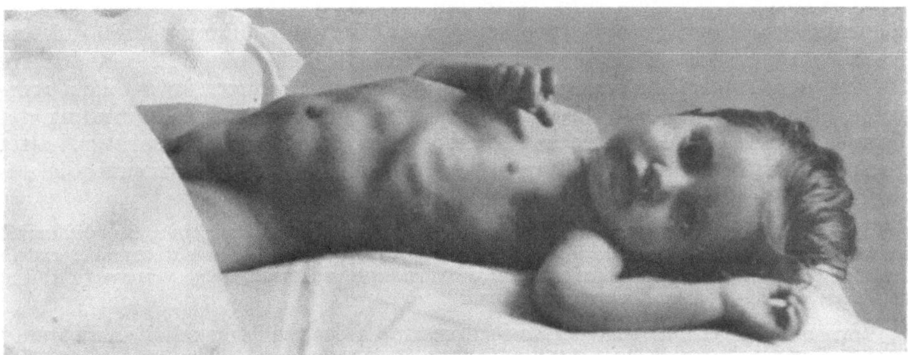

Abb. 217. Darmsteifung infolge tuberkulöser Striktur im unteren Jejunum.

keine blutigen Stühle. In seltenen Fällen ist der invaginierte Teil mit dem Finger vom Rektum aus zu fühlen. Der After klafft bisweilen. Die Temperatur ist anfänglich normal oder nur subfebril. Die Differentialdiagnose hat den seltenen Volvulus zu berücksichtigen, der Muskelabwehr machen kann, sodann

Appendizitis, Enteritis mit blutigem Stuhl, Darmblutung bei Purpura abdominalis, die sekundär auch eine Invagination verursachen kann. Bisweilen macht die Invagination schon frühzeitig einen klinisch nachweisbaren Erguß.

Die **Einklemmung eines Bruches** erzeugt neben heftigem Erbrechen (auch gallig!), Stuhlverhaltung und Kollaps, zeitweise sichtbare Peristaltik der Därme. Am häufigsten kommt es zur Einklemmung bei männlichen Säuglingen. Da die Kinder in diesem Alter oft erbrechen, wird anfänglich die Sachlage leicht verkannt. Bei genauer Untersuchung zeigt sich aber in einer Skrotalhälfte eine pralle, druckempfindliche Anschwellung, die sich nicht reponieren läßt und eine strangförmige Fortsetzung in den Leistenkanal aufweist. Das Skrotum selbst ist oft gerötet und ödematös. Entzündete Leistendrüsen machen ähnliche Erscheinungen.

Weitere Ursachen verstärkter Peristaltik ist **Ileus infolge von Askaridenknäuelung.** Es treten auf Kolik, Erbrechen, Kollaps, Apathie, aufgetriebener Leib, zuweilen blutige Fäzes. Die Temperatur ist in der Regel normal. Fühl-

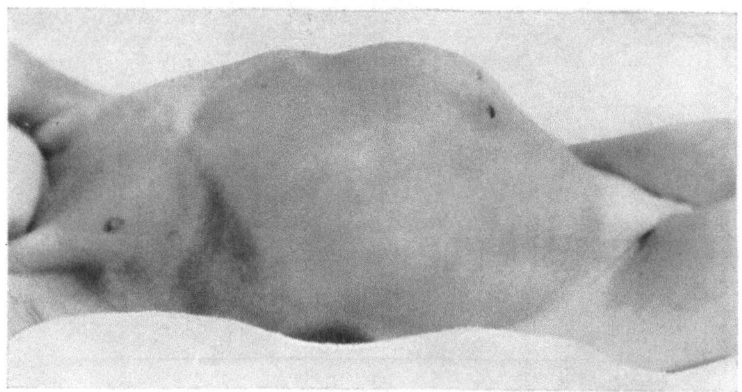

Abb. 218. Sarkom der linken Niere. 3 Jahre alt.

oder sichtbare, bisweilen schmerzhafte Peristaltik, Tumorbildung kann auftreten. Das Bild ähnelt somit oft der Invagination. Zur Diagnose hilft der frühere Abgang von Askariden; andere Darmstenosen sind seltener, etwa eine tuberkulöse Striktur (Abb. 217) des Zökums, Tumoren, Abszesse, Abschnürung des Darmes durch ein Meckelsches Divertikel, peritonitische Stränge von alter Periappendizitis her usw. Während der vermehrten Peristaltik sind die betroffenen Teile auch als versteift fühlbar.

Bei einem Neugeborenen sah ich infolge von Harnretention durch ein Blasendivertikel starke Blasenerweiterung und doppelseitige Hydronephrose. Die sichtbare Peristaltik an dem großen Leibe war offenbar einer Darmstenose zuzuschreiben, verursacht durch die Blase, die das kleine Becken ganz ausfüllte.

Von soliden pathologischen Resistenzen und Geschwülsten fallen in Betracht die Vergrößerung von Leber, Milz und Nieren, die besonders besprochen werden (s. unten S. 199ff.).

Infolge Harnretention bei Zystitis, Klappenbildung in der Urethra, auch bei Meningitis kann **die gefüllte Harnblase** ähnlich dem graviden Uterus bis zur Nabelhöhe ansteigen, wodurch sie fühlbar und selbst sichtbar wird. Bei atrophischen Säuglingen fühlt man oft die normale Blase durch die dünnen Bauchdecken hindurch und kann ihre Kontraktion direkt betasten.

Skybala fühlt man manchmal in überraschender Zahl und Größe bei Säuglingen, die an Verstopfung leiden und gleichzeitig dünne, atonische Bauchdecken besitzen, so am ausgeprägtesten bei Milchnährschaden. Hier sind sie gleichzeitig oft so hart, daß sie sich nicht eindrücken lassen. Die ähnliche Form des Stuhlganges, ihre Verschieblichkeit und Schmerzlosigkeit läßt sie leicht von Drüsengeschwülsten unterscheiden, abgesehen davon, daß sie täglich ihre Lage wechseln und nach Abführmitteln verschwinden. In seltenen Fällen besteht eine einzige, sehr große, kugelige Kotmasse, die mit einem Tumor verwechselt werden kann.

Bei starker **Mesenterialdrüsentuberkulose** besteht gewöhnlich Meteorismus oder Peritonitis, so daß die vergrößerten Drüsen vor der Wirbelsäule nur selten zu fühlen sind; besser fühlt man sie, wenn sie nahe der Oberfläche liegen, manchmal als wurstförmige Verhärtung, bisweilen auch im kleinen Becken per rectum mit dem Finger.

Bisweilen macht die Peritonealtuberkulose nur vereinzelte, rundliche bis faustgroße Herde, die dann Ähnlichkeit bieten mit den echten Tumoren (Sarkome, oft multipel) oder Ovarialzysten.

Die kissenartigen Pseudotumoren, die infolge Stenosierung durch verstärkte Peristaltik mit Darmsteifung entstehen, sind oben besprochen. Hier seien nochmals die Fälle erwähnt, wo Askaridenknäuel und die von ihnen erzeugte Darmsteifung zu tumorartigem Palpationsbefund führen. Leicht zu unterscheiden von intraabdominellen Verhärtungen sind die Kontrakturen der Bauchmuskeln, die uns als viszeromotorischer Reflex und als Muskelabwehr bei Peritonitis, besonders bei Periappendizitis entgegentreten, sodann bei Tetanus und Tetanie, auch die brettharten, hypertrophischen Bauchmuskeln bei allgemeiner Muskelhypertrophie infolge angeborenem Zerebralleiden usw.

Auf einer Beckenschaufel fühlt man **bei Spondylitis** häufig einen walzenförmigen, nicht verschieblichen, schmerzlosen Senkungsabszeß, prall gespannt und fluktuierend. Er bildet bei mangelnder Deformität der Wirbelsäule einen wichtigen Hinweis auf Spondylitis.

Verhärtungen der Bauchwand werden häufig durch die chronische tuberkulöse Peritonitis erzeugt und können eine gewisse Ähnlichkeit mit der Kontraktur der Bauchmuskeln bilden. Die kuchen- oder strangartigen, druckempfindlichen Verhärtungen rühren von der Tuberkulose des Peritoneums, des großen Netzes und von Verwachsungen der Darmschlingen her. Daneben kann flüssiges Exsudat bestehen.

Große, schleichend und schmerzlos sich entwickelnde Tumoren, die hinter dem Kolon der einen Bauchseite von oben nach unten wachsen, sich bei der Respiration nicht verschieben, sind meist Nierentumoren (Abb. 218). Sie bevorzugen die ersten Jahre und verraten sich bisweilen durch Hämaturie. Es handelt sich meist um rasch wachsende derbe Sarkome und Hypernephrome. In Lage und Form ähnlich, aber fluktuierend sind Zystenniere und Hydronephrose.

Milz.

Allgemeines zur Untersuchung s. S. 184.

Die ausschlaggebende Palpation geschieht so, daß man das Kind in rechte Diagonallage bringt und rechts stehend mit der rechten Hand untersucht, mit der linken Hand die Flanke entgegenhaltend. Ragt die Milz nicht wesentlich über den Rippenbogen hinaus und ist in ihrer Konsistenz nicht vermehrt, so gelingt es am ehesten, sie zu betasten, indem man die Fingerspitzen unter dem Rippenbogen in der vorderen oder mittleren Axillarlinie während des Exspiriums sanft von unten nach oben eindrückt. Beim Inspirium fühlt man dann oft die abwärtssteigende Milz. Bei sehr weichen Bauchdecken kann man so beim Säugling bisweilen die normale Milz fühlen, die den Rippenbogen nicht überschreitet. Beim Ausbruch der hereditären Lues des Säuglings spürt die auf die vergrößerte Milz leicht aufgelegte Hand bei der respiratorischen Verschiebung nicht selten ein weiches Reiben (L. F. Meyer) als Folge einer fibrinösen Episplenitis.

Die Milz ist durch ihre Lage, ihre respiratorische Verschieblichkeit, ihre

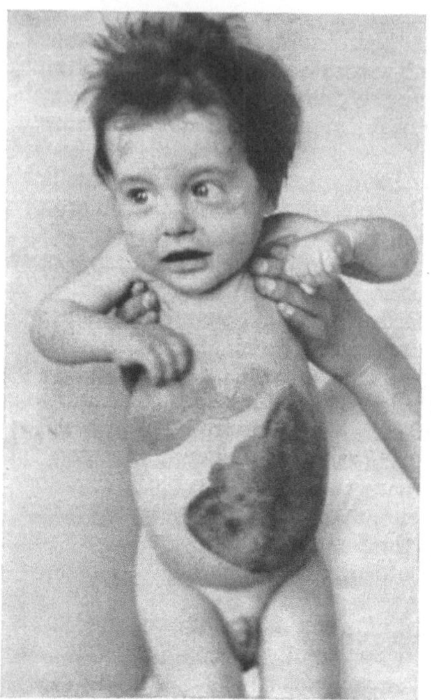

Abb. 219. Jaksch-Hayemsche Anämie. $1^1/_2$ Jahre.

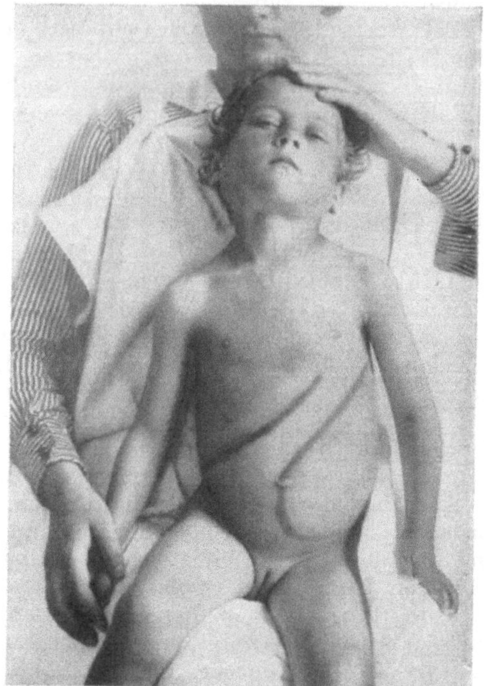

Abb. 220. Akute Lymphämie. $4^1/_2$ Jahre. Seit 8 Tagen krank. Über dem Sternum und links davon starke Dämpfung. Hämogl. 45%, rote Bl. 3,3 Mill., weiße 1,5 Mill., neutrophile 2,5%, eosinophile 1%, Mastz. 1%, Myeloz. 2%, Lymphoz. $93^1/_2$%, darunter 15% große. Path.-anat. Diagnose: Lymphosarkom des Thymus.

kantige Form so gut charakterisiert, daß sie nicht leicht mit etwas anderem verwechselt werden kann.

Durch subkutane Adrenalininjektion (1 mg) verkleinert sich die hypertrophische Milz häufig unter vorübergehender Überschwemmung des Blutes mit Lymphozyten.

Durch starkes pleuritisches Exsudat kann ein Tiefstand der Milz bewirkt werden. Bei Säuglingen mit schlaffen Bauchdecken, so bei Rachitis, und vorausgegangenem, stark wechselndem Füllungszustand des Abdomens trifft man ziemlich oft eine verschiebliche Milz, die, ohne deutlich vergrößert zu sein, manchmal den Rippenbogen überschreitet und durch die Palpation sich nach oben bringen läßt, ebenso aber seltener in den folgenden Jahren.

Milzvergrößerungen sind in den ersten Jahren ungemein häufig und haben diagnostisch große Bedeutung. Ist die Vergrößerung nicht wesentlich, so wird sie nur wahrgenommen bei gleichzeitiger Vermehrung der Konsistenz.

So läßt sich sehr häufig die weiche, vergrößerte Milz bei Sepsis und anderen akuten Infekten nicht palpieren.

Eine vergrößerte harte Milz in den ersten drei Lebensmonaten spricht sehr für **Lues.** Sie findet sich in den ersten 3—6 Monaten aber auch bei anderen **Infektionen,** bei Tuberkulose, länger dauernder Sepsis, Bronchitis usw., wie denn überhaupt ein Milztumor um so eher zustande kommt, je jünger das Kind ist. Auch bei Miliartuberkulose im Säuglingsalter ist die Milz fast stets vergrößert, selbst wenn sie selber nicht tuberkulös ist. Später führen noch viele andere Infektionskrankheiten zu Milzvergrößerungen: Typhus, hier öfters druckempfindlich, dann auch Scharlach, Erysipel, Pneumonie, Pleuraempyem, die seltene Weilsche Krankheit, in mäßigem Grade auch der gewöhnliche Ikterus. Sie ist aber wegen ihrer Weichheit häufig nicht zu fühlen. Die Perkussion erlaubt nur bei häufiger vergleichender Prüfung ein Urteil. Bei Amyloiddegeneration nach chronischen Eiterungen wird die vergrößerte Milz durch ihre harte Konsistenz leicht fühlbar. Von fremdländischen Infektionskrankheiten führen Rekurrens, Malaria, Leishmaniana zu großen Milztumoren. Sekundär stellt sich Milzvergrößerung ein bei Leberzirrhose.

Von konstitutionellen Krankheiten führen zu Milzvergrößerung der **Status thymico-lymphaticus.** Auf dieser Grundlage entwickelt sich bei Säuglingen öfters eine Mastmilz, die schon vor dem sechsten Lebensmonat auftreten kann. Fernerhin trifft man sie häufig in Begleitung der Rachitis, ohne daß man deshalb die Rachitis als direkte Ursache ansehen dürfte.

Von Blutkrankheiten sind in erster Linie die verschiedenen Formen von Anämie namhaft zu machen, vor allem die **Jaksch-Hayemsche Form** (Abb. 219). Steht im ersten Semester Lues als Ursache von großer, harter Milz im Vordergrunde, so wiegt von $^1/_2$—2 Jahren diese Anämie vor, wobei die Milz gewaltig werden kann; sodann kommen die Leukämien (Abb. 220) in Betracht. In den ersten Jahren nur die lymphatische, später auch die myeloische, seltener die Lymphogranulomatose, ferner der Bantische Symptomenkomplex. Bei letzterem besteht größte Ähnlichkeit mit gewissen Formen von Lues. Der familiäre hämolytische Ikterus weist meist nur mäßige Vergrößerung der Milz und Leber auf in stark wechselnder Größe; er führt bisweilen zu Schmerzanfällen in der Milz. Zu erwägen sind endlich die Osteosclerosis congenita und die familiäre großzellige Megalosplenie Gaucher-Schlagenhaufer trotz ihrer ganz außerordentlichen Seltenheit, da diese Krankheiten, die schon im Säuglingsalter vorkommen, mit Lues verwechselt werden können.

Ein 6 Monate altes Kind meiner Konsiliarpraxis (Dr. Reber), das trotz Muttermilch nie recht gedeihen wollte, immer blaß war, zeigte seit 1 Monat allgemeine Hypertonie und spastischen Husten, rasch wachsenden gewaltigen Milztumor, große Leber, mäßige einfache Anämie. Wa. negativ. Beim Tod mit 7 Monaten war die Milz mit typischen Gaucherzellen (Prof. Roessle) durchsetzt, ebenso Leber und Lymphdrüsen. Daneben Pachymeningitis haemorrhagica interna mit Hydrocephalus externus. Ein Geschwister war vor 3 Jahren, 8 Monate alt, unter den gleichen Erscheinungen gestorben; gleicher Sektionsbefund in Milz und Leber, ebenso Hydrocephalus externus. Demnach kann diese Krankheit schon viel früher auftreten und rascher tödlich verlaufen, als man nach den Angaben der Literatur annehmen möchte.

Leber.

Die kindliche Leber ist relativ groß, sie überragt in der Norm in den ersten Jahren den Rippenbogen in der rechten Mamillarlinie bis zu 2—3 cm, später noch um 1 cm. Bei Säuglingen mit weichen Bauchdecken kann sie fühlbar sein bei unveränderter Form, glatter Oberfläche, Abwesenheit von Ikterus.

Vergrößerung findet sich sehr häufig:

Bei **Stauungen** im Gefolge von inkompensierten Herzfehlern, chronischen Lungenleiden, auch bei akuten Ernährungsstörungen des Säuglings. Oft besteht dabei Druckempfindlichkeit. Hierher rechnet man auch die rasch eintretende, oft schmerzhafte Leberschwellung bei drohender diphtherischer Herzlähmung.

Bei **fettiger Degeneration.** Dazu führen Ernährungsstörungen des Säuglings, so besonders die alimentäre Intoxikation, dann viele Infekte, Pyelitis, Sepsis, Tuberkulose, Miliartuberkulose, Rachitis. Es kann dabei alimentäre Glykosurie und Urobilinurie auftreten. Die Konsistenz ist etwas vermehrt.

Bei **Amyloiddegeneration** ist die Leber sehr groß und derb.

Eine **parenchymatöse Hepatitis** liegt dem sog. katarrhalischen Ikterus zugrunde, ebenso dem seltenen familiären hämolytischen Ikterus.

Vergrößerung und Verhärtung der Leber (Zirrhose), wobei die Milz stets auch vergrößert ist und häufig Aszites eintritt, entsteht

bei **chronischen Infektionen.** Am häufigsten bei **Lues der Säuglinge.** Hier ist die Affektion meist diffus und interstitiell, der rechte Lappen bisweilen

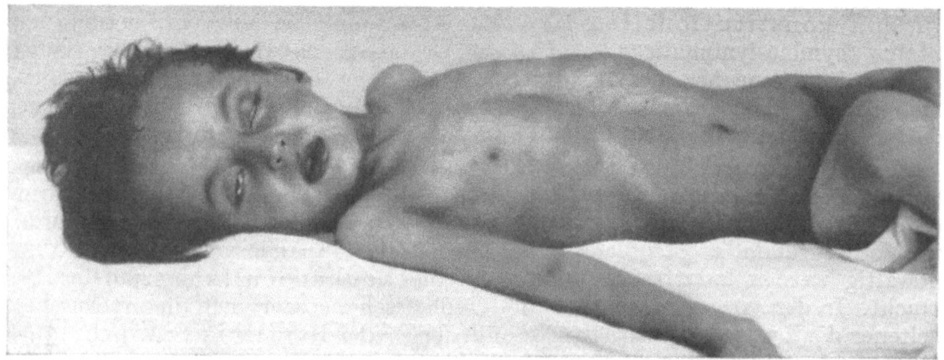

Abb. 221. Meningitis tuberculosa (Ptosis, Strabismus, Kahnbauch, Koma). 4 Jahre.

vorzugsweise vergrößert. Ikterus fehlt fast stets. Bei seinem Vorhandensein liegt gewöhnlich gummöse Cholangitis vor. Bei gummöser Peripylephlebitis entstehen Acholie und Aszites. Bei **Lues tarda** entwickelt sich oft eine gummöse, höckerige Form der Leber mit Buckeln und Einziehungen. Die Leber ist sehr hart. Daneben manchmal auch Aszites und starke Venenerweiterung der Bauchwand.

Bei chronischer Malaria ist die Lebervergrößerung oft von Ikterus begleitet. Kala-Azar (Leishmania) führt zu großer, harter Leber. Bei Tuberkulose tritt die Vergrößerung selten in den Vordergrund, viel mehr der starke entzündliche Aszites. Die seltene alkoholische Zirrhose (mit sekundärer Verkleinerung) gleicht im Bilde sehr der tuberkulösen Peritonitis und ist häufig mit ihr verbunden.

Auf **Blutstauung** beruhen die kardiale und die perikarditische Zirrhose. Die letztere entwickelt sich auf Grund einer rheumatischen oder tuberkulösen Perikardialverwachsung und macht eine sehr große und ungewöhnlich harte Leber, welche leicht die Aufmerksamkeit von der Herzaffektion ablenkt und an Lues oder Tumor dieser Organe denken läßt. Nebenbei finden sich oft gleichzeitig exsudative Peritonitis und Pleuritis. Nahe verwandt mit dieser Krankheit ist die Zuckergußleber.

Bei **Gallenstauung** kann biliäre Zirrhose entstehen. Diese sehen wir neben starkem Ikterus bei der angeborenen Atresie der Gallenwege. Sie kann sich auch bei gummöser Cholangitis entwickeln. Nur äußerst selten begegnet man der hypertrophischen Zirrhose mit Ikterus (Hanot). Dabei muß Lues ausgeschlossen werden. Ich habe die Krankheit nur einmal beobachtet bei einem Säugling von neun Monaten, mit starker Leukozytose.

Schwere Anämien verursachen oft neben großer Milz starke Lebervergrößerung durch Neubildung von Blutbildungsherden in der Leber, so die Jaksch-Hayemsche Anämie und die Leukämie.

Die Lebervergrößerung bei **allgemeiner Miliartuberkulose** kann schmerzhaft sein, wobei die Leber selbst nicht tuberkulös zu sein braucht.

Leberabszesse sind selten. Sie können sich auf Grund von Nabelsepsis, von Trauma, von Appendizitis entwickeln und eine schmerzhafte Vergrößerung des Organes herbeiführen, oft mit septischen Erscheinungen, Ikterus, Vorwölbung der Abszeßgegend, Hyperästhesie und Ödem der Bauchwand.

Endlich verdienen noch Erwähnung die seltenen **Lebertumoren,** die angeborene, schnell wachsende Zystenleber, die schon bei der Geburt einen gewaltigen Umfang aufweisen kann, das Sarkom und das Karzinom, das meist sekundär ist und oft von Nierentumoren ausgeht, der fluktuierende Leberechinokokkus.

Starke Leberschmerzen sind selten, da Gallensteine und Cholangitis fehlen. Am ehesten stellen sie sich bei schwerer Diphtherie und Abszeß ein.

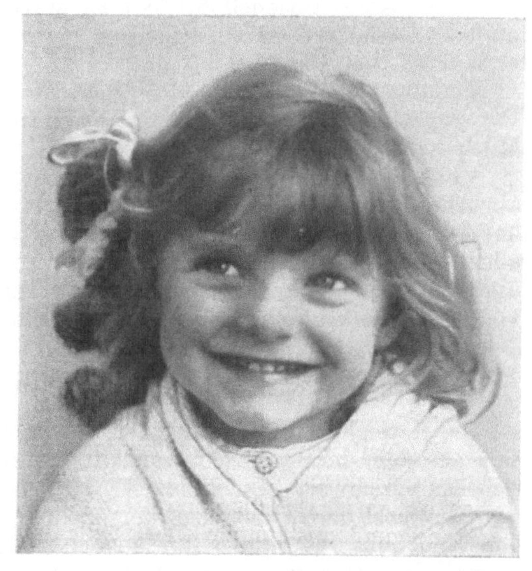

Abb. 222. „Zartes Kind". 4 Jahre. „Ißt nichts", Gewicht in 3 Wochen ohne Zwang um 0,7 Kilo gestiegen. Nervöse Mutter.

Störungen des Appetites und des Durstes.

Mangel an Appetit hat die ersten 2—3 Lebenstage nicht viel zu bedeuten; dauert er länger, so liegt oft Lebensschwäche vor (Frühgeburt), Atelektase, schwergehende unergiebige Brust, Schnupfen, Trismus. Das Loslassen der Warze unter Schreien ist ein erstes Zeichen des Tetanus neonatorum. Auch späterhin liegen oft mechanische Gründe vor: allgemeine Schwäche, Schwierigkeit zu saugen und zu schlucken, schmerzhafte Stomatitis usw., fernerhin akute und chronische Magen-Darmleiden. Säuglinge mit Pylorusstenose stoßen oft die Brust zurück. Widerwillen gegen gekochte Milch kann das erste Anzeichen von Barlow sein. Neuropathen können hartnäckig die Nahrung verweigern, trotzdem die Magenentleerung ganz normal verläuft.

Jenseits des Säuglingsalters ist Mangel an Appetit, wo keine auffindbare Ursache vorliegt, bei fieberlosen Zuständen meist Folge der Zwangsfütterung zur „Stärkung" der Kinder (Abb. 222). Er besteht überhaupt nur in der Einbildung der Eltern, welche mit reichlicher, nahrhafter und leicht verdaulicher Kost das Kind stärken möchten. Durch den steten Zwang kommt das Kind nie zu Appetit, wozu die häufig noch einförmige Kost beiträgt; läßt man jeden Zwang weg, gibt bei Durst Wasser und nicht Milch, so stellt sich der Appetit von selbst ein und die Kinder gedeihen besser.

Bei älteren Kindern liegen oft Mangel an frischer Luft und Bewegung (Schule), Neuropathie und Hysterie oder latente Tuberkulose vor. Hypazidität und motorische Insuffizienz müssen ausgeschlossen werden. Neuropathen haben oft launischen Appetit nach gewissen Speisen und verschmähen hartnäckig alles andere. Besserung bei Milieuwechsel und Nichtbeachtung.

Vermehrter Appetit, resp. übermäßige Nahrungsaufnahme ist bei Säuglingen oft die Folge der mühelosen Aufnahme bei Flaschenernährung (übergroßes Saugloch), sodann häufig bei Dekomposition (Inanition des Organismus durch mangelhafte Darmverdauung), bei Rachitis (durch Salzhunger bedingt).

Zeitweiser Heißhunger bei älteren Kindern kann auf Darmreiz (Würmer) beruhen. Konstitutionell bedingt ist starker Appetit bei raschem Wachstum, oft bei exsudativer, neuropathischer Diathese mit Magerkeit oder Fettleibigkeit verlaufend, bei Diabetes.

Verlangen nach Erde, Salz, Sand, Mörtel usw. trifft man bei Idioten und Psychopathen, aber auch bei Mangel an wichtigen Nährstoffen (einförmige Milch- oder Mehlnahrung).

Vermehrter Durst, der sich nicht durch fieberhafte Krankheiten, abnorme Wasserverluste (Schweiße, Erbrechen, wasserreiche Stühle) erklärt, hat seinen Grund oft in übersalzener, gewürzter Kost. Mundatmer zeigen im allgemeinen infolge der Trockenheit des Mundes großes Wasserbedürfnis. Auch überreiche Milchnahrung macht Durst. Immer muß man mit der Möglichkeit von Diabetes mellitus oder insipidus rechnen.

Erbrechen.

Die Häufigkeit und Leichtigkeit des Erbrechens in den ersten Jahren erklärt sich aus dem geringfügigen Kardiotonus dieser Altersstufe. Das übrigens unrichtige Sprichwort „Speikind — Gedeihkind" zeigt, wie häufig und relativ unbedenklich das Erbrechen bei kleinen Kindern ist. Aber gerade dieser Umstand muß uns immer alle Möglichkeiten ins Auge fassen lassen, um nicht einmal eine schwerwiegende Ursache zu verkennen.

Hartnäckiges Erbrechen von Geburt an besteht bei Ösophagusatresie; sogar ganz kleine Nahrungsmengen werden herausgewürgt. Erstickungsanfälle dabei deuten auf die häufige Kombination mit Trachealfistel.

Beim **habituellen Erbrechen der Säuglinge** kann man zwei Formen unterscheiden, eine spastische Form, die heftig und explosiv, oft mit Erbrechen im Bogen verläuft. Zweitens eine atonische Form, wo das Erbrechen mühelos erfolgt. Die Mütter bezeichnen nur die erste Form als Erbrechen, die zweite, der sie wenig Beachtung schenken, als Schütten oder Herausgeben.

Gastrointestinale Ursachen des Erbrechens stehen beim Säugling durchaus im Vordergrund. Habituelle Überfütterung, zu häufige, zu große, zu heiße Mahlzeiten veranlassen oft Schütten, das bei Beseitigung dieser Fehler verschwindet, wenn sie nicht schon einen Bedingungsreflex oder einen stärkeren Katarrh geschaffen haben. Die häufigste Ursache sind gastrointestinale Dyspepsien und Katarrhe, Enteritis, Kolik. Bei älteren Kindern kommt öfters auch Wurmreiz im nüchternen Zustande in Betracht. Bei ihnen deutet bisweilen vorangehende Übelkeit, Blässe, belegte Zunge, Leibweh, nachherige Erleichterung auf den gastrointestinalen Ursprung. Verstopfung kann die Neigung zu Erbrechen steigern oder auslösen. Kardiospasmus ist bei älteren Säuglingen und späterhin nicht ganz selten. Er verursacht Würgen und Erbrechen während der Mahlzeit. Die Schlundsonde hat Schwierigkeit, in den Magen zu gelangen.

Blutiges Erbrechen in stärkerem Maße kommt bei Kindern selten vor, da das Magengeschwür fast nie vor der Pubertätszeit sich entwickelt. Bei Neugeborenen ist blutiges Erbrechen oft das Anzeichen von Meläna, auch von Sepsis. Bei Brustkindern ist immer damit zu rechnen, daß erbrochenes Blut von Rhagaden der Warze, in der ganzen Kindheit von verschlucktem Blut bei Nasenbluten, aus Mund und Rachen stammen kann. Bei Säuglingen mit Dekomposition finden sich im Erbrochenen häufig feine schwärzliche Blutfäserchen aus dem Magen, sie kündigen immer einen ernsten Zustand an, dem oft bald der Tod nachfolgt. Ähnliches sieht man bei toxischer Dyspepsie. Zu größeren Mengen Blut führen Duodenalgeschwüre bei Dekomponierten nur in seltenen Fällen. Als Ursachen sind weiter zu nennen: hämorrhagische Diathesen verschiedener Art (Werlhof, Sepsis), schwere Anämien, verschluckte Fremdkörper, vereinzelt Leberzirrhose. Jedes Erbrechen kann bei heftiger Anstrengung zu leichten Blutungen Veranlassung geben, so z. B. bei Keuchhusten.

Die Unterscheidung, ob Blut von den Lungen oder vom Magen stammt, ist oft schwer. In Betracht fällt, daß Lungentuberkulose auch bei älteren Kindern nicht häufig Hämoptoe macht.

Erbrechen von Galle und Kot. Infolge der erschwerten Rückläufigkeit durch den Pylorus beim Säugling fehlt bei ihm Galle im Erbrochenen sozusagen immer, auch bei heftigem Erbrechen. Findet sich ausnahmsweise Galle darin, so liegt gewöhnlich ein schweres Passagehindernis vor; dabei kommt Pylorusstenose nicht in Betracht, sondern Stenosen, die im Duodenum (unterhalb der Vaterschen Papille) oder tiefer liegen, auch peritonitische Antiperistaltik. So erlebte ich kürzlich bei einem elenden Frühgeborenen von zwei Monaten Gallebrechen, das verursacht war durch eine peritonitische Strangbildung unterhalb des Duodenums. Im späteren Alter findet sich Galle häufig bei heftigem Erbrechen (Peritonitis, Darmverschluß, Zerebralleiden, auch bei einfacher Magendarmstörung). Kot findet sich im Erbrochenen bei Darmverschluß, der das Kolon betrifft, so schon bei Hirschsprungscher Krankheit im Säuglingsalter und bei Invagination, die im Bereiche des Kolons sitzt, sodann bei Brucheinklemmung.

Regurgitation der Nahrung ähnelt oft dem Erbrechen. Sie zeigt sich bei angeborener Ösophagusatresie. Häufig später nach Verätzung des Ösophagus durch Laugen oder Säuren, womit gewöhnlich starker Speichelfluß verbunden ist.

Rumination läßt sich nicht selten bei neuropathischen Flaschenkindern beobachten. Einige Zeit bis längere Zeit nach der Mahlzeit steigt die Nahrung nochmals in den Mund herauf und wird wieder verschluckt. Im Beginn erfolgt oft Rülpsen. Bei solchen Kindern habe ich mehrmals bemerkt, daß sie mit ihren Fingern leidenschaftliche Traktionen an der Zunge ausführten, bis die Nahrung wieder erschien. Die Rumination ist meist deutlich lustbetont und wird oft durch Erbrechen veranlaßt, das anläßlich einer schweren Ernährungsstörung längere Zeit bestand. Das Übel ist nicht selten, wird aber leicht übersehen.

Toxisch-infektiöse Momente bilden eine weitere wichtige Ursache. Bei Säuglingen kann jede Infektionskrankheit über ihre ganze Dauer und noch länger zu Erbrechen führen, vor allem im Beginn; besonders auch Grippe (Brechgrippe) und Pyelitis, ohne daß wesentliches Fieber dabei zu bestehen braucht. Das Brechen kann nach Ablauf des Infektes noch lange weiterbestehen. Vielfach liegen parenteral bedingte Ernährungsstörungen vor. Bei älteren Kindern kommt jeder heftige, initiale Fieberanstieg in Betracht, wobei Scharlach nicht hervorsticht wie bei Erwachsenen. Wir sehen Brechen ebenso bei Pneumonie,

Angina usw. Dem katarrhalischen Ikterus geht oft ein schwer erklärliches Erbrechen voraus (mit Urobilinogenurie). Nach einigen Tagen klärt die ikterische Hautfarbe und Bilinurie die Ursache.

Toxisch ist das Erbrechen bei Nephritis und Urämie, bei gewissen Medikamenten (Kalomel), nach Verbrennungen, wo es prognostisch ein übles Zeichen ist. Unklar ist die Genese bei schweren Anämien.

Das **peritoneale und stenotische Erbrechen** ist durch seine Heftigkeit ausgezeichnet. Es ist oft mit Kollaps und heftigem Leibschmerz und im Gegensatz zum gastrointestinalen Erbrechen mit Stuhlverhaltung verbunden. Beim Neugeborenen handelt es sich oft um Sepsis (Peritonitis), selten um Darmatresie, bei Säuglingen in den ersten Monaten um **Pylorusstenose.** Hier ist das Brechen, das in den ersten Wochen beginnt, von Anfang an heftig, erfolgt im Bogen, nach jeder Mahlzeit. Auch Brustkinder sind oft befallen. Der Stuhl ist in der Regel spärlich und sehr selten. Dabei besteht starke Magenperistaltik (Abb. 213), der untere Teil des Abdomens ist anfänglich klein. Charakteristisch ist das Auspressen des Mageninhaltes durch die eingeführte Sonde. Das habituelle und schwer stillbare Erbrechen der Säuglinge besitzt oft Ähnlichkeit mit dem Erbrechen bei Pylorusstenose. Es besteht aber häufig noch nach dem Ablauf des ersten Halbjahres, wogegen die Pylorusstenose um diese Zeit schon geheilt zu sein pflegt (s. S. 195). Viel seltener liegt die **Hirschsprungsche Krankheit** vor, wo neben starkem Meteorismus und sichtbarer Peristaltik großer Darmschlingen das Erbrechen bisweilen gallig und fäkulent ist (s. S. 195). Bei älteren Säuglingen denkt man bei plötzlichem Einsetzen und Kollaps an Invagination (luftkissenartiger Tumor, eventuell blutige Stühle), auch an starke Kotansammlung oder Wurmknäuel. Von sonstigen plötzlich einsetzenden, Stenose und Erbrechen verursachenden Krankheiten sei noch die Einklemmung von Hernien erwähnt, die im Säuglingsalter verhältnismäßig häufig ist (Bruchpforten untersuchen!).

Endlich ist im ganzen Kindesalter **Peritonitis** zu erwägen (Leibweh, Fieber, Druckempfindlichkeit). Am häufigsten handelt es sich hier um Prozesse am Wurmfortsatz (s. S. 190).

Bei **Herzleiden** ist Erbrechen häufig, besonders wenn Stauungen eintreten. Ominös ist das Erbrechen nach Diphtherie, bei drohender Herzlähmung, das meist von Bauchschmerzen begleitet ist.

Mit heftigem Husten verbunden ist das Erbrechen bisweilen bei Entzündung der oberen Luftwege, bei Keuchhusten, Husten bei Tracheitis und Bronchialdrüsen, Bronchiektasien, perforierendem Empyem, frischer Pharyngitis und Adenoiden.

Neuropathie (erhöhte Erregbarkeit des Nervensystems). Bei neuropathischen Kindern führen alle Ursachen (Ernährungsstörungen, Infekte usw.), die auch sonst Erbrechen veranlassen können, mehr wie sonst zu Erbrechen, das dabei auch mehr selbständigen Charakter annehmen kann, so beim **habituellen, schwer stillbaren Erbrechen, dem sog. Pylorospasmus.** Dieses Erbrechen ist ziemlich häufig bei Säuglingen. Im Gegensatz zu echter Pylorusstenose besteht keine Verstopfung, keine sichtbare Peristaltik, es handelt sich um eine Übererregbarkeit des Nervensystems (Hyperästhesie der Schleimhaut?). Manchmal findet sich dabei Magenatonie, Luftschlucken. Das Leiden setzt oft spontan ein und kann die Patienten in schwerste, sogar tödliche Unterernährung bringen. Zum Glück ist das unstillbare Erbrechen selten; es kommt nur im 1. Quartal vor bei Flaschenkindern (fettreiche Nahrung, Überfütterung). Besserung oft auf Frauenmilch, fettfreie Kuhmilch oder breiige Nahrung. Das habituelle Erbrechen entwickelt sich meist im Anschluß an Dyspepsie, Darmgrippe usw.

Hier, aber auch bei leichteren Formen von anhaltendem Erbrechen der Säuglinge zeigt sich deutlich, wie sich in der Ursache oft unentmischbar neuropathische, dyspeptische und infektiöse Momente mischen und potenzieren, bei älteren Säuglingen oft noch beeinflußt durch die Nervosität und Polypragmasie der Umgebung. Ekzematiker sind mehr wie andere disponiert.

Bei älteren Kindern genügt Aufregung, morgens die bevorstehende Schule, und Hysterie, um das Brechen auszulösen. Habitueller Eßzwang schafft durch den Ekel oft einen Bedingungsreflex, selbst eine Virtuosität in willkürlichem Erbrechen. Anhaltendes nervöses Erbrechen führt zu eingesunkenem Leibe.

Die Migräne bei jüngeren Kindern läßt das Kopfweh gegenüber dem Erbrechen zurücktreten. Auch Astigmatismus und Anstrengung des Auges aus anderen Ursachen kann Erbrechen hervorrufen.

Wichtig ist **das periodische (zyklische, azetonämische) Erbrechen** der älteren Kinder von 3—10 Jahren. Nach Verstopfung, fetten Speisen, oft ohne merklichen Anlaß, stellt sich plötzlich in Intervallen von Wochen oder Monaten heftigstes, unstillbares Erbrechen ein, das nach einigen Tagen meist auch plötzlich wieder aufhört, nachdem die Kinder oft schon bedrohlich erschöpft sind. Der Leib ist eingesunken, es besteht Verstopfung, die Temperatur ist am Anfang mitunter leicht fieberhaft. Charakteristisch ist die starke Azetonausscheidung im Urin und in der Exspirationsluft (wie Chloroform und Essigsäure), die dem Erbrechen $^1/_2$—1 Tag vorausgehen kann. Im Urin läßt sich Azeton, Azetessigsäure und Oxybuttersäure nachweisen. Ohnmachten, Tachykardie, Arrhythmie können sich einstellen. Kohlehydratentziehung kann einen Anfall auslösen. Der Bauch ist zwar meist eingesunken, doch können die Bauchmuskeln nach langem Erbrechen druckempfindlich werden, jedoch bestehen selten Leibschmerzen. Fieberhafte Krankheiten, Inanition können den Anfall auslösen. Im Blut fand Hecker Lymphozytose. Ich erlebte zwei Todesfälle dieser rätselhaften, bei Intellektuellen nicht seltenen Krankheit, die wohl auf einer Stoffwechselstörung beruht. In einem Falle konnte die Sektion gemacht werden, der Befund war ganz negativ. Die Kinder leiden im freien Intervall oft an Enteritis membranacea. Die Diagnose macht sich per exclusionem, am schwierigsten beim ersten Anfall, bei dem Meningitis, Appendizitis, Peritonitis, Ileus, Indigestion, Migräne u. a. in Betracht fallen. Nicht selten bleibt die Diagnose auch bei sorgfältiger Beobachtung unsicher. Differentialdiagnostisch ist auch das Koma dyspepticum zu erwägen, das mit heftigem Erbrechen beginnt (s. S. 231).

Bei Kalkariurie tritt öfters Erbrechen neben Leibschmerzen auf.

Zerebrales Erbrechen. Alle Krankheiten des Hirnes und seiner Häute können Erbrechen verursachen, das auch beim Säugling heftig und im Bogen erfolgt. Im Gegensatz zum gastrointestinalen Erbrechen ist die Zunge nicht oder wenig belegt. Es besteht oft Kopfweh, Verstopfung. Das Erbrechen erfolgt vielfach auch bei leerem Magen und hinterläßt keine Erleichterung. Bei Gehirnerschütterung, ausgesprochener Meningitis, Enzephalitis, Hydrozephalus ist die Diagnose meist ohnedies klar. Man denke aber daran, daß Erbrechen eines der ersten Zeichen der tuberkulösen Meningitis sein kann, daß es bei Hirntumoren und Hirntuberkel der Erkennung monatelang vorangehen kann. Bei Otitis deutet das Erbrechen sehr viel seltener als man fürchtet auf eine Beteiligung des Gehirns (Meningitis, Sinusthrombose).

Bei Säuglingen führt die Beobachtung einer gespannten Fontanelle dazu zu untersuchen, ob das Erbrechen etwa von einem beginnenden Hydrocephalus lueticus, von Pachymeningitis oder von einer Meningitis herrührt.

Stuhlgang.

Allgemeines über den Stuhl des Säuglings und seine Untersuchung.

Das **Mekonium,** der fötale Darminhalt, wird in den ersten 2—4 Tagen nach der Geburt abgesetzt. Es ist grünlichschwarz, zäh, enthält Lanugohärchen und Epidermiszellen. Er mischt sich mit dem nachrückenden Milchstuhl und ist meist am fünften Tage ganz verschwunden.

Der **Stuhl des gesunden Brustkindes** hat eine dottergelbe Farbe, pastenartige oder dünnbreiige homogene Konsistenz, riecht angenehm aromatisch-säuerlich (freie Essig- und Buttersäure) und reagiert gegen Lackmus schwach sauer, seltener leicht alkalisch, wobei er dann den aromatischen Geruch verliert. Dies geschieht auch bei Zulage von Kuhmilcheiweiß (z. B. Plasmon), die den Stuhl seltener und fester macht und die Stuhlflora ändert (Freudenberg). Der Bruststuhl wird in den ersten Wochen 2—4 mal, später 1—3 mal abgesetzt. Dieser „ideale" Frauenmilchstuhl ist relativ selten. Auch bei gutem Gedeihen und Befinden, wo also keine Nahrungsänderung angezeigt ist, weist er häufig dyspeptische Anzeichen auf. Er ist dann sehr wasserreich, stark sauer und macht starke Wasserhöfe der Windeln in seiner Umgebung. Er erfolgt 5—10 mal täglich, ist zerfahren, enthält viel fein verteilten Schleim, der grünlich gefärbt ist oder sich bald grün färbt durch Oxydation des Bilirubins. Häufig sieht er aus wie gehackte, gekochte Eier, in denen neben grünen Schleimklumpen gelbe linsengroße Seifenbröckel liegen (Konglomerate aus Fettseifen, Bakterien usw.).

Der **Stuhl des gesunden Kuhmilchsäuglings** wird nur 1—3 mal täglich abgesetzt. Er ist konsistent, wasserarm, homogen pastenartig oder fest wurstförmig, riecht käsig, reagiert leicht alkalisch gegen Lackmus, ist nie grün. Die Farbe ist graugelb und ändert sich um so mehr gegen braun, je mehr Mehl oder Malz der Nahrung beigefügt ist. Die Reaktion bleibt auch bei der sauren Buttermilch alkalisch.

Jede Abweichung des Stuhles des künstlich genährten Säuglings von dem hier beschriebenen Verhalten verlangt im Gegensatz zum „schlechten" Bruststuhl ernste Beachtung. Bei Zufütterung von Blattgemüsen (Spinat) sieht man oft kleine Blatteile im Stuhl, auch bei ungestörter Verdauungsfunktion. Es ist dies nicht pathologisch und ohne Nachteil, beweist aber, daß das Gemüse den Säuglingen nur in feinst zerriebenem Zustande verabfolgt werden soll.

Mikroskopisch überwiegt im Frauenmilchstuhl der Bacillus bifidus Tissier (mit Gramfärbung blau), im Kuhmilchstuhl das Bacterium coli commune und das Bacterium lactis aerogenes (mit Gramfärbung rot). Zu empfehlen ist die modifizierte Färbemethode nach Weigert-Escherich. Die Darmflora wird stark durch Milchzucker beeinflußt. So erklärt es sich wohl, daß der Stuhl jüngerer Flaschenkinder bei Milchzuckerzugabe den Geruch des Bruststuhles annehmen kann.

Sobald Mehle oder Kindermehle der Nahrung beigefügt werden, gewinnt die Probe auf Lugolsche Reaktion Bedeutung. Ein Stuhlteilchen wird auf einem Objektträger verstrichen und mit einigen Tropfen Lugolscher Lösung (Jodi 1,0, Kali jodati 2,0, Aq. destill. 300,0) beträufelt. Die Jodlösung soll nicht direkt auf den Stuhl in der Windel aufgeträufelt werden, da der Windelstoff an sich oft die Lugolsche Reaktion ergibt. Man muß ferner Vermischung des Stuhles mit stärkehaltigem Puder ausschließen. Makroskopische Blauschwarzfärbung des Stuhles bei der Lugolschen Probe zeigt ungenügende Stärkeverdauung an und fordert zu Nahrungsänderung auf, zunächst zur Beschränkung des Mehles. Oft verschwindet aber auch die Mehldyspepsie bei allgemeiner

Beschränkung der Nahrung, oder bei Verminderung des Zuckers oder der Milch unter Beibehaltung des Mehles. Der dünne, zerfahrene, oft schaumige, fast stets sauer reagierende und stechend sauer riechende Stuhl, läßt gewöhnlich schon bei der Besichtigung die Gärungsdyspepsie erkennen. Die positive Lugolsche Reaktion beweist, daß dabei die ungenügende Mehlverdauung beteiligt ist.

In therapeutischer Hinsicht genügt gewöhnlich die Prüfung des Stuhles auf die Reaktion gegen Lackmus und Lugolsche Lösung und ist für die Praxis weit wichtiger als die mikroskopische Untersuchung. Das Sauerwerden des Säuglingsstuhles bei künstlicher Ernährung und auch der Eintritt positiver Jodreaktion lassen eine drohende Dyspepsie erkennen zu einer Zeit, wo der Stuhl noch befriedigend aussehen kann, und wird so die nötigen Maßnahmen veranlassen.

Bei ausschließlicher Wasser- oder Teediät erfolgt nach 12—30 Stunden der **Hungerstuhl** (Teestuhl). Er besteht aus spärlichem, grünlichem oder schwärzlichem Darmschleim, riecht fade, reagiert alkalisch und zeigt an, daß der Darm nun leer läuft. In keinem Falle soll die Hungerdiät länger fortgesetzt werden.

Krankhafte Veränderungen des Stuhles.

Bei Brustnahrung ist der Stuhl oben schon beschrieben. Sind dabei Unruhe, Beschwerden, Kolik, Erbrechen vorhanden, so beseitigt man eine eventuelle Überfütterung durch Reduktion der Mahlzeiten und der Milchmenge. Liegt keine Überfütterung vor, so hilft oft Zugabe von 5—10 g Kasein im Tage (Plasmon usw.) oder Zugabe einer künstlichen Mahlzeit (Buttermilch, Kuhmilch mit Mehlabkochung usw.), worauf die Stühle meist fester und seltener werden und die Beschwerden verschwinden. Helfen diese Maßnahmen nicht, so liegt wahrscheinlich eine parenterale Infektion vor (Pyelitis u. a.).

Der **dyspeptische Säuglingsstuhl** bei künstlicher Ernährung erfolgt häufig, 2—10 und mehrmals täglich. Er ist wasserreich, weich, breiförmig oder zerfahren, oft spritzend, bröcklig, glänzend durch innige Vermischung mit Schleim, oft schaumig durch die Gärung. Durch reichlichen Fettgehalt wird die Farbe weißlich-lehmartig, bei starker Azidität durch Biliverdinbildung oft grünlich, bei Mehl-Malznahrung mehr bräunlich. Oft sind auch kleine, weißliche **Fettseifenbröckel** darin, die bei Zusatz konzentrierter Essigsäure und Erwärmen auf dem Objektträger Fettsäurenadeln ausscheiden. Der Geruch deutet auf Säuerung (Kohlehydrate und Fettsäuren) oder auf Fäulnis (Eiweiß), bei vorwiegendem Darmsekret ist er fade. Die Reaktion ist meist sauer, nur bei Hungerdiät oder starker Beimischung von Darmsäften und Darmschleim alkalisch. Bei reichlicher Zugabe von Mehl ist die Lugolsche Probe deutlich positiv. Bei sehr starkem Fettgehalt (Fettstuhl) ist der Stuhl weißlich atlasglänzend, dünnbreiig, stark sauer und enthält viele grampositive Bazillen. Färbung mit dünnem Karbolfuchsin läßt das Neutralfett ungefärbt, Fettsäuren werden intensiv rot, Fettseifen hellrot. Bei sehr viel unverdautem Mehl (Mehlstuhl) sind die Stühle kleistrig, schaumig, riechen stark nach Essigsäure und geben starke Jodreaktion. Es finden sich viele jodophile Bakterien. Früher hat man die Fettseifenbröckel fälschlich als Kaseinbröckel bezeichnet. Letztere treten außerordentlich selten auf, am ehesten bei Ernährung mit roher Vollmilch. Im Schnitt verhalten sie sich makroskopisch wie Käse oder Waschseife.

Eine merkwürdige Erscheinung bilden die Hungerdiarrhöen. Sie stellen sich nicht ganz selten ein bei zu knapper Kost, selbst an der Brust, meist aber bei partiell ungenügender Nahrung (Mangel an Kohlehydraten, Alkalien, Vitaminen). Am ehesten beobachtet man sie bei Hydrolabilen und Dekomponierten.

Bei längerem Bestande der Dyspepsie oder starker Darmreizung durch toxisch-infektiöse Prozesse ergeben sich starke Schleimbeimengungen. Sind sie innig gemischt mit dem Stuhl, so nimmt man an, daß sie eher aus dem Dünndarm stammen, sind sie wenig gemischt, froschlaichartig, so stammen sie mehr aus dem Dickdarm. Sie veranlassen oft alkalische Reaktion des Stuhles. Bei infektiösen Prozessen (Grippe usw.) kann sich auch Eiter und Blut beigemengt finden, ohne daß der Dickdarm stärker beteiligt ist. Bismutmedikation färbt die Stühle grauschwarz, Kakao intensiv braun.

Wichtig ist die Beachtung des **Fettseifenstuhles.** Er ist heller als der normale Stuhl, meist grau oder sogar weiß, sehr wasserarm, trocken, wurst- oder häufig nußförmig wie Ziegenkot und läßt sich aus der Windel ausschütteln. Häufig ist er so hart, daß er sich brechen läßt mit trockener, rauher Bruchfläche. Bei Mehl- oder Malzzugabe kann er auch bräunlich werden. Er wird selten, oft nur alle zwei Tage abgesetzt und kann durch seine Härte und Größe Rhagaden am After und leichte Blutungen veranlassen. Die Reaktion ist stark alkalisch, der Geruch käsig faulig. Der Fettseifenstuhl kommt zustande beim Überwiegen von Fäulnisprozessen im Dickdarm. Es überwiegen gegenüber dem normalen Stuhl die Erdalkaliseifen (Ca, Mg) über die freien Fettsäuren und das Neutralfett. Die weißliche Farbe ist Folge der Reduktion des Bilirubins zu farblosem Urobilinogen. Bei Zugabe von Kalk oder Kasein zur Nahrung, bei Eiweißmilch, erfolgt Fettseifenstuhl auch unter normalen Verhältnissen und wird darum zur Heilung von Gärungsprozessen (Dyspepsie, Dekomposition) auf diese Weise angestrebt. Sonst ist der Fettseifenstuhl das wichtigste Kennzeichen des Milchnährschadens.

Der **enteritische (kolitische) Stuhl** entsteht bei tiefgreifenden, infektiösen Darmprozessen (Enteritis follicularis), speziell auch bei den ruhrartigen Erkrankungen und bei Ruhr. Er ist schleimig, häufig auch blutig und eitrig. Starker Tenesmus deutet auf das Kolon als Ursprung. Der Leib ist eingezogen. In schweren Fällen ist der Geruch jauchig. Bei Ruhr lassen sich im frischen Stuhl (sofort Kultur anlegen!) bisweilen die Bazillen von Shiga-Kruse, resp. die Flexnerschen oder die Y-Bazillen nachweisen. Sonst findet man Streptokokken, auch Pneumokokken oder Koli, Pyozyaneus, ohne daß man diese Bakterien mit Sicherheit als ursächlich annehmen dürfte. Man findet sie auch bei katarrhalischer Enteritis.

Über den Charakter des Stuhles ist noch zu bemerken:

Blutbeimengung findet sich bei Neugeborenen infolge von Meläna, oft schon vom 2.—4. Tage an, bei Sepsis und Lues jüngerer Säuglinge infolge von Darmgeschwüren, beim Ulcus duodeni der Dekomponierten, später bei hämorrhagischen Diathesen, schweren Anämien, Sepsis, Darmtuberkulose, Kolitis, Dysenterie. Bei Typhus finden sich selten Darmblutungen und nur bei älteren Kindern, da der Prozeß nicht so tief in die Schleimhaut zu greifen pflegt wie bei Erwachsenen. Reines Blut, das mit Schleim unter Tenesmus entleert wird, stammt aus dem Dickdarm. Stammt das Blut aus dem Magen oder dem oberen Darm, so ist es teer- oder heidelbeersaftartig. Unverändert ist es bei den seltenen Polypen des Rektums, tropfenweise auf dem Stuhl oder im Hemde bei den Rhagaden des Anus. Mit Hämorrhoiden braucht man nur ganz ausnahmsweise zu rechnen. Wichtig ist es stets, an Darminvagination als Ursache zu denken. Täuschung ist möglich durch verschlucktes Blut, Rhagaden der Brustwarze, Nasenbluten usw., durch Wismut- oder Eisenfärbung (Stuhl dabei grau oder rein schwarz). Bei Ausbruch des Exanthems von Variola kann gleichzeitig mit Hautblutungen blutiger Stuhl auftreten.

Eiterbeimengung erfolgt bei Durchbruch aus einem Abszeß (Periappendizitis usw.), besonders aber bei Kolitis, auch bei der seltenen Rektalgonorrhöe.

Prophylaktisch wichtig ist die frühe Diagnose der echten Dysenterie, die anfänglich grünliche Flocken, dann schleimig-blutig-eitrige Stühle macht mit Kolik und Stuhldrang. Auf der Höhe der Krankheit fehlt der Nahrungskot. Häufiger ist die Pseudodysenterie im Spiel, welche Kinder unter zwei Jahren bevorzugt. Sie stellt sich auch als Folge von Grippe oder Sepsis ein. Bei Dysenterie und Pseudodysenterie sind die Stühle durchaus nicht immer blutig-eitrig, sondern nur schleimig oder porzellanartig. Da auch das Krankheitsbild nicht immer typisch ist, so kann die Diagnose oft nur aus der sofortigen bakteriologischen Untersuchung des Stuhles geschehen. Selbst diese versagt häufig, so daß nur die epidemische Verbreitung auf die Natur der Krankheit hinweist. Das Bild kann bei Darminvagination ähnlich sein, anfänglich fehlt aber das Fieber.

Membranhaltig, mit großen zusammenhängenden Fetzen, wie gekochtes Eiweiß, oder mit großen glasigen Schleimmassen untermischt erscheint der Stuhl bei der Enteritis mucomembranacea.

Als Ursache von Diarrhöen bei älteren Kindern sind außer den banalen namhaft zu machen: Intoxikationen, amyloide Degeneration des Darmes, schwere Infekte, Sepsis, Dysenterie, wobei das Colon descendens oft druckempfindlich wird, bei Typhus von der zweiten Woche an (erbsenbrühartig). Nicht selten fehlt aber dünner Stuhl im ganzen Verlauf des Typhus. Die Tuberkulose des Darmes und der Mesenterialdrüsen entsteht besonders zwischen drei und acht Jahren, sie macht graue, wässerigschaumige, stinkende Stühle, die mit festem Stuhl abwechseln. Das Fett erscheint oft unverdaut. Bisweilen sind die Stühle blutig-eitrig und enthalten Tuberkelbazillen. Es besteht starker Meteorismus. Das Zökum ist manchmal druckempfindlich, es besteht mäßiger Schmerz und unregelmäßiges Fieber. Erstaunlich große, topfige, übelriechende Stühle charakterisieren den Herterschen Infantilismus (s. S. 231).

Stets müssen auch Würmer als Ursache von Diarrhöen ins Auge gefaßt werden, Oxyuren, Askariden. Bei Trichocephalus dispar kann Blutbeimischung stattfinden. Die Eier von Askaris sind leicht mikroskopisch in einer Stuhlprobe zu finden, die dem Auge eines in den Darm eingeführten Katheters entnommen werden kann. Bei Oxyuris findet man oft die Eier in den Schüppchen, welche um die Afteröffnung liegen und die man zu diesem Zwecke abkratzt. Ein perianales Ekzem kann die Folge von Oxyuren sein. Zum Auffinden von Wurmeiern im allgemeinen bewährt sich folgende Methode: Man verreibt einige erbsengroße Stuhlteile in einem Reagenzglas, das mit Äther und Salzsäure āā gefüllt ist. Die Flüssigkeit wird durch ein feines Haarsieb filtriert, das Filtrat kurz zentrifugiert. In der untersten Schicht des Zentrifugates liegen die Eier.

Verhaltung und Inkontinenz des Stuhles. Tenesmus.

Bei Neugeborenen kommt Atresie des Darmes in Betracht, die meist After oder Rektum betrifft, bei neugeborenen und jüngeren Säuglingen Pylorusstenose (bogenförmiges Erbrechen), sodann Hirschsprungsche Krankheit (gewaltiger Leib bei leerem Rektum), wobei der stinkende Stuhl oft nur in wochenlangen Zwischenräumen erfolgt. Bei Rachitis und Myxidiotie ist Atonie der Darm- und Bauchmuskulatur an der Verstopfung beteiligt. Im ganzen Kindesalter sind von Bedeutung fehlerhafte Kost, beim Säugling zu viel Milch (Fettseifenstuhl), später einseitige, leichtverdauliche Kost überhaupt und ungenügende Bewegung. Bei Brustkindern kann zu knappe Nahrungsmenge oder zu vollständige Resorption Verstopfung mit sich bringen, dabei sind die Stühle meist weich, auch wenn sie nur alle 2—3 Tage entleert werden. Die spastische Konstipation verursacht Schmerzen und strangartigen, druckempfindlichen Darm

(Appendizitis ?). Auch die Colica pseudomembranacea macht spastische Konstipation und heftige Schmerzen. Bei älteren Kindern kommt ein zu langes S Romanum und Enteroptose in Betracht.

Fernere Ursachen sind Lähmung der Peristaltik bei Zerebralleiden, Schwäche oder Lähmung der Bauchmuskeln, Darmstenosen, Peritonitis, schwere Enteritis, dann Schmerzverhaltung bei Rhagaden am Anus, Unterernährung. Häufig bildet auch Willensschwäche und fehlerhafte Erziehung die Ursache von Verstopfung.

Bei hartnäckiger Verstopfung muß immer an ein direktes Passagehindernis gedacht werden. Verstopfung bei Brustkindern, die nicht auf Pylorusstenose beruht (siehe S. 195), ist oft die Folge ungenügender Milchzufuhr, so daß auch der Urin spärlich ist und Inanition sich entwickeln kann. In anderen Fällen läßt die sehr vollständige Resorption der Milch bei spärlichen Darmsekreten nur wenig Kot anbilden. Hier hilft schlackenreiche Beikost (Mehl, Grießbrühe, Obst- und Gemüsebrei). Im ersteren Falle Zufütterung von Kuhmilch mit Malzextrakt.

Verstopfung bei Flaschenkindern ist häufig die Einleitung zu Milchnährschaden, der sich charakterisiert durch mangelndes Gedeihen bei reichlicher Nahrung und durch Seifenstühle. Besserung auf Verminderung der Milch mit Zugabe von Mehl oder Malzsuppe.

Die Verstopfung älterer Kinder ist meist die Folge von einseitiger, leicht verdaulicher Kost, von viel Milch, Eiern, Brei, Zwieback usw. Starke Beschränkung der Milch, reichliche Zugabe von Obst (roh), Gemüse, Brot mit Butter bringt in kurzer Zeit Besserung.

Incontinentia alvi. Normale Kinder werden bei ordentlicher Erziehung spätestens mit zwei Jahren stuhlrein. Chronische Inkontinenz zeigt sich bei Idioten, dann bei schweren Zerebral- und Rückenmarksleiden (Spina bifida), vorübergehend bei Polyneuritis, Kinderlähmung, diphtherischer Lähmung. In seltenen Fällen besteht eine isolierte Sphinkterschwäche (klaffender Anus).

Tenesmus findet sich am häufigsten bei Kolitis und Dysenterie, dann bei Enteritis muco-membranacea, auch bei Peritonitis. Zu denken ist an Mastdarmpolyp und Fremdkörper im Rektum.

Veränderungen am After.

Bei Atresia ani wird der Verschluß oft nur durch eine dünne, glatte Membran gebildet. Die Atresia recti wird durch Sonden- oder Fingeruntersuchung festgestellt, wenn mehrere Tage nach der Geburt noch kein Stuhl erfolgt.

Tumorartig erscheint der Prolaps des Afters und des Mastdarms. Er wird beobachtet nach Darmleiden, bei Phimose, bei Sphinkterschwäche, Oxyuren, bei Blasenstein.

Die Hämorrhoiden zählen zu den Seltenheiten. Polypen im Rektum sind auch selten; sie machen Tenesmus und Blutungen, sind für den Finger palpabel (Spiegeluntersuchung) und können im After sichtbar werden. Nach der Anamnese (Vorfall eines schleimhautbedeckten Teiles, Blutung) denkt man zuerst an den häufigeren Prolapsus ani. Die Palpation ergibt aber einen gestielten, bis kirschgroßen Polypen. Rhagaden an der Haut des Afters liegen meist nach hinten. Sie verursachen kleine Blutungen und Schmerzen beim Stuhlgang, so daß dieser verhalten wird (Analerotik der Psychoanalitiker!), auch Anziehen der Beine. Die Invaginatio ileocolica kann den invaginierten Darm bis ins Rektum hinabschieben (blutige Stühle, Stenoseerscheinungen), wo er zu fühlen ist ähnlich der Portio uteri. Ausnahmsweise kann er sogar aus dem After hervortreten.

Die Palpation per rectum ist stets bei Verdacht auf Appendizitis vorzunehmen. Beim Kinde liegt der Wurmfortsatz öfters im kleinen Becken oder retrozökal, so daß der Nachweis der Appendizitis von der Bauchwand aus sich leicht der Beobachtung entzieht. Per rectum fühlt man dann eine empfindliche Stelle rechts im kleinen Becken oder eine teigige schmerzhafte Infiltration. Bisweilen kann man auch verkäste Mesenterialdrüsen fühlen.

Magendarmstörungen des Säuglings.

Physiologisches zur Magendarmfunktion.

Beim Säugling besitzt der Magen eine horizontal liegende Sackform; man kann ihn oft perkutorisch umgrenzen. Bei Frauenmilchernährung ist der Magen durchschnittlich nach zwei (bis drei) Stunden leer, bei Kuhmilchernährung

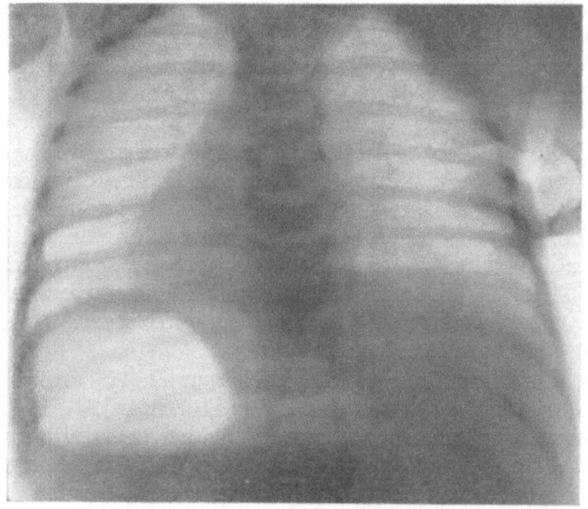

Abb 223. Magenblase. 7 Wochen. $1^1/_2$ Stunden nach der Mahlzeit. (Kuhmilch.)

nach drei (bis vier) Stunden. Bei neuropathischen Säuglingen bleibt jedoch die Frauenmilch oft länger im Magen als Kuhmilch (Bessau). Vor dem Röntgenschirm kann man, ohne der Nahrung Wismut oder Barium beizufügen, den Füllungsgrad des Magens beim Säugling gut verfolgen (Abb. 223). Freie Salzsäure ist bei Frauenmilchernährung nach $1-1^1/_2$ Stunden, bei Kuhmilch erst nach $2^1/_2$ bis 3 Stunden nachweisbar und nicht einmal regelmäßig. Die normale H-Ionenkonzentration ist bei exsudativer Diathese vermehrt. Die Durchgangszeit der Nahrung bis zum Erscheinen des betreffenden Stuhlgangs erfordert 12 bis 30 Stunden.

Die Entfernung des Mageneingangs vom Kiefer des Neugeborenen beträgt etwa 15 cm, beim älteren Säugling etwa 20 cm. Zur Magenausheberung verwendet man einen Nélatonkatheter, der mindestens ein Kaliber von 6 mm schon bei Neugeborenen haben soll. Als Probemahlzeit auf Salzsäure beim Säugling kann man nach Meyer-Hertz je nach dem Alter 50—150 g Gerstenwasser verabreichen: $2^0/_0$ige Grütze, 20 Minuten gekocht, mit $2^0/_0$ Zucker versetzt. Ausheberung nach 45 Minuten. Dabei ergab sich in allen Fällen von Pylorushypertrophie freie Salzsäure. Nach einem Probefrühstück von

Semmel mit Tee fand Brüning bei verdauungsgesunden Kindern von 2 bis 10 Jahren eine Gesamtazidität von 52, freie Salzsäure 14, bei Verdauungskranken 45 resp. 10.

Pankreassaft kann man sich durch den Katheterismus des Duodenums verschaffen. Zur Duodenalsondierung des Säuglings verwendet man einen langen, 5 mm dicken Schlauch, an dem man bei 20, 25, 30 und 40 cm eine Marke anbringt. Man schiebt den Schlauch bis zur Marke 20 ein. Nach 5 bis 20 Minuten ist der Schlauch gewöhnlich von selbst durch den Pylorus geschlüpft, was man an galligem, alkalischem Inhalt erkennt.

Die Ernährungsstörungen des Säuglings.

Unter allen Krankheiten des Kindesalters bieten die Ernährungsstörungen des Säuglings die meisten Schwierigkeiten in der Diagnose und auch in der Therapie, die von der Diagnose direkt abhängt. Bei keiner Krankheit ist das Leben des Kindes so sehr vom Wissen und Können des Arztes abhängig, wie bei den Ernährungsstörungen des Säuglings. Eine falsche Diät, ein unangebrachtes Hungern kann rasch den Tod herbeiführen, rechtzeitiges Erkennen des Zustandes und folgerichtige Ernährung ein bedrohtes Leben noch retten.

Die richtige Diagnose der Art und des Grades der Ernährungsstörung besitzt darum fundamentale Wichtigkeit. Die Verwickeltheit der Ätiologie und der Pathogenese, der Symptome der Störungen, das Ineinanderspielen und -greifen der einzelnen Faktoren, die fließenden Krankheitsbilder, die sich hauptsächlich in Störungen der Funktion äußern und morphologisch-anatomisch wenig Faßbares bieten, erklären es, daß wir bis jetzt noch keine ganz befriedigende und erschöpfende Einteilung besitzen, die von den einzelnen Autoren nach ganz verschiedenen Gesichtspunkten versucht wird.

Früher war eine Einteilung gebräuchlich nach Dyspepsie, Katarrh, Enteritis und Enterokatarrh (akuter Brechdurchfall), die aber unbrauchbar ist, da die gleichen Ernährungsstörungen je nach der Diät zu verschiedenen Stuhlarten führen können. Es zeigt dies schon, daß man dem Charakter des Stuhles für die Diagnose der einzelnen Störung nicht soviel Gewicht beilegen darf, wie dies früher geschah. Die Beteiligung des Gesamtorganismus ist so hervortretend, daß man nicht einfach von Magendarmstörungen sprechen darf. Auch die Bezeichnung Verdauungsstörungen ist noch zu eng. Nach dem Vorgehen von Czerny hat sich mit Recht die Bezeichnung **Ernährungsstörungen** eingebürgert.

Czerny-Keller gehen in ihrer Einteilung von ätiologischen Gesichtspunkten aus und unterscheiden **alimentäre, infektiöse und konstitutionelle Ernährungsstörungen.**

Als alimentäre Ernährungsstörungen bezeichnen sie solche, die durch unverdorbene, aber nach Qualität und Quantität nicht bekömmliche Nahrung hervorgerufen wird. Am besten charakterisiert ist hier der Milchnährschaden.

Als infektiös-toxische Erkrankungen bezeichnen sie solche, welche durch Infektion des Chymus (exogen, z. B. bei Dysenterie, endogen durch Gärung der Milch) hervorgerufen werden. Es sind darunter die Toxikosen, die vom Bilde der leichten Dyspepsie bis zur schwersten Intoxikation variieren können. Sie können auch durch parenterale Infektion (z. B. Sepsis, Grippe) hervorgerufen werden.

Zu den konstitutionellen Störungen zählen sie solche, die durch anatomische Fehler (Pylorusstenose) oder Krankheitsanlagen (exsudative, neuropathische Diathese, Rachitis, Spasmophilie) gekennzeichnet sind.

Sehr häufig liegen aber die verschiedenen ätiologischen Faktoren nebeneinander vor und lassen sich erst im Verlaufe der Behandlung erkennen oder überhaupt nicht feststellen, besonders da, wo die Anamnese fehlt. Die Einteilung nach ätiologischen Gesichtspunkten, die wissenschaftlich unsere Erkenntnis mächtig gefördert hat, ist darum praktisch im einzelnen Falle oft nicht anwendbar.

Finkelstein läßt sich von den praktischen Bedürfnissen leiten und sucht im vorliegenden Krankheitsbilde hauptsächlich den Grad der Ernährungsstörung festzustellen. Im Moment, wo der Arzt zur Behandlung und Heilung einer Ernährungsstörung gerufen wird, sind die ursächlichen Momente, selbst bei guter Anamnese, oft nicht durchsichtig und in ihrer gegenseitigen Wertigkeit unentwirrbar. Man weiß nicht, inwieweit hier alimentäre, infektiöse oder konstitutionelle Ursachen einzeln oder vereint die Schuld tragen. Finkelstein sucht darum festzustellen, wie stark die Funktionsstörung ist, d. h. festzustellen, in welchem Maße die Ernährungsfunktion noch erhalten ist oder gelitten hat. Er sucht eine funktionelle Diagnostik zur Wegleitung für die Behandlung zu geben. Theoretisch wäre es am einfachsten und sichersten, eine Belastungsprobe des Patienten vorzunehmen und festzustellen, wie seine Reaktion auf eine gegebene Menge und Art von Nahrung ist. In den Fällen, wo eine schwere Störung vorliegt (Dekomposition oder Intoxikation), wird uns eine reichliche Nahrungsmenge das Krankheitsbild oft deutlich machen (starker Durchfall, Gewichtssturz, Koma, Glykosurie usw.), aber zugleich oft auch eine bedenkliche Verschlimmerung oder gar den Tod herbeiführen.

Es ist darum von höchster Wichtigkeit, daß wir womöglich schon aus dem vorliegenden Zustande des Patienten, unterstützt von der Anamnese, uns ein Urteil über den Grad der Funktionsstörung resp. Toleranzschädigung machen, um so eine Handhabe für das richtige Vorgehen zu gewinnen. Dabei muß man stets eingedenk sein, daß nicht nur zuviel Nahrung, sondern auch zu wenig (bei Unterernährung und Dekomposition) gewaltig schaden kann.

Ich benutzte eine Einteilung, die zum Teil dem Czernyschen, zum Teil dem Finkelsteinschen System entspricht. Dabei scheint es mir für die Therapie besonders nützlich zu sein, sich davon leiten zu lassen, ob die Darmerscheinungen mehr zur Gärung oder zur Fäulnis neigen.

Die Einteilung von Czerny-Keller oder diejenige von Finkelstein ist heutzutage in den meisten Lehrbüchern aufgenommen worden, so daß wir andere Einteilungen vernachlässigen können; sie bieten beide ihre Vorzüge und Nachteile und ergänzen sich in manchem Punkte in glücklicher Weise. Ihre Gegensätze sind nicht so groß wie es auf den ersten Blick erscheint, besonders nach der neuen Darstellung von Finkelstein im Feerschen Lehrbuch der Kinderheilkunde (6. Aufl. 1920 und folg.).

Bei der Anamnese ist auf folgende Punkte zu achten:

Alter. Bei Kindern unter 3 Monaten, hauptsächlich bei frühgeborenen, sind alle Störungen weit ernster zu nehmen als bei älteren Säuglingen. So ist z. B. eine Diarrhöe bei einem Flaschenkind von 4 Wochen, die länger als 2 Tage dauert, stets eine ernste Krankheit, viel weniger schon bei einem Kinde von 4 Monaten.

Art der Ernährung. Bei Brustkindern sind Ernährungsstörungen seltener und weniger gefährlich. Großenteils sind sie konstitutionell (endogen) oder dann bei schwerem und hochfieberhaftem Charakter der Ausdruck einer parenteralen Krankheit. Mehr wie 3stündiges Anlegen begünstigt Überfütterung. Mangelnde Zunahme, Unruhe nach dem Trinken lassen an zu wenig Muttermilch denken. Dabei fehlt aber nicht selten das Hungergeschrei. Jedoch geben das eingesunkene Abdomen, die seltenen trockenen Stühle und das seltene

Durchnässen der Windeln Verdacht. Auffälligerweise erbrechen hungernde Kinder nicht selten und zeigen häufige schleimige Stühle (Hungerdyspepsie). Die Kontrolle der getrunkenen Milchmengen durch die Wage deckt hier die Ursache der Störung auf. Ein gesundes ausgetragenes Brustkind braucht im Durchschnitt mit 4 Wochen etwa 700 g Milch im Tag, mit 8 Wochen 800 g, mit 3 Monaten 900 g, mit $^1/_2$ Jahr zirka 1 Liter, doch kann auch bei gutem Gedeihen die Menge 100—200 ccm weniger betragen. Die welke Brust der Mutter, welche vor dem Trinken Milch nicht im Strahl auspressen läßt und nachher gar nichts mehr, weist auf die Ursache hin. Sonst kann der Fehler auch beim Kinde liegen (Schwäche, Ungeschicklichkeit, verengte Nase).

Bei künstlicher Ernährung fragt man, ob anfänglich und wie lange die Brust gereicht wurde. Gedeihen dabei? Seit wann künstlich ernährt, wie zuerst? Was später? Was in letzter Zeit? Wie war das Gedeihen bei den einzelnen Nahrungsgemischen, Stuhl, Allgemeinbefinden? Die Menge der einzelnen Nahrungsbestandteile muß genau erforscht werden (Milch, Mehl, Wasser, Zucker usw.). Man lasse sich die Flasche zeigen. Wieviel Flaschen wurden im Tag, wie viele in der Nacht gegeben. Erfolgte noch Beinahrung, Brot usw.? Kamen früher schon Störungen vor, Diarrhöen? Gewichtsstillstand, Abnahme, wann und wie lange?

War das Kind bis jetzt gesund, besitzt es ein gutes Gewicht, so ist eine frische Störung mit Diarrhöe und Erbrechen ohne stärkere Allgemeinerscheinungen wahrscheinlich als einfache Dyspepsie aufzufassen. Ist in der letzten Zeit die Nahrung, besonders die Milch oder der Zucker gesteigert worden und erkrankt der Säugling rasch mit Fieber, heftigem Erbrechen, spritzenden Stühlen, großer Mattigkeit oder zerfallenen Gesichtszügen, so liegt wohl eine toxische Dyspepsie (alimentäre Intoxikation) vor. War früher schon ein oder mehrmals Diarrhöe mit längerem Gewichtsstillstand oder Abnahme da, ist das Kind wesentlich hinter seinem Sollgewicht zurück oder direkt atrophisch, so ist auch eine frische Diarrhöe nicht als einfache Dyspepsie, sondern als Dekomposition aufzufassen. Wenn in letzter Zeit das Kind bei größeren Milchmengen trotz guten festen Stühlen (Seifenstühlen) nicht zugenommen hat und Steigerung der Milchmenge keine Zunahme bewirkt bei Andauer der harten Stühle, so liegt hier wahrscheinlich ein Milchnährschaden vor.

Man sieht, wie wertvolle Fingerzeige eine gute Anamnese bieten kann.

Die **sorgfältige klinische Untersuchung** läßt uns oft schon das erste Mal, aber durchaus nicht immer, eine genaue Diagnose stellen.

Um leichte Störungen wahrzunehmen, muß uns das **Bild des gesunden Säuglings** wohl vertraut sein, so daß wir hier die Hauptpunkte in Erinnerung rufen:

Die Haut des Körpers ist weich, glatt, gut durchfeuchtet, von rosiger Farbe. Auch die Fußsohlen sind rosig, solange das Kind noch nicht geht. Aufgehobene Falten gleichen sich sofort aus. Die Gesichtshaut ist schwerer zu beurteilen, da sie in ihrer Farbe stark vom Aufenthalt an Luft und Sonne beeinflußt wird. Auch erbliche Anlagen spielen bei der Wangenfarbe mit. Die Lippen zeigen ein frisches Rot, die Ohren sind schön rot durchschimmernd. Die ganze Haut ist frei von eitrigen und ekzematösen Prozessen.

Die Innenseite der Oberschenkel weist eine bis zwei tiefe Hautfalten auf.

Der Mund ist frei von Nahrung, die Schleimhaut ist nicht gerötet, die Kieferleisten sind blaß.

Der Pannikulus der Haut ist stark entwickelt und derb, gibt den Gliedern eine plastische Rundung und läßt sich nicht leicht von den Muskeln abgrenzen.

Deutlich tastbare Lymphdrüsen sind nicht vorhanden.

Die Weichteile fühlen sich prall an, so daß sich nicht leicht Falten bilden lassen (guter Turgor, festes Fleisch). Dies läßt sich am besten an der Innenseite der Oberschenkel und an den Nates prüfen. Eine aufgehobene Hautfalte ist prall und gleicht sich rasch aus nach dem Loslassen.

Die Muskulatur besitzt einen leichten, aber deutlichen Tonus, die Bauchdecken sind straff, schwer eindrückbar, im Niveau des Thorax. In den ersten Monaten ist eine leichte Hypertonie der Flexoren und Adduktoren physiologisch. Die peripheren Nerven sind nicht übererregbar.

Die Knochen zeigen keine Merkmale von Rachitis, die Zähne entsprechen dem Alter. Der Schädel ist schon in den ersten Wochen hart, die Nähte sind aneinanderliegend.

Die Stimmung ist heiter und ruhig, zu Äußerungen von Lust bereit. Es besteht reges Interesse an der Umgebung und Freude an Bewegungen, z. B. beim Ausziehen und im Bade. Schreien und Unlustäußerungen werden nur durch Hunger und Unbehagen ausgelöst. Anhaltendes Schreien ist oft der Vorbote nervöser oder zerebraler Störungen.

Über die Entwicklung der Sinnesorgane, der motorischen und intellektuellen Leistungen s. S. 261. Über die Feststellung des Bewußtseins s. S. 260.

Der Schlaf ist tief und dauert in den ersten Monaten von einer Mahlzeit zur andern, später ist das Kind nach der Mahlzeit oft einige Zeit wach, aber ruhig und zufrieden. Auf heftige Geräusche (Händeklatschen) reagiert das wache Kind höchstens einmal mit stärkerem Zusammenfahren (keine Schreckhaftigkeit).

Viele Säuglinge erfüllen diese Idealforderungen nicht ganz, auch ohne daß sie ernährungsgestört sind.

Zur Beurteilung der Ernährungsfunktion sind noch eine Anzahl weiterer Symptome als Zeichen der Gesundheit wichtig, die sich erst durch fortgesetzte Beobachtung feststellen lassen.

1. **Die Monothermie.** Gesunde Säuglinge, die im Zimmer und vorwiegend im Bett gehalten werden, zeigen eine auffällig gleichmäßige Temperatur im After (Abb. 264), wobei Morgen- und Abendtemperatur höchstens um 0,4—0,5° differieren, um ein durchschnittliches Mittel von 37,1—37,3, so daß die Morgentemperatur 36,8—36,9, die Abendtemperatur 37,2—37,3 beträgt. Temperaturen über 37,5 und unter 36,8 fallen außerhalb der Norm. Die fortlaufende Temperaturmessung des Säuglings, „auch wenn kein Fieber da ist", besitzt für den Arzt große Wichtigkeit. Beim Abweichen der Temperatur von der Norm muß man sorgfältig äußere Ursachen ausschließen, ungenügende Bekleidung bei kühlem Wetter, übermäßige Bekleidung in der heißen Jahreszeit, Überhitzung durch Wärmeflaschen usw.

2. **Regelmäßiger Gewichtsanstieg** ist eines der sichersten Zeichen ungestörter Ernährung. Es kommt nicht auf einen großen täglichen Anstieg an, sondern auf eine regelmäßige tägliche Zunahme. Bei gleichmäßiger Ernährung, Wägung zur nämlichen Tageszeit, in gleichem Abstand von den Mahlzeiten, ergibt sich bei gesunden Brust- und Flaschenkindern oft 4—8 Wochen lang, fast Tag für Tag in geradezu erstaunlicher Weise eine regelmäßige Gewichtszunahme von 15—25 g je nach dem Alter, erstaunlich, weil ja Stuhl- und Urinentleerung störend wirken. Man muß aber berücksichtigen, daß gesunde Frühgeborene, auch gesunde Neugeborene einige Wochen lang eine Zunahme vermissen lassen können, ohne daß eine Unterernährung oder krankhafte Störung vorliegt.

3. **Eine starke Immunität** gegen pyogene und viele andere pathogene Bakterien. Daraus erklärt sich die fehlende Disposition gegen Soor, Pyodermien, Otitis, Pyelozystitis, die leichte Erkrankung an Grippe usw.

4. **Normale Toleranzbreite.** Diese besteht, solange ein Säugling die Nahrung nach Menge und Zusammensetzung so bewältigt und verarbeitet, wie wir sie einem ganz Gesunden zumuten dürfen. Es besteht dann eine normale Reaktion des Säuglings gegen die Nahrung, wobei Stuhl, Gewicht, Temperatur usw. physiologischen Ablauf aufweisen. Von einer paradoxen Reaktion spricht man, wenn die Nahrung, die ein gesunder Säugling mit Nutzen oder doch ohne Schaden verarbeitet, Störungen veranlaßt.

Im allgemeinen enthält die Nahrungsmenge, welche ein gesundes Brustkind zu ausreichendem Gedeihen bedarf, pro Tag und Kilo Körpergewicht im 1. Quartal etwa 100 Kalorien (der Energiequotient: E. Q. = 100) und sinkt bis am Schluß des ersten Jahres auf ca. 70 Kalorien. Dabei finden sich auch unter normalen Verhältnissen Abweichungen nach oben und unten um 10—20 Kalorien. Die Erhaltungsdiät bezeichnet die Nahrungsmenge, die genügt, um das Kind in seinem Gewichte zu erhalten, aber keine Zunahme erlaubt. Sie liegt etwa 25% unter dem Energiequotient.

In seinem neuen Ernährungssystem berechnet Pirquet den Nahrungsbedarf nicht nach Kalorien, sondern nach Nems. Ein Nem bezeichnet den Nährwert von 1 g Milch (Nahrungs-Einheit-Milch). Ein Nem enthält demnach etwa $^2/_3$ Kalorien. Den individuellen Bedarf berechnet Pirquet nach dem Quadrat der Sitzhöhe (Siqua), das ungefähr der Darmoberfläche entspricht. Das Optimum der Nahrungsmenge für einen gesunden Säugling beträgt etwa 5—7 Dezinem Siqua, d. h. $^5/_{10}$—$^7/_{10}$ Nems pro qcm des Sitzhöhequadrates. Die Sitzhöhe wird gemessen beim sitzenden Kinde von der Unterseite des Gesäßes bis zur Höhe des Scheitels.

Säuglinge, die auf Ernährungseinflüsse leicht in ungünstigem Sinne reagieren, bezeichnet man als tropholabil, solche, die Änderungen der Nahrung in Menge und Zusammensetzung gut ertragen, „die leicht aufzuziehen sind", als trophostabil. Die Tropholabilität findet sich häufig mit Hydrolabilität zusammen.

Nach dem Gesagten liegt eine Ernährungsstörung vor, wenn die Reaktion des Kindes auf die Nahrung von der Norm abweicht, d. h. wenn die Ernährungsfunktion gestört ist. Daraus folgt ohne weiteres, daß die engere Diagnose der Ernährungsstörung oft erst nach einigen Tagen oder erst nach längerer Zeit gestellt werden kann, wann sich gezeigt hat, wie das Kind auf eine Nahrung von bestimmter Menge und bekannter Zusammensetzung reagiert.

Frühgeborene und lebensschwache Säuglinge neigen besonders zu Ernährungsstörungen. Daneben bestehen oft oberflächliche Atmung, Zyanose, Untertemperatur, Ödem, kraftloses Saugen. Die Kinder liegen dabei in anhaltendem Schlummer und schreien kaum.

Die Zeichen der Ernährungsstörung betreffen nicht nur die Funktionen des Magendarmkanals, wenn auch der Charakter der Stühle (siehe S. 209) wichtig ist. Es braucht heute kaum mehr betont zu werden, daß es ein Unding ist, die Ernährungsstörung, wie es früher etwa geschah, nur nach der Stuhlkontrolle zu beurteilen und danach die Ernährung leiten zu wollen. Wichtiger noch ist die Beachtung der anderen Funktionen, deren Eigenschaften oben beim gesunden Säugling zum Teil schon geschildert wurde.

An Stelle der Monothermie treten flackernde Temperaturen, Fieber, Untertemperaturen. Das Fieber bietet zuweilen die Eigentümlichkeit, auf Nahrungsverminderung oder Entziehung zu verschwinden (alimentäres Fieber).

Über den Puls, die Atmung, die Störungen von Herz, Niere, Psyche usw. siehe unten.

An Stelle des regelmäßigen Gewichtsanstieges treten schwankende Werte, Gewichtsstillstand, plötzlicher Abfall, unerklärliche Zunahme usw.

Bei starker Magerkeit, wobei das Fettpolster großenteils oder ganz geschwunden ist, spricht man von Atrophie im engeren Sinne, im Gegensatz zur Abmagerung infolge von Tuberkulose usw.

Der Verlust der Immunität bringt Neigung zu Katarrhen, Soor, Pyodermien, Pyelitis.

Als Folgen der Ernährungsstörungen kommt es zur Entwicklung von Rachitis, Spasmophilie, exsudativer Diathese, Fettsucht, Anämie usw.

Die Toleranz sinkt. Während der gesunde Säugling etwa 100 Kalorien pro Kilo im Tage mit Nutzen verarbeitet, erträgt der ernährungsgestörte nur noch 80, 60 oder 30 oder noch weniger, wenn nicht störende Folgen auftreten sollen. In gesunden Tagen kann die Zusammensetzung der Nahrung in weiter Grenze ohne Schaden verändert werden. Bei Ernährungsgestörten führt oft schon unbedeutende Verschiebung in der Menge der einzelnen Bestandteile zueinander (Korrelation der Nahrungsstoffe) zu merklichem Schaden. Je schwerer eine Störung ist, um so größer ist natürlich auch die Toleranzschädigung, d. h. um so mehr sinkt die Nahrungsmenge, die noch ohne Schaden vom Magendarmkanal bewältigt wird, um so eher also kommt es zu einer Toleranzüberschreitung.

Eine Toleranzüberschreitung kommt seltener zustande durch eine absolute Überernährung (Überfütterung). Erhält der gesunde Säugling mehr Nahrung als er zu normalem Gedeihen braucht, so kann er fettleibig werden, wobei der Pannikulus bei vorhandener exsudativer Diathese einen pastösen Habitus annimmt. Die Überlastung des Magendarmkanals führt aber häufiger zu unvollkommener Bewältigung der Nahrung, sie verursacht endogene Gärungen und dyspeptische Erscheinungen. Diese Überfütterungsdyspepsie ist in ihrer Diagnose und Therapie sehr klar.

In den meisten Fällen liegt eine relative Toleranzüberschreitung vor, d. h. die Ernährungsfunktion ist vermindert, wenig oder stark, so daß das Kind nur noch einen gewissen Teil der Nahrung mit Nutzen oder wenigstens ohne Schaden erledigt, die es nach seinem Alter und Gewicht zu ordentlichem Gedeihen erfordern und ohne Schädigung verarbeiten sollte. Die Toleranz kann vorübergehend so gesunken sein, daß augenblicklich fast überhaupt keine Nahrung mit Nutzen bewältigt wird, wo sogar kleine und kleinste Mengen des Alimentes toxisch wirken (schwerer Grad der Toxikose, alimentäre Intoxikation).

Die Einteilung der **Ernährungsstörungen künstlich ernährter Säuglinge** der täglichen Praxis nach rein ätiologischen Gesichtspunkten stößt auf große Schwierigkeiten, wie oben ausgeführt wurde. Häufig besteht keine einheitliche Ätiologie. Alimentäre, infektiöse und konstitutionelle Momente haben gleichzeitig oder nacheinander mitgewirkt; es wird deren Anteil im einzelnen erst nach längerer Beobachtung klar. Zudem sind naturgemäß vielfach fließende Übergänge von einer Gruppe zur andern vorhanden. Es kann auch die eine Form rasch in die andere umschlagen.

Die meisten Fälle lassen sich aber ohne Zwang in die folgende Einteilung einreihen, die nach klinischen und therapeutischen Gesichtspunkten gerichtet ist:

Die **akuten Ernährungsstörungen** beruhen auf Gärungs- und toxischen Prozessen im Magendarmkanal (einfache und toxische Dyspesie) oder auf infektiösen Prozessen enteralen (Enteritis) oder parenteralen Ursprungs.

Chronische Ernährungsstörungen (Ernährungsschäden). In den leichteren Formen führt die Hemmung des Neuaufbaues von Körpersubstanz zu ungenügender Zunahme, Gewichtsstillstand oder langsamer Abnahme. Die Fälle, bei denen Verdauungsstörungen klinisch keine deutliche Rolle spielen, wo Durchfälle fehlen, nennt man einfache Dystrophien (Finkelstein).

Hierher reihen die Nährschäden bei einseitiger Milch- oder Mehlernährung (Milchnährschaden, Mehlnährschaden) oder bei ungenügender Ernährung (Inanition) überhaupt. Wenn stärkere Gärungsprozesse im Darm Diarrhöen über längere Zeit unterhalten, so liegt die dyspeptische Form der Dystrophie vor. Stellt sich eine starke Einschmelzung von Körpersubstanz ein, zeigen sich bedeutende rasche Gewichtsverluste, zunehmender Verfall, so

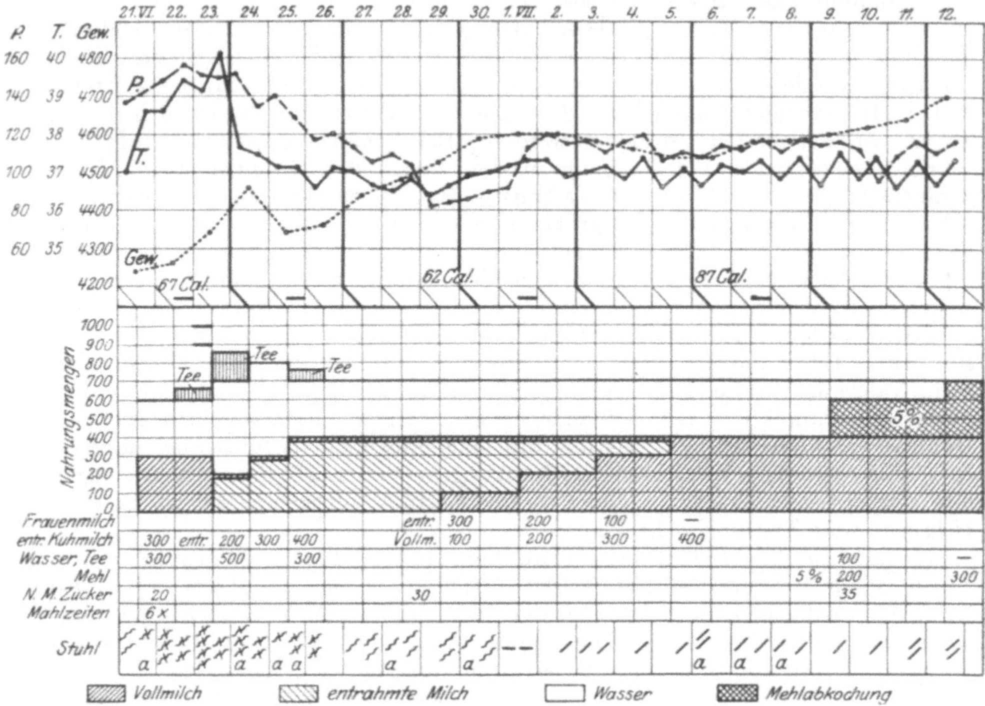

Abb. 224. $3^1/_2$ Monate alt, heftige Dyspepsie. Die Kurve zeigt die günstige fieberwidrige und gewichtsbefördernde Wirkung des Ersatzes der Vollmilch durch völlig entrahmte Milch (23. VI.). Infolge der Unterernährung kommt es dabei zu langsamem Pulse und leichten Untertemperaturen; es deutet dies auf einen leichten Zustand von Dekomposition hin. Vom Zeitpunkte an, wo Nutromalt (Nährzucker) von 20 auf 30 g erhöht wird (28. VI.) und wo die entrahmte Milch allmählich durch Vollmilch ersetzt wird (29. VI.), steigen Puls und Temperaturen bald wieder zur Norm. Zugleich kommt es aber zu Gewichtsstillstand trotz gutem Befinden und guten Stühlen als (häufige) Folge der fettreichen Nahrung nach der fettlosen, zugleich ein Beweis, daß die Zunahme in der Periode der entrahmten Milch (26. VI.—1. VII.) kein Gewinn war an normaler Körpersubstanz, sondern auf Wasserretention beruhte infolge der salzreichen, fettlosen Kuhmilch. Der kleine Energiequotient dieser Periode (50—60 Kal.) zeigt dies schon an. Die Zulage von 5 g Nutromalt und 10 g Mehl am 9. VII. ergeben dann rasch eine stetige Gewichtszunahme. (In den Originalkurven sind die hier schraffierten Nahrungsbestandteile immer durch besondere Farben dargestellt, was den Überblick sehr erleichtert.

liegt die schwere Form der chronischen Ernährungsstörungen vor, die man Dekomposition (Atrophie) nennt, bei der die Ernährbarkeit mehr und mehr leidet und schließlich ganz unmöglich wird.

Die einzelnen Formen der Dystrophie sind am besten durch die Art ihrer Reaktion auf Heilnahrung zu erkennen. Ledigliche Nahrungsbeschränkung ist ohne wesentlichen Einfluß, wogegen sie bei Dekomposition zu Gewichtsverlust, Senkung der Temperatur und Verlangsamung des Pulses führen kann.

Zur genauen Diagnose einer Ernährungsstörung und zur Beurteilung der Wirkung der Behandlung ist eine kurvenmäßige Aufzeichnung, welche täglich Temperaturen, Pulszahlen, eventuell Respirationszahlen, Volumen und Zusammensetzung der Nahrung, Zahl und Charakter der Stühle übersichtlich vorführt, außerordentlich nützlich, bei schwierigen Störungen geradezu unentbehrlich. Auf Abb. 224 ist eine solche Kurve, wie ich sie stets bei Säuglingen verwende, kopiert. Die Größe, 24 : 36 cm, entspricht genau dem Format der Krankengeschichten und ist darum leicht aufzubewahren. Je nach der Schwere des Falles ist die Kurve für 10 oder 30 Tage ausreichend (im vorliegenden Falle für 30 Tage, wovon aber nur 21 kopiert sind).

Akute Ernährungsstörungen.

Die häufigsten Formen sind solche mit gärenden (sauren) Stühlen. Sie beruhen auf toxischen Prozessen (Toxikosen nach Czerny-Keller) im Magendarmkanal, durch exogene, häufiger aber endogene Infektion der Nahrung und des Darmes erzeugt. Es besteht vermehrte Peristaltik, Brechen und Durchfall mit vermehrter Schleimbildung. Der leichte Grad dieser Störung ist die einfache akute Dyspepsie, der schwere Grad die toxische Dyspepsie.

1. **Die einfache akute Dyspepsie** (leichte Toxikose) ist gekennzeichnet durch diarrhöische Stühle. Es ist die häufigste von allen Ernährungsstörungen. Sie tritt oft primär beim gesunden Säugling auf infolge absoluter Überfütterung, sodann im Anschluß an Dystrophien und überall da, wo die Ernährungsfunktion so weit gesunken ist, daß auch normale oder subnormale Mengen von Nahrung zu vermehrter Gärung im Magendarmkanal führen.

Die Hauptsymptome sind: gestörter Appetit, Erbrechen, verzögerte Magenmotilität, Fehlen freier Salzsäure im Magen (manchmal aber auch Vermehrung, Scheer), Meteorismus, Kollern im Leibe, Unruhe, Kolik und Diarrhöen. Das Erbrochene riecht bei Kuhmilchernährung stark ranzig durch Vermehrung der flüchtigen Fettsäuren.

Die Stühle sind vermehrt, dünn, schleimig, wässerig (großer Wasserhof der Windeln), gehackt, öfters mit kleinen Gasblasen infolge der Gärung durchsetzt. Sie riechen sauer, seltener faulig. Die Farbe ist oft grünlich durch Oxydation des Bilirubins zu Biliverdin. Die Reaktion gegen Lackmus ist sauer, solange noch wesentlich gärende Nahrungsteile im Darme sind. Bei Nahrungsentziehung wird die Reaktion alkalisch, wenn kein Kot in den Stuhl mehr gelangt (Hungerstuhl). Als Zeichen der verschlechterten Resorption erscheinen oft kleine, weißgelbe Fettseifenbröckel. Wo bei reichlicher Milchnahrung viel Fett unverdaut bleibt, ist der Stuhl glänzend seifig, riecht stark fettsauer und enthält eine Menge grampositiver Bazillen (vgl. auch S. 209). Bei unverdautem Mehl zeigt der saure Stuhl oft kleine Blasen, färbt sich mit Lugol deutlich blauschwarz an den mehlführenden Stellen. Bei viel unverdautem Mehl wird der Stuhl kleisterig und riecht stechend nach Essigsäure.

Das Gewicht kann anfangs noch ansteigen, steht dann aber still oder nimmt mäßig ab.

Die Temperatur zeigt größere Schwankungen als in der Norm und erhebt sich öfters zu subfebrilen Werten.

Das Bild der Dyspepsie entsteht nicht nur aus der genannten endogenen Gärung heraus, sondern oft auch bei enteralen oder parenteralen Infektionen. Klinisch sind diese Formen oft nicht sicher zu trennen. Starker Schleimgehalt und höheres Fieber als 38,5 spricht für infektiöse Grundlage, vornehmlich dann, wenn das Fieber auf strenge Diät nicht zurückgeht.

Für eine genaue Diagnose muß man feststellen, ob die Dyspepsie primär ein vorher gesundes Kind betroffen hat, oder ob es schon vorher öftere oder längere Störungen erlitten hatte. Falls schon öftere Dyspepsien oder Infektionen vorausgegangen sind, stärkere Gewichtsverluste, so daß Abmagerung oder ausgesprochene Atrophie vorhanden ist, so tut man gut, den Fall nicht als Dyspepsie aufzufassen, sondern als Dekomposition.

Man muß sich über den Grad der Dyspepsie Rechenschaft geben: Hält die Dyspepsie, d. h. die schlechten Stühle bei kleinen Nahrungsmengen an oder tritt sie schon bei ganz kleinen Mengen auf, so handelt es sich um eine ernstere Form, ebenso wenn schon kleine Änderungen der Nahrungsbestandteile gegeneinander erneute Störungen auslösen.

Die Wirkung der Nahrung ist bei einfacher Dyspepsie diagnostisch zu verwerten. Eine Gärung der Kohlehydrate stellt die primäre Störung dar. Die Gärung der Fette folgt erst nach. Das Kasein bekämpft die Gärung, die Molke begünstigt sie. Von den Zuckerarten vergärt am leichtesten der Milchzucker, dann der Rohrzucker. Am schwersten vergären die dextrin-maltosehaltigen Präparate (Nährzucker, Nutromalt usw.), diese dürfen also am ehesten Anwendung finden.

2. Die **toxische Dyspepsie (alimentäre Intoxikation, schwere Toxikose).** Enterokatarrh, Cholera infantum. Dieser heftigste Grad der akuten Ernährungsstörung entsteht aus der Dyspepsie heraus. Die Hauptsymptome sind:

Bewußtseinstörung. Im Beginn Zeichen von Mattigkeit, Schläfrigkeit. Das Kind verfällt nach dem Aufwecken rasch wieder in Schlafsucht. Der Blick ist starr, verloren, das Gesicht nimmt einen maskenartigen Charakter an mit umränderten eingesunkenen Augen (Abb. 225). Die Bewegungen der Extremitäten sind langsam und zeigen öfters Fechterstellung der Arme. In schweren Fällen kommt es zu Koma, oft mit Krämpfen und Lähmungserscheinungen (Abb. 226). Das Koma kann durch wildes Geschrei und Jaktation unterbrochen werden.

Toxische Atmung. Die Atmung ist ausgiebig, vertieft, pausenlos, beschleunigt, oft wie die eines gehetzten Wildes.

Im spärlichen Urin findet sich alimentäre Glykosurie, meist Laktose oder Galaktose aus der Milch. Für die Trommersche Probe muß der Urin wegen des starken Ammoniakgehaltes vorher gekocht werden. Es zeigen sich neben Eiweiß viele hyaline, gekörnte Zylinder und Urate (Eiweißzerfall). Der Eintritt der Intoxikation trifft meist zeitlich mit der Urinstockung und dem Gewichtssturz zusammen.

Als Einleitung der Störung tritt gewöhnlich Fieber auf, oft bis zu 40° C. Daneben bestehen heftiges Erbrechen und Durchfall, worauf sich allmählich oder überraschend schnell das volle Bild der Intoxikation entwickeln kann. Von einem Tag zum andern können Gewichtsstürze um mehrere 100 g einsetzen, oft mit Kollaps. Nahrungsentziehung vermag den Gewichtssturz häufig zu unterbrechen, wogegen sie ihn bei der Dekomposition steigert. Im Blute findet man Leukozytose. Die Temperatur kann normal sein, selbst subnormal, wenn sich die Intoxikation bei Dekomposition entwickelt, da sich hier der Einfluß der Intoxikation und die subnormale Tendenz der Dekomposition mischen. Differential-diagnostisch ist das Durstfieber zu erwägen (s. S. 314).

Die Stühle sind im Anfang wie bei der Dyspepsie. Auf der Höhe der Krankheit sind sie wässerig, schleimig mit grünlichen Flocken, spritzend und sauer, bei geringen Nahrungsresten und starker Darmsekretion später oft alkalisch. Bei heftigem Erbrechen erscheinen später häufig kaffeesatzartige Blutspuren.

Die vermehrte Peristaltik kann durch die Bauchdecken hindurch schwach sichtbar werden.

Der starke Gewichts- und Säfteverlust macht die Haut trocken und derb. Oft nimmt diese eine blaßviolette hortensienartige Färbung an. Vasomotorische Erytheme sind nicht selten. Aufgehobene Falten bleiben stehen. Die Fontanelle sinkt ein, die Züge werden spitz. Manchmal tritt Hypertonie ein, vielleicht als Folge der Wasserverarmung, ebenso Fettsklerem bei fetten Individuen in den ersten Monaten. Die toxische Herzschwäche führt zu kleinem beschleunigtem Puls, kühler zyanotischer Haut und bewirkt oft Kollaps. Auf Einträufelung von 1 Tropfen Adrenalin (1:1000) ins Auge erweitert sich häufig nach 10—15 Minuten die Pupille (Löwische Reaktion). Es beweist die eine Reizung des sympathischen Nervensystems, mit der man auch die Hyperämie von Haut und Schleimhäuten (Konjunktiva und Mund) zusammenbringt. In ausgesprochenen Fällen kommt es manchmal zu Lungenblähung.

Viele dieser Symptome können fehlen oder zurücktreten, selbst die toxische Atmung und die Glykosurie im Augenblick, wo der Patient zur Beobachtung gelangt, besonders dann, wenn das Kind schon vorher auf Hungerdiät gesetzt wurde.

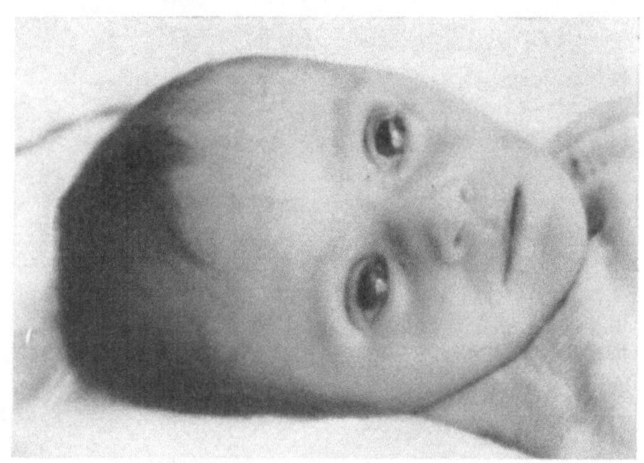

Abb. 225. Alimentäre Intoxikation. Eintrocknung der Konjunktiva und der Kornea im unteren, vom Lidschlag nicht berührten Teil des Auges. 4 Wochen.

In dem wechselvollen Bilde treten 3 Formen am meisten hervor. Der choleraartige Typus ist bedingt durch starken Wasserverlust. Man findet oft einen skleremartigen Zustand, der an den Waden beginnt, Haut und Unterhaut so derb macht, daß eine Abhebung einer Falte unmöglich wird. Beim Hydrozephaloid treten die nervösen Reizsymptome hervor. Die Krämpfe und die Bewußtlosigkeit, das Fieber und das Erbrechen, das die vorliegende Störung begleiten, bieten Ähnlichkeit mit Meningitis. Die eingesunkene Fontanelle, die fehlende Nackenstarre, die starken Diarrhöen sprechen aber gegen eine echte Meningitis. Zudem ist die tuberkulöse Meningitis, die meist in Betracht kommt, in den ersten 6—8 Monaten selten. Eher kann im einzelnen Falle einmal eine zerebrospinale Meningitis eine Intoxikation vortäuschen, wenn Nackenstarre und gespannte Fontanelle fehlen. Bei der soporösen Form steht die Betäubung im Vordergrund. Sie wird am ehesten verkannt. Außer Meningitis fallen noch schwere Ruhr, Typhus, Peritonitis usw. in Betracht. Die toxische Atmung besteht aber nur bei der toxischen Dyspepsie.

Die Diagnose ist unschwer, sobald man sich gewöhnt hat, die Physiognomie der Säuglinge genau zu beobachten (Abb. 1, 2). Diese stellt sich ähnlich ein bei schweren Infekten, so bei Pyelitis und Sepsis. Hier entwickelt sich eben die Intoxikation auf infektiöser Basis, nicht auf alimentärer. Die Symptome können aber durchwegs die gleichen sein, Bewußtseinsstörung, toxische Atmung, alimentäre Glykosurie, Fieber usw., nur ist die Prognose schlechter. Ist die Störung alimentär bedingt, so verschwindet das Fieber oft bei Weglassung der Nahrung, bei infektiöser Ursache bleibt es. Sehr oft tritt aber eine

Infektion zu einer primären alimentären Intoxikation hinzu, häufig als Koli-Pyelitis und Koli-Sepsis. Der Bezeichnung alimentäre Intoxikation stimmt insofern, als das Aliment die Intoxikation veranlaßt. Es sind aber stets bakterielle Prozesse am Krankheitsbild beteiligt; so erklärt es sich leicht, daß viele alimentäre Intoxikationen in Pyelitis oder Sepsis ausgehen.

Bei elenden dekomponierten Kindern macht eintretende Intoxikation oft wenig deutliche Symptome (das Fieber kann fehlen), so daß sie leicht übersehen wird oder nur durch zuckerhaltigen Urin entdeckt wird. Die Prognose richtet sich nach dem Zustand des Kindes beim Eintritt der Intoxikation und nach den früheren Verhältnissen. Tritt die Intoxikation bei einem kräftigen Säugling auf, als Folge von Überfütterung aus frischer Dyspepsie nach wenigen Tagen, so ist bei sofortiger Diagnose die Prognose trotz des schweren Bildes meist gut. Pfropft

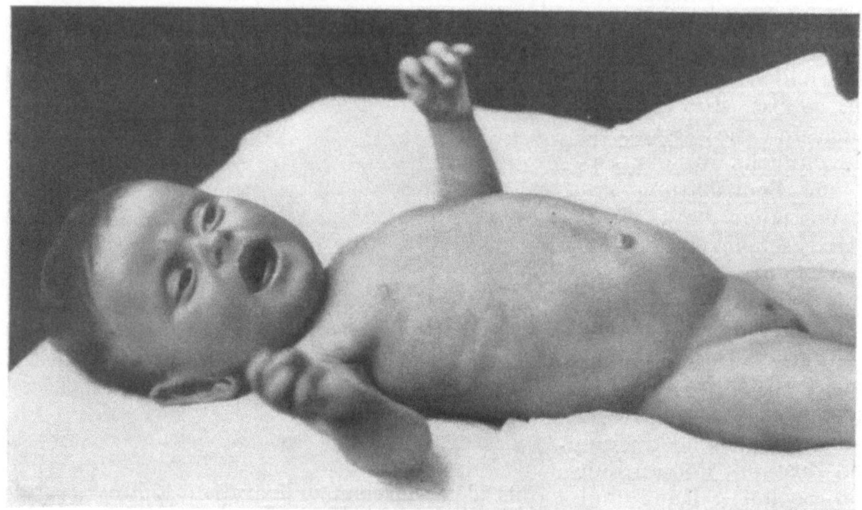

Abb. 226. Sepsis 3 Monate. Somnolenz mit Jaktation. Tremor der Hände. Hautblutungen.

sie sich auf eine Infektion oder eine Dekomposition oder eine Dystrophie stärkeren Grades auf, so ist sie äußerst zweifelhaft.

Die Diagnose wird durch die Wirkung der Nahrung unterstützt. Anfänglich wirkt jede nennenswerte Menge Nahrung, selbst Frauenmilch, toxisch. Vorübergehendes Aussetzen der Nahrung bringt Besserung. Steht eine Intoxikation fest, so erhebt sich die Frage, ob sie primär ist oder sekundär zu einer Infektion hinzugetreten. Nur die alimentär verursachte Intoxikation ist alimentär gut zu beeinflussen. Erfolgt auf Teediät Entfieberung und Entgiftung, so liegt eine einfache alimentäre Intoxikation vor. Erfolgt dabei Entfieberung, aber unvollständige Entgiftung, so handelt es sich oft um alimentäres Fieber bei einem dekomponierten Kinde. Erfolgt Entgiftung aber keine Entfieberung, so liegt eine alimentäre Intoxikation bei einer Infektion vor. Ergibt sich endlich keine oder unvollständige Entfieberung und Entgiftung, so muß man eine schwere Infektion mit schwerer Allgemeinschädigung, eine Autointoxikation annehmen (Finkelstein).

3. Die **akute Enteritis (Colitis)** stellt die bestcharakterisierte Form der **infektiösen Magendarmstörungen** dar. Da das Bild bei Brusternährung und bei älteren Kindern nur wenig abweicht, so wird diese hier mit berücksichtigt.

Die Ernährungsstörungen auf Grund von Infektionen, die meist parenteraler Natur sind, verlaufen gewöhnlich unter dem Bilde der hartnäckigen Dyspepsie, die als Folgezustand in Dekomposition überführen oder in Milchnährschaden ausklingen kann. Eigentliche gastroenterale Infektionen sind seltener. Gegenüber den primären alimentären Störungen sind diese Affektionen hartnäckiger, die Stühle führen mehr Schleim, das Fieber ist ausgesprochener und die Störung ist durch Nahrungsentziehung weniger beeinflußbar. Anorexie und Erbrechen treten mehr hervor. Auch eine anhaltende Gewichtsabnahme bei genügenden Nahrungsmengen spricht für infektiöse Grundlage. Alle diese Momente müssen veranlassen, eine stärkere Beschränkung der Nahrung nur wenige Tage durchzuführen und bald einer reichlichen Kost zuzustreben.

Die akuten infektiösen Magendarmkrankheiten der Säuglinge können in praktischer Hinsicht großenteils in die oben gegebene Einteilung einbegriffen werden. Sie sind durch Infektion der Milch, durch Streptokokken aus dem kranken Kuheuter bedingt, in anderen Fällen durch Dysenterie- und dysenterieartige Bakterien, Koli, Typhus, durch Paratyphus, Pyozyaneus usw., am häufigsten durch Grippe.

Hier seien nur einige Besonderheiten dieser Affektion hervorgehoben.

Die **katarrhalische Enteritis** führt zu Fieber, zu schleimigen oder schleimig-eitrigen Stühlen. Sie ist eine häufige Folge der Grippe, daher oft mit Schnupfen und Bronchitis, gerötetem Rachen verbunden. Auch der Paratyphus ist oft von schleimigen Stühlen begleitet. In den ersten Monaten ist sie manchmal eine Begleiterscheinung von Sepsis und verläuft tödlich mit Blutungen der Haut usw.

Die echte Cholera kann das Bild des schweren Brechdurchfalles erzeugen.

Die **Enterokolitis (Enteritis follicularis)** macht schleimig-eitrig-blutige Stühle, Stuhldrang, eingezogenen Leib, schweren Allgemeinzustand, oft hohes Fieber. Ursache sind gewisse Streptokokken, vielleicht auch virulente Kolibakterien, sodann Dysenterie und Pseudodysenterie, besonders auch Grippe, bisweilen zerebrospinale Meningitis. Es gibt auch Enteritiden, bei denen die Darmsymptome zurücktreten und die schweren Allgemeinsymptome sich in den Vordergrund drängen (typhöser Charakter).

Äußerst selten ist beim Kinde die Colitis ulcerosa. Allmählich aus scheinbar einfacher Enterokolitis heraus entwickelt sich ein schweres Krankheitsbild mit hohem Fieber und septischen Symptomen, zeitweisen Verbesserungen und Verschlimmerungen, mit häufig blutig-eitrigen, oft rein eitrigen Stühlen auf Grund tiefgreifender Geschwüre des Kolons. Das Leiden hat keine Beziehung zur Dysenterie. Es kann jahrelang dauern oder zum Tode führen.

Komplikationen sind bei den infektiösen Magendarmkrankheiten besonders häufig, in der Form von Pyelitis, Nephritis, Pneumonie, Otitis, Sepsis usw. In der Diagnose zeigen das stärkere Fieber, die stark schleimig-blutig-eitrigen Stühle auf die infektiöse Ursache hin, desgleichen Petechien der Haut, starke Nierenreizung. Das Fieber erweist sich im Gegensatz zu einem alimentären als hartnäckig und besteht auch bei Aussetzen der Nahrung fort. Die Ätiologie ist nur durch die bakteriologische und kulturelle Untersuchung von Stuhl, Urin und Blut von sachkundiger Seite aufzufinden, entzieht sich aber häufig der Nachforschung.

Ähnlichkeit mit der Enterokolitis bietet die **Ruhr (Dysenterie),** die in den letzten Jahren bei den kriegführenden Völkern eine große Bedeutung erlangt hat. Sie beruht auf Pseudodysenteriebazillen (Y- und Flexner), bei den echten Formen auf den Bazillen von Shiga-Kruse. Die Formen sind aber nicht immer zu unterscheiden, auch nicht durch die bakteriologische Untersuchung. Im Zweifelsfalle gibt die Agglutinationsprobe, über 1:400, die Diagnose, die auch nach Abauf der Krankheit noch positiv bleiben kann. Doch bevorzugt die Pseudodysenterie die Kinder unter 2 Jahren (Göppert), die echte Dysenterie beteiligt immer auch die Erwachsenen. Bemerkenswerterweise bevorzugt die Ruhr, wie die gewöhnlichen Ernährungsstörungen, den Hochsommer.

Der Beginn geschieht oft mit toxischen Krämpfen, Ikterus mit Somnolenz, mehrtägigem Fieber, heftigem Stuhldrang ohne wesentliche Kolikschmerzen. Danebenher laufen choleraartige, häufig auch harmlose leichte Fälle. Blutig-eitrige Stühle sind immer verdächtig auf Ruhr, sie kommen aber auch bei der gewöhnlichen Kolitis, auch im Gefolge von Grippe, Masern, Sepsis, Genickstarre vor. Auf der Höhe der Krankheit fehlt der Stuhlkot. Es gibt schwere Fälle ohne Tenesmus, wo der Stuhl kein Blut oder Eiter mitbringt, die aber gleichwohl lebensbedrohend verlaufen. Die primär bösartigen Fälle veranlassen tiefnekrotische Darmveränderungen und führen zu Entkräftung und Tod. Bei Säuglingen ist der Stuhl oft porzellanartig. Bei älteren Kindern ist manchmal die Flexura sigmoidea und das absteigende Kolon druckempfindlich und palpabel. In den letzten Tagen können Untertemperatur und Sepsis sich einstellen. Als Komplikationen gesellen sich oft Pneumonien, Nephritis usw. hinzu, besonders häufig folgen Ernährungsstörungen nach. Der vereinzelte Fall ist vielfach schwer von der einfachen akuten Kolitis abzutrennen, der toxische Beginn von alimentärer Intoxikation. Die blutigen Stühle geben die Möglichkeit der Verwechslung mit Invagination. Bei Dysenterie ist aber der Leib flach oder eingezogen, bei Invagination wird er groß. Seltener kommt die Abgrenzung gegen Typhus oder Cholera in Frage.

In seltenen Fällen erleiden exsudative Kinder Anfälle mit ruhrartigen Stühlen, die zahlreiche eosinophile Zellen enthalten (eosinophile Darmkrisen).

Chronische Ernährungsstörungen.

1. Dystrophien.

1. Einfache Dystrophien (früher Bilanzstörungen genannt). Der Ernährungszustand ist verschlechtert, der Turgor der Weichteile herabgesetzt, die Haut trocken und blaß. Durchfälle fehlen in der Regel. Die meist entstehende Magerkeit entsteht langsam durch Mangel an Zunahme, nicht durch direkte stärkere Abmagerung. Auch das Längenwachstum kann leiden. Die Temperaturen zeigen leichte Störungen.

a) Der Milchnährschaden (Czerny-Keller) bildet hier die bestcharakterisierte Ernährungsstörung und ist gekennzeichnet durch die festen alkalischen Seifenstühle (siehe S. 210). Es zeigt sich bei kalorisch ausreichender und unverdorbener reichlicher Nahrung ein Zurückbleiben des Körperbaus hinter der Norm, ohne wesentliche sonstige krankhafte Begleiterscheinungen, speziell bei festen Stühlen, z. B. bei 100 und mehr Kalorien pro Kilo im 2. Quartal, wobei ein grobsichtlicher Grund fehlt. Die Störung entwickelt sich bei einseitiger oder vorwiegender Milchnahrung. Das Körpergewicht schwankt zwischen Stillstand und mäßigen Abnahmen, wodurch es im Laufe der Monate zu Atrophie kommen kann. Die Haut wird blaß und bekommt einen Stich ins Gelbliche. Der Bauch wird groß, meteoristisch. Der Turgor der Weichteile, der Tonus der Muskulatur sinken stark, die motorischen Leistungen sind verzögert, was zum Teil auf der häufig begleitenden Rachitis beruht. Damit im Zusammenhang entwickeln sich oft Schweiße, Anämie und Spasmophilie. Die Temperaturen sind schwankend. Ab und zu besteht Erbrechen. Das pathognomonische Symptom sind aber die Seifenstühle. Der Milchnährschaden entwickelt sich oft auch ohne übermäßige Milchzufuhr, wobei konstitutionelle Momente, vorausgegangene Infekte und andauernder Zimmeraufenthalt (im Winter) die Disposition liefern. Besteht Hydrolabilität, so verlieren die Kinder manchmal sehr rasch an Gewicht und gehen in Dekomposition über.

Diagnostisch wichtig ist es, daß Vermehrung der Milch keine Besserung bringt (paradoxe Reaktion), öfters aber Vermehrung der Kohlehydrate ohne Verminderung der Milch. Man kann sogar sagen, daß der Milchnährschaden auf einem besonders großen ungedeckten Kohlehydratbedürfnis beruht.

Differentialdiagnostisch zu berücksichtigen sind darmgesunde Kinder, die durch frühere Erkrankungen stark im Gewicht zurückgeblieben sind. Solche brauchen zum Gedeihen oft 120—140 Kalorien, nehmen also bei Milchvermehrung in der Nahrung auf solche Mengen zu. Kinder mit Milchnährschaden tun dies nicht.

Der Nahrungsbedarf des untergewichtigen Kindes ist eben prozentual höher als bei vollgewichtigen. Man darf annehmen, daß das erstere Kind zum Gedeihen mindestens so viel Kalorien braucht, als ein gleichaltriges Kind von Sollgewicht[1]) zur Erhaltung brauchen würde. Beispiel: Ein normales Kind von 6 Monaten und 7 Kilo braucht etwa 90 Kalorien pro Kilo = 630 im Tag. Seine Erhaltungsdiät ist 75% davon = 475 Kalorien. Demnach braucht ein untergewichtiges Kind von 6 Monaten und 4 Kilo Gewicht zum Gedeihen nicht bloß 360 Kalorien, sondern etwa 475.

Die richtige Diagnose des Milchnährschadens wird durch den Erfolg der Behandlung bestätigt. Oft genügt schon Milchverminderung und Kohlehydratvermehrung (Mehl). In hartnäckigen Fällen tritt der Erfolg erst ein, wenn Malzextrakt zugefügt wird, sei es als Beigabe in gewöhnlicher Form, oder als Kellersche Malzsuppe oder Maltosan.

Finkelstein nannte früher den Milchnährschaden eine Bilanzstörung, weil hier bei kalorisch genügender Nahrung der zu erwartende Nutzeffekt ausbleibt. Eine ähnliche Störung ist gekennzeichnet durch das verzögerte und ungenügende Gewichts- und Längenwachstum bei ordentlichen Stühlen, die aber nicht Seifenstühle sind. Hier hilft auch die Therapie des Milchnährschadens nichts. Steigerung der Nahrung über das Normale bringt keine Verbesserung des Wachstums, sondern führt zur Dyspepsie. Hier liegen angeborene Störungen des Wachstumstriebes vor (Hypoplasie), oft schwer zu unterscheiden von verzögerter Entwicklung durch ungeeignete Nahrung (Hypotrophie), vgl. S. 31.

b) Der Mehlnährschaden entwickelt sich auf Grund ausschließlicher oder überwiegender Mehlnahrung, um so leichter und stärker, je jünger das Kind ist. Es handelt sich um eine besondere Form der Inanition, die früher oder später gerne in Dekomposition übergeht. Anfänglich bleibt das Aussehen gut, oft wird es aber schwammig, die Haut grau. Nicht selten entsteht eine elektrische Überregbarkeit der peripheren Nerven. Bei Mehlfütterung ohne Salzzugabe kann die atrophische Form des Mehlnährschadens mit starker Austrocknung und Hypertonie der Muskeln bei bräunlichroter Hautfarbe auftreten. Bei reichlicher Salzzugabe entsteht bei Hydrolabilen leicht die hydrämische Form (Rietschel), die zu starkem Ödem führen kann. Die Stühle sind anfänglich fest, bräunlich. Sie werden leicht sauer, schaumig und schleimig. Starke Gewichtsschwankung und Neigung zu Infekten aller Art (Soor, Pyelitis, Pyodermien usw.) zeigen das Gefährliche dieser Störung. In schweren Fällen kann eine Xerosis der Hornhaut auftreten (Mangel an Milchfett).

c) Dystrophie bei ungenügender Ernährung. Sie entwickelt sich langsam, wenn das Kind lange Zeit zu wenig Nahrung erhält, so infolge zu starker

[1]) Gewicht des normalen Kindes von entsprechendem Alter.

Verdünnung der Nahrung oder infolge von mangelndem Appetit oder bei Inanition durch anhaltendes Erbrechen. Bei älteren stark unterentwickelten Säuglingen unterschätzt auch der Arzt manchmal den Nahrungsbedarf, der 110—130 Kal. pro Kilo betragen kann. Kalte Hände und Füße, Neigung zu Untertemperaturen im kühlen Zimmer geben einen Fingerzeig für die ungenügende Kalorienzufuhr. Ein mangelndes Gedeihen bei kalorisch ausreichender Nahrung kann auch ein Vorläufer von Barlow sein. Im 4.—5. Monat stellen sich Gewichtsstillstand ein, verminderte Immunität, Neigung zu hartnäckigem Fieber und zu Infektionen. Das spontane Auftreten kleinster Blutungen auf Haut und Schleimhäuten, ein positives Rumpelsches Zeichen verraten den beginnenden Barlow (Finkelstein).

2. **Dyspeptische Form der Dystrophie** (chronische Dyspepsie). Reizerscheinungen des Magendarmkanals mit häufigen dünnen und gärenden (sauren) Stühlen. Magenentleerung oft verzögert. Rasche beträchtliche Gewichtsverluste fehlen; bestehen solche, so handelt es sich schon um Dekomposition oder toxische Dyspepsie. Die Stühle enthalten oft unverdaute Nahrungsreste (Fett, Mehl). Eine Dystrophie zeigt sich oft auch bei richtiger und ausreichender Nahrung, als Vorstufe der Dyspepsie, wo die Stühle aber noch nicht deutlich dyspeptischen Charakter angenommen haben.

Bei den chronischen Zuständen des Nichtgedeihens, die man als Dystrophien zusammenfaßt, braucht es im einzelnen Falle oft längere Zeit der Beobachtung und funktioneller Prüfung, bis man zu einer genauen Diagnose gelangt. Nimmt ein solches Kind bei einfacher Normalnahrung ($^1/_{10}$ des Gewichtes an Milch, $^1/_{100}$ an Kohlehydraten) in einigen Tagen nicht zu, so ist der Nahrungsbedarf größer als ihm angeboten wurde (Dystrophie durch Unterernährung), oder es braucht mehr Kohlehydrate (Milchnährschaden), oder es liegt ein Infekt vor. Es kann sich auch um die dyspeptische Form der Dystrophie handeln oder um eine konstitutionelle Hypoplasie, die nicht zu beeinflussen ist.

Bei älteren Säuglingen entwickelt sich bisweilen eine Mageninsuffizienz. Sie kennzeichnet sich durch schwere Anorexie, Mattwerden, Nichtgedeihen, Gewichtsstillstand, vermindertem Turgor (Blühdorn).

2. Dekomposition.

Tritt zur Dystrophie, besonders zur dyspeptischen Form, eine stärkere Schädigung alimentärer oder infektiöser Natur hinzu, so entwickelt sich leicht eine schwere Störung, durch rasch fortschreitenden Körperschwund (Dekomposition, Atrophie) gekennzeichnet. Wir sehen demnach in der Dekomposition einen Folgezustand der einfachen oder dyspeptischen Dystrophie auftreten.

Die Bezeichnung Dekomposition (Finkelstein) deutet schon an, daß hier die Ernährungsstörung sich parenteral geltend macht und Körpersubstanz einschmilzt. Es kommt zu starkem Wasser-, N- und Alkaliverlust des Darmes und des Körpers, entsprechend zu vermehrter Ammoniakabgabe durch den Urin. Dyspeptische Erscheinungen, die längere Zeit dauern oder sich öfters wiederholen, führen so zu starker Körperabnahme, die bald langsamer, bald schneller erfolgt, und damit eben zur Dekomposition. In vorgeschrittenen Fällen treffen wir starken Schwund des Fettgewebes, greisenhaftes Aussehen, großen Mund mit sattroter Schleimhaut, blaßgraue trockene Haut, Rötung der Fußsohlen, meteoristisch gespannten oder weichen Leib (Abb. 227). Die Muskeln können hypertonisch oder atonisch sein. Anfänglich besteht große Unruhe, häufiges Schreien, andauernder Hunger und Durst, so daß das Kind die ganze Faust in den Mund steckt.

Der Puls wird oft langsam (100—80—70), auch unregelmäßig. Es bestehen Untertemperaturen von 36,7—36,0 und weniger neben starken subfebrilen, selbst febrilen Schwankungen infolge der Darmgärungen oder parenteraler Infektion. An kühlen Tagen stellen sich besonders leicht Untertemperaturen ein, da die Kinder ihre Reserven aufgezehrt haben und gewissermaßen von der Hand in den Mund leben. Ungemein häufig kommt es zu Präödemen (siehe S. 44), zu Ödemen und zu Zyanose. Die Atmung ist manchmal unregelmäßig und zeigt verlangsamtes Exspirium.

Der Stuhl ist meist dyspeptisch, zeitweise bei Besserung oder knapper Ernährung kann er auch normal werden. In einzelnen schweren Fällen wird er durch Blutbeimengungen schwärzlich (Duodenalgeschwür).

Das hervorstechende Merkmal ist die Größe und Schwere der paradoxen Reaktion. Leichte Änderungen der knappen Diät, Infektionen irgend-

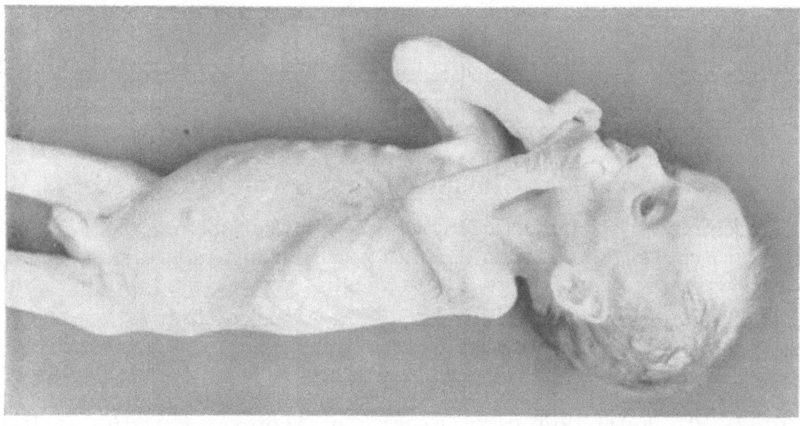

Abb. 227. Schwere Dekomposition. 9 Monat. Charakteristische Handhaltung.

welcher Art führen zu gefährlichen Störungen und raschen Gewichtsstürzen. Die Neigung zu Infektionen mancher Art (Pyodermien, Soor, Pyelitis, Otitis, Bronchitis) ist geradezu charakteristisch. Die Kinder ertragen nur ganz kleine Mengen Nahrung ohne Schädigung. Vermehrung derselben führt häufig zu schweren und stürmischen Störungen mit starkem Gewichtsabfall, was eben anzeigt, daß es sich nicht um eine bloße Dyspepsie handelt, sondern um eine tiefergreifende Schädigung des ganzen Organismus, mit pathologischen Wasser- und Salzverlusten. Bestehende Hydrolabilität äußert sich in der Neigung zu Ödemen, andererseits in den starken Wasserverlusten bei der Reversion.

Der Verlauf ist meist protrahiert. Verschlimmerung wechselt mit Besserung. Sehr häufig erfolgt der Tod plötzlich und unerwartet im Kollaps und dies besonders auf Hungerdiät hin, häufig auch unter toxischen Erscheinungen, die sich schon bei unbedeutender Steigerung der Nahrung einstellen können, oder unter allmählichem Auslöschen mit Untertemperaturen.

Die Diagnose muß vor allem eine Verwechslung mit der viel günstigeren Dyspepsie ausschließen. Wiederholte Dyspepsien, Untertemperaturen, Abmagerung auch mäßiger Art, rasche Gewichtsverluste, Neigung zu parenteralen Infektionen weisen auf Dekomposition hin. Die Entscheidung bringt die Reaktion des Kindes auf die Nahrung. Stellt sich bei mäßigen Nahrungsmengen eine paradoxe Reaktion ein, heftiger Durchfall, beträchtliche Gewichtsabnahme, treten auch bei kleinen Nahrungsmengen und unbedeutenden Verschiebungen in der Zusammensetzung deutliche und hartnäckige Störungen auf, so besteht meist eine Dekomposition. Besonders die Untertemperaturen, der Kollaps, die Pulsverlangsamung und der bedeutende Gewichtsverlust auf Nahrungsentzug (gefährlich!) sind für die Diagnose wichtig. Bei der Heilung der Dekomposition ist zu beachten, daß zuerst oft eine scheinbare Verschlimmerung eintritt, dann kommt es zur Reparation (Periode der Besserung des Allgemeinzustandes und der Toleranz, ohne Zunahme des Gewichts) und schließlich zu Gewichtszunahme.

Starke Atrophie aus anderer Ursache (Tuberkulose, Pylorusstenose, Inanition durch ungenügende Nahrungszufuhr) muß natürlich ausgeschlossen werden. Inanitionszustände haben in ihrem Wesen vielfach Gemeinsames mit der Dekomposition und erfordern eine ähnliche Behandlung im Beginn, obschon die Prognose besser ist. So kann man Fälle von Pylorusstenose, die in äußerst elendem und abgemagertem Zustande der Rammstedtschen Operation unterzogen wurden, meist schon nach wenigen Tagen mit vollen Nahrungsmengen ernähren.

Dekomposition und Hungerzustand sind aber nicht immer leicht zu unterscheiden. Dabei ist die Anamnese wichtig. Eine langsame Abnahme spricht für Inanition, eine rasche und ungleichmäßige für Dekomposition.

Ernährungsstörungen des Brustkindes.

Solche schlimmer Art sind relativ selten. Hier sei nochmals hervorgehoben, daß dyspeptische Stühle keinen Grund zu Nahrungsänderungen bieten, solange ungestörtes Gedeihen anhält. In den ersten Wochen sind dünne, schleimige Stühle fast als normal zu bezeichnen. Eine starke Dyspepsie der ersten Wochen bei wesentlich gestörtem Allgemeinbefinden ist aber verdächtig auf enterale oder parenterale Infektionen. In diesem Falle verschwindet der physiologische angenehm säuerliche Geruch des Bruststuhls. Bei überfetter Frauenmilch (6—7—9 $^0/_0$ Fett) kann es zu Erbrechen, Anorexie, Fettstühlen, Verstopfung und Gewichtsstillstand kommen (Slawik), eine Störung, die in unseren Gegenden selten ist. Eine Fettbestimmung läßt sich leicht machen mit dem Azidbutyrometer von Gerber. Da die ersten der Brust entnommenen Portionen fettarm sind, der Fettgehalt der Milch mit zunehmender Entleerung immer fettreicher wird, so benutzt man zur Fettbestimmung am sichersten einen Teil der ganzen Tagesmenge, die also der Brust durch Abpumpen oder Abspritzen entnommen werden muß. Eine zu milchreiche Ammenbrust führt zu Unruhe, Erbrechen, Meteorismus, Flatulenz und vermehrten Stühlen. Ein Milchfehler, d. h. ungeeignete Beschaffenheit der Milch, also etwa die erwähnte Überfettung, ist nur ungemein selten die Ursache einer Ernährungsstörung beim Brustkind, so häufig sie auch in Laienkreisen angenommen wird. Sofern das Kind nicht zu viel Milch erhält oder zu wenig (Milchmangel, zu schwer gehende Brust), erweist sich darum ein Ammenwechsel sozusagen stets als nutzlos, da die Ursache der Störung oder des Nichtgedeihens am Kinde haftet.

Relativ häufig begegnet man der Unterernährung an der Brust. Sie ist die Folge von Hypogalaktie oder schwer gehender Brust oder von Trinkfaulheit, Neuropathie, Erschwerung des Trinkens (Koryza), häufigem Erbrechen usw. Die eintretende Inanition ist von seltenen, zähen, dunklen Stühlen begleitet. Der Leib ist flach, die Diurese spärlich. Manchmal sind die Stühle aber auch dyspeptisch (Hungerdyspepsie). Die Inanition gibt sich durchaus nicht immer durch Schreien kund.

Wenn nicht eine schwere Infektion vorliegt, so geht eine vorhandene Störung selten über das Stadium der Dyspepsie hinaus. Häufig stellt sich dabei das Bild der Kolik ein mit Flatulenz, Blässe, Unruhe und Intertrigo. Ursache ist oft Überfütterung an milchreicher Brust. Ist die Dyspepsie Folge parenteraler Infektion (Grippe, Pyelitis), so zeigt sich meist ein im Verhältnis zu den Darmerscheinungen verhältnismäßig starkes Fieber. Entwickelt sich eine Dystrophie, so erscheint sie fast stets in der dyspeptischen Form.

Häufig ist die Dyspepsie konstitutioneller Ursache. Ein Ammenwechsel erweist sich als nutzlos. Es handelt sich gewöhnlich um neuropathische und exsudative Diathese, woraus sich der starke Intertrigo, die Unruhe, Schlaflosigkeit und Schreckhaftigkeit erklären. Das Gedeihen ist mangelhaft (Dystrophie), wozu auch noch das anhaltende Erbrechen beiträgt. Dieses habituelle, hartnäckige, oft kaum zu beeinflussende Erbrechen erweckt bisweilen den Verdacht auf Pylorusstenose. Sichtbare Magenperistaltik fehlt aber und der Stuhl ist häufig und dünn. Das mangelnde Gedeihen wird durch Anorexie begünstigt. Oft gedeihen die Kinder erst, wenn sie Kaseinzulage erhalten oder 1—2 Flaschen Kuhmilchmehlnahrung im Tage.

Frühgeborene und Debile nehmen bisweilen trotz guter Ernährung bei Frauenmilch einige Wochen nicht zu, ohne daß man dafür eine Ursache findet. Es kommt dies sogar ab und zu bei ausgetragenen normalen Neugeborenen vor.

Verstopfung kann durch schwache Peristaltik und ungewöhnlich starke Resorption bedingt sein. Manchmal handelt es sich um ungenügende Nahrung oder Pylorusstenose.

Als Ausdruck der Neuropathie aufzufassen sind die seltenen Fälle, die beim Anlegen an die Brust Kollaps und Ohnmachtsanfälle bekommen. Nur höchst selten ereignet es sich, daß ein neuropathisches Kind, das wegen Ernährungsstörung von Kuhmilch auf Frauenmilch gesetzt wurde und das nun wieder Kuhmilch erhält, schon auf minimale Mengen (schon auf 5—10 g!) schwer erkrankt, eine Erscheinung, die wohl eine Anaphylaxie gegen Kuhmilch darstellt. Kollaps, Durchfall, Fieber, Gewichtssturz, Zuckerausscheidung stellen sich ein: das Bild der alimentären Intoxikation.

Die Ernährungsstörungen der älteren Kinder (jenseits des 1. Jahres) erheischen noch einige Bemerkungen. Die akute Dyspepsie kann bei heftigem Auftreten ausnahmsweise ein ähnliches Bild machen wie die alimentäre Intoxikation des Säuglings: Erbrechen, Fieber, Somnolenz oder Koma (Koma dyspepticum), selbst von Krämpfen begleitet, unregelmäßigen Puls, Eiweiß und Zylinder im Urin. Meist liegt eine starke Magenüberladung zugrunde. Auffallend ist oft der starke Azetongeruch der Exspirationsluft, auch der Urin ist stark azetonhaltig. Nach einigen Tagen entwickelt sich bisweilen ein Icterus catarrhalis. Diagnostisch kommen in Betracht Appendizitis, Typhus und Meningitis. Die rasche Besserung nach Nahrungsabstinenz während 1 bis 2 Tagen hilft zur Diagnose.

Länger dauernde oder chronische Dyspepsie trotz sorgfältiger Diät zeigt, daß eine tiefere Ursache vorliegt, entweder infektiöser Art oder konstitutionelle Schwäche. Zeiten von Besserung und Verschlimmerung wechseln ab, ordentliche Stühle mit solchen, die Blut und Eiter zeigen. Im Vordergrund steht häufig die Gärung der Kohlehydrate. Bei schlaffen anämischen Kindern tritt oft auch eine Atonie des Magens hervor mit hartnäckiger Appetitlosigkeit und Erbrechen.

Diagnostisch keine wesentlichen, therapeutisch große Schwierigkeiten bietet **die chronische Verdauungsinsuffizienz jenseits des Säuglingsalters**, der intestinale Infantilismus (Herter). Das chronische Leiden entwickelt sich schleichend am Ende des Säuglingsalters oder im zweiten Jahr. Charakteristisch ist monate- und jahrelanger Stillstand in Gewicht und Länge (siehe Abb. 212). Häufig ereignen sich unerklärliche Gewichtsstürze und -zunahme als Zeichen tiefer Störungen des Salzstoffwechsels, es besteht Neigung zu Ödemen, somit starke Hydrolabilität. Bei langer Dauer stellt sich eine Osteoporose der Knochen ein (Röntgenbild), in derem Gefolge ich schon mehrfach Spontanfraktur der langen Röhrenknochen erlebte. Die Stühle können zeitweise gut sein, sind aber meist auffallend groß, gärend, infolge schlechter Fettverdauung auch atlasglänzend. Die Gärungsdyspepsie ist sehr ausgesprochen, oft fehlt freie Salzsäure im Magen. Es bestehen Meteorismus, schlaffe Bauchdecken, **Pseudoaszites.** Längere Perioden von Verbesserung und Verschlimmerung wechseln ab. Kleine Toleranzbreite. Die Kinder sind verdrießlich und anspruchsvoll und verlangen hartnäckig Berücksichtigung ihrer eigenartigen Gewohnheiten. Die psychische Behandlung, die von mancher Seite als wichtig erachtet wird, hat mir selten Besonderes geleistet. Zwei Fälle meiner Beobachtung waren mit schwerer Anämie verbunden, die große Ähnlichkeit bot mit dem Perniziosa-Typus.

Als Enteritis membranacea erscheint öfters bei älteren Kindern nervöser Konstitution eine chronische Darmstörung, bei der sich ab und zu lange häutige Schleimfetzen im Stuhle zeigen. Bisweilen scheint Fleischüberfütterung im Spiele zu sein.

Darmtuberkulose ist häufig vom 3.—4. Jahre an. Sie macht neben zeitweisem Fieber Diarrhöen, abwechselnd mit Verstopfung, oft unverdaute, fettreiche, zeitweise blutige Stühle, Leibweh, Abmagerung. Der große Bauch ist zuweilen druckempfindlich. Die Stühle enthalten ab und zu Tuberkelbazillen. Oft führt erst eine tuberkulöse Peritonitis, Darmstenose (Abb. 217) oder Perforativperitonitis zur Diagnose. Die Darmtuberkulose kann aber auch latent ohne Diarrhöen verlaufen.

Über die infektiösen Magendarmstörungen siehe S. 224.

Nervöse Magendarmleiden.

Bei Säuglingen ist **die angeborene hypertrophische Pylorusstenose** am wichtigsten. In den ersten zwei Wochen, häufiger von der zweiten bis sechsten Woche, beginnt schweres Erbrechen im Bogen, häufig auch bei Brustkindern. Daneben besteht Stuhlverhaltung, eine sichtbare wellenförmige Peristaltik des aufgetriebenen Magens bei kleinem Abdomen (siehe Abb. 213 und S. 195). Die Inanition führt bis zum Tode.

Gegen schweres habituelles Erbrechen spricht die starke Peristaltik. Diese kann allerdings auch noch bei der sehr seltenen Duodenalstenose auftreten. Bis jetzt sah ich einen einzigen Fall von habituellem Erbrechen, der einmal so starke Peristaltik zeigte, daß er Pylorusstenose vortäuschte und mich fälschlicherweise bewog, das Kind operieren zu lassen. Peritonitische Stränge oder Verkürzung des Ligamentum hepatoduodenale sind ebenfalls selten, die ein ähnliches Bild machen können. Die schmerzhaften Würgkrämpfe, welche schwere Fälle begleiten können, sind nicht wohl zu verwechseln mit der Rumination. **Die Hirschsprungsche Krankheit** ist leicht von der Pylorusstenose zu unterscheiden (s. S. 195).

Das habituelle und unstillbare Erbrechen der Säuglinge, der sogenannte

einfache Pylorospasmus[1]), ist nicht selten und kann bis zu tödlicher Inanition führen. Er entsteht oft im Anschluß an eine Dyspepsie oder Infektion. Eine ausgesprochene Peristaltik des Magens fehlt. Meist ist Diarrhöe vorhanden. Oft wird freie Salzsäure vermißt. Heilung durch Frauenmilch. Manchmal wirkt entrahmte Kuhmilch am besten.

Das periodische Erbrechen (azetonämisches Erbrechen) älterer Kinder trifft man hauptsächlich in den besser situierten Ständen im Alter von 3—8 Jahren (siehe S. 207). Es handelt sich meist um neuropathische, oft verzärtelte Kinder. Es ist zum Teil vielleicht ein Äquivalent der Migräne.

Nervöse Anorexie darf nur diagnostiziert werden, wenn weder am Magendarmkanal noch irgendwo an einem Organ eine Störung nachzuweisen ist. Sie ist meist psychisch bedingt. Öfters entsteht sie auf hysterischer Grundlage. In den meisten Fällen besteht aber die Appetitlosigkeit des Kindes nur in der Einbildung der Eltern, welche glauben, ihr Kind durch kräftige Nahrung und durch zwangsweise Fütterung stärken zu können.

Durch Nahrungszwang entsteht oft nervöses Erbrechen als Gewohnheitsreflex, aus Ekel gegen Überfütterung oder gewisse Speisen. Die Diagnose des nervösen Erbrechens darf nicht leicht gestellt werden, da in einzelnen Fällen sich dahinter ein Hirntuberkel (Tuberkulinprobe?) oder sonst ein schleichendes Hirnleiden (Tumor, Stauungspapille?) verstecken kann.

Die stenosierenden Störungen des Darmkanals

haben schon Berücksichtigung gefunden bei der Besprechung des Erbrechens, des Stuhlgangs und der sichtbaren Peristaltik. Hier seien nur noch einige der wichtigsten Affektionen, die in Betracht fallen, in ihren Haupterscheinungen skizziert.

Angeborene Darmverschlüsse betreffen am häufigsten den After und sind hier bisweilen leicht zu beseitigen, oder das Rektum, sodann das Duodenum oder das Ileum. Es kann auch Strangabschnürung vorliegen infolge fötaler Peritonitis. Ein Passagehindernis im oberen Teil des Verdauungskanals führt zu Erbrechen unverdauter Nahrung, zu schwacher Diurese und Abmagerung.

Die Hirschsprungsche Krankheit, die angeborene Dilatation und Hypertrophie des Dickdarmes, führt oft schon bald nach der Geburt, jedenfalls schon im ersten Jahre, zu einer hochgradigen Auftreibung des Bauches mit Verstopfung über viele Tage, zeitweiligen gewaltigen Entleerungen. Peristaltik großer Darmschlingen wird sichtbar (siehe Abb. 215). Es scheint seltener eine angeborene Erweiterung des Kolons vorzuliegen als eine verlängerte Flexur mit Knickung gegen das Rektum (siehe Abb. 216), oder krampfartige Verengerung des Afters, die zu Stauungen und Auftreibungen und sekundär zu Hypertrophie des Kolons führt.

Weit häufiger als die Hirschsprungsche Krankheit ist **die Darminvagination (Darmintussuszeption)** (siehe S. 196). Gewöhnlich ist der Verlauf akut. Tritt nicht die rettende Behandlung ein, so kommt es schon nach 1—2 Tagen zu deutlichem Ileus, Fieber, Peritonitis mit Auftreibung des Leibes, Sepsis und Tod. Bei tiefem Sitz kann der invaginierte Darmteil bisweilen vom Rektum aus gefühlt werden. Die Diagnose nimmt oft fälschlicherweise eine ruhrartige

[1]) Die verbreitete Bezeichnung Pylorospasmus sollte besser vermieden werden, da sie zu beständiger Verwechslung mit der wesensverschiedenen Pylorusstenose führt. Auch der Ausdruck Gastrospasmus ist nicht glücklich, da das Erbrechen, selbst bei Pylorusstenose, mechanisch nicht sowohl vom Magen, als vom Zwerchfell und von den Bauchdecken bewirkt wird.

Enterokolitis an, öfters noch eine Appendizitis, die aber beim Säugling nur ganz außerordentlich selten vorkommt. Bei beiden Affektionen fehlt die stark vermehrte Peristaltik. Seltener nimmt die Invagination eine chronische Form an, was nur dann möglich ist, wenn die Abschnürung nicht so stark ist, daß es zur Nekrose kommt.

Über Hernieneinklemmung siehe S. 198, über Pylorusstenose S. 195.

Starke Ansammlung von Askariden in einzelnen Darmschlingen führt nicht selten zu heftigem Leibweh, Erbrechen, sicht- und fühlbarer Peristaltik (Wurmileus), so daß man leicht Invagination annimmt oder Appendizitis. Beim Wurmileus fehlt aber fast immer das Fieber. Bei Appendizitis sind stärkere und lokalisierte Schmerzen vorhanden. Die Invagination ist schwer auszuschließen. Der Abgang von reichlichen Würmern in der letzten Zeit führt oft auf die richtige Spur, jedenfalls die Operation.

Übersicht der wichtigsten Symptome der Magendarmstörungen.

Zur Erleichterung der schwierigen Diagnose der Ernährungsstörungen beim Säugling sei hier noch auf **die Bedeutung einiger Haupterscheinungen** hingewiesen, insonderheit für die Unterscheidung der wichtigsten Formen, der Nährschäden und der Dekomposition, der Dyspepsie und Intoxikation, in welche die meisten Ernährungsstörungen der Säuglinge eingereiht werden können.

Gewicht. Stillstand, leichte Schwankungen nach oben und unten, aber ohne starke Gewichtsstürze, finden sich bei Milchnährschaden und Dyspepsie. Bei langedauerndem Milch- und Mehlnährschaden kann die mangelnde Zunahme bei fortschreitendem Längenwachstum zu Magerkeit, weniger zu Abmagerung führen, und damit schließlich zu Atrophie (Dekomposition). Starke Gewichtsabnahmen ergeben sich bei Dekomposition und bei Intoxikation oft sehr rasch und stark, bei Dekomposition auch mehr allmählich, aber andauernd und schließlich zu Atrophie führend, oft auch sprunghaft.

Unerklärliche Körperzunahme bei geringer Nahrungsaufnahme (Erhaltungsdiät oder weniger) bildet oft ein Zeichen von Präödem oder Ödem (siehe S. 44) und deutet meist auf Dekomposition. In der Heilungsperiode nach starker Abnahme ist jedoch eine unmotivierte Zunahme in der ersten Zeit auch bei Dyspepsie und Intoxikation möglich, da der Organismus zu dieser Zeit das Bedürfnis hat, seinen Wassergehalt zu erhöhen.

Starke Schwankungen im Gewicht nach oben (zum Teil als Ödem sichtbar) und unten beruhen vielfach auf konstitutioneller Hydrolabilität und stellen sich leicht ein, da wo das richtige Verhältnis von Eiweiß, Salzen, Kohlehydraten und Wasser in der Nahrung fehlt. So erklärt sich der starke Einfluß der Art der Nahrung auf die Gewichtsverhältnisse. Salzreiche und fettarme Nahrung, Buttermilch, entrahmte Milch, begünstigen den Gewichtsanstieg für einige Zeit durch Einlagerung wasserreicher Körpersubstanz, worauf nachher ohne sichtlichen Grund Gewichtsabnahme oder Stillstand durch Ausschwemmung des locker gebundenen Wassers erfolgen kann, bei eintretenden Störungen in sturzartiger Form. In ausgeprägtem Maße ergeben sich diese starken Anstiege und Abfälle nur da, wo eine Störung des Salz- und Wasserstoffwechsels besteht, so bei Dekomposition. Diese Verhältnisse haben hier sogar diagnostischen Wert. Bei fettreicher und salzarmer Kost erfolgt der Gewichtsanstieg viel langsamer und zögernder, die Zunahme ist aber dafür echter und dauerhafter, so bei Ernährung mit Frauenmilch, Eiweißmilch und Eiweißrahmmilch.

Starke Mehlfütterung führt ebenfalls gerne zu starken aber labilen Zunahmen, hauptsächlich wenn noch salzreiche Zugaben (starke Fleischbrühe, Kochsalz) erfolgen.

Gleichbleibendes Gewicht bei fortschreitender Besserung des Allgemeinbefindens (Reparationsstadium) trifft man oft nach schweren Ernährungsstörungen, besonders bei Brusternährung.

Temperatur. Schwankende Werte mit größeren Ausschlägen nach oben, bis 37,8 im After oder nach unten bis 36,6 finden sich häufig bei Dyspepsie und Dystrophie (Bilanzstörung). Die Temperatur kann bei Dyspepsie vorübergehend bis auf 38 oder 38,5 ansteigen.

Hohe Temperatur, 39—40°, findet sich bei alimentärer Intoxikation, bei enteraler und parenteraler Infektion. Verschwinden nach Weglassung der Nahrung, bei Einschiebung eines Teetages, spricht für reine alimentäre Intoxikation. Bei schwülem heißem Wetter und übermäßig warmer Bekleidung muß man in dumpfen Großstadtwohnungen auch an die Möglichkeit eines Hitzschlages denken. Das rasche Verschwinden des Fiebers auf ein kühles Bad und leichte Bekleidung wäre hier zu erwarten. Im Brutschrank und bei reichlichen Wärmeflaschen kommt oft eine Wärmestauung bis auf 39° und mehr zustande, um so eher, je jünger das Kind ist. Die Ursache klärt sich, wenn das Fieber beim Weglassen der Wärmezufuhr rasch verschwindet.

Ein Durstfieber kann sich bei sehr knapper Wasserzufuhr einstellen. Ein Fünftel der Säuglinge zeigt ein solches, wenn pro Kilo Körpergewicht nur 50—60 g Wasser geboten werden (Finkelstein). Bei schwer Ernährungsgestörten kann bei reichlicher Nahrungszufuhr (Eiweiß!) schon weniger starke Wasserbeschränkung erhöhte Temperaturen auslösen.

In seltenen Fällen können Verletzungen des Gehirnes oder des Halsmarkes Fieber bewirken (siehe Kapitel der Temperaturverhältnisse).

Untertemperaturen sind ein wichtiges Symptom:

1. Der Unterernährung. Selten sind sie hervorgerufen durch ungenügende Nahrungszufuhr bei guter Ernährungsfunktion, z. B. bei versiegender Brust, Pylorusstenose. Häufig durch Dekomposition, hier öfters durch fieberhafte Zacken unterbrochen. Mehrzufuhr von Nahrung, besonders von Kohlehydraten ist imstande, die Temperatur zu erhöhen. Bei sorgfältiger Pflege, Wärmekrügen usw. tritt die Untertemperatur häufig nicht in Erscheinung, leicht aber, sobald man das Kind längere Zeit entblößt oder es nur dünn bekleidet oder bei kühlem Wetter ins Freie bringt.

2. Es kann aber auch die Abkühlung an sich beim gesunden Säugling Untertemperaturen veranlassen, hervorgerufen durch ungenügende Bekleidung, kalte Außentemperatur, oder bei gesunden Frühgeborenen, die am ersten oder zweiten Tag nach der Geburt bei kühlem Wetter, es braucht nicht Winter zu sein, ins Freie gebracht werden (z. B. ins Spital). Frühgeborene erleiden dadurch oft eine Abkühlung bis auf 32, selbst 30°. Die mangelhafte Wärmeregulierung dieser Altersstufe, die sukkulente stark durchblutete Haut vereinigen hier ihre abkühlende Wirkung bis zur tödlichen Schädigung. Selbst ausgetragene Neugeborene können unter den angeführten Umständen eine Abkühlung um mehrere Grade erfahren. Diese Gefahren müssen den Arzt veranlassen, Frühgeborene und zarte Säuglinge nur selten und immer rasch zu untersuchen und nur teilweise, auf kürzeste Zeit zu entblößen. Das beste Mittel gegen solche Untertemperatur ist ein heißes Bad (37—41°).

Ich habe es als nützlich empfunden, bei allen jüngeren oder schwächlichen Säuglingen, die ins Freie gebracht werden, vor und nach dem Ausgang die Aftertemperatur zu bestimmen. Sinkt sie um mehr als 0,2° C, so zeigt dies an, daß die Kleidung ungenügend war, oder daß die Ernährung gestört ist.

Meist wird dann eine Dekomposition vorliegen, worauf oft schon ein schwaches oder fehlendes Fettpolster hinweist.

Pulsverlangsamung findet sich bei Lebensschwäche, bei Inanition und Abkühlung, besonders häufig bei Dekomponierten, hier öfters mit Irregularität verbunden. Der langsame Puls bei dekomponierten Säuglingen (70—100) täuscht leicht über den Ernst des Zustandes.

Atmung. Vertiefte Atmung, pausenlos und beschleunigt, ist eine häufige Begleiterscheinung der alimentären Intoxikation. Sie wird oft fälschlich als Zeichen von Pneumonie aufgefaßt.

Sensorium. Apathie und leichte Somnolenz bis zu schwerstem Koma ist ein wichtiges Glied im Symptomenkomplex der alimentären Intoxikation. Apathie ist auch ein häufiges Zeichen von Schwäche, z. B. bei Dekomposition.

Muskelhypotonie ist häufig bei Milchnährschaden, Rachitis und schweren atrophischen Zuständen. Muskelhypertonie findet sich oft bei Mehlnährschaden, auch sonst bei chronischen Ernährungsstörungen, bei vielen Zerebralleiden.

Albuminurie ist häufig bei alimentärer Intoxikation. Daneben finden sich meist viele Zylinder und Urate. Albuminurie, welche durch die viel häufigere Pyelozystitis verursacht wird, erkennt man an den zahlreichen Leukozyten und Bakterien. Eiweiß und Zylinder bei einfacher Dyspepsie deuten auf eine infektiöse Ursache.

Glykosurie weist meist auf alimentäre Intoxikation hin. Bei zarten Frühgeborenen ist sie ohne großen Belang und beruht auf Fermentmangel.

Erbrechen ist bei allen Störungen sehr häufig. Oft entsteht es auf infektiöser oder neuropathischer Grundlage und kann sich, wenn einmal aufgetreten, ohne tiefere Ursache monatelang halten. Heftiges bogenweises Erbrechen neben Verstopfung ist verdächtig auf Pylorusstenose, Darmverschluß (eingeklemmter Bruch?) oder Meningitis, findet sich aber auch oft bei den verschiedensten akut einsetzenden Infekten (Pyelitis usw.).

Verstopfung an der Brust deutet oft auf ungenügende Milchsekretion, bzw. -Aufnahme (Saugschwäche).

Trockene, graue, harte, wurst- oder nußförmige, stark alkalisch reagierende käsig riechende Stühle (Seifenstühle) beim Flaschenkinde sind charakteristisch für Milchnährschaden. Unter normalen Verhältnissen treten die Seifenstühle bei eiweiß- und kalkreicher Nahrung auf.

Diarrhöen sind nicht immer der Ausdruck einer Darmgärung, sondern bisweilen die Folge ungenügender Nahrung (Hungerdiarrhöen) und zu geringer Kohlehydratzugabe. Im Gegensatz zu den Gärungsdiarrhöen bessern sich diese durch Nahrungsvermehrung. Hungerdiarrhöen ergeben meist alkalische Reaktion des Stuhles, Gärungsdiarrhöen saure, sofern die Darmsekrete nicht allzu reichlich sind.

Häufige dünne Stühle bei Frauenmilch, schleimig-grünlich mit gelben Seifenbröckeln sind in den ersten Monaten oft vorhanden und verlangen bei gutem Gedeihen keine Behandlung.

Über die diarrhöischen Stühle bei künstlicher Ernährung siehe S. 209.

Starke Schleimbeimengung zum diarrhöischen Stuhl weist oft auf infektiöse Grundlage hin. Schleimig-blutig-eitrige Stühle mit Tenesmus erscheinen bei Enteritis follicularis und bei Dysenterie.

Puls.

Die Untersuchung geschieht womöglich im Schlafe, sonst am besten am Ende der Untersuchung, aber vor einem unangenehmen Eingriff, z. B. vor der Racheninspektion. Die Differenz im Beginn und am Ende der Untersuchung gibt übrigens wertvolle Fingerzeige. So läßt die nachträgliche Verminderung gegenüber dem Beginn auf ein erregbares Nervensystem schließen. Die Untersuchung geschieht am besten an der Radialis mit warmer Hand. Beim kleinen und unruhigen Kind benutzt man vorteilhaft beide Hände, die eine zur Entspannung des Armes und zur richtigen Festhaltung des Kindes. Die Uhr muß dabei aufs Bett oder auf einen nebenstehenden Tisch gelegt werden. Die Zählung soll mindestens 60 Sekunden dauern. Zwang hilft nichts und macht störrische Kinder noch ungebärdiger. Hier hilft Abwarten, Ablenkung, Untersuchung unter der Decke.

Physiologisch ist die Frequenz bei Neugeborenen 120—140 in der Minute. Sie schwankt in den ersten Monaten stark und beträgt Ende des ersten Jahres ca. 110—100, mit 5 Jahren 100, mit 10 Jahren 80—85 bei Knaben und 85—90 bei Mädchen. Alle diese Zahlen gelten für den ruhigen Schlaf. Im Wachen beträgt die Frequenz 10—40 mehr, je nach Alter, Temperament und Zustand. Die Differenz ist schon bei gesunden Individuen beträchtlich. Nervöse haben eher einen raschen Puls und zeigen große Labilität. Das Zahlenverhältnis zur Respiration beträgt etwa 4:1.

Beschleunigung des Pulses ist außerordentlich häufig schon bei gesunden Kindern durch Erregung, Schmerz usw. Sonst bei fieberhaften Affektionen, Infektions-, Herz- und Lungenkrankheiten, bei Neuropathie und Vasolabilität. Sehr lange anhaltend findet sie sich bisweilen bei Polyneuritis, nach schwerer Diphtherie und bei Bronchialdrüsentuberkulose. Bei zunehmender allgemeiner Schwäche und Erlahmung der Herzkraft stellen sich zunehmende Frequenz und fortschreitendes Kleinerwerden meist gleichzeitig ein.

Verlangsamung des Pulses findet sich nicht ganz selten als familiäre Eigentümlichkeit, wird aber erst bei älteren Kindern deutlich. Sodann bei Lebensschwäche, Untertemperatur, Inanition und Dekomposition, bei Hirnaffektionen mit Druckvermehrung, am häufigsten bei Hirntumor. Dann bei tuberkulöser Meningitis vorübergehend im Stadium der Reizung; bei Säuglingen fehlt diese Verlangsamung häufig. Seltener findet sie sich bei zerebrospinaler Meningitis. Nach der Geburt stellt sie sich infolge von Hirntrauma ein, später bei Kolikschmerz, Icterus catarrhalis, auch bei Nephritis und Urämie. Bei Typhus ist sie nur deutlich bei älteren Kindern. Relativ oft tritt sie bei Scharlach auf im Verlauf der zweiten Woche, wo sie ohne Bedeutung ist im Gegensatz zur Diphtherie, wo sie ein prognostisch sehr ernstes Zeichen darstellt. Häufig begegnet man ihr in der Rekonvaleszenz von akuten Infektionskrankheiten, besonders von kruppöser Pneumonie und Grippe.

Von Herzaffektionen ist es am meisten die Myokarditis, die Verlangsamung macht. Hierher zu rechnen ist die Verlangsamung bei Diphtherie, die durch Bradykardie des ganzen Herzens, aber auch durch Leitungsstörung entstehen kann.

Arhythmie findet sich oft in leichtem Maße bei jüngeren gesunden Kindern im Schlaf, nach akuten Infekten, fernerhin bei Nervösen (auch hier im Schlafe häufiger wie im Wachen), sodann bei Übelkeit und bei akuten Darminfekten. Vielfach ist sie vergesellschaftet mit Bradykardie im Gefolge von Herzaffektionen wie bei Erwachsenen, nach Diphtherie, auch bei Meningitis, speziell bei der tuberkulösen Form. Recht häufig zeigen ältere Kinder respiratorische Arhythmie, d. h. Tachykardie auf der Höhe des Inspiriums, Verlangsamung beim Exspirium. Die Träger sind vagolabile Kinder mit schlaffer Muskulatur, manchmal mit Herzdilatation. Bei Neuropathen stellen sich mitunter ventrikuläre Extrasystolen ein nach 5—6 Schlägen bei normaler Pulsfrequenz. Bei den spät auftretenden diphtherischen Herzstörungen handelt es sich großenteils um Sinusarhythmien, seltener um vorzeitige Kontraktionen oder den rasch tödlichen Herzblock. Der **Pulsus paradoxus** (Abschwächung im Inspirium) tritt oft bei schwerer Kehlkopfstenose (Krupp) auf. Selten hat er seine Ursache in Mediastinalaffektionen.

Unfühlbarwerden des Pulses finden wir bei Säuglingen häufig, wenn Herzschwäche vorliegt. Es ist dies hier kein so ganz übles Zeichen wie bei älteren Kindern, in den Fällen, wo sie durch Kontraktion der Arterie infolge von Zyanose und Kälte der Gliedmaßen veranlaßt ist. Hier bessert ein heißes Bad oft den peripheren Kreislauf in auffallender Weise und läßt den Puls wieder gut fühlbar werden. Bei fadenförmigem und schwindendem Pulse ist man genötigt, die Auskultation des Herzens zu benutzen, um die Zahl der Herzkontraktionen noch bestimmen zu können.

Der Blutdruck

läßt sich schon gut bei jüngeren Kindern messen mit dem Apparat von Riva Rocci oder v. Recklinghausen, wobei man eine schmälere Manschette als für den Erwachsenen braucht. Die Untersuchung erfordert in den ersten Jahren etwas Zeit und Geduld. Der diastolische Druck läßt sich bei älteren Kindern oft in der Ellbeuge auskultatorisch mit dem Stethoskop feststellen (Korotkow). Man komprimiert mit einer Manschette den Oberarm bis zu völligem Verschluß der Arterie. Vermindert man dann den Druck allmählich, so hört man in der Ellbeuge mit dem Stethoskop bei beginnender Eröffnung der Arteria brachialis (Erreichung des Maximaldruckes) leise Töne erscheinen. Bei weiterem Nachlaß des Druckes hört man Geräusche. Das Wiedererscheinen leiser Töne zeigt den Minimaldruck (diastolischen) Druck an.

Die ungefähren Werte bei Gesunden betragen

	systolisch (Maximum)	diastolisch (Minimum)
1 Jahr	75—80 mm Hg	60 mm Hg
6 Jahre	85—90 „ „	65 „ „
10—12 Jahre	100 „ „	70 „ „

Den Blutdruck der verschiedenen Lebensjahre kann man auch bequem nach der Katzenbergerschen Formel ausrechnen, wonach der Druck 80 plus 2 x beträgt. 80 ist der Wert für das Säuglingsalter und x bedeutet die Zahl der Lebensjahre, so daß daraus z. B. für das Alter von 5 Jahren ein systolischer Druck von 90 mm Quecksilber zu erwarten ist.

Erhöhung und Erniedrigung finden wir unter den gleichen Bedingungen wie beim Erwachsenen. Erhöhung z. B. bei Nephritis und Urämie, bei frischen Infekten, vorübergehend bei Neuropathen um 20—40 mm gegenüber der Norm, was man wohl beachten muß, ferner bisweilen bei spasmophiler Diathese.

Erniedrigung findet sich bei Ernährungsstörungen mit Säfteverlust usw., bei schweren Infekten, bei Ikterus. Rasches Sinken unter 60 mm ist bei Diphtherie ein sehr ominöses Zeichen.

Einen wertvollen Maßstab für die Leistung des Herzens und des Zirkulationssystems liefern die Sphygmobolometrie nach Sahli und die Energometrie nach Christen, die besonders gute Vergleichswerte im Laufe der Krankheit bieten. So hat Hotz an meiner Klinik mit dem Energometer den gefährlichen Nachlaß der Leistung bei der diphtherischen Herzlähmung genau verfolgen können.

Die Druckerniedrigung bei Herzschwäche verläuft mit Stauung, diejenige bei Vasomotorenschwäche ohne Stauung.

Blutgefäße.

Die Brachial- und Radialarterien sind in der Pubertätszeit oft verdickt und rigide, aber nicht geschlängelt und nicht pulsierend (Hamburger), im Gegensatz zur Arteriosklerose der Erwachsenen. Bei atrophischen Säuglingen sieht man öfters geschlängelte und pulsierende Arterien neben erhöhtem Blutdruck (Schiff). Am besten ist dies an der Brachialarterie festzustellen über der Ellbeuge bei gebeugtem Vorderarm.

Der normale Venenpuls am Halse ist wie beim Erwachsenen sichtbar, aber nicht fühlbar, wogegen der positive Venenpuls auch fühlbar ist. Über erweiterte Venen vgl. S. **43**.

Blutgewinnung. Wassermannsche Probe.

Technik der Blutgewinnung. Zu mikroskopischer Untersuchung und zur Hämoglobinbestimmung erhält man genügend Blut, wenn man mit dem Franckeschen Schnepper auf das äthergereinigte Ohrläppchen oder eine Fingerkuppe einsticht. Zur Gewinnung einer größeren Menge (2—5 ccm) für die Wassermannsche Probe usw. genügt oft auch die Fingerkuppe, wenn man vorher ein warmes Handbad gibt. Sonst schneidet man beim jungen Säugling mit einem Messer in scharfem Strich auf die plantare mediale Arterie der großen Zehe oder auf die entsprechende Arterie der 3. Phalange des Zeigefingers ein. Noch einfacher ist es mit einem schmalen, spitzen Skalpell einen tiefen Stich in die Mitte der Ferse zu machen oder eine sichtbare Schädelvene der Temporalgegend anzuschneiden. Dabei muß man nur Sorge tragen, die Haut nicht zu verschieben. Bei älteren Kindern, auch bei mageren Säuglingen kann man eine sichtbare Kubitalvene anschneiden oder nach warmem Handbad mit Schnepper die mediale dorsale Arterie des Zeigefingers an der dritten Phalanx anstechen in der Höhe der Basis des Nagelbettes. Das warme Hand- oder Fußbad macht überhaupt die Blutung immer viel ergiebiger.

Zu bakteriologischer Untersuchung muß man die sterile Punktion einer Vene heranziehen. Bei Säuglingen gelingt dies oft überraschend leicht an einer Temporalvene, die z. B. bei Lues und bei Rachitis auffallend weit ist. Bei noch offener Fontanelle bietet die Punktion des Sinus longitudinalis im hintersten Teil der großen Fontanelle eine sehr zweckmäßige Methode (Tobler). Falls die Sagittalnaht noch klafft, so sticht man in der Mitte zwischen großer und kleiner Fontanelle, sonst im hintersten Winkel der großen Fontanelle mit einer starken Nadel, $2^1/_2$ cm lang, 0,7—1,0 mm dick, genau in der Medianlinie in spitzem Winkel nach hinten ein, ca. 0,5—0,8 mm tief). Vorher Jodanstrich. Haare sind natürlich abzurasieren. Bei älteren Kindern benutzt man wie bei Erwachsenen eine Kubitalvene. Günstig hierzu sind sichelförmig gekrümmte Nadeln, die in ihrer Mitte einen angelöteten blattförmigen Griff tragen.

Die Wassermannsche Probe kann bei angeborener Lues die ersten 4 Wochen negativ sein in Fällen, wo klinische Symptome noch fehlen. Sie kann ausnahmsweise bei florider Lues fehlen. Zur Provokation einer positiven Reaktion macht man eine Neosalvarsaninjektion (0,01 pro Kilo bei jüngeren Säuglingen) und entnimmt nach 2—8 Tagen wieder Blut zur Probe. Der Wassermann der Mutter eines luetischen Säuglings kann negativ sein; umgekehrt können gesunde Kreißende und Wöchnerinnen in den ersten Tagen einen positiven Wassermann haben (Esch). Bisweilen gibt bei luetischer Mutter das Nabelschnurblut einen positiven Wassermann, obschon er später beim Kinde immer negativ ist und dieses gesund bleibt (Finkelstein). Bei Lues älterer behandelter Kinder kann der Liquor spinalis einen positiven Wassermann ergeben, wo das Blut negativ ist. Es ist beachtenswert, daß es Formen von Lues beim Säugling gibt, wo keinerlei klinische Anzeichen vorliegen und nur der positive Wassermann die Krankheit verrät.

Blutzusammensetzung.

Physiologisches. In den ersten Tagen finden sich häufig Erythroblasten, selten noch über die ersten Wochen. Bei spät Abgenabelten sind Hämoglobingehalt und Erythrozytenzahl wesentlich höher als bei früh Abgenabelten, so daß man nach der Geburt 5—7 Millionen rote Blutkörperchen und 120—140% Hämoglobin finden kann, später nur noch 4—5 Millionen.

Das Blut von Frühgeborenen enthält viele kernhaltige Rote, viele unreife Leukozyten, häufig Myeloblasten und Myelozyten.

Der Hämoglobingehalt des Blutes nach Sahli beträgt bei Säuglingen 60—70%, bei älteren Kindern 75—85%. Über Scheinanämie siehe S. 42. Bei normalen Frühgeborenen und bei Debilen sinken die Erythrozyten in den ersten Monaten auf 3—4 Millionen, das Hämoglobin auf 60—50%. Gegen die Mitte des 1. Jahres nähern sich diese Verhältnisse wieder der Norm.

Die weißen Blutzellen sind in den ersten Tagen sehr zahlreich (10000 bis 20000). Von der 3. Woche an bieten sie die regulären Verhältnisse. Bis zum 5. Jahr überwiegen die Lymphozyten, erst nachher die granulierten Zellen. Mit 15 Jahren sind die Verhältnisse wie beim Erwachsenen. Die Lymphozyten sind häufig groß. In den ersten Wochen findet man vereinzelte Myelozyten. In den ersten Monaten findet man manchmal Türcksche Reizformen. Sehr zahlreich sind die Monozyten (und Übergangsformen), die beim Säugling bis zu 15% betragen, auch späterhin gegenüber dem Erwachsenen stark hervortreten. Nach anhaltendem Schreien der Kinder (5—10 Minuten), speziell beim Säugling, können sich die Lymphozyten auf kurze Zeit um 4—8000 vermehren! (Schreilymphozytose, Heß und Seyderhelm.) Eine Adrenalininjektion ($^1/_2$—1 ccm der Lösung 1:1000) macht vorübergehend auch starke Lymphozyteneinschwemmung ins Blut, die bei vorgeschrittener Lymphogranulomatose ausbleibt.

Eine Verdauungsleukozytose des künstlich genährten Säuglings ist nicht regelmäßig zu finden. Bei Brustkindern zeigt sich nach der Mahlzeit eher eine Leukopenie. Beim ersten Übergang von Frauenmilch zu Kuhmilch erscheint bisweilen eine Leukozytose.

Die wichtigsten Abweichungen in der Zusammensetzung und in der Menge der weißen Blutkörperchen nach den verschiedenen Altersstufen gegenüber dem Erwachsenen zeigt folgende Tabelle:

	Summe	Polymorphkernige	Lymphozyten	Monozyten	Eosinophile
Neugeborene	20—30000	70%	20%	8	2
Säuglinge . .	12000	30%	50—55%	12	4
Erwachsene .	8000	70%	22%	4	3

Eigentümlichkeit der kindlichen Blutpathologie im allgemeinen.

Häufig stellt sich der embryonale Blutbildungstypus wieder ein mit Bildung von Megaloblasten und Myelozyten, kernhaltigen und polychromatischen Erythrozyten, Bildung extramedullärer Blutbildungsherde in Milz, Leber und Lymphdrüsen. Die Reaktionsfähigkeit des myeloischen und erythroblastischen Gewebes ist sehr ausgesprochen, so daß es oft zur Ausschwemmung von Normoblasten, von Myelozyten, zu Leukozytose, zu starker Lymphozytenbildung und selbst zu leukämieartigen Bildern kommt. Der häufig entstehende Milztumor ist besonders dann verfänglich, wenn viele Myelozyten auftreten. Die starke Neigung zu Lymphozytose führt auch leicht zur Annahme einer Lymphämie, die aber nur dann wahrscheinlich wird, wenn sie 80—90% erreicht und Lymphdrüsenschwellung vorliegt.

Abnahme des Hämoglobins, ähnlich wie bei der Chlorose, mit ziemlich normaler Erythrozytenzahl, findet sich häufig bei Milchnährschäden, bisweilen mit Leukopenie verbunden, oft bei Ekzem (bis auf 40%).

Eine Erhöhung des Färbeindex kann sich in schweren Fällen von Jaksch-Hayem einstellen. Eine echte primäre Anaemia perniciosa ist selten und vor dem 8. Jahr kaum je sicher beobachtet.

Vermehrung der Erythrozyten. Auch bei gesunden Kindern fanden wir in der Klinik nicht selten 6 Millionen und darüber. Sonst trifft man eine Vermehrung bis auf 8—10 Millionen bei angeborenen Herzfehlern, im allgemeinen parallel der Stärke der Zyanose. Brandt hat bei Barlowscher Krankheit 6—10 Millionen rote Blutkörperchen und Vermehrung der Blutplättchen gefunden.

Eine Resistenzverminderung der Erythrozyten, dabei oft Bilirubin im Blutserum, findet sich bei der kongenitalen hämolytischen Anämie (Milzschwellung), bei der Ikterus jahrelang fehlen kann (siehe S. 44).

Eine Vermehrung der neutrophilen Leukozyten tritt bei vielen Infektionen auf, bei Phlegmonen, Pyelozystitiden, Sepsis, bei alimentärer Intoxikation usw., auch bei Vergiftungen, meist mit gleichzeitiger Verminderung, bzw. mit Verschwinden der Eosinophilen. Fehlt bei kruppöser Pneumonie und besonders bei eitriger Appendizitis die Leukozytose bzw. verschwindet sie und macht gar einer Leukopenie Platz, so ist die Prognose sehr ernst.

Die Doehleschen Leukozyten-Einschlüsse sind fast stets bei frischem Scharlach vom 2.—6. Tag vorhanden und sollen darum für die Diagnose sehr wichtig sein (Isenschmid und Schlemensky, Wagner). Nach den Untersuchungen an unserer Klinik ist der sichere Nachweis schwierig und für die Praxis kaum zu verwerten. Bei Röteln fehlen sie und sind selten bei Masern.

Eine Verminderung der neutrophilen Leukozyten findet sich bei der lymphatischen Konstitution, bei leichter Tuberkulose ohne Komplikation, im anaphylaktischen Schock. Nicht selten macht Miliartuberkulose starke allgemeine Leukopenie. Eine solche darf demnach in der Differentialdiagnose zwischen Typhus und Miliartuberkulose nicht für Typhus entscheiden.

Eine Vermehrung der Eosinophilen stellt sich besonders leicht ein. Diese erreichen schon in der Norm höhere Werte als bei Erwachsenen, ca. 4%. Eine ausgesprochene Vermehrung trifft man bei der exsudativen Diathese. Sie geht hier oft parallel der Stärke der Hautaffektionen. Sodann bei Asthma bronchiale, als anaphylaktische Erscheinung nach Seruminjektion, bei vielen Hautkrankheiten (Pemphigus u. a.), bei Scharlach und Erythema infectiosum. Weiterhin postinfektiös und postfebril nach vielen Infektionen, hier oft monatelang. Von Darmparasiten bewirken vor allem die Trichinen eine Vermehrung, sodann Anchylostomum und Echinokokkus. Dagegen fehlt eine Vermehrung recht oft bei Tänien, Botriozephalus, bei Askaris, Oxyuren.

Ein Fehlen oder eine starke Verminderung der Eosinophilen zeigen alle fieberhaften Krankheiten außer Scharlach und Erythema infectiosum. Chronische Tuberkulose kann oft noch beträchtliche Zahlen von Eosinophilen aufweisen.

Myelozyten treten leichter auf als bei Erwachsenen. Sehr zahlreich trifft man sie bei der Jaksch-Hayemschen Anämie.

Lymphozytenvermehrung ist die ersten Jahre physiologisch als Regel. Sodann findet man sie bei Status thymico-lymphaticus und Thymushyperplasie, bei exsudativer Diathese und Basedow. Als postinfektiöse Erscheinung kann sie viele Wochen und Monate andauern. Begünstigend hat auch die Kriegskost gewirkt. Beim Schreien und anderen Muskelanstrengungen kann die Lymphozytenzahl um einige Tausende vorübergehend zunehmen (siehe oben). Bei Rachitis besteht oft eine Lymphozytose neben Mononukleose. Beachtenswert ist die lymphatische Reaktion, die Deußing bei diphtherieartiger, aber nicht diphtherischer Angina fand: Vermehrung der Lymphozyten, darunter Riesenformen und große Plasmazellen, Riederformen. In einem Fall von pseudomembranöser Angina bei einem 4jährigen Kinde fanden wir bei 30000 Weißen 69% Lymphozyten, dabei viele pathologische Formen (Rieder-, lymphoblastische und Radkern-Reizformen). In einem Falle von schleppender Bronchopneumonie bei einem pastösen $^5/_4$ Jahre alten Kinde fanden wir 63000 Weiße, darunter 19% neutrophile, 72% Lymphozyten mit 2% Plasmazellen. Das eigentümliche Blutbild mit gleichzeitigem blutigem Auswurf und Vergrößerung der Milz gab Verdacht auf Lymphämie; mit fortschreitender Genesung kehrte es aber zur Norm zurück. Bei akuten Infekten jüngerer Säuglinge (Sepsis, Grippe) fanden wir ebenso öfters ein verstärkt lymphozytäres Blutbild. Die großen Lymphozyten (Lymphoblasten) sind oft schwer von Myeloblasten zu unterscheiden.

Lymphozytenverminderung stellt sich bei akuten fieberhaften Infekten ein; ein Absturz dabei ist ein übles Zeichen. Sie findet sich ferner bei Lymphogranulomatose, bei vorgeschrittener Drüsentuberkulose.

Blutbild bei den wichtigsten Infektionskrankheiten.

In unklaren Fällen kann das Blutbild für die Diagnose sehr wichtig werden. Es ist jedoch zu beachten, daß leider gerade in den leichten Fällen das typische Blutbild häufig ausbleibt.

Scharlach. Vermehrung der Weißen, schon vom ersten Tage an, besonders der Neutrophilen auf 12 000 bis 20 000. Eosinophilie von 5—10%; sie beginnt am 2.—3. Tage und ist am stärksten am Ende der ersten Woche (5. Tag). In leichten Fällen haben wir sie oft vermißt, hier gibt aber schon die normale Zahl einen Hinweis bei Bestehen von Fieber. Bei eintretender Sepsis und bei Eiterungen verschwindet sie natürlich. Nach der Entfieberung ersc einen öfters neutrophile Myelozyten.

Masern. In der Inkubationszeit mäßige neutrophile Leukozytose. In der Prodromalzeit und im Beginn des Exanthems (1.—2. Tag) entwickelt sich oft eine Leukopenie von 4—6000 bei relativer Lymphozytose; dabei starke Verminderung, bzw. Verschwinden der Eosinophilen. Die Verhältnisse sind also hier genau umgekehrt wie bei Scharlach. Die Lymphozyten sind während des Ausschlages vermindert, nach dem Fieberabfall oft stark vermehrt.

Rubeolae. Vom 1. Tag an Verminderung der Neutrophilen mit Minimum am dritten Tage (Hildebrand und Thomas). Die Eosinophilen sind nicht vermehrt. Es erscheinen viele Lymphozyten, Lymphoblasten und Radkernplasmazellen, bis zu 30% und in enormen Formen (Naegeli), daneben zahlreiche Türksche Reizformen.

Erythema infectiosum. In den ersten zwei Tagen zeigt sich oft deutliche Leukopenie (3—7000), durch Verminderung der Polynukleären. Meist entsteht merkliche Eosinophilie (8—10%, Weber). Die Weißen variieren, immer besteht eine relative Lymphozytose, im Gegensatz zu Scharlach, der ebenfalls Eosinophilie macht. Das Blutbild ist ähnlich wie bei der anaphylaktischen Eosinophilie.

Varizellen. Die Zahl der Weißen ist lange vermindert mit rascher Vermehrung der Lymphozyten (Stroh). Mayer fand regelmäßig Reizformen.

Variola verursacht neutrophile Leukozytose schon vor dem Auftreten des Exanthems. Dabei erscheinen die Monozyten stark vermehrt. Man findet auffällig viele Myelozyten und Normoblasten. Leukopenie spricht gegen Variola und für Varizellen. Nachher entwickelt sich eine starke Lymphozytose. In der letzten sehr milden Zürcher Epidemie war das Blutbild nicht typisch.

Typhus abdominalis. Das Blutbild der ersten Woche ist diagnostisch sehr wichtig. Eine Leukozytose fehlt, in schweren Fällen stellt sich Leukopenie ein, am Ende der ersten Woche 5—6000. Die Eosinophilen fehlen bis zur Entfieberung. Die Lymphozyten sind stark vermindert bis zur 3. Woche, aber weinger als die Leukozyten. In der Rekonvaleszenz entwickelt sich monatelange Lymphozytose. Die Neutrophilen sinken vom dritten Tag bis zum Ende des Fiebers, selbst auf 3000, 2000 herunter. Im Verhalten der Eosinophilen und in der Leukopenie besteht also Übereinstimmung mit den Masern.

Sepsis. Leukozytose, Lymphopenie. Die Eosinophilen sind spärlich oder verschwinden. In chronischen Fällen bleibt die Leukozytose mäßig, es können noch Eosinophile vorhanden sein. In den ersten Lebensmonaten kann Lymphozytose bestehen. So fanden wir einmal bei Nabelsepsis bei 3400 Weißen 74% Lymphozyten.

Meningitis. Die eitrige und die zerebrospinale Meningitis machen eine starke neutrophile Leukozytose im Gegensatz zur tuberkulösen Meningitis.

Die **akute Poliomyelitis** macht bisweilen eine leichte Leukopenie (und Eosinophilie ?).

Die pandemische Grippe bringt in den ersten Tagen in reinen Fällen manchmal eine Verminderung der Lymphozyten, dann auch der Neutrophilen, die ein Minimum zur Zeit der Entfieberung aufweisen. Nachher entsteht eine Leukozytose.

Lues hereditaria. Bei Neugeborenen und jüngeren Säuglingen besteht oft eine starke Lymphozytose. Später können sich Jaksch-Hayemartige Bilder entwickeln.

Diphtherie. Neutrophile Leukozytose. Die Eosinophilen verschwinden nicht ganz. In schweren Fällen treten Myelozyten auf.

Keuchhusten. Es entwickelt sich eine Vermehrung der Weißen mit einem Maximum in der 3. Woche (15—30000). Dabei sind die Lymphozyten in unkomplizierten Fällen stärker vermehrt (ca. 60%) als die Leukozyten (Schneider).

Mumps. Es findet sich nach den Untersuchungen an meiner Klinik (12 Fälle Opprecht) anfänglich regelmäßig eine Verminderung der Neutrophilen und eine relative und meist auch absolute Vermehrung der Lymphozyten. Die Monozyten sind eher vermehrt, die Eosinophilen fehlen oft.

Alimentäre Intoxikation. Neutrophile Leukozytose.

Anämien und Blutkrankheiten.

Eine völlig befriedigende Einteilung läßt sich noch nicht aufstellen. Gerade wie bei den Ernährungsstörungen wirken die verschiedenen ätiologischen Momente oft beim einzelnen Falle zusammen, was auch für die folgende Gruppierung gilt, wobei die Typen häufig nicht in reiner Form auftreten.

Die häufigen Scheinanämien (es handelt sich vielfach um Neuropathen) die bei 60—75% Hämoglobin (Sahli) sehr blaß aussehen können, erklären sich durch verminderte Durchsichtigkeit der Haut oder abnorme Blutverteilung.

Alimentäre Anämien. Solche entwickeln sich am häufigsten beim älteren Säugling und im 2.—4. Jahr, vor allem bei ausschließlicher oder überwiegender

Milchdiät. Darum trifft man sie am ausgesprochensten bei **Milchnährschaden** und damit auch die Rachitis. In den leichteren Fällen ist der Blutbefund oft chloroseartig, d. h. die Erythrozyten sind wenig vermindert (4—3 Millionen) bei starker Hämoglobinverarmung (50—20%). Daneben Poikilozytose, oft Lymphozytose. Späterhin stärkere Abnahme der Roten, Auftreten von Normoblasten und Myelozyten, auch Myeloblasten. Anfänglich besteht oft Fettleibigkeit mit gelblicher Hautfarbe, eine Milzschwellung mäßigen Grades. Frühgeborene und Zwillinge erkranken besonders leicht. In schweren Fällen finden wir Übergänge zur Jaksch-Hayemschen Form oder diese selbst (siehe unten). Vermehrung des Urobilinogens im Stuhl (und Hämosiderosis in Leber und Milz) deutet auf Hämolyse (Glanzmann).

Die Behandlung ist naturgemäß eine alimentäre. Sie muß speziell die Milch auf 300—100 g im Tag herabsetzen, nach dem ersten Jahr eventuell ganz entfernen. Daneben gibt man viel Gemüse und Obst, auch Fleisch. Doch habe ich schon eine Anzahl reiner alimentärer Anämien, besonders Milchnährschaden beobachtet, wobei diese Kost nur teilweise Heilung brachte. Die Zahl der Roten und der Hämoglobingehalt besserten sich, blieben aber durch lange Wochen hindurch weit unter der Norm, bis Zugabe von Eisenpräparaten in großer Dosis rasch und sicher die vollständige Heilung herbeiführte. Gleichwohl mußte man hier nach allem die Diagnose auf alimentäre Anämie stellen.

Infektiöse Formen der Anämie. Hier tritt bei jüngeren Säuglingen in erster Linie die **hereditäre Lues** hervor (relative Lymphozytose). Man findet viele kernhaltige Rote, bisweilen Myelozyten, bei Mischinfektion kann starke Leukozytose auftreten und Ähnlichkeit mit der Jaksch-Hayem schen Anämie bieten.

Bei **Sepsis,** die nicht allzu bösartig auftritt und einen längeren Verlauf nimmt, entwickelt sich auch schon bei jüngeren Säuglingen eine starke Anämie, so bei längeren Eiterungen. Das Überwiegen der neutrophilen Leukozyten und ihre absolute Vermehrung weisen hier auf das infektiöse Moment hin. Bei Sepsis jüngerer Säuglinge habe ich in einzelnen Fällen eine vorwiegende Vermehrung der Lymphozyten gefunden, besonders auf Grund von Lues. Bei Tuberkulose entwickelt sich selten eine stärkere Anämie, sofern nicht Kavernen, fistelnde Knochen- und Gelenkleiden (Amyloid) vorliegen. Relativ oft zeigt sich bei älteren Kindern mit Tuberkulose eine Scheinanämie (blasses Gesicht, selbst blasse Schleimhäute, bei gutem Hämoglobingehalt).

Konstitutionelle Momente spielen vielfach in die beiden genannten Gruppen und auch in die folgenden hinein: Neuropathie, Rachitis, Myxidiotie, mongoloide Idiotie, exsudative Diathese usw. Von Czerny wird besonders die exsudative Diathese in Verbindung mit Anämie für den Milztumor verantwortlich gemacht.

Die Jaksch-Hayemsche Anämie (A. pseudoleucaemica infantum) ist eine dem Kinde eigentümliche und die schwerste Form der gewöhnlichen Anämien. Sie stellt eine sekundäre Form vor, wobei Naegeli das Richtige trifft, wenn er sie als eine Reaktion des kindlichen Markes auf verschiedene Schädigungen alimentärer, infektiöser (auch bei Erbsyphilis) und konstitutioneller Natur ansieht mit embryonaler Blutbildung. Bevorzugt ist das Alter von einem halben bis zu zwei Jahren. Rachitis und Milchüberfütterung überwiegen unter den nachweisbaren Schädlichkeiten. Nach Blühdorn wirkt Ziegenmilch besonders schädlich. Neubildung myeloider Blutbildungsherde in Leber, Milz, Lymphdrüsen führen zur Vergrößerung dieser Organe, vor allem der Milz. Embryonaler Typus der Erythropoese. Die Erythrozyten sind oft auf 2—1 Millionen vermindert. Es finden sich viele Normoblasten und Megaloblasten, Poikilozytose, Oligochromämie, basophile Körnelung. Die Vermehrung der Weißen (15000 bis 50000) beruht oft auf einer Vermehrung der Lymphozyten oder der Polynukleären, je nachdem die Ursache mehr alimentär oder infektiös ist (Kleinschmidt). Häufig zeigen sich Myelozyten und zahlreiche Monozyten, bisweilen vermehrte Eosinophile. In schweren Fällen beobachtet man bisweilen Haut- und Schleimhautblutungen. Ausnahmsweise kann die Anämie fehlen, das Blut enthält aber Erythroblasten und Myelozyten bei relativer Lymphozytose. Daneben besteht der obligate Milztumor.

Der große Milztumor, die pathologischen Formen der Weißen haben früher oft fälschlich eine myeloide Leukämie annehmen lassen, die aber vor dem 5. Jahre nicht vorkommt.

Von den **eigentlichen Leukämien** kommt besonders in Betracht die **lymphatische Leukämie (Lymphämie).** Sie ist relativ häufig im Spiel- und Schulalter, kommt auch schon beim Säugling vor. Sie verläuft oft in larvierter Form, so daß hier ein kurzer Überblick wünschbar erscheint. Die Anhäufung lymphoiden Gewebes in den Lymphdrüsen, den lymphoiden Organen, Thymus, Nieren, verursacht eine Vergrößerung dieser Organe. Der Verlauf ist immer akut und führt in 2 Wochen bis in einigen Monaten zum Tode. Es findet sich eine absolute und relative Vermehrung der Lymphozyten (oft 50000—100000 und mehr), die 90—95—99% der Gesamtsumme der Weißen ausmachen können. Daneben finden sich Lymphoblasten, auch Myelozyten. Bei den ganz akuten Formen überwiegen die großen Lymphozyten, die schwer von Myeloblasten zu unterscheiden sind. Daneben besteht Oligo- und Poikilozytose. Bisweilen sind die Weißen wenig oder nicht vermehrt (aleukämische Form). Bei septischen Komplikationen geht die Lymphämie zurück, so daß Jaksch-Hayem oder Perniziosa vorgetäuscht werden kann, selbst Typhus oder Drüsenfieber. Andererseits kann die Verstärkung der physiologischen Lymphozytose durch Lues bei Milz- und Drüsenerkrankungen an Lymphämie (s. Abb. 121) denken lassen.

Die klinischen Erscheinungen sind mannigfaltig und führen ohne Blutuntersuchung oft zu falscher Diagnose, besonders wenn die Schwellung der Lymphdrüsen und der Milz fehlen, oder wenn sie zurückgegangen sind, wie es gegen das tödliche Ende hin vorkommt, wo auch ein Lymphozytensturz eintreten kann. Klinisch kann die lymphatische Leukämie unter starker Anschwellung der peripheren Lymphdrüsen verlaufen. Häufig tritt eine hämorrhagische Diathese in den Vordergrund, so daß ein gewöhnlicher Werlhof diagnostiziert wird. Diese Form ist häufig. In anderen Fällen entsteht das Bild einer Sepsis mit Herzgeräuschen. Es entstehen nekrotische Prozesse auf den Tonsillen („Diphtherie", „septische Angina") oder am Zahnfleisch. Es kann aber auch eine echte Sepsis mit einem Jaksch-Hayemartigen Blutbild verlaufen. Manchmal bleibt das Blutbild aleukämisch. In anderen Fällen tritt eine Schwellung der Mediastinaldrüsen und der Thymus in den Vordergrund. Man stellt Thymusdämpfung fest, Raumbeengung im Mediastinum mit Venenerweiterung, Trachealstenose usw. Bei aggressivem Wachstum und wenig verändertem Blutbefund entsteht das Bild der Lymphosarkomatose. Wieder in andern Fällen kommt es zum Bilde des Chloroms (Chlorolymphämie). Es entstehen Blutbildungsherde unter dem Periost, die mit Vorliebe am Schädel, am Becken, an den Rippen kleine höckerige Tumoren bilden und zu Protrusio bulbi, Fazialislähmung usw. führen können. Von diesen Formen habe ich 2 Fälle im Alter von 9 und 30 Monaten beobachtet (siehe Abb. 158). Ausnahmsweise kann auch das Bild der Mikuliczschen Krankheit auftreten (Anschwellung der Tränen- und Speicheldrüsen). Schließlich kann die Lymphämie die ganze Zeit hindurch als unklare Anämie verbunden mit hämorrhagischer Diathese verlaufen und erst nach dem Tod durch die Untersuchung von Milz und Knochenmark aufgeklärt werden. Die Diagnose kann große Schwierigkeiten bieten, wenn wiederholte genaue morphologische Blutuntersuchungen unterlassen werden.

In einem Falle bei einem Kinde von 3 Jahren, dauerte das Leiden über 1/2 Jahr. Wochenlange Perioden verliefen mit starker Anämie (1,5 Millionen Rote, 33% Hgl), Leukopenie (4000), 80—90% Lymphozyten, und zeigte erst spät Lymphdrüsen- (und Parotis-) Anschwellungen zur Zeit auftretender Lymphozytose, (17000 Weiße, 98% Lymphozyten). Zuletzt rasche Verminderung des Hämoglobins und der Roten, Lymphozytensturz (550 Weiße), Verschwinden der Lymphdrüsen und Tod.

Myeloische Leukämie. Sie ist wesentlich seltener als die lymphatische Form. In den ersten 4—5 Jahren kommt sie nicht vor. Sie wird hier oft mit der Jaksch-Hayemschen Anämie verwechselt.

Das myeloische Gewebe wuchert im Mark und macht Neubildungen in den Lymphdrüsen, in Milz und Leber, wo es das lymphatische Gewebe ersetzt. Der Verlauf ist meist chronisch und führt zu großem Milztumor, zu Fieber, später zu Anämie, Blutungen usw. Die Lymphdrüsen vergrößern sich gewöhnlich erst spät und nur mäßig. Es besteht eine Vermehrung der Weißen auf 100 000—400 000. Alle granulierten Arten sind vermehrt. Oft finden sich auch Myelozyten, eo- und basophile Myeloblasten. Die Abgrenzung gegen die Jaksch-Hayemsche Anämie kann schwer werden. Differentialdiagnostisch müssen auch Sepsis und Granulomatose berücksichtigt werden, wo ebenfalls hohe Leukozytenzahlen vorkommen. Die vermehrten eo- und basophilen Zellen sprechen für Leukämie.

Ein sub- und aleukämischer Verlauf (myeloische Pseudoleukämie) ist selten. Im Alter der myeloischen Leukämie kommt auch Chloroleukämie zur Entwicklung.

Die **Lymphogranulomatose** (**Lymphogranulom**) macht chronische Granulationsgeschwülste der Lymphdrüsen mit Neigung zu Nekrose und Induration. Später werden oft Leber und Milz vergrößert. Am häufigsten entwickeln sich harte, indolente Drüsentumoren unter fieberhaften Perioden am Halse, in der Achsel oder sonstwo (ohne Beteiligung der Haut) oder im Mediastinum, mit zunehmender Anämie, später Kachexie. Bisweilen dauernde Diazoreaktion. Die Krankheit betrifft mehr die Erwachsenen, ist aber bei älteren Kindern nicht selten. Nur ausnahmsweise ergreift sie die ersten Jahre. Dieses Hodgkinsche Granulom ist wohl als spezifische Krankheit annzusprechen; ob die Muchschen Granula Ursache sind, ist ungewiß. Das Leiden kann mehrere Jahre dauern, scheint aber immer letal auszugehen. Im späteren Verlauf neigt das Blut zu Neutrophilie, bisweilen zu Eosinophilie. Oft besteht ein aleukämisches Blutbild (Pseudoleukämie).

Kürzlich beobachtete ich einen Fall in dem ungewöhnlich frühen Alter von drei Jahren, der gewaltige Tumoren der rechten Halsdrüsen und im Mediastinum hatte, eine Lymphozytose ohne Eosinophilie bot, durch eine Probeexzision sich als echtes Granulom erwies (spärliche Reste von lymphatischem Gewebe, zellreiches Granulationsgewebe mit massenhaften eosinophilen Leukozyten) nekrotischer Herde.

Klinisch ähnliche Bilder können durch Tuberkulose und Syphilis erzeugt werden. Die Drüsentumoren bevorzugen hier auch den Hals, zeigen selten Neigung zur Generalisierung. Sie können aber erweichen und die Haut durchbrechen.

Die aregeneratorische Anämie ist selten und tritt gewöhnlich im Schulalter auf. Die Roten und Weißen, besonders die granulierten nehmen gewaltig ab. Blutneubildung fehlt ganz, ebenso Vergrößerung von Milz und Lymphdrüsen. Die Hauptanzeichen sind starke Blutungen (Haut usw.). Ausgang in Tod.

Die Chlorose findet sich erst von der Entwicklung der Pubertät an. Sehr selten und wohl erst vom Schulalter an wird die perniziöse Anämie beobachtet.

Die paroxysmale Hämoglobinurie macht Oligozytose, relative Lymphozytose, Milztumor, Ikterus, nachher Urobilinurie.

Über die hämorrhagischen Diathesen vgl. S. 85.

Niere. Äußeres.

Untersuchung. Beim Säugling ist die Niere relativ groß und reicht oft bis gegen den Darmbeinkamm herunter, so daß sie, begünstigt durch den horizontalen Rippenverlauf, in diesem Alter bei weichem und kleinem Abdomen auch unter normalen Verhältnissen manchmal abtastbar wird. Man hebt das Kind, das mit dem Gesäß aufliegt, mit einer Hand sanft im Nacken etwas in die Höhe, wodurch das Abdomen entspannt wird. Die andere Hand umgreift nun in der ungleichnamigen Seite so die Nierengegend, daß Mittel- und Zeigefinger unter der zwölften Rippe gegen die Wirbelsäule vorgeschoben werden und die Muskeln etwas nach vorn drängen. Der Daumen dieser Hand geht nun von der Axillarlinie aus, die Därme wegschiebend, allmählich medianwärts in die Tiefe. So kann eine vergrößerte Niere, bei Säuglingen oft schon eine normale, gut zwischen den drei Fingern gefühlt werden.

Mit dieser Glénardschen Palpationsmetode fühlt man bei Säuglingen oft eine vergrößerte Niere bei Pyelonephritis und Nephropathien, die kaum zu verwechseln ist mit Drüsentumoren oder einem Psoasabszeß. Bei älteren Kindern beobachtet man auch schon die Wanderniere, die verschieblich ist und ihre Lage wechselt. Sie ist charakteristisch durch ihre Form und ihre Druckempfindlichkeit.

Relativ häufig finden sich beim Kinde große **bösartige Nierentumoren** (Abb. 218), die hauptsächlich die ersten 3 Jahre heimsuchen. Das Wachstum geschieht meist rasch und symptomlos, so daß sie oft erst entdeckt werden, wenn der unbewegliche, das Kolon vor sich herschiebende höckerige, zuweilen Pseudofluktuation aufweisende Tumor die Gegend zwischen Rippenbogen und Darmbein schon ausfüllt und die Bauchwand vordrängt. In der Regel handelt es sich um Mischgeschwülste, Sarkome, Karzinome, Hypernephrome. Der Urin führt zeitweise Blut, Zylinder und Eiweiß.

Als glatter gespannter und fluktuierender Tumor findet man auch die nicht allzuseltene Hydronephrose. Sie kann angeboren sein und ist dann bisweilen doppelseitig. Oft entwickelt sie sich zu einem gewaltigen Tumor.

Eine gewaltige doppelseitige Hydronephrose sah ich bei einem 14tägigen Kinde mit Hypertrophie und Dilatation der Blase, verursacht durch Urinretention infolge eines Blasendivertikels, das den Eingang der Harnröhre bedeckte.

Wie bei den echten Tumoren, so kann der Urin auch hier bisweilen blutig sein. Ähnliche Erscheinungen macht die Zystenniere.

Männliche Genitalien.

Der **Deszensus der Hoden** ins Skrotum ist in der Regel bei der Geburt vollendet, er tritt bisweilen aber erst 1—3 Monate nachher ein. Der Leistenkanal ist anfänglich noch offen, so daß die Hoden zeitweise wieder zurücktreten können. Sehr häufig trifft man in den ersten Jahren den Leistenhoden, d. h. das Skrotum ist leer und der Hoden steckt im Leistenkanal, hier oft schon durch das Auge als flache Vorwölbung sichtbar, immer leicht tastbar. Meist ist der Hoden im Leistenkanal nicht fixiert. In der Wärme tritt er hinunter, bei Kälte usw. steigt er hinauf. Durch Streichen von oben nach unten kann er dann leicht ins Skrotum befördert werden. Viel seltener ist er im Leistenkanal fixiert, dabei oft atrophisch und kann sich unter den Erscheinungen des eingeklemmten Bruches entzünden. Nach dem 12. Jahr tritt ein rasches Wachstum ein.

Der **eigentliche Kryptorchismus,** d. h. das Zurückbleiben des Hodens in der Bauchhöhle ist selten. Bevor man ihn diagnostiziert, muß man das scheinbar leere Skrotum und den Leistenkanal genau abtasten, und findet dann meist den Hoden, der sich bei Säuglingen wegen seiner Kleinheit leicht versteckt, wenn man den Leistenkanal von oben nach unten streichend auspreßt und mit der andern Hand palpiert. Hypospadie des ganzen Penis und des Skrotum führt bei noch nicht stattgehabtem Deszensus leicht zur Annahme eines weiblichen Geschlechtes (Pseudohermaphroditismus masculinus).

Von Erkrankungen des Hodens sind bemerkenswert:

Entzündliche Vergrößerungen. Bei luetischen Säuglingen sind die Hoden oft vergrößert und verhärtet. Diese diagnostisch wichtige Orchitis findet in den Lehrbüchern im allgemeinen zu wenig Berücksichtigung. Bei Tuberkulose erkrankt ein Hoden nicht selten akut unter starker Anschwellung und Vereiterung, ohne oder mit Fistelbildung. Erst im Pubertätsalter stößt man bei Mumps auf die bei Erwachsenen häufige Orchitis, die zu einer großen und schmerzhaften Anschwellung mit Ödem des Skrotums führen kann. Ich sah diese Orchitis einmal bei einem 14jährigen Knaben ohne Parotitis als einziges Symptom des Mumps.

Hydrozelen. Sie sind besonders in den ersten Monaten häufig. Hier oft neben Intertrigo dieser Gegend; sie gehen meist spontan zurück.

Von sonstigen Anomalien im Bereich des Skrotums sind außerordentlich häufig **die Leistenbrüche,** die in keinem Alter so häufig sind wie beim Säugling. Die Anlage ist angeboren. Meist sind sie unter gurrendem Geräusche leicht reponibel. Der daneben liegende Hoden läßt sich gewöhnlich gut von einer Hydrozele unterscheiden. Bei Irreponibilität handelt es sich oft um einen verwachsenen Bruchsack. Gegenüber der Hydrozele fehlt die Fluktuation, beim Schreien wird die Geschwulst größer und gespannter.

Der eingeklemmte Leistenbruch findet sich auch wieder am häufigsten bei Säuglingen. Die Bruchgeschwulst wird hart, irreponibel und schmerzhaft. Die Bauchdecke dieser Seite ist gespannt. Heftiges Erbrechen (oft gallig!), Schreien und Kollaps bilden die Einleitung. Die Erkrankung wird leicht übersehen, da das Brechen der Säuglinge eine so häufige Erscheinung ist, daß die Eltern und auch der Arzt ihm anfänglich oft keine Bedeutung zuschreiben. Ist die Einklemmung nicht älter als ein halber Tag, so kann man sie im warmen Bade, am besten aber in Narkose gewöhnlich noch zurückbringen (keine Gewalt anwenden!). Nicht selten wird ein Leistenhoden mit einem eingeklemmten Leistenbruch verwechselt, wenn er durch Torsion eine schmerzhafte Anschwellung bewirkt und zu Kollaps führt. Die leere Skrotalhälfte hilft zur Diagnose. Selbst eine entzündete Leistendrüse ist nicht immer leicht von einer eingeklemmten Hernie zu unterscheiden, wenn zur schmerzhaften Anschwellung am Leistenkanal Fieber und Erbrechen hinzutreten. Manchmal wird durch die Palpation der Leistengegend eine Erektion veranlaßt. Es handelt sich dabei um geschlechtlich erregbare Individuen, oft um Onanisten.

Eine Verklebung des Präputiums mit der Glans penis ist in den ersten Monaten normal. Sie wird fälschlicherweise oft als Phimose angesprochen. Es dauert oft mehrere Jahre, bis sich das Präputium ohne künstliche Lösung vollständig hinter die Glans zurückschieben läßt. Mit ziehenden Bewegungen der Hand, eventuell durch Zuhilfenahme einer stumpfen Sonde lassen sich diese Verklebungen beim älteren Säugling leicht lösen. Läßt sich dann das Präputium ohne Schnürung hinter die Glans schieben, so darf man nicht von Phimose sprechen, die oft diagnostiziert und operiert wird, wo sie nicht da ist. Löst sich die Verklebung im ersten Jahre nicht, so sammeln sich oft darunter im Sulkus gelbliche Massen von Sebum an, die durch das Präputium durchschimmern und zu Entzündung (Balanoposthitis), Onanie und Enuresis führen können.

Schließt man alle Fälle aus, wo nach Lösung der epithelialen Verklebungen das Präputium sich ohne Gewalt zurückschieben läßt, so trifft man selten eine echte **Phimose.** Dabei ist das Präputium oft rüsselförmig verlängert oder in seiner vorderen Mündung so verengert, daß es beim Versuch der Rücklagerung einreißt. Nur selten ist Erschwerung der Harnentleerung und Pyelozystitis die Folge von Phimose.

Weibliche Genitalien.

Beim Neugeborenen zeigt sich in den ersten Tagen zwischen den geschwollenen Labien oft eine schleimig-gelatinöse, weißliche Masse, die viele Epithelreste enthält. Es ist dies eine physiologische Erscheinung (Desquamativkatarrh). Selten nur kommt es in den ersten Tagen zu einer leichten Blutung aus der Vagina, bzw. der Uterusschleimhaut. Diese harmlose durch mütterliche Hormonwirkung zu erklärende Blutung kann kaum verwechselt werden mit einer septischen Vaginalblutung, die erst später erfolgt und durch das schlechte Allgemeinbefinden einen schweren Zustand anzeigt.

Bei älteren Säuglingen und später trifft man oft katarrhalisch-eitrige Entzündungen der Vulva und Vagina. Am wichtigsten erscheint die frühzeitige Erkenntnis der **Vulvovaginitis gonorrhoica.** Sie ist sehr häufig vom 2. Jahr an. In frischem Zustande läßt sich die Diagnose meist schon von bloßem Auge machen, noch bevor man die typischen Gonokokken gefärbt hat. Die großen Labien sind gerötet und mit grüngelbem, dickrahmigem, fadenziehendem Eiter bedeckt, der am Rande oft borkig eingetrocknet ist. Ebenso sind Hymen und die Eingänge von Urethra und Vagina entzündet und eiterbedeckt. Die Wäsche zeigt gelbe Flecken. Ist das Sekret schon spärlich geworden, so läßt sich noch ein wenig durch Druck vom After oder Damm her aus der Vaginalöffnung herauspressen. Im späteren Verlauf, wo das Sekret spärlich und serös schleimig geworden ist, gelingt die Diagnose nur durch den Nachweis der intrazellulären gramnegativen Gonokokken. Während die akuten Fälle mit dem rahmigen grüngelben Sekret kaum zu übersehen sind, entgehen die leichten und ausheilenden Fälle oft der Diagnose. Dies kann in Anstalten zu sehr mißlichen Übertragungen (Badewanne!) führen. Es ist darum notwendig, jeden Fall von Vulvitis mikroskopisch zu untersuchen. Bei eitrigem Ausfluß älterer Mädchen kommt ausnahmsweise eine Tuberkulose der Genitalien in Frage.

Eine zweite häufige Affektion ist die **Vulvovaginitis simplex.** Hier sind die Entzündungserscheinungen unbedeutend, das Sekret spärlich, oft mehr serösschleimig als eitrig. Oft besteht nur eine Rötung der Innenseite der Labien. Meist handelt es sich um einen Ausdruck der exsudativen Diathese, wobei noch andere Symptome derselben, wie Ekzem, Strofulus usw. vorhanden sind, besonders häufig Intertrigo der Inguinalfalten. Die Vulvovaginitis simplex stellt ja auch nur eine Art Intertrigo vor. Daneben besteht oft ein pastöser Habitus, oder das Kind ist gemästet, ohne daß ein solcher besteht. Die exsudative Ursache wird durch den Rückgang der Affektion nach knapper, mehr vegetabiler Kost bewiesen. Sie macht sich besonders da geltend, wo noch örtliche reizende Ursachen hinzutreten, wie Onanie, Oxyuren, Unreinlichkeit. Bei akuten Infektionskrankheiten kann weiterhin eine stärkere Vulvovaginitis eintreten, naturgemäß wieder am ehesten auf dem Boden der exsudativen Diathese. Sie nimmt dann öfters einen eitrigen Charakter an, so besonders bei Masern, Windpocken (hier von den Effloreszenzen und Kratzeffekten ausgehend), auch bei Skrofulose. Die Unterscheidung von der gonorrhoischen Form macht sich aber unschwer.

Eine **Vulvovaginitis diphtherica** stellt sich in seltenen Fällen bei Diphtherie des Rachens ein, am ehesten bei kachektischen Kindern und durch Vermittlung von Onanie. Bei Varizellen, Typhus usw. entwickelt sich ausnahmsweise eine membranöse Entzündung, ohne daß Diphtheriebazillen im Spiel sind.

Glücklicherweise höchst selten ist die **Vulvovaginitis gangraenosa,** etwa bei Diphtherie oder Erysipel oder gar auf Grund von Noma.

Blutungen aus der Vagina stellen sich ab und zu ein bei hämorrhagischer Diathese und Sepsis. In der regelmäßigen Wiederholung und wegen der vorzeitigen Geschlechtsentwicklung kaum zu verkennen ist die **Menstruatio praecox,** so außerordentlich selten sie ist. Sie kann schon in den ersten Jahren auftreten. Man denke dabei an einen Tumor der Hirnepiphyse, der neben Adipositas zu vorzeitiger Sexualentwicklung führen kann, ebenso ein Ovarialtumor. Bei älteren Mädchen muß man auch an Endometritis, Metritis und Ovarialerkrankungen als Quelle unregelmäßiger Blutungen denken.

Leistenhernien sind viel seltener als bei Knaben. In einzelnen Fällen enthalten sie das Ovarium. Auch Hydrozelen kommen vor.

Harn. Allgemeines.

Gewinnung. Jenseits des Säuglingsalters ist der Urin meist im Nachttopf zu erhalten, nur muß bei bestehender Diarrhöe Sorge getragen werden, daß

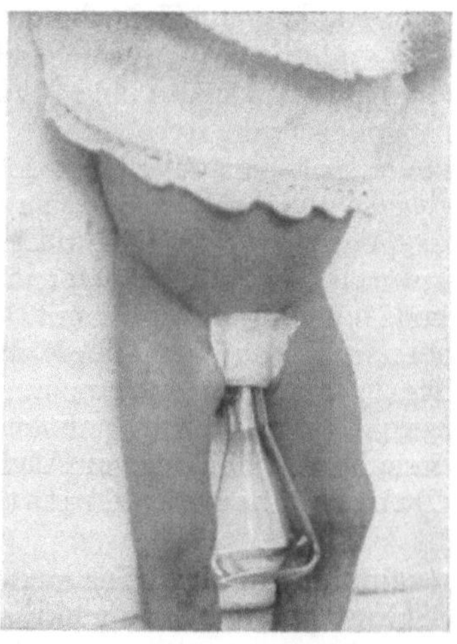

Abb. 228. Uringewinnung beim weiblichen Säugling.

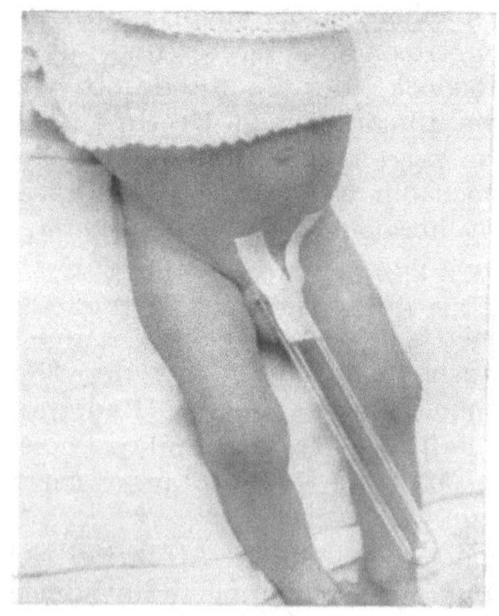

Abb. 229. Uringewinnung beim männlichen Säugling.

nicht ein kleiner Spritzer Stuhl dazu gelangt, der dann „eiweißhaltigen“ Urin ergibt. Die Vulva, besonders bei älteren Mädchen, muß vor der Urinentnahme sorgfältig mit reinem Tuch oder Watte und Wasser gereinigt werden, sonst kann beigemengtes Sekret eine Eiweißreaktion ergeben.

Beim Säugling, der noch nicht an den Topf gewöhnt ist, erfordert die Uringewinnung besondere Maßnahmen. Gleichwohl ist bei der außerordentlichen Häufigkeit der Erkrankung der Harnwege beim Säugling (Pyelozystitis) die regelmäßige Untersuchung des Urines unerläßlich. Die Gewinnung geschieht bei Knaben durch Anhängung eines Reagenzröhrchens an den Penis vermittelst eines Heftpflasters (Abb. 229), eventuell genügt auch ein gürtelartiges Band zur Befestigung. Bei Mädchen befestigt man besser einen kleinen Erlenmeyerkolben über die Vulva, ebenfalls vermittelst Heftpflaster, in das man ein Loch geschnitten hat, gerade so groß, daß man den Hals des Kolbens durchzwängen kann (Abb. 228). Das Heftpflaster muß die Afteröffnung frei lassen. Nach einer halben bis spätestens 2 Stunden findet man in der Regel genügend Urin im Glas. Im Sprechzimmer ist im Beisein des Arztes der Urin älterer Kinder spontan in den Topf häufig nicht zu erhalten, wohl aber, wenn man Mutter und Kind einen Augenblick allein läßt.

Physiologisches. Die Entleerung des Urins beim Kinde erfolgt häufig, etwa 8—15mal in 24 Stunden beim Säugling, 4—6mal beim älteren Kinde. Neugeborene lassen oft in den ersten 2—3 Tagen gar keinen Urin, je nach der Größe der Nahrungsaufnahme, nachher unter Geschrei den roten Nierensand. Daß hier die schwache oder mangelnde Flüssigkeitsaufnahme schuld ist, nicht etwa eine Atresie der Harnwege, läßt sich leicht durch Einführen einer Sonde oder eines feinen Katheters beweisen.

Die Menge des Urins hängt unter normalen Verhältnissen vorwiegend von der aufgenommenen Flüssigkeitsmenge ab. Sie beträgt während der ganzen Kindheit allmählich abnehmend etwa 70—60% derselben, so daß der Säugling bei den gewöhnlichen Nahrungsmengen in der 4. Woche etwa 400 g entleert, später etwa 600—800 g Urin.

Das spezifische Gewicht des Urins beträgt in den ersten Tagen 1012 bis 1007, sinkt dann rasch auf 1003—1005. Bei älteren Säuglingen beträgt es 1006—1012, vom 2. Jahr an 1010—1018.

Die Farbe ist bei reiner Milchnahrung, speziell beim Brustkind, auffallend hell, häufig wie beim schwersten Diabetes des Erwachsenen. Ein Nachdunkeln an der Luft kann auf Alkaptonurie beruhen, auch auf starkem Phenolgehalt (Eiweißfäulnis im Darm).

Die Reaktion des Urins zu Lackmus ist in der Norm leicht sauer, bei Brustkindern und später bei vorwiegend vegetabiler Kost oft neutral oder leicht alkalisch. Alkalisch ist sie auch bei Kalkariurie, gewissen Fällen von Zystopyelitis, bei Zufuhr von viel Alkalien. Häufiges Erbrechen vermag durch den Salzsäureverlust den Urin ebenfalls alkalisch zu machen.

Der Urin der Brustkinder läßt sich durch gewisse Reaktionen vom Urin der Kuhmilchkinder unterscheiden, z. B. durch die Probe von Engel-Turnau: Setzt man zu 5 ccm Harn 15 Tropfen 2%iger wässeriger Argent. nitr.-Lösung, so tritt nach 10 Minuten Schwarzfärbung ein. Weiße oder nur schwach dunkle Verfärbung spricht gegen Frauenmilch.

Beim Neugeborenen ist der Harn der ersten Tage trübe (Urate, Harnsäure, Epithelien), daneben besteht leichte Albuminurie, die bei Frühgeborenen nach unseren Beobachtungen wochenlang anhalten kann. Diese scheiden bisweilen auch Spuren von Milchzucker aus.

In der Feststellung pathologischer Harnbestandteile muß man sehr vorsichtig sein. Fand doch Herbst bei älteren Waisenhausknaben in Berlin in 11% Eiweiß, in 27% rote Blutkörperchen und Zylinder. Es ist auch zu bedenken, daß Palpation der Niere Eiweiß, rote Blutkörperchen und hyaline Zylinder veranlassen kann.

Polyurie und Pollakiurie stellen sich häufig beim Säugling ein, dem übermäßige Flüssigkeitsmengen zugeführt wurden, sodann bei Diabetes mellitus und insipidus. Der Durstversuch beschränkt bei Diabetes insipidus die Menge nicht und konzentriert nicht wesentlich, Zulage von NaCl erhöht die Menge, aber nicht das spez. Gewicht. Häufiges Urinieren ist oft ein Zeichen von Zysto pyelitis, Erkältung, Neuropathie, „scharfem“ Urin. Oligurie beim Brustkind weist auf ungenügende Milchaufnahme hin (Wägen der Milchmengen!). Sie ist sodann eine häufige Erscheinung bei schwerem Erbrechen (Pylorusstenose), oder bei starkem Wasserverluste durch Brechen und Durchfall. Bei Herzschwäche und Nierenaffektionen kann es bisweilen bis zur Anurie kommen. Bei Nephritis, insonderheit im Verlaufe des Scharlachs rückt die bis zur Anurie sich steigernde Abnahme des Urins die Gefahr der Urämie in die Nähe. Die regelmäßige Urinmessung gewinnt darum hier große Bedeutung. Bei schweren Infektionskrankheiten älterer Kinder sind fortlaufende Urinmessungen wichtig, da sie einen wertvollen Maßstab liefern, ob die aufgenommenen Flüssigkeitsmengen nicht allzuweit hinter dem Wünschbaren zurückbleiben und ob es nicht notwendig wird, die Trinkmengen zu erhöhen, bzw. durch Tropfeinläufe oder Infusionen zu ergänzen.

Enuresis. Mit einem Jahr sind die meisten gesunden Kinder bei ordentlicher Erziehung am Tage reinlich, nach ungefähr 2 Jahren auch nachts. Verzögert sich die willkürliche Beherrschung der Entleerung bei normalen Kindern ohne wesentlichen Drang über diese Zeit hinaus, so liegt Enuresis vor, die viel häufiger als Enuresis nocturna, denn als Enuresis diurna eintritt. Nicht zur eigentlichen Enuresis zu rechnen ist das unwillkürliche Einnässen, das infolge von organischen Erkrankungen der Harnorgane auftritt (Zystitis, Pyelitis, Blasen- und Nierentuberkulose, Blasenstein usw.). Man rechnet dazu auch nicht die Fälle bei Idioten, Gehirn- und Rückenmarksleiden, bei Poliomyelitis (aus Furcht vor der schmerzhaften Bewegung) und postdiphtherischer Lähmung. Als Ursache ist meist eine neuropathische Konstitution anzuschuldigen, oft auch Hysterie oder mangelhafte Erziehung. Man muß aber auch auf Onanie, Phimose, Balanitis, Fissura ani, Vulvitis, Oxyuren, adenoide Vegetationen, Diabetes usw. als begünstigende Bedingungen achten. Inwieweit es sich um eine erhöhte Reflexerregbarkeit des Detrusors oder um eine Schwäche des Sphinkters handelt, läßt sich schwer feststellen. Die günstige Wirkung des Atropins in einigen Fällen spricht im ersteren Sinn. Der Spina bifida occulta wird mit Unrecht eine große Bedeutung zugeschrieben. In seltenen Fällen liegt eine mangelhafte Entwicklung des Sphinkters zugrunde. Die Enuresis nocturna kann auch die Folge eines nächtlichen epileptischen Anfalles sein.

Dysurie und Retention. Neugeborene entleeren wie oben erwähnt oft 2—3 Tage lang keinen Urin, dabei mag außer der mangelnden Flüssigkeitsaufnahme bisweilen auch eine spastische Verhaltung durch Harnsäurekonkremente im Spiele sein. Eine seltene Mißbildung der unteren Harnwege oder eine epitheliale Verklebung ihres Ausganges oder der Vulva läßt sich durch Sonde oder Katheter auffinden.

Harnverhaltung stellt sich oft ein bei Meningitis, Myelitis, selten bei Tetanie, reflektorisch bei Balanitis, Vulvitis, Zystitis, Appendizitis und Peritonitis, auch bei Hysterie, nach Poliomyelitis usw. Selten ist sie mechanisch bedingt durch Phimose, Blasentumoren, Harnsteine.

Kürzlich beobachtete ich einen Fall von Harnretention bei einem 3jährigen Knaben mit starker Blasenüberdehnung, die wochenlang bestand. Es handelte sich um eine Schleimhautfalte in der Prostatagegend, die nicht durch den gewöhnlichen Katheter, sondern erst durch einen Knopfkatheter erkannt wurde (Widerstand beim Zurückziehen).

Die stark gefüllte Blase läßt sich perkutorisch nachweisen, bei mageren und schlaffen Bauchdecken noch leichter durch die Palpation, oft sogar durch die Inspektion.

Der **Geruch des frischen Urines** ist oft auffällig urinös bei Atrophikern und besonders bei schwerer Rachitis infolge des gesteigerten Ammoniakkoeffizienten.

In anderen Fällen wird er aus dem gleichen Grunde rasch alkalisch und nimmt bald den urinösen Geruch an, auch in Abwesenheit einer Zystitis oder Pyelitis, die überwiegend den Urin sauer läßt (Koliinfektion).

Pathologische Harnbestandteile.

Siehe auch das vorige Kapitel.

Albuminurie. Unechte Albuminurien, d. h. Beimischungen von Eiweiß zum Urin aus den entzündeten Harnwegen (Nierenbecken und tiefer) finden sich beim Kinde sehr häufig. Sie sind im allgemeinen kenntlich an der gleichzeitigen Beimengung von Eiter und Bakterien, am Mangel von Nierenelementen. Bei abheilender Pyelitis sah ich aber schon Eiweißausscheidung die Bakteriurie und Pyurie überdauern. Beim Säugling spielt die Zystopyelitis die wichtigste Rolle. Seltenere Ursachen sind Vulvovaginitiden, gelegentlich Tumoren und Blasensteine. Die Unterscheidung von renaler Albuminurie ist nicht immer leicht, um so mehr, als im Säuglingsalter bisweilen eine Pyelonephritis vorliegt, die auch später ab und zu vorkommt.

Unter den echten renalen Albuminurien sind zu unterscheiden:

1. Die **physiologische Albuminurie** der Neugeborenen in den ersten Tagen. Vorwiegend findet sich der Essigsäurekörper. Bei den Frühgeborenen sah ich sie oft viele Wochen lang anhalten, offenbar als Ausdruck der noch mangelhaften Nierenfunktion. Es handelt sich um unbedeutende Ausscheidungen. Als physiologisch darf man vielleicht auch die Albuminurie ansehen, die bei älteren Kindern nach starken Körperanstrengungen oder kalten Bädern vorübergehend sich einstellt.

2. Die **pathologische Albuminurie** erscheint unter den gleichen Verhältnissen wie bei den Erwachsenen, so bei Fieber, Kreislaufstörungen, Anämien, Intoxikationen, bei akuten und chronischen Nierenerkrankungen. Im Säuglingsalter findet man sie regelmäßig bei der alimentären Intoxikation. Auf das isolierte Auftreten bei ausheilender Pyelitis wurde soeben hingewiesen. Bei der Sepsis der Neugeborenen ist sie von Zylindern und Epithelien begleitet; ebenso manchmal bei der hereditären Lues, hier in einem Teil der Fälle mit Blut.

3. Zwischen der physiologischen und der pathologischen Albuminurie steht die **orthostatische Albuminurie,** die im Schulalter eine große, oft noch verkannte Rolle spielt (s. S. 256).

Glykosurie. Glykosurie kann bei stark konzentriertem Urin vorgetäuscht werden durch die reduzierende Wirkung von reichlichem Gehalt an Harnsäure, an Kreatinin usw. Die Gärungsprobe bleibt negativ.

Echter Diabetes ist in den ersten Jahren selten. Er verläuft im ganzen Kindesalter oft so rasch tödlich, daß das Koma eintreten kann, nachdem die Eltern kaum seit 1—2 Wochen bemerkt haben, daß das Kind übergroßen Durst empfindet.

Eine **alimentäre Glykosurie** stellt sich oft ein bei den schweren Dyspepsien der Säuglinge (alimentäre Intoxikation). Es handelt sich in der Regel um die mit der Nahrung eingeführte Zuckerart. Bei Darreichung von Milchzucker erscheint Milchzucker, der also ungespalten resorbiert wurde, auch Galaktose. Bei Fütterung von Malzextrakt erscheint Maltose, bei Rohrzuckerfütterung Rohrzucker. Der Nachweis des Zuckers erfordert gewisse Kautelen und verschiedene Proben. Der Rohrzucker im Urin entgeht leicht dem Nachweise, da er erst durch Kochen mit Säuren gespalten werden muß, um die Reduktionsprobe zu ergeben. Der Milchzucker vergärt nicht, gibt aber Reduktion. Bei der Trommerschen Probe ist längeres Kochen nötig, da bei hohem Ammoniakgehalt sonst das Kupferoxydul nicht ausfällt. Zur sicheren Identifikation der Zuckerarten ist die Darstellung des betreffenden Osazons nötig.

Die Assimilationsgrenze für Zucker ist bei exsudativer Diathese öfters herabgesetzt. Das Auftreten einer leichten Laktosurie bei Frühgeborenen und bei Neugeborenen beruht auf Fermentarmut und ist ohne Nachteil.

Die Assimilationsgrenze des Säuglings für die verschiedenen Zuckerarten ist verhältnismäßig groß. Die Assimilation der Lävulose ist bei Leberkrankheiten meist herabgesetzt.

Vorübergehende Glykosurie tritt gelegentlich auf bei schweren Infekten und Gehirnaffektionen, bei Meningitis, Tumoren des Gehirns, Gehirnerschütterung, Lues, Epilepsie, Leberleiden usf.

Hämaturie und **Hämoglobinurie** sind häufige pathologische Erscheinungen. Leichtere oder stärkere Blutbeimengungen rühren in den meisten Fällen von einer Nephritis her, wobei die vorhandenen Blut- und Harnzylinder auf den Krankheitsherd hindeuten. Die Hauptursache gibt Scharlach ab (Beginn in der 3.—5. Woche, meist um den 20. Tag), oft auch eine Angina, wo sie schon nach kurzem einsetzen kann, selten Varizellen in der 2. Woche, oder andere Infektionskrankheiten. Weitere Ursachen sind Nierentuberkulose, Nierentumoren, heftige Zystopyelitis. Oft ist die Blutung der Ausdruck einer **hämorrhagischen Diathese,** so bei Werlhof, bei schweren Anämien, Sepsis, Miliartuberkulose, Diphtherie, Lues, selten bei orthostatischer Albuminurie. In einzelnen Fällen kann Thrombose der Nierenvene die Veranlassung sein. Bei älteren Säuglingen muß man stets an Barlow denken (Zahnfleischblutung?). Dabei können auch kleine, nur mikroskopisch erkennbare Mengen von Blut wegleitend sein. In leichten Fällen der Barlowschen Krankheit bilden nicht selten die Nierenblutungen das erste und einzige Zeichen.

Vereinzelte Erythrozyten (Erythrocyturia minima) lassen sich in allen Altersstufen, vom Säugling bis zur Pubertät, auch unter normalen Verhältnissen gar nicht selten im zentrifugierten Urin nachweisen.

Hämoglobinurie ist selten; sie findet sich gelegentlich bei schweren Infekten und Intoxikationen neben nephritischen Symptomen, z. B. bei Scharlach, Verbrennung, bei Kali chloricum-, Karbolsäure-, Naphtholvergiftung.

Paroxysmales Auftreten von Hämoglobinurie ist stets verdächtig auf Lues. Abkühlung gibt oft die Veranlassung dazu. Die Störung setzt mit Frost ein, Kopfweh, Zyanose, Nesselausschlag. Ikterus und Urobilinogenurie folgen nach.

Grünfärbung des Urins oder schwärzliche Färbung ergibt sich am ehesten nach Salolgebrauch, sodann bei Gebrauch von Karbol, Kreosot, Naphthalin, Resorzin.

Pyurie ist meist die Folge von Zystopyelitis, weiterhin von Nierentuberkulose. Trübung des frisch gelassenen Urins bei Säuglingen ist ganz überwiegend die Folge von Gehalt an Eiterkörperchen (neben Bakterien). Die Eiterkörperchen sind oft schwer zu unterscheiden von kleinen Nierenepithelien. Sie finden sich auch ohne Zystopyelitis bei Scharlach. Plötzliche starke Eiterbeimengungen des Urins erscheinen bei Nierenabszessen oder beim Einbruch eines Abszesses aus der Nachbarschaft (Periappendizitis). Für das bloße Auge kann Kalkariurie (Phosphaturie) im ersten Augenblicke Eiter vortäuschen, das Sediment ist aber rein weiß und grobflockig.

Azetonurie findet sich bei Inanition, bei Diabetes und fieberhaften Infekten. Bemerkenswert ist das starke Auftreten von Azeton bei dem periodischen Erbrechen älterer Kinder (siehe S. 207), allgemein bei vollkommener Kohlehydratentziehung, neben Oxybuttersäure und Azetessigsäure. Sie zeigt sich auch bei alimentärer Intoxikation und bei Hitzschlag, auch bei Tetanie. Azetonurie und Azetonämie (mit obstartigem Geruch des Atems) treten bei Kindern überhaupt leichter ein als bei Erwachsenen.

Indikanurie. Indikan fehlt beim Neugeborenen und beim gesunden Brustkinde. Sonst ist die Bedeutung ähnlich wie beim Erwachsenen und deutet auf Eiweißfäulnis.

Kalkariurie (Phosphaturie) macht alkalischen, schon beim Lösen trüben Urin, reich an phosphor- und kohlensaurem Kalk. Das Sediment ist grobflockig, reinweiß und löst sich auf Säurezusatz. Begleitet wird sie oft von Blässe, Urindrang, Leibweh und Erbrechen.

Urobilinogenurie, die eine vermehrte Ausscheidung von Urobilinogen bedeutet, macht einen braunroten Urin. Sie findet sich namentlich bei Leberleiden, Scharlach (in $^2/_3$ der Fälle in der Mitte der ersten Woche) und anderen Infektionskrankheiten. Fast ausnahmslos fanden wir sie bei kruppöser Pneumonie, seltener bei katarrhalischer. Der Urin muß immer durchaus frisch untersucht werden. Bei Ikterus kann sie der Gelbfärbung der Haut vorausgehen. Sie verschwindet ganz bei starkem Ikterus, d. h. wenn gar keine Galle mehr in den Darm gelangt und tritt bei eintretender Besserung wieder auf. Unter dem Einfluß von Licht und Luft entsteht dann das Urobilin.

Gallensäuren, die bei Gallenstauung auftreten und wohl stets mit Bilirubin ausgeschieden werden, in ihrem Auftreten also einen echten Bilirubinikterus anzeigen, sind sehr leicht und schön durch die Probe von Hay nachzuweisen, die noch zu wenig benutzt wird: Man gibt in ein Spitzglas ca. 50 g filtrierten Urin und streut in die Mitte eine Messerspitze Schwefelblumen (Sulfur crudum sublimatum). Nur bei Gegenwart von Gallensäuren fallen die Schwefelblumen durch den Urin zu Boden, da sie die Oberflächenspannung vermindern. Je mehr Gallensäuren vorhanden sind, um so rascher fallen die Schwefelblumen.

Die **Diazoreaktion** findet sich besonders bei Typhus, Masern, auch bei Miliartuberkulose und bei andern Formen von Tuberkulose mit schlechter Prognose. Ihr Fehlen bei hochfieberhaftem Krankheitsverlauf spricht mit ziemlicher Wahrscheinlichkeit gegen Typhus.

Bakterien finden sich im frischen Urin hauptsächlich bei Zystopyelitis. Ganz überwiegend handelt es sich um Kolibakterien. Bei zystitischem Urin, wo man bei der gewöhnlichen mikroskopischen Untersuchung und auch in der Kultur keine Bakterien findet, handelt es sich häufig um Tuberkulose des Harnapparates. Bei vielen infektiösen Allgemeinerkrankungen und Organerkrankungen können die betreffenden Bakterien im Urin nachgewiesen werden, so bei Sepsis (Strepto- und Staphylokokken), bei fieberhaftem Ekzem (Staphylokokken), bei Pneumonie (Pneumokokken), so daß ich oft schon ihr Vorkommen diagnostisch und differentialdiagnostisch verwerten konnte, so z. B. für Pneumonie gegen Appendizitis.

Die Untersuchung auf Bakterien muß immer sogleich nach sorgfältiger Gewinnung des Urins vorgenommen werden, die bei Mädchen nur durch Katheterismus möglich ist. Am besten eignet sich ein halbweicher (Seiden-) Katheter. Die Urethraöffnung wird bei weiblichen Säuglingen oft zu hoch gesucht, direkt unter der Klitoris, wo man eine seichte Spalte zu erblicken glaubt. Sie befindet sich aber immer tiefer, direkt über dem Eingang in die Vagina oder sogar im obersten Teil desselben.

Steht der gewöhnliche Urin längere Zeit vor der Untersuchung, so täuscht die stark gewucherte Bakterienflora leicht eine Bakteriurie vor, respektive eine Zystopyelitis, dies um so eher, als die Zersetzung des Urins eine „Eiweißtrübung" zustande kommen läßt. Urethra und Vagina, vielleicht oft auch der normale Urin enthalten stets einzelne Kolibazillen. Zur Anlage einer Kultur darf unter allen Umständen nur sorgfältigst gewonnener Katheterurin verwendet werden.

Harnzylinder haben die gleiche Bedeutung wie beim Erwachsenen. Hervorzuheben ist ihr massenhaftes Vorkommen bei alimentärer Intoxikation und ihr rasches Verschwinden bei der Besserung.

Die Harnsäureausscheidung bei Neugeborenen ist stark und führt bisweilen zu Harnsäureinfarkt. Man findet braune Uratniederschläge oder uratbedeckte Zylinder.

Harnsaure Salze in großer Menge stellen sich bei alimentärer Intoxikation ein (Eiweißzerfall).

Kristalle von oxalsaurem Kalk trifft man relativ oft bei orthostastischer Albuminurie.

Die Funktionsprüfung der Niere.

Diese geschieht in analoger Weise wie beim Erwachsenen. Zur Belastungsprobe gibt man je nach dem Alter neben der gewöhnlichen ausreichenden, aber eiweiß- und kochsalzarmen Kost, die gleichmäßig einige Tage durchgeführt wurde, an einzelnen Tagen Zugaben von je 200—500—1000 g Wasser, 50—100 g Plasmon oder 10—20 g Harnstoff in zwei Portionen Milch, 1—3—5 g Kochsalz und beobachtet die Ausscheidung wie beim Erwachsenen.

Einfache Toleranzprobe auf Kochsalz. Man fügt der Standardkost 3 bis 5 g Kochsalz pro Tag zu. Bleibt das Körpergewicht in den nächsten Tagen gleich, so darf man annehmen, daß alles NaCl ausgeschieden ist.

Zum Verdünnungsversuch gibt man nach dem Alter nüchtern 200 bis 1000 g Wasser. Dasselbe soll nach 4 Stunden ausgeschieden sein mit einem spezifischen Gewicht von 1002—1004. Am folgenden Tag oder am gleichen Nachmittage macht man den Konzentrationsversuch. Nach Trockenkost soll dabei in einer Urinmenge von 150—350 g das spezifische Gewicht auf 1025—1030 ansteigen. Die Konzentrationsfähigkeit erreicht erst am Ende des ersten oder im zweiten Jahre die gleiche Höhe wie beim Erwachsenen (Noeggerath).

Urämie.

Die echte (azotämische) Urämie ist relativ selten und entwickelt sich schleichend. Sie stellt sich ein bei völligem Ureterenverschluß (z. B. durch Geschwülste) oder durch weitgehende Verödung der Glomeruli, so bei Schrumpfniere. Charakteristisch ist der stark erhöhte Reststickstoff. Appetitmangel, Erbrechen, Kopfweh, Verminderung des Urins und seines Gewichtes bilden oft die Einleitung. Urinöser Mundgeruch, Somnolenz und Koma folgen nach, toxische Atmung, auch Amaurose.

Häufiger ist die eklamptische, oft akut einsetzende Urämie, die nicht mit Stickstoffretention einhergeht, sondern mit Kochsalz- und Wasserretention. Häufig besteht Hydrops. In der Hauptsache handelt es sich um ein Hirnödem. Sie führt zu Kopfschmerz, erhöhten Reflexen, gesteigertem Blutdruck, verlangsamtem Puls, tonisch-klonischen Zuckungen, eklamptischen Krämpfen und Amaurose. Häufiger bei Nephritis als bei Nephrosen. Oft kommt es zur Heilung.

Die Unterscheidung in echte und eklamptische Urämie läßt sich in vielen Fällen nicht durchführen, da oft Mischformen vorkommen. Ein Aderlaß von 100—300 g wirkt bei beiden Formen günstig, manchmal auch eine Lumbalpunktion.

Die orthostatische Albuminurie

ist gekennzeichnet durch eine zeitweise Ausscheidung von Eiweiß, die besonders am Morgen nach dem ersten Aufstehen erfolgt, bei ununterbrochenem Liegen, also in der Nacht, stets verschwindet. Sie findet sich hauptsächlich im Schulalter sehr häufig, am häufigsten bei älteren Mädchen und wird fälschlicherweise oft als Nierenerkrankung angesprochen. Betroffen werden am ehesten nervöse, schlaffe, muskelschwache Individuen, Vasomotoriker, mit Neigung zu Kopfweh, zu Erbrechen, Herzklopfen, Ohnmachten, mit feucht glänzenden Augen, mit kleinem Herzen und Akrozyanose, sogenannte Vagotoniker. Bevorzugt sind Kinder mit starker, runder Lendenlordose, wo die Höhe der Lordose am ersten oder zweiten Lendenwirbel sitzt (*lordotische Albuminurie* von *Jehle*, Abb. 230—232). Die Bedeutung der Lordose gibt sich daraus zu erkennen, daß viele ältere Kinder, die spontan keine orthostatische Albuminurie zeigen, nach 5—10 Minuten Stehen in strammer Haltung mit aufgenötigter Lendenlordose Eiweiß ausscheiden (A. *provocativa*). Diese Eiweißausscheidung kann man bei der Hälfte der Kinder zwischen 10—14 Jahren hervorrufen. Das Wesen der orthostatischen Albuminurie ist noch unklar. Es scheint sich um eine vasomotorische Zirkulationsstörung auf konstitutioneller Grundlage zu handeln, auf Grund einer Tonusschwankung im vegetativen Nervensystem (Sympathikushypotonie = Vagotonie).

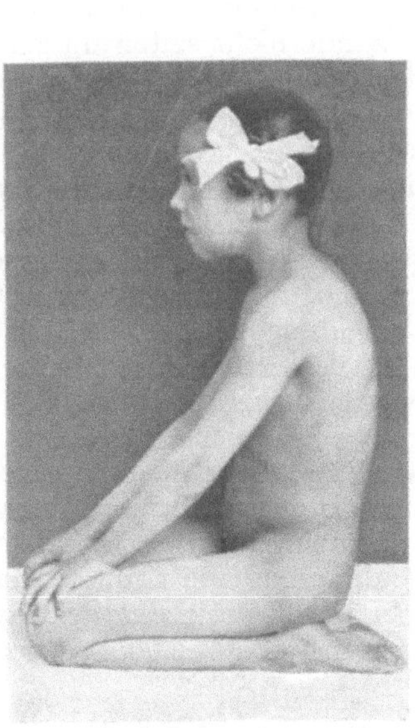

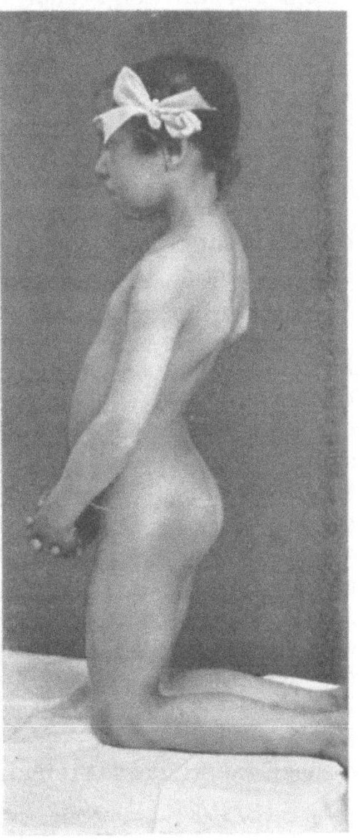

Abb. 230. Abb. 231. Abb. 232.

Orthostatische Albuminurie. 8½ Jahre. Nach 10 Minuten Stehen viel Eiweiß und einige Zylinder im Harn. In hockender Stellung (Abb. 231) ohne Eiweißabsonderung, die in Gebetsstellung (Abb. 232) besonders stark ist.

Die *Diagnose* verlangt einige Vorsichtsmaßregeln. Da der erste nach der Nacht ausgeschiedene Urin vom Aufsein am Abend her noch eiweißhaltig sein kann, so ist der erste Morgenurin nicht maßgebend. Entscheidend ist die zweite Morgenportion, die nach dem Liegen *ohne vorheriges Aufstehen* entleert wird. Unter normalen Verhältnissen muß sie vollkommen eiweißfrei sein. Bei Mädchen beruht eine Nubekulabildung im Morgenharn oft auf einem Desquamativkatarrh der Scheide. Steht nun das Kind auf, und zeigt sich schon nach wenigen Minuten, besonders bei ruhigem Stehen, weniger beim Gehen, nicht im Sitzen mit Kyphose, Eiweiß im Urin, so handelt es sich meist um orthostatische Albuminurie. Am stärksten, ist die Ausscheidung beim Knien in Gebetstellung (Abb. 231). Es kann die Eiweißausscheidung am Nachmittag wieder verschwinden, an einzelnen Tagen kann sie fehlen.

Charakteristisch für die orthostatische Albuminurie ist besonders das Auftreten eines schon in der Kälte durch Essigsäurezusatz ausfallenden Eiweißkörpers. Die Untersuchung geschieht folgendermaßen: Der frisch gelassene und filtrierte Urin wird mit 3 Teilen destilliertem Wasser verdünnt, um Harnsäureausfällung und damit Trübung in konzentriertem Urin zu verhüten. Man gibt in 3 Reagenzgläser je eine Probe. Die erste dient zum Vergleich, der zweiten und dritten setzt man wenige Tropfen verdünnte Essigsäure zu, der dritten noch einige Tropfen 10% Ferrozyankalilösung. Bei positivem Ausfall zeigt sich schon im Glas mit Essigsäure allein, oft erst nach 1—2 Minuten deutlich, eine Trübung, die im dritten Glas mit Ferrozyankali noch verstärkt auftritt, sofern noch Serumalbumin dabei ist. Bei Albuminuria provocativa ist der Essigsäurekörper schwach vertreten. Der Niederschlag kann sehr bedeutend sein, manchmal aber nur schwach. Am besten nimmt man die Trübung wahr, wenn man die drei Gläser gegen das helle Fenster vor einen schwarzen Hintergrund hält.

Morphologisch finden sich nur vereinzelte weiße und rote Blutkörperchen, die auch sonst beim gesunden Kinde nicht selten im zentrifugierten Urine vorhanden sind. Auch vereinzelte hyaline, seltener granulierte Zylinder können vorhanden sein, ausnahmsweise selbst epitheliale Zylinder.

Differentialdiagnostisch ist zu beachten, daß ausklingende, seltener beginnende Nephropathien bisweilen einen orthostatischen Typus zeigen und deutlichen Essigsäurekörper. Zahlreiche Zylinder, stärkere Blutbeimischung, erhöhter Blutdruck, Herzhypertrophie, Zurücktreten oder Fehlen des Essigsäurekörpers sprechen gegen orthostatische Albuminurie. Manchmal ist eine längere Beobachtung zur Entscheidung nötig. Differentialdiagnostisch kommt am meisten in Betracht die Pädonephritis. Gewöhnlich läßt aber das völlige Verschwinden des Eiweißes nach Bettruhe, das im Stehen stärker ist als im Gehen, das Auftreten des Essigsäurekörpers nach dem Aufstehen, die Diagnose rasch zu. Nicht zutreffend ist es, beim Auftreten einzelner Zylinder eine orthostatische Albuminurie auszuschließen. Dieser Standpunkt ist zwar für den Arzt vorsichtig und bequem, für den Orthostatiker aber nachteilig, wenn man ihn deshalb zu lange dauernder Bettruhe verdammt. Bemerkenswert ist es, daß der Essigsäurekörper bei beginnender Scharlachnephritis oft zuerst erscheint und bei Amyloidniere in größerer Menge vorkommt.

Nierenerkrankungen.

Neuerdings bemüht man sich auch bei den Kindern nach den Erforschungen am Erwachsenen die rein degenerativen Veränderungen der Niere als Nephrosen von den entzündlichen, den Nephritiden, abzutrennen.

Die **Nephrosen (tubuläre Nephropathien)** lassen die Ursache oft unbekannt. Häufig entstehen sie bei Lues, Tuberkulose, Eiterungen, Koliinfektionen, Diphtherie und verschiedenen anderen fieberhaften Krankheiten, auch als Komplikation der Ernährungsstörungen des Säuglings, besonders bei solchen mit akutem Wasserverluste. Die Ausscheidung von Wasser und Kochsalz ist gestört, es besteht Ödembereitschaft, die zwar bei Diphtherie wenig ausgesprochen ist. Der **Reststickstoff im Blut ist kaum vermehrt, Blut fehlt im Urin, der Blutdruck** ist nicht vermehrt. Der Urin ist oft spärlich, das Gewicht hoch, der Eiweißgehalt stark. Anfänglich finden sich viele Zylinder aller Art, viele Urate, verfettete Epithelien. Auffällig ist das Auftreten von Lipoidkörpern, erkenntlich an der doppelten Lichtbrechung. Der Verlauf ist oft schleppend, bisweilen chronisch und zum Tode führend. Es besteht Neigung zu eklamptischer Urämie. Gewisse Fälle von Zylindrurie ohne Albuminurie sind wohl hierher zu rechnen.

Die **akute Glomerulonephritis** entsteht besonders im Verlaufe von Scharlach in der 3.—6. Woche. Der Beginn fällt meistens auf das Ende der 3. Woche. Sie stellt sich fernerhin ein nach Angina, hier aber im Gegensatz zu Scharlach schon nach ganz kurzer Zeit, sodann nach Impetigo, Masern, Windpocken, Erysipel, auch bei Grippe, Sepsis, Lues und infektiösen Ernährungsstörungen. Charakteristisch ist die Vermehrung des Reststickstoffes im enteiweißten Blutserum. In der Norm enthält dieses 30—40 mg in 100 g. Klinisch äußert sich diese Nephropathie in blutigem Urin, in Oligurie, die oft bis zur Anurie geht, in Blutdrucksteigerung. Die Eiweißmenge bleibt mäßig, Ödem ist vorhanden oder kann fehlen. In der Rekonvaleszenz werden noch lange Erythrozyten ausgeschieden. In den schweren Formen ist Urämie nicht selten, die eklamptische und die echte Form, sie geht aber meist in Heilung aus. Bisweilen geht die Krankheit in Pädonephritis aus, selten in Schrumpfniere.

Häufig sind Mischformen von Nephrosen und Nephritiden, glomerulotubuläre Nephropathien, wo Wasser, Kochsalz und Stickstoff schlecht ausgeschieden werden. Diese Formen finden sich besonders bei Infekten an exsudativen Kindern (Ekzem, Impetigo, Otitis). Der Ausgang ist nicht selten Niereninsuffizienz und Tod. Bei frischen Fällen läßt sich die Einteilung in einzelne Formen relativ leicht vornehmen. Schwierig wird sie im ablaufenden und chronischen Stadium.

Die **chronischen Nierenerkrankungen,** die beim Erwachsenen vorkommen (große weiße und bunte Niere, Schrumpfniere) sind selten, besonders die genuine Schrumpfniere findet sich nur ausnahmsweise.

Dagegen findet sich beim Kinde oft eine eigenartige chronische Nierenerkrankung, die sogenannte **Pädonephritis** (Heubner). Sie entwickelt sich vom 3.—4. Jahre an, oft nach Infekten und macht außer Blässe, Mattigkeit und Appetitlosigkeit kaum subjektive Erscheinungen. Die Fälle heilen fast stets. Hydrops und Blutdrucksteigerungen sind selten, so daß man in der Diagnose ganz auf die Urinuntersuchung angewiesen ist. Diese ergibt nur schwachen Eiweißgehalt, oft von orthostatischem Charakter. Zylinder finden sich nur vereinzelt, meist sind es hyaline und granulierte, ebenso sind Erythrozyten spärlich. Nach meiner Auffassung sind die Fälle von Pädonephritis großenteils der orthostatischen Albuminurie zuzurechnen. Das Auftreten von wenigen hyalinen und granulierten Zylindern berechtigt nicht zu einer Abtrennung. Hier zu erwähnen ist der läsionelle Typus der orthostatischen Albuminurie (Pollitzer), der sich nach wiederholten Infekten (Anginen) einstellt, wobei häufig schon der Nachturin den Eiweißkörper enthält. Diese Fälle beweisen, daß eine reinliche Scheidung in Albuminurie und Nephritis nicht immer leicht ist.

Die **Nierenödeme** lagern sich im lockeren Bindegewebe ab, ähnlich wie bei Hungerödem und bei Dekomposition. So werden die Augenlider und das Skrotum vorzugsweise befallen. Kochsalzentziehung wirkt günstig gegen das extrarenale Ödem, Koffeinpräparate gegen das renale.

Zystitis, Zystopyelitis, Pyelitis.

Eitrige Katarrhe und Entzündungen der Harnwege sind in den ersten Jahren, speziell im 2.—4. Quartal so häufig, daß bei jedem Patienten die Urinuntersuchung vorgenommen werden muß. Meist handelt es sich um eine

Erkrankung des Nierenbeckens (Pyelitis), weniger der Blase allein. Gewöhnlich sind beide Teile ergriffen. Dysurie oder Schmerzanzeichen fehlen häufig.

Bei ernährungsgestörten Säuglingen, auch im Verlauf der Grippe, ist die Pyelitis ungemein verbreitet, bei Knaben wie bei Mädchen. Meist tritt sie hier in schleichender Form auf, fieberlos oder mit subfebrilen Temperaturen, verursacht aber Erbrechen, Störungen des Allgemeinbefindens und hindert das Gedeihen. Seltener, aber doch noch häufig ist die schwere akute Form. Sie setzt mit hohem Fieber ein, macht heftiges Erbrechen, schwere Störungen des Allgemeinbefindens, Appetitlosigkeit, Unruhe, Apathie und fahle Blässe. Das Gesicht erhält einen ängstlichen, schmerzhaften Ausdruck. Allgemeine Konvulsionen können sich einstellen. Es besteht verbreitete Hyperästhesie, auch am Abdomen. Kernig und Nackenstarre lassen oft an Meningitis denken, oft ähnelt das Bild der alimentären Intoxikation, mit der es häufig verbunden ist oder der die Pyelitis nachfolgt. Die Atmung wird dabei vertieft, die rechte Niere palpabel, es kann auch das Bild an Pneumonie denken lassen, aber mit negativem Lungenbefund. Besonders leicht geschieht die Verwechslung mit infektiösem Darmkatarrh. In schweren Fällen kommt es zu Harnvergiftung und Ausgang in Sepsis. Manchmal wird die Niere beteiligt (Pyelonephritis).

Bei hartnäckiger Pyelitis ist öfters Hydronephrose die Ursache der schwierigen Abheilung. Da es sich meistens um Kolipyelitis handelt, ist der Urin gewöhnlich sauer. Gleichwohl entwickelt sich bald ein urinöser Geruch. Der Urin ist trübe, wolkig, enthält massenhaft Eiterkörperchen, die oft in Schollen zusammenliegen. In schweren Fällen finden sich viele Erythrozyten. Daneben findet man zahlreiche dicke plumpe Bakterien (Kolibazillen), seltener finden sich Strepto- oder Staphylokokken. Die Bakterien sind nur beweisend im ganz frischen Urin. Bei Säuglingen machen die Koliinfektionen 90% der Fälle aus. Die Kolibazillen lassen sich mitunter im Blute nachweisen. Zu Beginn stellt sich Bakteriurie ein, dann Albuminurie und erst nachher erscheinen die Eiterkörperchen.

Jenseits des Säuglingsalters sind die Zystopyelitiden seltener, sie bevorzugen die Mädchen. Die spontanen Leibschmerzen und die Druckempfindlichkeit der Blasengegend, öfters der rechten Nierengegend (Druck von hinten), Fieber und Erbrechen lassen zuerst an Periappendizitis denken. Die Untersuchung des Urines bringt rasch die richtige Diagnose. Der unklare Fieberzustand kann anfänglich auch Typhus abdominalis vortäuschen.

Nervensystem.

Die Untersuchung des Nervensystems

erfordert viel Zeit und Erfassung des geeigneten Augenblickes. Zur Prüfung des Fazialisphänomens kann nur ein Moment völliger Ruhe benutzt werden, wann die Physiognomie entspannt ist. Ebenso läßt sich der Tonus der Muskeln nur beurteilen, wenn dieselben erschlafft sind und nicht durch aktive Bewegungen und Widerstand angespannt werden. Leichte Bewußtseinsstörungen, wie sie z. B. häufig bei der alimentären Intoxikation eintreten, werden verwischt, wenn das Kind beunruhigt und bewegt wird, usw.

Das **Bewußtsein** ist bei Kindern vom zweiten Halbjahr an leicht zu beurteilen (siehe darüber S. 8). Immer ist zu berücksichtigen, daß durch Schwäche und Erschöpfung die Reaktion auf die Reize der Außenwelt gehemmt sein kann. In diesem Falle werden aber immer noch Kornealreflex auf Berührung und Abwehrbewegungen auf Nadelstiche vorhanden sein.

Die **Störung des Bewußtseins** kann auf leichte Apathie und Benommenheit beschränkt sein. Beim jüngeren Säugling wird sie leicht übersehen und die mangelnde oder träge Bewegung, der starre Blick nicht beachtet. Es ist aber die Somnolenz bei der alimentären Intoxikation für die richtige Diagnose und die rasche Einleitung der rettenden Therapie von hoher Bedeutung (Abb. 2 und S. 222). Am wenigsten übersieht man die leichten Störungen, wenn man sich frägt, wie man den vorliegenden Zustand beurteilen würde, sofern es sich um ein älteres Kind oder einen Erwachsenen handeln würde.

Bewußtseinsstörungen jeden Grades trifft man bei Gehirnhaut- und Gehirnaffektionen, sodann bei allgemeinen Krämpfen, bei schweren toxischen und fieberhaften Zuständen. Bewußtseinsstörungen bei hohem Fieber darf man nicht ohne weiteres auf organische Gehirnstörungen beziehen, selbst dann nicht, wenn dabei Reizsymptome wie Konvulsionen, Nackenstarre und Kernigsches Symptom auftreten. Solche begleiten häufig schwere Fälle von Grippe, Pneumonie, Typhus, Sepsis usw. Bewußtseinsstörungen ohne Fieber oder bei subfebrilen Temperaturen deuten viel eher auf eine organische Störung und finden sich besonders häufig bei der tuberkulösen Meningitis. Leicht wird eine zerebrospinale Meningitis übersehen, weil in den meisten Fällen, abgesehen von foudroyantem Verlauf oder vom Beginn, das Sensorium gewöhnlich gut erhalten ist. Auch bei der eitrigen Meningitis findet sich häufiger, als man nach den Lehrbüchern glauben sollte, das Sensorium anfänglich ordentlich erhalten. Bei zerebrospinaler Meningitis und bei der alimentären Intoxikation verfallen die Patienten oft in eine charakteristische Apathie, sobald man sie in Ruhe läßt, ebenso bei Encephalitis lethargica. Beim akuten Insult der Poliomyelitis ist man leicht geneigt, eine Meningitis anzunehmen, da das Sensorium vorübergehend gestört sein kann und daneben noch allgemeine Hyperästhesie besteht. Bei hysterischen Anfällen ist im Gegensatz zu epileptischen das Bewußtsein nicht tief und jedenfalls nicht nachwirkend gestört. Bei den epileptischen Absenzen ist das Bewußtsein oft nur so kurz getrübt, daß sie leicht übersehen oder nur als vorübergehende Geistesabwesenheit eingeschätzt werden.

Echte Ohnmachten sind selten. Sie betreffen meist ältere Neuropathen mit labilem Gefäßsystem, mit Neigung zu Herzklopfen, Farbwechsel, feuchten Händen, Schreckhaftigkeit. Es sind „Vasomotoriker", die Neigung zum Erröten und Erblassen besitzen, zu fleckweiser Rötung der Haut. Bei einem psychischen Schock kommt es zu Schwindel und Ohnmacht durch Verschiebung großer Blutmengen ins Splanchnikusgebiet. Der Eintritt geschieht langsam mit Erblassen. Plötzliches Eintreten mit Steifigkeit, Zuckungen, nachfolgende Verwirrtheit sprechen gegen einfache Ohnmacht, ebenso das Fehlen einer vasomotorischen Konstitution, das Fehlen einer auslösenden Ursache, das Vorhandensein einer Aura, tiefe Bewußtlosigkeit. Stark neigen Kinder mit orthostatischer Albuminurie zu Ohnmachten, besonders wenn man sie im Versuch stehen oder knien läßt. In den ersten Jahren trifft man Ohnmachten bei den respiratorischen Affektkrämpfen. Diesen nahe verwandt sind die affektepileptischen Anfälle, die reaktive Erscheinungen sind im Gegensatz zu den epileptischen Ohnmachten.

Die **Beurteilung der Intelligenz und der geistigen Entwicklung** bildet einen wichtigen Teil der ärztlichen Prüfung. Im Schulalter bestehen keine Schwierigkeiten. Hier ist gewöhnlich das vergleichende und darum sichere Urteil des Lehrers maßgebend (Prüfung auf Schwerhörigkeit!). Doch erlaubt schon der Kopfumfang ein gewisses Urteil. Ein besonders großer Kopf bietet keinerlei Gewähr für besondere Intelligenz, dagegen schließt ein Kopfumfang unter einer gewissen Größe bedeutende Intelligenz aus. Nach Bayerthal ist bei 7jährigen Knaben bei einem Kopfumfang unter 48 cm (Mädchen unter 47 cm) eine sehr gute Intelligenz ausgeschlossen, ebenso bei 10jährigen unter 49 cm (Mädchen 48,5 cm). Ausnahmsweise kommen noch sehr gute Leistungen vor bei 7jährigen Knaben mit einem Kopfumfang unter 50 cm (Mädchen unter 49 cm), bei 10jährigen unter 52 cm (Mädchen 51 cm). Im Einzelfalle hat der Arzt zu untersuchen, ob gewisse spezielle Qualitäten rückständig oder geschädigt sind. Hierbei erweist sich die Methode von Binet-Simon als gut brauchbar (siehe Villiger, Die Erkennung des Schwachsinns beim Kinde, Engelmann, Leipzig 1913). Diese Methode gestattet mit einiger Sicherheit die eigentliche Intelligenz des Kindes zu beurteilen und nicht nur sein angelerntes Wissen.

Wir können hier die Methode nur kurz berühren. Für jedes Lebensjahr sind 5 „Tests" aufgestellt, die bei normaler Intelligenz richtig gelöst werden müssen. Löst ein 6jähriges Kind z. B. 5 Tests des 5jährigen, 3 des 6jährigen, 1 des 7jährigen, so ist sein Intelligenzalter $5 + {}^4/_5 = 5^4/_5$ Jahre.

Tests für 3 Jahre.

1. Nase, Mund und Augen zeigen: Zeige Deine Nase usf.
2. Wiederholen von Sätzen mit 6 Silben: Ich bin ein gutes Kind. Ich habe einen Hund.
3. Wiederholen von 2 Zahlen, z. B. 3, 7; 4, 6; 9, 5. Es soll bei 3 Versuchen einmal richtig wiederholt werden.
4. Nennen des Familiennamens: Wie heißest Du? Wird nur der Vorname gesagt, so soll die zweite Frage folgen: Und wie heißest Du noch?
5. Vorzeigen von Bildern, die einen einfachen „Vorgang" darstellen Das Kind soll imstande sein, Personen und Dinge aufzuzählen (ohne Zusammenhang): Sieh das Bild an! Sage, was Du siehst. Was machen die Leute?

4 Jahre.

1. Angabe des Geschlechts: Bist Du ein kleiner Knabe oder ein Mädchen?
2. Benennen von bekannten Gegenständen, die man zeigt: Schlüssel, Messer, Geldstück Was ist das?
3. Wiederholen von 3 Zahlen, z. B. 7 1 4, 2 8 6, 5 8 9.
4. Vergleichen von zwei Linien: Man zeichnet mit Tinte zwei Linien parallel untereinander, die eine etwa 5 cm, die andere 6 cm lang: Welche Linie ist größer?

Je jünger das Kind ist, um so schwerer und unsicherer wird unser Urteil, darum am schwierigsten im ersten halben Jahre. Gesunde Sinnesorgane vorausgesetzt, darf man damit rechnen, daß ein normales Kind mit 2—3 Monaten gut fixiert, daß es mit 3—4 Monaten in der Richtung des Schalles blickt. Damit wissen wir nicht nur, daß Sehvermögen und Gehör gut arbeiten, sondern daß auch die vermittelnden Assoziationen des Gehirnes normal funktionieren und daß kein wesentlicher Intelligenzdefekt vorhanden sein wird. In vielen Fällen von Rachitis macht sich neben unbedeutenden Knochenveränderungen ein Mangel an körperlicher und geistiger Regsamkeit geltend (zerebrale Rachitis, Czerny).

Die wichtigsten Stufen der normalen geistigen Entwicklung, die im Einzelfalle natürlich oft zeitliche Abweichungen ergibt, ohne daß damit ein pathologisches Verhalten schon vorläge, sind folgende (Heubner):

In den ersten 2 Wochen ist das Dasein rein vegetativ ohne Beteiligung des Großhirns. Die Motilität ist automatisch und reflektorisch. Die Pupillen reagieren schon in den ersten Stunden auf Lichteinfall. Nach einer Woche wird der Kopf nach dem Licht gedreht, die Augen starren, aber blicken noch nicht, die Lider werden bei grellem Lichte geschlossen. Auf heftige Schalleindrücke schreckt das Kind schon in den ersten Tagen zusammen. Die Schmerzempfindung der Haut des Neugeborenen ist noch stumpf.

In der 3.—4. Woche treten koordinierte Augenbewegungen auf. Ein Gegenstand, der direkt ins Auge fällt, wird oft verfolgt. Angenehme Gehörseindrücke wirken beruhigend.

Im zweiten Monat stellen sich Lallen, Ausdrucksbewegungen, Lächeln ein, am Ende des Monats bisweilen schon lautes Lachen.

Im dritten Monat zeigt sich willkürliches Fixieren. Die vorher öfters auftretenden unkoordinierten Augenbewegungen („Schielen") verschwinden. Aufmerksamkeit auf die Umgebung, willkürliche Bewegung der Arme stellen sich ein.

Im dritten bis vierten Monat wird der Kopf in der Richtung eines Schalles gedreht, in der Rückenlage vom Kissen erhoben (in der Bauchlage schon im Alter von wenigen Wochen).

Im vierten bis fünften Monat entwickeln sich sichere Greifbewegungen.

Im fünften bis sechsten Monat beginnt das Kind sich aufzusetzen. Mit sechs Monaten stemmt sich das Kind beim Aufstellen mit seinen Füßen gegen die Unterlage.

Im dritten Quartal wird der Verkehr mit der Umgebung reger, durch Lallaute und Geberden unterstützt. Es zeigt sich Verständnis für einzelne Worte, seltener noch Nachsprechen von solchen.

Im vierten Quartal fängt das Kind an, zu stehen und sinnvolle Worte zu sprechen.

Im fünften Quartal kommt es zu freiem Stehen und Gehen und Bildung von 6—8 Worten. Selbständige Willensäußerungen. Neigung zu Nachahmung.

Sechstes Quartal: Mehrung von zweckdienlichen Handlungen.

Siebtes bis achtes Quartal: ruckweise Vermehrung des Wortschatzes, Satzbildungen.

Drittes Jahr: Bildung von zusammengesetzten und Nebensätzen. Wer? und Wo? fragen. Selbständiges Essen mit dem Löffel. Entwicklung des Farbensinnes. Logische Antworten und Handlungen. Zahlenbegriffe fehlen noch. Entstehung des Ehrgefühls.

Auch bei Normalen gibt es wesentliche Abweichungen von diesem Entwicklungsgang und späteres Eintreten der einzelnen Fortschritte. Große zeitliche Schwankungen zeigt die **Sprachentwicklung.** Das Sprachverständnis ist für einzelne Personen und Gegenstände (Mama, Milchflasche, Uhr) fast stets am Ende des ersten Jahres schon vorhanden. Daneben kann sich das selbständige Sprechen bei guter Intelligenz bis ins 3. Jahr verzögern, wogegen die frühreifen Kinder, die schon im Anfang des 2. Jahres über einen bedeutenden Wortschatz verfügen, durchaus nicht immer besonders gescheit sind. Die Mädchen sprechen durchschnittlich früher wie die Knaben.

Eine eigentümliche und seltene Störung ist die **Hörstummheit.** Dabei können die Kinder bei normaler Intelligenz und gutem Gehör bis zum 4.—8. Jahr nicht sprechen, verstehen aber alles Gesprochene. Meist liegt ein mangelnder Nachahmungstrieb und eine Hemmung zugrunde, bisweilen allerdings durch leichte Debilität begünstigt. Seltener ist eine sensorische Aphasie die Ursache.

Bei aufmerksamer Untersuchung wird man feststellen können, ob ein Intelligenzdefekt nur vorgetäuscht wird, ob die Kinder wegen Taubheit (nach zerebrospinaler Meningitis usw.) oder Schwerhörigkeit infolge von Adenoiden (Ohruntersuchung) nicht sprechen oder das Gesprochene nicht verstehen. Vorgetäuscht wird Intelligenzmangel durch das steife ausdruckslose Gesicht bei allgemeiner Gliederstarre (Littlesche Krankheit). Bei Psychopathen besteht eine Störung der Gemüts- und Willensbildung.

Bei **verminderter Intelligenz** (Oligophrenie) unterscheidet man 3 Grade:

Die Debilität bezeichnet den leichtesten Grad der Intelligenzstörung. Das Kind hat die Kenntnis seiner Umgebung, von Personen und Sachen, es lernt sprechen, wenn auch verspätet. Es versagt in den komplexen Vorstellungen, hat aber ordentliche Allgemeinbegriffe. Die ethischen Begriffe sind meist schwach entwickelt, das ethische Empfinden ist oft mehr beeinträchtigt als die eigentliche Intelligenz. Die Ideenassoziation ist mangelhaft und darum die Begriffsbildung erschwert. Nach Goett reagiert ein älteres normales Kind auf ein Reizwort in der 2. Sekunde, bei Intelligenzstörung verzögert (Abb. 233, 234).

Bei den Imbezillen sind die Kenntnisse mangelhaft, das Triebleben steht im Vordergrund. Das Sprechvermögen bleibt beschränkt.

Die Idiotie bezeichnet den höchsten Grad der Störung, wo die Intelligenz auf einer tiefen tierischen Stufe steht. Die Kinder sind ganz unreinlich, lernen nicht selbständig essen, können nicht sprechen, sind unaufmerksam (Abb. 235). Bei jüngeren Säuglingen sind nur die schweren Grade erkennbar: Unfähigkeit zu saugen, keine Schmerzäußerung auf Nadelstiche, Indifferenz gegen die Umwelt. Der Umklammerungsreflex (Moro) tritt bei zentralen Defekten auch noch jenseits des ersten Lebensjahres auf. Sonst zeigt er sich in der Norm bei kräftigen Säuglingen nur in den 3—4 ersten Lebensmonaten. Er besteht darin, daß das liegende Kind mit Armen und Beinen spreizende Bewegungen macht, wie wenn es hilfesuchend die Mutter umklammern wollte, sobald man neben ihm heftig auf den Tisch schlägt.

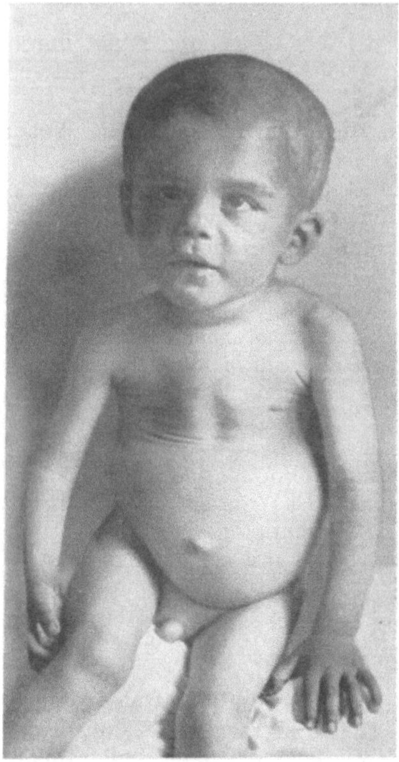

Abb. 233. Debilität. Geheilter Hydrozephalus. $3^1/_4$ Jahr. Kopfumfang 53 cm.

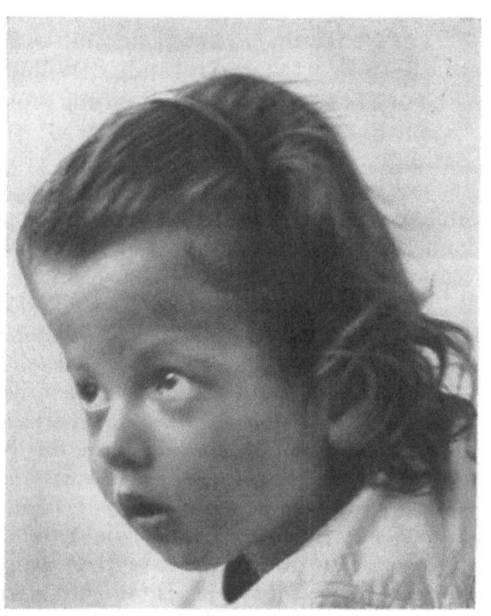

Abb. 234. Leichte Debilität. 2 Jahre. Spasmen und erhöhte Reflexe der unteren Extremitäten (Little). Olympierstirne als Folge eines Megazephalus (keine Rachitis!). Frühgeburt, ca. 750 g. Gewicht mit 10 Wochen 1700 g.

Sehr wichtig ist die Feststellung der Ursachen der Intelligenzdefekte: Alkoholismus und Lues der Eltern, dabei meist auch Lues des Kindes, sodann schwere Bildungshemmungen des Gehirnes, oft mit Mikrozephalie oder Hydrozephalus verbunden, Geburtstraumen, infantile Zerebrallähmung, tuberöse Hirnsklerose (Talgdrüsengeschwülste im Gesicht?) Kretinismus usw. Je tiefer die Intelligenz steht, um so eher findet man Degenerationszeichen in der Kopfform, an den Ohren, den Zähnen usw. Wenn man von mongoloider, amaurotischer und Myx-Idiotie spricht, so hat man hier mehr die Ursache im Auge als den Grad, der bei Myx-Idiotie von leichter Demenz bis zu schwerer Idiotie variieren kann. Bei der mongoloiden Idiotie findet man fast nie die höchsten Grade des Defektes, also keine Idiotie im engeren Sinne.

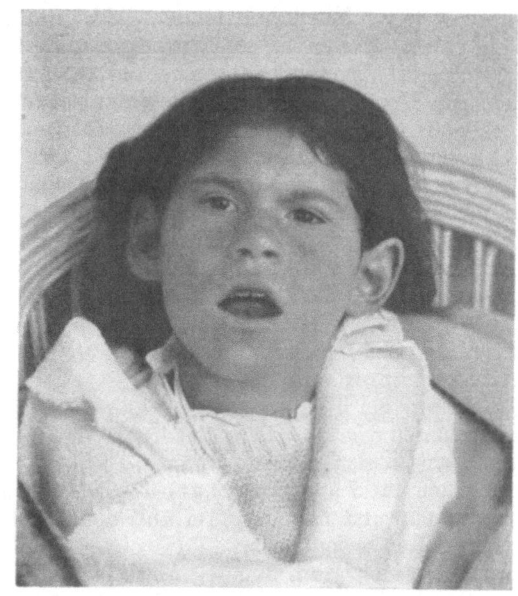

Abb. 235. Spastische Idiotie. 10 Jahre. Fliehende Stirne, Mikrozephalie.

Von Ursachen für die erworbene Idiotie, die erst nach mehreren Jahren entstehen kann, sind wichtig: die zerebrospinale Meningitis, Enzephalitis (zerebrale Kinderlähmung), Epilepsie, Lues, später die luetische Paralyse. Auf eine eigenartige frühinfantile Demenz hat Zappert aufmerksam gemacht. Mit 3—5 Jahren wird die Sprache singend und geht zuletzt verloren unter zunehmender Verblödung (Dementia praecox?).

Bei allen Graden von Schwachsinn unterscheidet man eine agile Form, die durch starken Bewegungsdrang und allgemeine motorische Unruhe gekennzeichnet ist, und eine torpide Form, die sich durch Stumpfheit und träge oder mangelnde Bewegungen auszeichnet. Die mongoloide Idiotie wird nach dem ersten Jahr fast stets agil. Die Myxidiotie ist auffällig torpide. Imbezillität und Idiotie kündigen sich oft schon nach der Geburt an durch Ungeschicklichkeit im Saugen, allgemeine Muskelhypertonie, bald dann durch mangelndes Interesse an der Außenwelt, durch Mangel an Fixier- und Greifbewegungen. Bei angeborener oder durch Geburtstrauma entstandener Idiotie ist im Gegensatz zur später erworbenen die Physiognomie meist mehr und auffallend verändert und verrät durch den Ausdruck und die Kopfform das frühzeitige Eingetretensein der Schädigung. Häufig liegt hier Mikrozephalie und fliehende Stirne vor, die auch durch Geburtstrauma bedingt sein kann. Auch schwere Ernährungsstörungen und Rachitis können die geistige Entwicklung hemmen. Bei Blinden und Tauben ist die Intelligenz sehr schwer zu bestimmen. (Man denke an Helen Keller.)

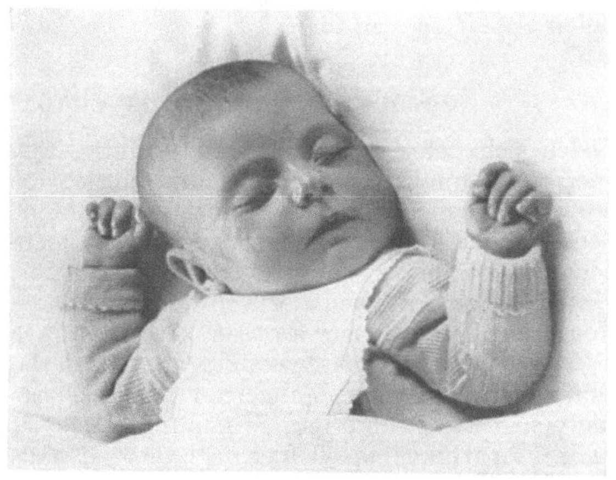

Abb. 236. 3 Monate. Schlafhaltung des gesunden Säuglings.

Der **Schlaf des gesunden Kindes** ist andauernd und fest. In den ersten Wochen wacht es nur zur Zeit der Mahlzeit auf, um nachher rasch wieder einzuschlafen. Dabei nehmen die Arme häufig die intrauterine Haltung ein, wie sie beistehendes Bild (Abb. 236) zeigt, wogegen das Kind in kranken Tagen meist die Arme hängen läßt. Mit zunehmendem Alter nimmt das Wachsein tagsüber immer zu. Vom zweiten Jahr an schläft das gesunde Kind selten mehr zwischen den Mahlzeiten, mit Ausnahme des ein- bis zweistündigen Mittagsschlafes, der gewöhnlich mit Vorteil bis gegen die Schulzeit hin innegehalten wird.

Frühgeborene und junge debile Säuglinge liegen gewöhnlich in anhaltendem Schlummer.

Unruhiger, durch Geschrei unterbrochener Schlaf ist in den ersten Monaten oft ein Zeichen der Ernährungsstörung oder des Hungers. Heftiges Geschrei bei Brustkindern ist häufig ein Anzeichen von Kolik. Vom 2.—3. Monat an tritt unruhiger Schlaf auf als Vorläufer der Rachitis, die sich auch mit Kopfschweißen und Blässe einleitet, worauf bald die Zeichen der Kraniotabes deutlich werden. Gellendes Aufschreien des Säuglings, der darauf wieder in Apathie verfällt (schreiende Gichter) findet sich häufig bei alimentärer Intoxikation und Sepsis.

Schon im Säuglingsalter kann leiser und unruhiger Schlaf, häufig von Schreien begleitet, der Ausdruck einer neuropathischen Konstitution sein, wie in der ganzen Kindheit. Vom 3. Jahr an äußert sich die Neuropathie oft auch im Pavor nocturnus, wobei das Kind nach 2—3 Stunden nachts erschreckt und mit Geschrei aufwacht, sich an die Mutter klammert und nach einiger Zeit wieder einschläft, ohne recht wach geworden zu sein. Vielfach handelt es sich um Kinder mit adenoiden Vegetationen.

Schlaflosigkeit älterer Kinder kam in den letzten Jahren oft als Zeichen, mehr noch als Nachkrankheit der Encephalitis epidemica zur Beobachtung. Die Kinder finden bis gegen Morgen den Schlaf nicht, sind unruhig und geschäftig im Bett, kämmen sich die Haare, stehen auf usw., um dann bis gegen Mittag in tiefen Schlaf zu verfallen.

Neuropathische und psychopathische Störungen

finden sich bei Kindern ungemein häufig, teils erblich, häufig erworben oder anerzogen durch Verzärtelung und unrichtige Behandlung, ungünstige Einflüsse der Umgebung. Das einzige Kind einer Familie ist besonders diesen Schädlichkeiten ausgesetzt. Die Neuropathie wird oft durch die exsudative Diathese begünstigt. Reize, welche den Körper, die Sinnesorgane oder die Psyche betreffen, lösen bei Neuropathen eine stärkere Reaktion aus als in der Norm und halten länger an. Die kindliche Psyche ist an sich schon hemmungsloser als beim Erwachsenen und antwortet darum leicht mit Äußerungen der Wut, des Schreckens, Mangel an Selbstbeherrschung, mit Labilität des Vasomotorensystems und der Stimmung. Das vegetative Nervensystem (Vagus und Sympathikus) spielt hier nach den verschiedensten Richtungen eine hervorragende Rolle (Herz und Zirkulation, Respiration, Verdauungsapparat, Haut usw.), so daß man direkt von einem vagolabilen Kinde spricht. Schon beim Säugling tritt die Neuropathie in Erscheinung als Schreckhaftigkeit, häufiges Schreien und Weinen, Neigung zu Schweißen, leiser Schlaf, gesteigerte Reflexe, Anorexie, Erbrechen, starke Fieberreaktionen, vermehrte Darmperistaltik und mangelhaftes Gedeihen. Ein Haarschopf auf der Scheitelhöhe findet sich bei diesen Säuglingen öfter als bei anderen. Bei älteren Kindern treten dazu Fazialisphänomen, Lidflattern, Pavor nocturnus und Enuresis nocturna, Onanie, azetonämisches Erbrechen, Stereotypien wie Nägelkauen,

Schaukelbewegungen u. a. Ferner sind hier zu nennen Asthmabronchiale, Migräne, die Tikkrankheit, Kopfschmerzen, krankhafte Phantasietätigkeit, pathologische Träumerei, Zwangshandlungen, Somnambulismus, depressive Stimmung, Aufregungszustände, Wutanfälle usw. usw. Nach Encephalitis epidemica entwickelt sich zuweilen eine merkwürdige Wesensänderung: die Kinder werden unsozial und hemmungslos, dreist, fangen an zu spucken und verfallen in erregten Schwachsinn. Nicht mit Neurasthenie zu verwechseln ist die depressive mürrische Stimmung im Beginn der tuberkulösen Meningitis, bei allgemeiner Tuberkulose oder bei Gehirntumor.

Suggestibilität und Hysterie.

Die Suggestibilität wird in den ersten Jahren außerordentlich groß, sobald sich das Bewußtsein entwickelt. In diesem Alter sind die Kinder gewohnt, noch wenig selbständig zu denken und zu handeln, sondern sich von ihrer Umgebung leiten zu lassen. Der Arzt benutzt diese Eigenschaft oft unbewußt in seinen therapeutischen Maßnahmen. Der Schmerz nach einem Fall verliert sich rascher, wenn man bei der Einreibung versichert, daß er dadurch beseitigt werde. Erklärt die Mutter ihrem Kinde, das nicht einschlafen kann, daß ihm das Auflegen der Hand auf den Kopf Schlaf bringe (die Erklärung ist oft entbehrlich dabei), so stellt sich der Schlaf meist auch bald ein. Bei Kindern wie auch bei Erwachsenen ist der Erfolg der ärztlichen Anordnungen oft weit mehr der Persönlichkeit des Arztes zuzuschreiben als den speziellen Maßnahmen oder Arzneien. Es gilt dies weitgehend für die Symptome des Appetites, des Erbrechens, des Schmerzes, des Hustenreizes usw.

In mancher Hinsicht sind gesunde, verständig und gut erzogene Kinder der Suggestion leichter zugänglich als verwöhnte und verzogene Kinder aus nervöser und unverständiger Umgebung. Diese sind mißtrauisch, haben oft schon störende Autosuggestionen. Bei Kindern muß die ärztliche Befragung und Untersuchung ganz besonders vorsichtig und voraussetzungslos vorgenommen werden, sonst veranlaßt man viel leichter als bei Erwachsenen die Antwort, die man erwartet. Die verfängliche Frage einer ängstlichen Mutter: Tut es dir wirklich nicht mehr weh? ist das beste Mittel, das Schmerzgefühl an der einmal betroffenen Stelle zu fixieren, wobei z. B. der Zorn über fehlbare Geschwister noch das Seine beitragen kann.

Die Suggestibilität des Kindes erklärt es, daß vom 2. Jahr an häufig hysterische Erscheinungen auftreten. Zuerst treffen wir sie im Gebiet der Ernährungsfunktion, bei der Nahrungsaufnahme in Form von Nahrungsverweigerung, Erbrechen usw. Einflüsse der Umgebung, psychische Traumen, vorausgehende Krankheiten sind häufig das auslösende Moment. Dabei entstehen oft pathologische Bedingungsreflexe (siehe S. 272), so Erbrechen auf eine bestimmte Nahrung, Blinzeln nach Konjunktivitis, Aphonie nach Kehlkopfkatarrh oder Intubation. Die kindliche Neigung zur Nachahmung, die eigenartige Einstellung zur „Lüge", welche häufig durch das Verhalten der Umgebung unterstützt wird, erklären viele hysterische Symptome, die so fixiert werden, die Phantasielügnerei, sog. Choreaepidemien usw. Es sind besonders frühreife Kinder aus überängstlicher und neuropathischer Umgebung, die das Bedürfnis empfinden, Aufmerksamkeit zu erregen, die leicht der Hysterie verfallen. So sind oft die Zustände von Erbrechen, Kopfweh, Somnambulismus zu erklären.

Im großen ganzen äußert sich die Hysterie in gleicher Weise wie bei Erwachsenen. Es sind aber große Krampfanfälle bis gegen die Pubertät selten. Die sog. Stigmata sind wenig zu finden, wenn der Arzt Sorge trägt, sie nicht hervorzurufen. Bei älteren Kindern beherrschen plumpe Symptome oft als einzige Äußerung das Krankheitsbild, plötzlich eintretende Kniegelenkskontrakturen oder Abasien nach einem Fall, Lähmung eines Beines nach Schreck usw.

Für die Diagnose der leichten Erscheinungen ist im allgemeinen der Gesamteindruck der Persönlichkeit und der Umgebung maßgebend, der Gegensatz zwischen dem geringen objektiven Befund und den vom Patienten und der Umgebung drastisch und mit Befriedigung vorgetragenen Symptomen. Manchmal wird die Diagnose auch zu Unrecht gestellt, wo es sich z. B. um Gehirntumoren oder eine schleichende Meningitis handelt!

Schreckhaftigkeit

kommt am leichtesten zur Wahrnehmung bei heftigen Geräuschen und unerwarteten starken Sinneseindrücken. Wenn ein Kind auf wiederholtes Händeklatschen immer stark zusammenfährt, nicht nur beim erstenmal, so muß man dies als Schreckhaftigkeit bezeichnen. Die Schreckhaftigkeit ist ein häufiges Zeichen der Neuropathie und findet sich hier schon im ersten Säuglingsalter. Sie fehlt aber auch nicht selten bei Neuropathen. Erworben stellt sie sich oft ein bei zerebralen Diplegien und bei Epilepsie. Fast als pathognomisch ist die auffallende Schreckhaftigkeit auf Schalleindrücke bei amaurotischer Idiotie zu bezeichnen. Dabei habe ich Wörter mit dem Vokal a als besonders wirksam empfunden. Kaum mit Schreckhaftigkeit zu verwechseln sind die tetanischen Stöße auf Geräusche und Berührung beim Tetanus.

Kopfschmerz.

Bei Säuglingen äußert sich der Kopfschmerz im Greifen nach dem Kopf, Zerkratzen des Gesichtes, Zupfen an den Haaren, Stirnrunzeln, in starkem Geschrei, Unruhe und Jaktation. Das Zerkratzen des Gesichtes bei Neugeborenen ist aber auf ihre impulsiven Bewegungen zurückzuführen. Der Kopfschmerz stellt sich besonders ein bei organischen Gehirnleiden, die den Druck erhöhen und die Meningen beteiligen. Bei Säuglingen findet man darum oft eine gespannte und vorgewölbte Fontanelle. In den ersten Lebensmonaten ist das häufige Schreien luetischer Säuglinge auf die meningoenzephalitischen Veränderungen zurückzuführen, die ihren klinischen Ausdruck finden in der Neuritis optica, in der gespannten Fontanelle, nicht selten auch in einer Lymphozytose des Liquor cerebrospinalis. Auffällig tritt der Kopfschmerz häufig zurück bei tuberkulöser Meningitis in den ersten Jahren, selbst bis zum 4.—6. Jahr. Ich habe es schon mehrmals erlebt, daß Kinder mit tuberkulöser Meningitis nur über Leibschmerzen klagten und kein einziges Mal über Kopfschmerz.

Bei älteren Kindern machen Hirntumoren und -abszesse oft starke Kopfschmerzen. Man wird darum immer auch nach anderen Symptomen suchen (Stauungspapille, verlangsamter Puls usw.). Habituell findet sich Kopfschmerz oft im Schulalter bei Neuropathen, bei geistiger Ermüdung, Astigmatismus, Asthenopie und bei Adenoiden. Bei Migräne tritt der Kopfschmerz in den ersten Jahren oft gegen das Erbrechen zurück. Stirnhöhlenkatarrhe bilden selten die Ursache, öfters dagegen supraorbitale Neuralgien.

Hyperästhesie.

Sensorielle Hyperästhesie stellt sich akut ein bei Meningitiden und bei Tetanus. Im Beginn der tuberkulösen Meningitis vermeiden die Kinder oft das helle Tageslicht und sind gegen Geräusche auffallend empfindlich. Starke Lichtscheu besteht bei der Konjunktivitis, vor allem im Beginn der Masern und bei Phlyktänen. Neuropathie und Migräne bilden habituelle Ursachen.

Bei der **Berührungshyperästhesie** ist oft nicht leicht zu entscheiden, ob eine Hyperästhesie der Haut besteht, oder ob die Empfindlichkeit durch die Bewegung oder durch Druck auf Nerven und Muskeln ausgelöst wird. Oft sind verschiedene dieser Ursachen vereint vorhanden.

Eine allgemeine Hyperästhesie der Haut trifft man am häufigsten bei den verschiedenen Meningitiden. Sie ist am stärksten bei der zerebrospinalen; bei der tuberkulösen ist sie manchmal unbedeutend. Die Pflegerin nimmt sie deutlich wahr, sobald sie die Kinder bewegt, auskleidet usw. Bei der zerebrospinalen Meningitis ist die Empfindlichkeit besonders auffällig bei der Bewegung der Beine, z. B. beim Unterschieben einer neuen Windel. Beim frischen Insult der epidemischen Kinderlähmung ist die Hyperästhesie oft sehr groß. Es ist hier nicht sowohl die Berührung der Haut, als die passive Bewegung, welche starke Schmerzen auslöst. Dadurch kann nicht nur der Verdacht auf Meningitis, sondern auch auf Koxitis, Peritonitis usw. erregt werden. Bei heftiger fieberhafter Pyelozystitis der Säuglinge besteht oft eine beträchtliche Berührungs- und Bewegungsempfindlichkeit, so daß der Gedanke an eine Meningitis nahe liegt, der durch bestehende Nackenstarre unterstützt wird. Man muß es sich deshalb zur Regel machen, bei Meningismus in den ersten Jahren sofort den Urin zu untersuchen. Eine allgemeine Hyperästhesie oft hochgradiger Art findet man bei schweren hochfieberhaften Infektionskrankheiten, so bei Pleuropneumonie, bei Typhus und Grippe.

Lokale Hyperästhesie, respektive Druck- und Bewegungsempfindlichkeit trifft man bei der frischen epidemischen Kinderlähmung in der später gelähmten Region. Hier können die betroffenen Nerven wie bei Polyneuritis wochenlang druckempfindlich bleiben.

Headsche Zonen erscheinen oft bei Pneumonie, Pleuritis, Peritonitis, Pyelitis usw. Sehr oft wird bei Pleuropneumonie über Druckempfindlichkeit des Abdomens geklagt, ja es kommt nicht selten zu einer Kontraktur der Bauchmuskeln, so daß fälschlich eine Periappendizitis angenommen wird (siehe S. 190).

Eine Hyperästhesie der Wirbelsäule findet sich in erster Linie bei zerebrospinaler Meningitis, sodann in den ersten Tagen der epidemischen Kinderlähmung. Bei beiden Krankheiten kann Nackenstarre dabei sein, das Blutbild jedoch ist different. Bei der häufigen tuberkulösen Spondylitis ist die Empfindlichkeit meist auf die kranke Gegend beschränkt, häufig fehlt sie. Nicht ganz selten ist der Rheumatismus der Wirbelsäule, besonders der Halsregion. Bei älteren Mädchen findet sich auf Grund von Neuropathie und Hysterie oft eine Druckempfindlichkeit einzelner Wirbel, so daß man eine Spondylitis vermutet. Die ungehemmte Beweglichkeit, das normale Röntgenbild, eventuell eine negative Tuberkulin-Probe klären die Sachlage.

Hypästhesie und Anästhesie.

Außer in den ersten Lebenstagen findet man herabgesetzte Schmerzempfindlichkeit der Haut oft bei Idioten, bei diesen gleichzeitig mit Abstumpfung des Geschmackes.

Bei schweren Geburtstraumen mit Rückenmarksverletzungen zeigen die betroffenen Partien neben der Lähmung meist völlige Anästhesie, ebenso bei Meningomyelocele spinalis.

Sonst sind die Verhältnisse wie bei Erwachsenen. Zu erwähnen ist etwa nur, daß bei Diphtherie öfters eine starke Hypästhesie der Haut an den Gliedmaßen besteht, auch wenn keine Lähmung vorliegt. Die Empfindlichkeit gegen Injektionen (Serum) erweist sich dabei als abgestumpft. In den ersten Lebenswochen muß man bisweilen die Prüfung auf Schmerzempfindlichkeit der Haut heranziehen, wenn es schwer fällt oder unmöglich ist, auf anderem Wege Aufschluß über das Vorhandensein des Bewußtseins zu gewinnen.

Neuralgien

treten seltener auf als bei Erwachsenen. Sie sind in den ersten Jahren nur ganz ausnahmsweise vorhanden. Am häufigsten stellen sich Supraorbitalneuralgien bei älteren Kindern ein. Nur genaueste Untersuchung schützt vor Verkennung und vor Verwechslungen. Man denke daran, daß Interkostalneuralgien oft ein Zeichen von Spondylitis sind, daß Ischias äußerst selten ist und oft durch beginnende tuberkulöse Koxitis, auch durch frische Poliomyelitis vorgetäuscht wird. Kürzlich beobachtete ich einen achtjährigen Knaben, bei dem die Nervenschmerzen, die durch den Druck eines Beckensarkoms erzeugt waren, zur Diagnose „Ischias" geführt hatten. Sehr zurückhaltend muß man mit der Diagnose „rheumatische Schmerzen" sein; nur zu oft verbirgt sich bei jüngeren Kindern dahinter die tuberkulöse Erkrankung eines Knochens oder eines Gelenkes.

Reflexe.

Zu einem sicheren Urteil braucht es häufig wiederholter Untersuchung an verschiedenen Tagen, hauptsächlich beim negativen Ausfall der **Sehnenreflexe.** Am wichtigsten sind die Patellarreflexe. Ihr gelegentliches Fehlen

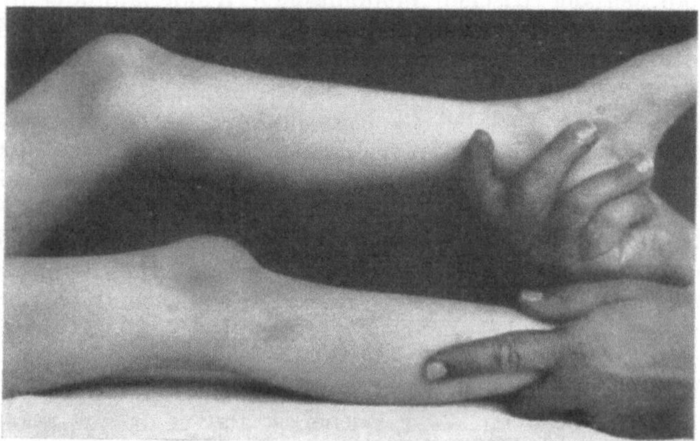

Abb. 237. Atonie der rechten Quadrizepssehne bei Poliomyelitis.

in den ersten Jahren kommt bei ganz gesundem Organismus vor. Die Prüfung geschieht im Bett am besten so, daß man durch die untergelegte Hohlhand das Knie leicht beugt, sich von der Erschlaffung überzeugt und während des Beklopfens der Sehne die Aufmerksamkeit durch Sprechen mit dem Kinde abzulenken sucht. Bei jüngeren Kindern ist es vorteilhaft, sich durch vorheriges Abtasten den Ort der Sehne zu merken.

Verstärkung des Patellarreflexes (und der sonstigen Sehnenreflexe) findet sich bei Drucksteigerung im Gehirn in vielen Fällen. So bei Meningitiden, bei Pachymeningitis haemorrhagica interna, bei Hydrocephalus chronicus, bei Tumoren. Vor dem Tode pflegen sie zu verschwinden. Bei Genickstarre ist er manchmal abgeschwächt, ja selbst fehlend. Fernerhin trifft man eine Verstärkung bei den meisten Gehirnleiden, die mit Spasmen einhergehen, so vor allem bei den zerebralen Kinderlähmungen; bei der halbseitigen

Lähmung sind oft die Reflexe auf beiden Seiten gesteigert. Die permanente Kontrakturstellung verhüllt leicht den gesteigerten Reflex. Weiterhin sind die Patellarreflexe gesteigert bei den meisten spastischen Spinalleiden und bei den Myelitiden, die über dem Lendenmark gelegen sind. Bei Spondylitis sind die Patellarreflexe oft verstärkt, auch wenn keine Kompressionslähmung vorliegt; sie sind aber ein Zeichen, daß eine solche droht.

Eine Steigerung findet man oft bei zerebellarer Ataxie, bei Paralyse, sehr häufig bei Hysteric und Neurasthenie, bei Psychoneurosen, nicht aber bei Tetanie. Bei Diphtherie kann der Abschwächung eine Zeit der Steigerung vorausgehen. Bei Chorea minor verharrt bisweilen der Unterschenkel kurze Zeit in der Streckstellung, in welche die Beklopfung der Sehne ihn versetzt hat (Gordonscher Reflex).

Abgeschwächte und fehlende Patellarreflexe resp. Sehnenreflexe. Man trifft sie bei den meisten spinalen und peripheren Lähmungen, die mit

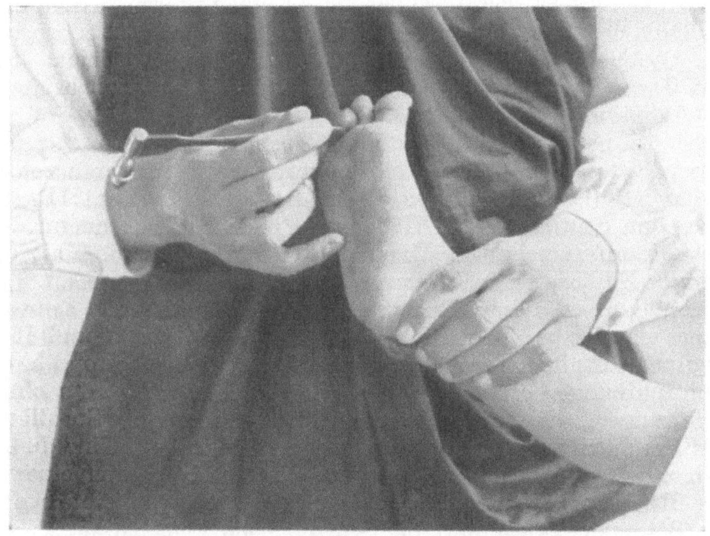

Abb. 238. Positiver Babinski (zerebrale Hemiplegie).

Schlaffheit einhergehen. So bei Poliomyelitis anterior acuta, natürlich nur wo der betreffende Muskel ergriffen ist. Es fehlt also der Patellarreflex, wenn der Quadrizeps gelähmt ist. Sodann bei Myatonia congenita usw. Eine häufige Ursache ist große Muskelschlaffheit an sich und Muskelatrophie infolge von Rachitis und von schweren Ernährungsstörungen, bei Chorea mollis. Die gelähmten und erschlafften Sehnen sind oft mit bloßem Auge erkennbar. An Stelle ihrer straffen Spannung sieht man eine Einsenkung oder gar direkt eine Grube (Abb. 237 und 29).

Unter den Polyneuritiden ist vor allem die diphtherische zu nennen. Nach Diphtherie fehlt häufig wochenlang der Patellarreflex, auch ohne Lähmung. Dieses Fehlen ist so charakteristisch, daß man daraus rückblickend oft noch die Natur einer abgelaufenen Angina erkennen kann.

Schwere Infekte können vorübergehend die Patellarreflexe zum Verschwinden bringen. Relativ oft sieht man dies in der Fieberperiode der kruppösen Pneumonie.

Bei älteren Kindern mit Ataxie kommt die Friedreichsche Tabes, seltener die luetische Tabes in Betracht.

Hautreflexe. Am wichtigsten ist die Prüfung des Babinskischen Fußsohlenreflexes, der darin besteht, daß bei leichtem Bestreichen der Außenseite der Fußsohle eine Dorsalflexion der großen Zehe stattfindet. Oft ist sie begleitet von einer schwächeren Dorsalflexion der anderen Zehen, zum Teil mit fächerartiger Spreizung. Das Pathognomonische ist aber die Dorsalflexion der großen Zehe. Es braucht Geduld und wiederholte Prüfung, um bei jungen und unruhigen Kindern zu einem sicheren Urteil zu gelangen, da der ausgelöste Kitzel störende Abwehrbewegungen erzeugt. Auch unter normalen Verhältnissen ist der Babinski im ersten Jahr fast immer positiv, vereinzelt noch bis ins 3. Jahr. Im Schlafe ist er auch bei älteren Kindern häufig positiv. Abgesehen von diesen Ausnahmen deutet ein positiver Babinski fast stets auf Erkrankungen der Pyramidenbahnen und wird darum vor allem bei zerebralen spastischen Lähmungen gefunden, bisweilen auch bei Hydrozephalus und bei Meningitiden. Erweist er sich anschließend an epileptiforme Krämpfe einseitig positiv, so kann man daraus auf einen zerebralen Herd schließen, wenn sich gleichzeitig vorübergehend gesteigerte Patellarreflexe, vielleicht auch noch Kontraktur dieses Beines einstellen. Im Gegensatz dazu soll bei hysterischen Krämpfen der Babinski positiv sein.

Schließlich sei noch erwähnt, daß Bauchdecken- und Kremasterreflex in der Norm während des ersten halben Jahres gewöhnlich schwer auszulösen sind.

Von anderen Reflexen sei hier noch anhangsweise erwähnt: Das Nackenphänomen von Brudzinski: Hebt man bei flachliegendem Körper den Kopf durch die untergeschobene Hand hoch, so werden die Knie angezogen, meist auch die Ellbogen gebeugt und die Arme etwas gehoben. Im ersten (und zweiten) Jahr ist dieser Reflex noch physiologisch und sehr verbreitet. Später findet er sich bei Meningitis, zerebralen Störungen und Rachitis.

Pathologische Bedingungsreflexe stellen sich bei neuropathischen und hysterischen Individuen oft über lange Zeit hartnäckig ein nach vorausgegangenen Störungen, die auf organischer Basis beruhen. So Blinzeln nach abgeheilter Konjunktivitis (Phlyktänen). Einmal sah ich ein Kind durch Wochen hindurch ein schiefes Gesicht innehalten, das es beim Auftreten einer Phlyktäne infolge der Blendung eingenommen hatte. Husten verbleibt nach früherer Bronchitis. Besonders oft nimmt der Husten nach abgeheiltem Keuchhusten auf Grund eines frischen Katarrhes wieder Keuchhustencharakter an. Erbrechen überdauert die Magendarmstörungen, Kontrakturen schmerzhafte Gelenkaffektionen, hartnäckiger Harndrang überdauert Blasenaffektionen usw. Auch manche Störungen im Schlaf, Pavor, Husten, Erbrechen, motorische Unruhe, können vielleicht als psychogene Reflexe aufgefaßt werden.

Elektrische Erregbarkeit der Nerven.

Die elektrische Prüfung stößt beim Kinde oft auf große Schwierigkeiten, so daß man sich dann am besten damit begnügt, nur einen Nerv oder einen Muskel zu prüfen, diesen aber gründlich. In wichtigen Fällen darf man ausnahmsweise zur Narkose greifen. Zweckmäßig nimmt man die Untersuchung allmählich im Laufe der therapeutischen Behandlung vor, bzw. man vervollständigt sie dabei.

Wir wollen hier nur weniges hervorheben, so die Tatsache, daß die elektrische Erregbarkeit der Nerven in den ersten 6 Wochen herabgesetzt ist, sodann vor allem die **wichtige Prüfung auf Spasmophilie** (tetanoiden Zustand). Am besten benutzt man hierzu den Nervus medianus in der Ellbeuge, wozu keine Narkose nötig ist. Die große indifferente Elektrode (50 qcm) setzt man auf Brust oder Bauch, die Stintzingsche Normalelektrode (3 qcm Fläche) in die Ellbeuge. Den positiven Pol erkennt man daran, daß er feuchtes Lackmuspapier rot färbt. Die Schwellenwerte erkennt man nur sicher, wenn die Hand des Kindes erschlafft ist, man muß dies also eventuell abwarten durch genaue Beobachtung der Finger. Gut sichtbar ist die Zuckung des Kleinfingerballens. Der Arzt legt vorteilhaft einen Finger in die Hand des Säuglings, wobei fast unsichtbare Zuckungen fühlbar werden.

Nach Thiemich und Mann gelten folgende Werte am Medianus als Durchschnitt:

	KSZ.	An SZ.	An ÖZ.	KÖZ.
Normale Kinder unter 8 Wochen	2,6 M.A.	2,9 M.A.	5,1 M.A.	9,3 M.A.
Normale Kinder über 8 Wochen.	1,4 „	2,2 „	3,6 „	8,2 „
Manifeste Spasmophilie	0,6 „	1,1 „	0,5 „	1,9 „
Latente Spasmophilie.	0,7 „	1,1 „	0,9 „	2,2 „

Ausschlaggebend für die Diagnose ist die Kathodenöffnungszuckung. Die galvanische Erregbarkeit ist krankhaft gesteigert, wenn die Kathodenöffnungszuckung (KÖZ) unter 5 MA. eintritt. Dieser Wert ist als pathognomonisch für Tetanie anzusehen. Im 2.—3. Monat kann die hier seltene Spasmophilie schon bei höheren elektrischen Werten vorkommen. Auch sonst gelegentlich. Elektrische Übererregbarkeit ist manchmal das einzige Anzeichen vorhandener spasmophiler Diathese und kann verschwinden, ohne daß je klinische Äußerungen sich einstellen. Charakteristisch, aber nicht so wichtig ist das frühere Eintreten der AnÖ-Zuckung vor der AnSZ, die besonders jenseits des Säuglingsalters getroffen wird.

Die Prüfung der galvanischen Erregbarkeit der peripheren Nerven ist leicht durchzuführen und ungemein wichtig, da sie uns oft einzig Aufschluß geben kann über die Natur eklamptischer Krämpfe. Bei der großen Verbreitung der Spasmophilie ist aber zu bedenken, daß nicht selten auch organische Krämpfe neben der spasmophilen Diathese vorkommen, ohne durch diese veranlaßt zu sein. Fast sicher kann man aber einen spasmophilen Ursprung von Krämpfen ausschließen, wenn die elektrische Prüfung normale Werte ergibt. Absolut gilt dies freilich nicht; auch Chloralwirkung kann, wie gesagt, die Übererregbarkeit gedämpft haben. In einigen Fällen fand ich bei akut einsetzenden Tetaniekrämpfen die Nervenübererregbarkeit auch nicht gleich am ersten Tage, sondern erst nach längerer Zeit. Die Prüfung ist deshalb so wertvoll, weil sie, neben der mechanischen Übererregbarkeit, uns die latente Spasmophilie erkennen und behandeln läßt und weil uns dadurch später eintretende Krämpfe oft ihre Natur verraten.

Sonst gelten die gleichen Verhältnisse wie bei Erwachsenen.

Bei Poliomyelitis ist anfänglich die Erregbarkeit der betroffenen Nerven gegen beide Stromarten vermindert, später tritt Entartungsreaktion ein. Das wichtigste Kennzeichen derselben ist die träge galvanische Zuckung. Ist die faradische Erregbarkeit nach 4 Wochen noch da, so ist Erholung zu erwarten. Bei partieller EaR ist die Hoffnung noch monatelang bestehend. Bei kompletter EaR ist die Aussicht auf Erholung sehr gering.

Mechanische Erregbarkeit der Nerven.

Für die Diagnose der latenten und manifesten Spasmophilie (tetanoider Zustand und Tetanie) ist die mechanische Übererregbarkeit gewisser peripherer Nerven sehr wertvoll. Wenn sie auch nicht so zuverlässig ist, wie die galvanische Übererregbarkeit, so ist sie für den praktischen Arzt wegen der leichten Ausführbarkeit wichtiger. Alle nachgenannten Phänomene sind selten vor dem 2. Lebensquartal zu erwarten.

1. **Das Chvosteksche oder Fazialisphänomen** beruht in einer Zuckung im Fazialisgebiet beim Beklopfen der Wange in der Mitte zwischen Mundwinkel und Gehörgang. Zur Prüfung eignet sich der Perkussionshammer besser als der Finger, weil dieser eher eine täuschende mechanische Erschütterung hervorruft. Als sicher positiv ist das Phänomen zu bezeichnen, wenn die Nase oder gar die Stirne mitzuckt, wogegen bloßes Zucken der Oberlippe nichts beweist.

Die Prüfung hat nur Wert, wenn sie in der Ruhe oder im Schlaf vorgenommen wird. Lachen, Weinen oder sogar gespannte Aufmerksamkeit kann seine Auslösung unterdrücken. Man muß immer auf beiden Seiten prüfen, da auffälligerweise die Übererregbarkeit nur auf einer Seite vorhanden sein kann. Unter 2 Jahren darf ein deutliches positives Fazialisphänomen fast stets als beweisend für Spasmophilie angenommen werden, so daß man hier eher auf die elektrische Untersuchung verzichten kann. Bei älteren Kindern, besonders im Schulalter, findet es sich auch häufig. Hier ist es aber meist nur der Ausdruck einer neuropathischen Konstitution, so bei vasomotorischer Erregbarkeit, bei Enuresis. Man darf das Fazialisphänomen nicht mit dem physiologischen Lippen- und Mundphänomen verwechseln, das in den ersten Wochen bei Beklopfen der Lippe sich in einer Kontraktion oder in einem Spitzen des Mundes äußert, und das am deutlichsten im Schlaf auszulösen ist. Frühgeborene und Kinder der ersten Wochen zeigen nicht selten mechanische Übererregbarkeit des Fazialis ohne elektrische Übererregbarkeit (Ibrahim). Das gleiche fand ich neben Peroneus- und Ulnarisphänomen in auffälligem Maße bei amaurotischer Idiotie, bei der das Beklopfen des Schädels Zuckungen des ganzen Körpers auslöste.

2. Das **Peroneusphänomen** besteht in einer Zuckung im Peronealgebiet, wenn der Nervus peroneus beim Wadenköpfchen oder außen an der Fibula, etwa zwischen dem oberen und mittleren Drittel, beklopft wird. Bei jüngeren Säuglingen ist dieses Phänomen regelmäßiger bei Spasmophilie vorhanden als das Fazialisphänomen. Es ist auch leichter zu prüfen, weil es durch die Unruhe des Kindes weniger beeinflußt wird und darum recht brauchbar ist (Lust). Nach dem ersten Jahr verliert sich die Pathognomonität.

3. Ähnlich zu bewerten ist das **Ulnaris- und Radialisphänomen,** das zustande kommt beim Beklopfen der Nervenreizstellen am Condylus internus humeri bzw. am Oberarm. Das Radialisphänomen findet sich häufig auch bei älteren neuropathischen Kindern, ebenso wie das Fazialisphänomen als Vorbote einer diphtherischen Lähmung. In analoger Weise löst das Beklopfen des Ischiadikus eine Zuckung der von ihm innervierten Muskeln aus.

Peroneus-, Ulnaris- und Radialisphänomen findet man wie das Fazialisphänomen bei älteren neuropathischen Kindern.

4. Beweisend für Spasmophilie ist das **Trousseausche Phänomen.** Es besteht in der Tetaniekrampfstellung der Hand und Finger (Geburtshelferhand, Pfötchenstellung, Abb. 245 u. 247), hervorgerufen durch zirkuläre Kompression des Oberarmes mit der Hand. Man übt dabei einen Druck auf die Nerven im Sulcus bicipitalis aus oder nimmt eine zirkuläre Umschnürung des Oberarms mit einer elastischen Binde während ein bis drei Minuten vor. Die Kontrakturstellung der Finger, die sich besonders deutlich am Widerstand gegen passive Bewegungen zu erkennen gibt, überdauert meist einige Zeit die Umschnürung. Das Trousseausche Phänomen ist zwar beweisend, fehlt aber häufig und ist oft schmerzhaft, so daß dadurch bedrohliche Stimmritzenkrämpfe ausgelöst werden können. Seine Anwendung wird dadurch beschränkt. Einmal sah ich durch spontane Karpalspasmen eine Infraktion des rachitisch erweichten Radius eintreten.

Tonische Spannungen in bestimmten Muskelgruppen (Nackenstarre, Kernigsches Symptom).

Wohl reflektorisch ausgelöst ist die Starre der Nackenmuskulatur, der Opisthotonus und das Kernigsche Symptom, die man hauptsächlich als Ausdruck meningitischer Reizerscheinungen findet.

Die Prüfung auf Nackenstarre erfordert beim Kinde einige Vorsicht, da es die Muskeln oft aus Widerstreben und Furcht versteift. Man schiebt die Hand zwischen Kissen und Kopf und versucht in einem ruhigen Moment, ob das Heben des Kopfes auf Widerstand stößt. Bei starker Nackenstarre ist das Hinterhaupt in den Nacken, das Kinn in die Höhe gedreht, so daß das Kind im Liegen die Seitenlage einnimmt. Die Versteifung der Wirbelsäule äußert sich in der Schwierigkeit, das Kind aufzusetzen oder die Lendenwirbelsäule zur Vornahme der Lumbalpunktion kyphotisch durchzubiegen.

Nackenstarre findet sich

1. als wichtiges Zeichen von Meningitis, am stärksten ausgesprochen bei der zerebrospinalen, wo sie aber oft erst nach einigen Tagen sich einstellt, aber selbst wochenlang fehlen kann. Bei der tuberkulösen Meningitis ist die Nackenstarre meist schwächer und zeigt sich oft erst zur Zeit der Bewußtseinstrübung. Bei luetischer Meningitis ist sie manchmal nur angedeutet.

2. Als Ausdruck von Meningismus findet sie sich häufig bei schweren Infekten, besonders bei Pneumonie, bei Grippe, Typhus, Enzephalitis, auch bei Hirntumor (Zerebellum), Rekurrens. Der Druck des Liquor cerebrospinalis ist dabei gewöhnlich erhöht.

3. Bei Sinusthrombose, Gehirnabszeß.

4. Als Teilerscheinung allgemeiner Muskelrigidität, so bei zerebraler Kinderlähmung, Hirnsklerose, schwerer Idiotie, bei Tetanie, Tetanus, Mehlnährschaden und Hypertonie der Säuglinge aus den verschiedensten Gründen.

5. Willkürlich und reflektorisch bei schmerzhaften Affektionen des Halses und Nackens und ihrer Nachbarschaft, so als Abwehrmaßnahme bei Otitis, Mastoiditis, bei schmerzhaften Zervikaldrüsen, bei Okzipitalneuralgien, Anginen usw. Oft zeigt sich auch Nackenstarre bei Affektionen, die bei Bewegung von Rücken und Rumpf Schmerz auslösen würden, so bei frischer Kinderlähmung, bei Pneumonie, Pyelitis, Peritonitis, Spondylitis der Dorsalwirbelsäule usw. Bei einigen dieser Krankheiten, so besonders bei Pneumonie, aber auch bei Grippe und Nasopharyngitis (Goeppert) ist oftmals der Druck des Liquors cerebrospinalis erhöht, was eine Mitleidenschaft des Nervensystems anzeigt.

6. Bei Spondylitis der Halswirbel und bei Rheumatismus dieser Gegend.

7. Bei starker Nasopharyngitis (so auch bisweilen bei luetischer Koryza) und inspiratorischer Dyspnoe verschiedenen Ursprungs (Kehlkopfdiphtherie, Retropharyngealphlegmone usw.).

Das **Kernigsche Symptom** wird am besten geprüft im Liegen durch Erheben des im Knie gestreckten Beines. Das Symptom ist positiv, wenn dabei die Beugung im Hüftgelenk bis zum rechten Winkel nicht gelingt oder Schwierigkeiten macht, die sich nicht zeigen, wenn die Bewegung mit gebeugtem Knie ausgeführt wird. Beim Säugling ist in der Norm schon ein gewisser Widerstand vorhanden. Das Kernigsche Symptom findet sich bei den gleichen Krankheiten, die bei der Nackenstarre aufgezählt sind. Manchmal fehlt oder überwiegt das eine oder andere Symptom. Zu erwähnen ist noch, daß bei allgemeiner Tetanie das Kernigsche Symptom oft ausgesprochen ist. Häufig dreht sich dabei die Innenseite der Fußsohle nach der andern Seite (Schlesingersches Tetaniesymptom). Frische Poliomyelitis der unteren Extremitäten und die höchst seltene Ischias geben naturgemäß auch das Kernigsche Symptom.

Klonische Krämpfe in einzelnen Muskeln und Muskelgruppen ohne Bewußtseinsstörung.

Solche sind nicht häufig. Sie werden beobachtet: Präparalytisch bei Poliomyelitis in den später der Lähmung verfallenen Muskeln, bei Encephalitis epidemica, am häufigsten als Myoklonie der Bauchmuskeln, bei der Jacksonschen Epilepsie, bei Tic und Paramyoklonus, bei Hysterie usw. Von charakteristischen Bewegungsstörungen und von Tremor ist hier abgesehen (s. S. 285ff).

Allgemeine Konvulsionen mit Bewußtseinsverlust (Eklampsien).

Solche sind in keinem Alter so häufig als in den ersten 2—3 Jahren und sind im Volke als Gichter oder Fraisen wohlbekannt und gefürchtet. Die klonisch-tonischen Zuckungen sind am deutlichsten im Gesicht, um Augen und Mund, an Händen und Füßen. Meist wird aber der ganze Körper beteiligt. Die klinische Form der Krämpfe ist ziemlich gleichartig und erlaubt keine spezielle Diagnose, die durch die Persönlichkeit des Trägers bestimmt wird (hysterisch oder epileptisch veränderte Psyche, elektrische Übererregbarkeit, halbseitige spastische Lähmung usw.). Unter der Fülle der anfänglich schwer zu erkennenden Ursachen sind zu berücksichtigen:

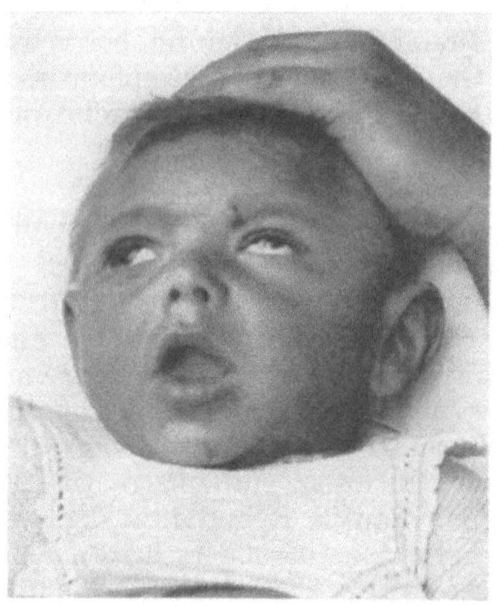

Abb. 239. Mikrozephaler Idiot im Moment eines Krampfes. 7 Monate.

I. Organische Krämpfe, beruhend auf Erkrankung des zerebrospinalen Systems. Sie hinterlassen oft Lähmungen oder Kontrakturen.

1. **Entzündliche Leiden des Gehirns,** meist mit Fieber verlaufend oder doch beginnend.

a) Meningitiden, auch Meningitis serosa und Pachymeningitis haemorrh. int. Sie verursachen meist Nackenstarre, Kernig, Kopfweh, Erbrechen. Die Fontanelle ist gespannt, auch nach dem Anfall. Bei der tuberkulösen Meningitis treten die Konvulsionen meist erst gegen das Ende auf. Hierher dürfen auch die Krämpfe im Beginn der epidemischen Kinderlähmung gerechnet werden.

b) Enzephalitiden. Sie machen oft Nackenstarre, nach einigen Tagen halbseitige Lähmungen, später Kontrakturen. Die Reflexe sind zuerst herabgesetzt, später gesteigert. Ausgang eventuell in Abszeß.

c) Lues des Gehirns, erscheint bei Säuglingen oft als Hydrozephalus mit gespannter Fontanelle, bei älteren Kindern als eigentliche Hirnlues oder Paralyse, ferner Solitärtuberkel des Gehirns, die aber mehrheitlich latent verlaufen.

d) Hydrocephalus chronicus infolge von Meningitis serosa, zerebrospinaler Meningitis, Pachymeningitis.

Krämpfe mit nachfolgender Lähmung sind oft das erste Zeichen von Lues (oder Tumor).

2. **Zirkulationsstörungen und Gefäßerkrankungen.**

a) Hyperämie, z. B. bei Sonnenstich. Gespannte, pulsierende Fontanelle.

b) Stauung bei Herzfehlern, Keuchhusten. Terminale Krämpfe (mit Piaödem) bei Bronchopneumonie und anderen hochfieberhaften Krankheiten der Kleinkinder kurz vor dem Tode, wobei auch toxische Momente mitspielen. Zyanose. In einem Falle sah ich wiederholt Krämpfe auftreten jeweilen gleichzeitig mit einem Urtikariaausbruch, wohl als Ausdruck von Hirnödem.

c) Anämie und Zirkulationsschwäche führt bei Säuglingen oft zu einem der tuberkulösen Meningitis ähnlichen Bild, dem sogenannten Hydrozephaloid. Man findet dieses besonders bei schweren toxischen Ernährungsstörungen mit starkem Säfteverlust. Im Gegensatz zu Meningitis ist aber die Fontanelle eingesunken, die Kopfknochen sind oft übereinander verschoben. Anschließend an die Ohnmachten von Vasomotorikern können sich ausnahmsweise harmlose allgemeine Zuckungen anschließen, so bei orthostatischer Albuminurie.

d) Embolie bei Herzfehlern, Diphtherie usw.

e) Hämorrhagien bei schweren Infekten, Keuchhusten, Lues.

f) Thrombose und Gefäßerkrankungen. Die Fälle unter d—f bewirken oft halbseitige Lähmungen, später Kontrakturen.

g) Sinusthrombose bei Otitis, Sepsis, Herzfehler und bei schweren Ernährungsstörungen des Säuglings.

h) Verletzungen. Die Krämpfe der Neugeborenen sind überwiegend tonischer Art, sie beruhen meist auf Hirnblutungen, die durch die Geburt hervorgerufen sind. Sie sind hartnäckig, oft halbseitig, von Nackensteifigkeit und Pulsverlangsamung begleitet; die Augen sind stark beteiligt. Der Liquor cerebrospinalis ist bisweilen blutig. Es besteht Asphyxie ohne nachweisliche Ursache, Sopor, Atelektase. Die Fontanelle ist oft gespannt. Bei Tetanus neonatorum liegt immer Trismus vor. Die Krämpfe bei der Sepsis der Neugeborenen erfolgen meist erst terminal.

3. **Chronische angeborene oder erworbene Gehirnleiden.**

Sie entwickeln sich oft als Ausgang der unter 1 und 2 angeführten Störungen. Die Krämpfe wiederholen sich seit der Geburt bzw. seit der Hirnläsion. Der Verlauf ist gewöhnlich fieberlos. Es handelt sich um Mißbildungen, Hydrozephalus, Folgezustände von Meningitiden, Enzephalitiden (zerebrale angeborenen Kinderlähmung). Häufig bestehen Gehirntumoren, Hirnsklerosen, Turmschädel, Mikrozephalie. Das Hirnleiden verrät sich häufig durch Imbezillität, Sehnervenatrophie, allgemeine Kontrakturen (Abb. 239).

Die sogenannte genuine Epilepsie läßt eine organische Natur oft erst spät erkennen. Die Salaamkrämpfe (Eklampsia nutans) sind eine eigenartige Form der Epilepsie, die häufig bei Idioten der ersten Jahre sich einstellt. Ruckweises Zusammenbeugen des Körpers und Aufwärtsschleudern der Arme, grußartiges Vorwärtsbeugen des Kopfes. Nachher Ermattung. Die Jacksonsche Epilepsie (Lues ?) verläuft im Beginn ohne Bewußtseinsstörungen. Die Krämpfe setzen in einem bestimmten Gebiete, z. B. in der Hand, ein und dehnen sich auf die übrigen Körperteile aus (Rindenepilepsie, besser Fokalepilepsie genannt).

II. Funktionelle Krämpfe.

1. **Die symptomatischen Krämpfe (Gelegenheitskrämpfe)** werden durch nachweisbare äußere (außerhalb des Zentralnervensystems gelegene) Ursachen hervorgerufen. Sie sind in den ersten 3—4 Jahren häufig, später selten.

Es sind toxische und infektiöse Krämpfe, die sich häufig nicht reinlich scheiden lassen:

a) Endogene toxische Krämpfe. Bei alimentärer Intoxikation und sonstigen schweren Ernährungsstörungen, Wärmestauung, bei Urämie, Azetonämie, Koma diabeticum, CO_2-Vergiftung bei Larynxstenose, Bronchiolitis, Bronchopneumonie, bei Verbrennung usw. Ausnahmsweise können auch Darmparasiten Krämpfe auslösen, so Askariden, am ehesten abgestorbene. Von Krämpfen ist auch das Koma dyspepticum der älteren Kinder begleitet. Hierher kann man auch den Tetanus neonatorum rechnen (Abb. 244), er wird aber nicht selten fälschlich angenommen, wo eine eitrige Meningitis des Neugeborenen tonischklonische Krämpfe macht. Im Gegensatz zum Tetanus bestehen dabei oft Pupillendifferenzen. Wohl hierher zu rechnen sind gewisse Krämpfe von Kindern eklamptischer Mütter, die bald nach der Geburt auftreten und im Gesicht beginnen (Esch).

b) Exogene toxische Krämpfe: Vergiftung mit Alkohol, Medikamenten (Santonin, Oleum Chenopodii, Strychnin usw.).

c) Infektiöse hämatogene Krämpfe. Diese sind sehr viel häufiger als die vorgenannten Formen. Sie stellen sich bei fieberhaften Infekten, besonders im Beginn ein, aber auch begleitend oder prodromal, so bei Pyelitis der Säuglinge, bei Angina, Masern, Scharlach, Diphtherie, Ruhr, Grippe, Pneumonie usw., hauptsächlich auch bei Variola, wo sie vor Ausbruch des Exanthems (Petechien!) letal verlaufen können. Bei infektiöser Ursache nehmen die Hirnsymptome im Gegensatz zu zerebraler im Verlaufe der Krankheit ab. Bei Säuglingen wölbt sich während der Krämpfe die Fontanelle vor, sie geht aber nachher im Gegensatz zu meningitischer Ursache wieder zurück. Bei infektiösen Krämpfen findet man häufig Nackenstarre, Koma, Zähneknirschen. Andauernde Hyperästhesie ist aber verdächtig auf Meningitis. Halbseitige Krämpfe beweisen noch keine Herderkrankung.

2. **Idiopathische Krämpfe.** Damit soll nur bezeichnet werden, daß hier weder grob organische noch sogenannte Gelegenheitsursachen vorliegen, sondern daß die Krämpfe durch abnorme Erregbarkeit des Nervensystems ausgelöst werden. Sie neigen zur Wiederholung, oft über Jahre, sind meist fieberlos.

a) Krämpfe bei spasmophiler Diathese (tetanoider Zustand), Eklampsie im engeren Sinne. Die Spasmophilie ist die häufigste Ursache der nicht organischen epileptiformen Krämpfe in den ersten 2 Jahren. Es besteht mechanische und galvanische Übererregbarkeit der Nerven (s. S. 272), häufig allerdings nicht proportional dem Grade der Krämpfe, daneben zeigt sich oft Spasmus glottidis; seltener sind Karpopedalspasmen. Die Reflexe sind nicht gesteigert. Das Bewußtsein ist in den Zwischenzeiten frei. Sehr häufig werden die spasmophilen Krämpfe durch fieberhafte Infekte ausgelöst. Allgemeine Krämpfe sind wahrscheinlich spasmophiler Natur, wenn das Kind vor kurzem Spasmus glottidis oder Karpopedalspasmen hatte. Die Krämpfe dauern selten länger als einige Minuten und bevorzugen das Alter von 4 Monaten bis zwei Jahren, sie können aber auch schon im 2. und 3. Monat auftreten. Später sieht man sie nur noch vereinzelt (Späteklampsie). Unter den Späteklamptikern trifft man Neuropathen, Hysterische, auch echte Epileptiker. Diese Krämpfe kommen nur höchst ausnahmsweise bei Frauenmilchernährung vor. Andererseits sah ich einige Male bei jüngeren Säuglingen wochenlang häufig auftretende fieberlose allgemeine Krämpfe mit Hypertonien, wo sich keinerlei Anzeichen einer spasmophilen Diathese auffinden ließen, wo speziell die elektrische Erregbarkeit normal war, und die prompt auf Frauenmilchernährung verschwanden. Ab und zu sieht man dagegen bei Flaschenkindern die Krämpfe dem Eintritt der Übererregbarkeit vorausgehen.

b) Genuine Epilepsie. Klinisch läßt sich keine Gehirnaffektion nachweisen, die Intelligenz ist anfänglich gut. Der Beginn ist selten vor dem 5. bis 8. Jahr. Die Krämpfe kehren ab und zu durch Jahre hindurch wieder. Das Bewußtsein bleibt im Gegensatz zu hysterischen Krämpfen nach dem Anfall noch einige Zeit gestört. Im Anfall besteht reflektorische Pupillenstarre. Oft geht Petit mal daneben her, das mit seinen kurzen Absenzen, Zuckungen

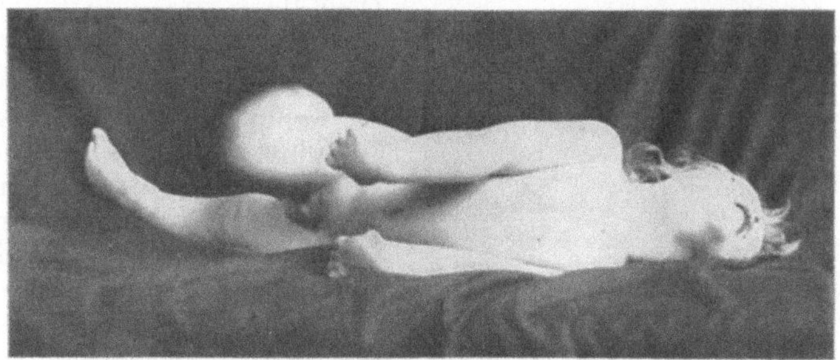

Abb. 240. Wutkrämpfe. $1^1/_2$ Jahre.

und ruckartigen Bewegungen fast pathognomonisch ist, jedenfalls charakteristischer für Epiplepsie als die großen Anfälle. Die Diagnose ist mit Vorsicht zu stellen, da sich häufig hinter der genuinen Epilepsie ein anderes Leiden verbirgt, das erst nach langer Zeit erkannt wird. Außer der seltenen spasmophilen Späteklampsie, die sich durch gesteigerte mechanische und galvanische Erregbarkeit der peripheren Nerven kundgibt, kommen differentialdiagnostisch in Betracht: Tumoren und Abszesse des Gehirnes (Stauungspapille?, frühere

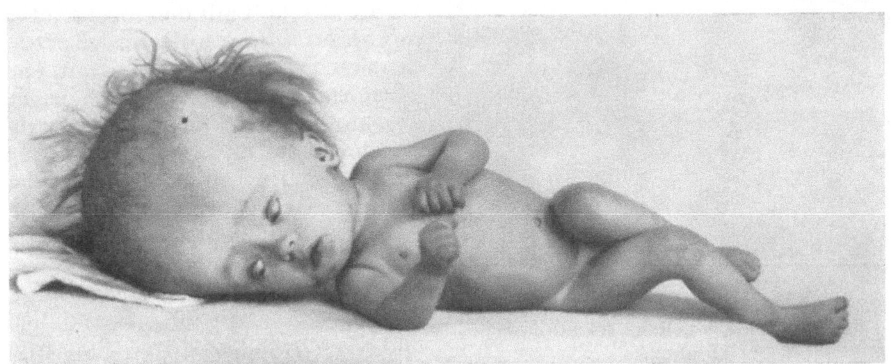

Abb. 241. Hydrocephalus chronicus congenitus. 18 Monate alt. Kopf 71 cm. Kontraktur der Extremitäten.

Ohrleiden?), Hirnlues und Paralyse, Hydrozephalus, Hirnleiden, die sonst das Bild einer spastischen Zerebralparalyse machen (halbseitig gesteigerte Reflexe? usw.). Im Latenzstadium der Epilepsie kann man zur Sicherung der Diagnose versuchen, die Krämpfe durch Kochsalzzugaben herbeizuführen (5 g im Tag).

Die häufigen, sich wiederholenden, fieberlosen, nicht spasmophilen, epileptiformen Krämpfe der ersten Jahre zählen nur selten zur genuinen Epilepsie, sie sind fast stets der Ausdruck einer gröberen Gehirnaffektion und sind mit Intelligenzstörungen, Kontrakturen, Mikrozephalie usw. verbunden.

Eine seltene Krankheit des Kleinkindes äußert sich in häufigen Anfällen mit Zuckungen im Gesicht, schwieriger Sprache, Schluckbeschwerden, erschwertem Gehen. Dieser epileptiforme pseudobulbäre Symptomenkomplex (Zappert) verläuft günstig.

Die Jacksonsche Epilepsie ist in ihrer Eigenart leicht zu erkennen.

c) Hysterische Krämpfe. Sie treten erst vom zweiten Jahr an auf und unterscheiden sich von den epileptischen wie beim Erwachsenen.

d) Affektepileptische Krämpfe entstehen meist auf neuropathischer Grundlage, ausgelöst jeweilen durch eine besondere Ursache. Sie sind zum Teil mit hysterischen verwandt. Es kann sich auch nur Bewußtlosigkeit ohne Krämpfe einstellen. Kinder von 1—5 Jahren reagieren bei Wut (Wutkrämpfe), Schrecken oder Zorn mit Schreien, wobei auf der Höhe des Inspiriums die Atmung stockt, Zyanose, Blässe, Bewußtlosigkeit und epileptiforme Zuckungen, oft mit Abgang 240 Stuhl oder Urin erfolgen (Abb. von) (respiratorische Affektkrämpfe, Ibrahim). Die respiratorischen Affektkrämpfe lassen den Kehlkopf frei und sind damit von Stimmritzenkrampf gut zu unterscheiden. Häufig zeigt sich dabei eine vasomotorische Erregbarkeit, die zu Ohnmachtsanwandlungen führen kann. Sie zeigen damit ihre Verwandtschaft mit den sogenannten psychasthenischen Krämpfen, wo sich Ohnmachtsanfälle mit epileptiformen Anfällen nach heftigen psychischen Affekten mit Angstzuständen und Zwangsvorstellungen einstellen. Hier finden wir wieder fließende Übergänge zu den gewöhnlichen affektepileptischen Anfällen. Die psychasthenischen Krämpfe treten meist erst in der Pubertät auf, verursachen Petit und Grand mal und verschwinden später ohne psychische Störungen.

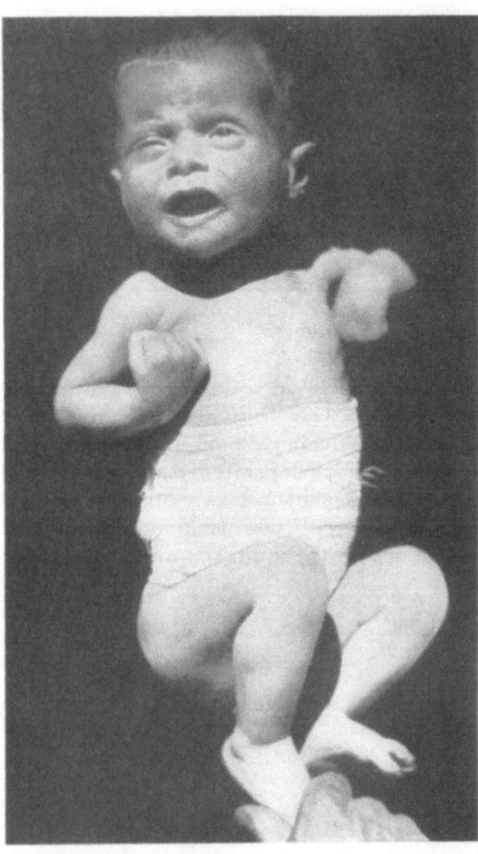

Abb. 242. Kolimengitis. 4 Monate. Kontrakturen der Extremitäten, links leichte Fazialislähmung.

e) Die Bezeichnung Narkolepsie sollte man auf Fälle von Schlafsucht beschränken, die nach der Pubertät auftreten und davon abtrennen die gehäuften kleinen Anfälle (Absenzen), die im Spielalter und später auftreten können (bis zu 30 im Tag), die ohne eigentlichen Bewußtseinsverlust einhergehen und über viele Jahre dauern können. Während wenigen Sekunden werden Bewegungen und Sprache unterbrochen ohne Hinfallen, ohne Konvulsionen. Der Blick wird starr. Die blitzschnell mitten in der gewohnten Tätigkeit auftretenden „seelischen Pausen“ (Husler) werden leicht übersehen. Manchmal sinken die Kinder zusammen. Das Leiden ist ziemlich selten, betrifft zum Teil Neuropathen und Schwachsinnige und hat sichere Beziehungen zur Epilepsie und zur Hysterie. Bisweilen sind aber diese Zufälle harmloserer Natur und verschwinden nach jahrelangem Bestande (Friedmann).

Die Fülle der allgemeinen Krämpfe ist demnach im Kindesalter verwirrend groß, so daß ihr Ursprung und ihre Art oft erst nach langer Beobachtung und genauer wiederholter Untersuchung festgestellt werden kann (Fieber? Spasmophilie? Tuberkulose? Lues? Augenhintergrund? Liquor cerebrospinalis? Psychisches Verhalten? usw. usw.).

Einen wertvollen Fingerzeig bietet das Lebensalter. Krämpfe bei Neugeborenen beruhen meist auf Geburtstraumen, sodann auf Tetanus oder Sepsis (Meningitis). Noch in den ersten 3—4 Monaten beruht die Mehrzahl der Krämpfe auf organischen Störungen (Hirndefekte, Hydrozephalus, Lues, Meningitis usw.), oder sie sind die Folge von schweren Ernährungsstörungen oder terminal bei Pneumonien usw. Vom 4. Monat an bis zum Ende des 2. Jahres treten die spasmophilen Krämpfe in den Vordergrund. Bei fieberlosen Krämpfen im ersten Jahre kommen daneben hauptsächlich Lues, Hydrozephalus, Sklerose in Betracht, im zweiten Halbjahr auch tuberkulöse Meningitis.

Relativ oft sah ich allgemeine fieberlose Krämpfe ohne weitere Symptome von der 6.—8. Lebenswoche an bei gesunden Säuglingen einsetzen, besonders bei Frühgeborenen. Die Krämpfe verschwanden häufig wieder nach einer bis mehreren Wochen, großenteils ohne spätere Störungen zu hinterlassen. Das auffällige Eintreten 6—8 Wochen nach der Geburt läßt vermuten, daß es sich hier um die Folgen eines Geburtstraumas handelt, nämlich von leichten Gehirn- resp. Meningealblutungen, die hier das auslösende Moment abgeben. Solche Blutungen sind ja ungemein häufig.

Tonische Krämpfe der willkürlichen Muskeln (Kontrakturen, Dauerspasmen, Hypertonien).

Meist allgemeiner oder doch ausgedehnter Natur.

1. Bei chronischen Gehirn- oder Rückenmarksleiden, spastischen

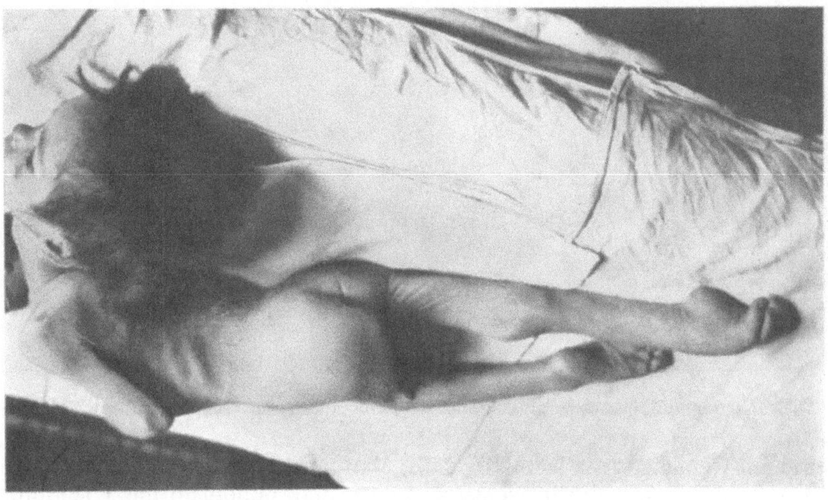

Abb. 243. Schwerer Opisthotonus und allgemeine Kontrakturen bei zerebrospinaler Meningitis. 3 Jahre.

halb- oder doppelseitigen Zerebrallähmungen, wobei aber die Lähmung oder Parese der Muskelrigidität gegenüber oft ganz zurücktritt, so bei Littlescher Krankheit, allgemeiner Gliederstarre. In leichten Fällen macht sich die

Rigidität erst bei intendierten oder raschen passiven Bewegungen bemerkbar. Weiterhin sind häufige Ursachen Hirnsklerosen, von denen die diffuse zu rapidem geistigem Zerfall führt, Idiotie, Mikrozephalie, familiäre spastische Spinalparalysen, oft von Nystagmus und Intelligenzstörungen begleitet, Hydrocephalus chronicus verschiedensten Ursprungs (Abb. 241), Hirntumoren, Hirnlues usw.

2. Akute Krankheiten des Gehirns und seiner Häute. Meningitiden,

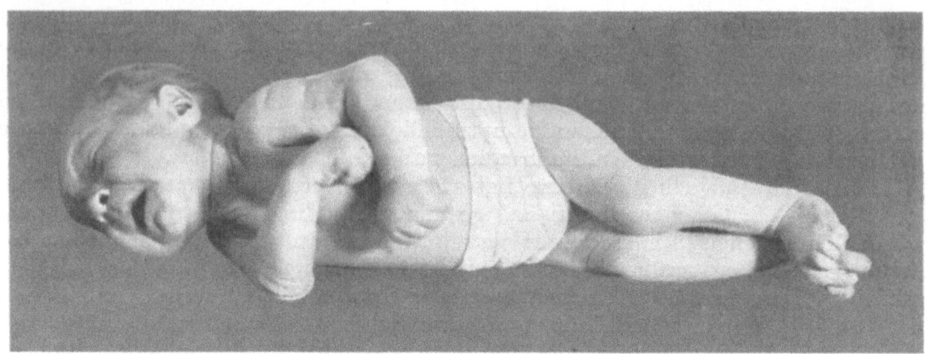

Abb. 244. Tetanus neonatorum (im tetanischen Stoß photographiert).

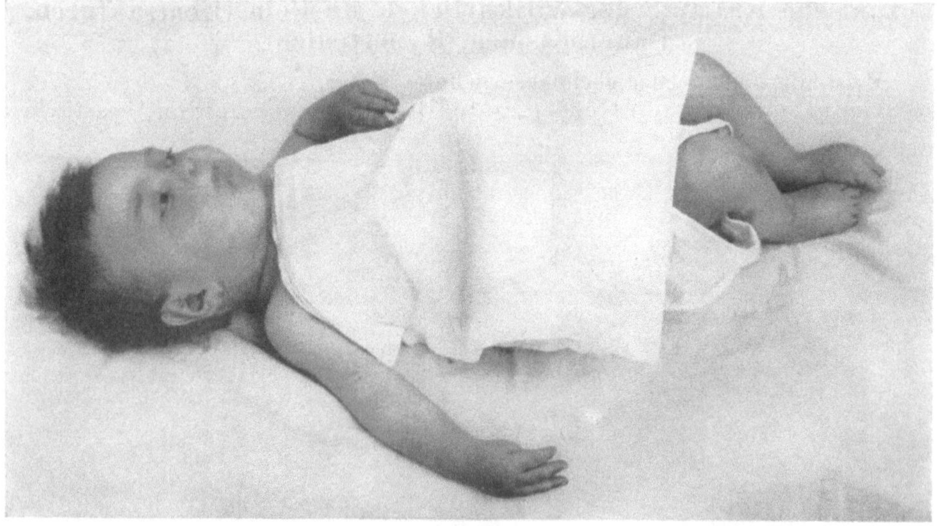

Abb. 245. Karpopedalspasmen mit Ödem der Fußrücken und Karpfenmund. 11 Monate.

vornehmlich Genickstarre (Abb. 61, 243), Meningealblutungen, Sinusthrombose. Daneben bestehen oft Bewußtseinsstörungen und epileptiforme Krämpfe wie beim

3. Meningismus bei schweren Infektionskrankheiten (Typhus, Pneumonie, Grippe) zur Zeit hohen Fiebers, fast stets mit Bewußtseinsstörung verbunden.

4. bei Hysterie,

5. bei Tetanus, mit Trismus verbunden, öfters durch tetanische Stöße unterbrochen (Abb. 244, 246). Der Tetanus neonatorum beginnt meist in der

zweiten Hälfte der ersten Woche mit Unruhe, Verweigerung der Brust, gespanntem Gesicht, senkrechtem Stirnrunzeln, Zukneifen der Augen, Herabziehen der Mundwinkel. Von Zeit zu Zeit erfolgen tetanische Stöße. Ähnliche Symptome, aber ohne tetanische Stöße und ohne Trismus machen Geburtsverletzungen des Gehirns, Encephalitis neonatorum interstitialis, und vor allem die septische Meningitis. Letztere beteiligt aber die Augenmuskeln im Gegensatz zu Tetanus. Abweichend von den tonischen Kontrakturen bei Meningitis u. a. werden die Stöße bei Tetanie ausgelöst durch Geräusche, Berührung und Erschütterung, Reize, die bei amaurotischer Idiotie ganz ähnliche Stöße auslösen. Der Pseudotetanus älterer Kinder ist selten, er läßt Arme und Schlund frei.

6. Tetanie (Spasmophilie), besonders von einem halben bis zu drei Jahren. Im Vordergrund stehen Karpopedalspasmen, oft stundenlang dauernd, oft wochenlang anhaltend, in akuten Fällen manchmal von Schmerzgefühl begleitet. Die typische Hand- und Fußstellung ist zuweilen von Ödem

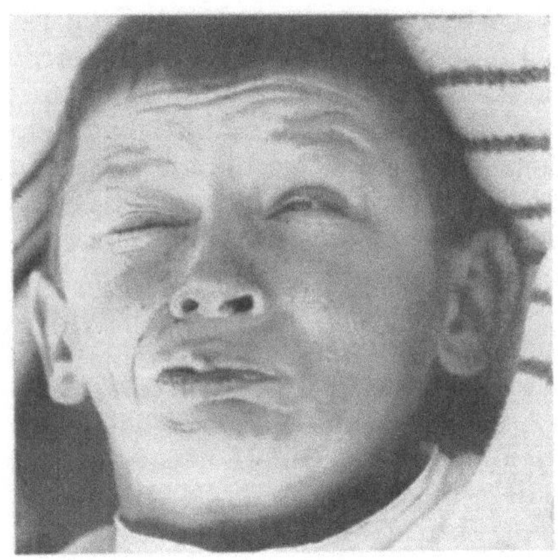

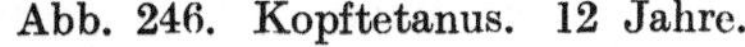

Abb. 246. Kopftetanus. 12 Jahre.

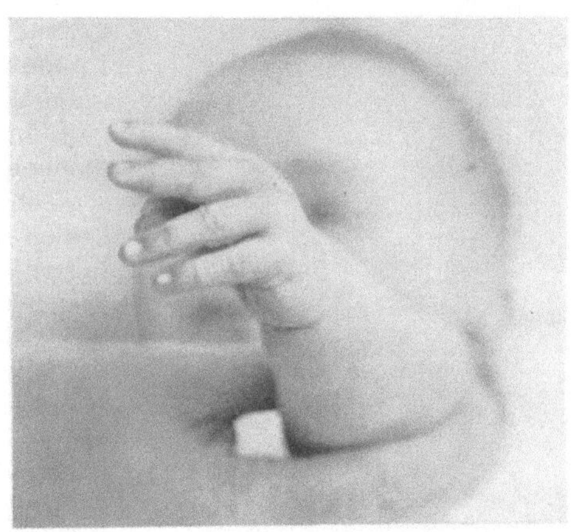

Abb. 247. Leichte tetanische Handstellung.

des Hand- und Fußrückens begleitet (Abb. 245). Daneben bestehen Latenzsymptome der Spasmophilie und öfters eklamptische Anfälle oder Spasmus glottidis. Die pathologische Handstellung beschränkt sich oft auf eine schwache Kontraktur der gestreckten, im Metakarpophalangealgelenk gebeugten Finger und kann dann leicht übersehen werden (Abb. 247). In schweren Fällen ist die gesamte Muskulatur an der Versteifung beteiligt, sie führt zu erschwerter Atmung, Karpfenmund (Abb. 245), Strabismus usw. Die Hypertonie kann auch bei normal gewordener galvanischer Erregbarkeit noch andauern.

7. Myelitiden. Hier handelt es sich fast stets um Kompressionslähmungen durch tuberkulöse Spondylitis (Gibbus?) in den Muskelgebieten, die unterhalb des Herdes ihre Nerven beziehen.

8. Bei Encephalitis epidemica, in den frischen Erkrankungen, mehr noch in den Folgezuständen, besteht oft eine dauernde Rigidität der Muskeln ohne Ausfallserscheinungen in den Pyramidenbahnen (ohne Reflexsteigerung und ohne Babinski) mit gebeugter Körperhaltung, Zittern usw., ein sogenannter Parkinsonismus. Einen ähnlichen amyostatischen Symptomenkomplex, nämlich Starre der Glieder und des Gesichtes, zeigt die bisweilen schon im Schulalter beginnende Wilsonsche Krankheit, die Linsenkern und extrapyramidale Bahnen umfaßt und die unter bulbären Erscheinungen in Monaten oder Jahren zum Tode führt.

Häufiger als alle die genannten Formen sind im Säuglingsalter, insbesondere in der ersten Hälfte

9. einfache Muskelhypertonien (siehe S. 92 und Abb. 248). Bei Frühgeborenen in den ersten Monaten und bei Neugeborenen trifft man vielfach physiologisch Myotonien an den Extremitäten. Sie beteiligen vorzugsweise die Flexoren. Die Reflexe sind manchmal gesteigert. Sonst treffen wir sie vornehmlich bei Ernährungsstörungen der Säuglinge (die Bauchdecken können dabei weich sein) meist ohne erhöhte galvanische Erregbarkeit; oft ist die mechanische Erregbarkeit gesteigert, nicht aber gleich häufig die Patellarreflexe. Die Mütter halten solche Kinder für besonders kräftig. Es handelt sich vielfach um einen Ausdruck des Mehlnährschadens, aber auch um den Ausdruck verschiedenartiger anderer Ernährungsstörungen, die oft mit Atrophie einhergehen. Am besten sind diese Muskelhypertonien durch Frauenmilch zu heilen. In andern, auch abklingenden Fällen bleibt die Ursache ganz unklar (Abb. 248), so bei monatelang bestehenden Hypertonien bei Gesunden und bei schlecht gedeihenden Brustkindern. Bei zerebralen Defekten und Idiotie ist die Muskulatur oft hypertrophisch. Hier bleibt die Hypertonie dauernd bestehen. Bei jungen Säuglingen entwickelt sich häufig eine verbreitete Hypertonie bei Infekten, bei Sepsis, Lues, bei Pneumonie, bei verschiedenartigen Hautleiden. Oft ist Opisthotonus damit verbunden. Bei jüngeren Säuglingen mit allgemeinen Kontrakturen kommt es häufig zu einem ungemein festen Faustschluß, der nur mit Gewalt zu überwinden ist und starke Mazeration der Epidermis der Handfläche bewirkt. Die genannten Fälle sind oft von organischen Gehirnleiden nur durch das Fehlen von Intelligenzstörungen zu unterscheiden. Diese sind aber in dem bevorzugten Alter (1—4 Monate) schwer festzustellen.

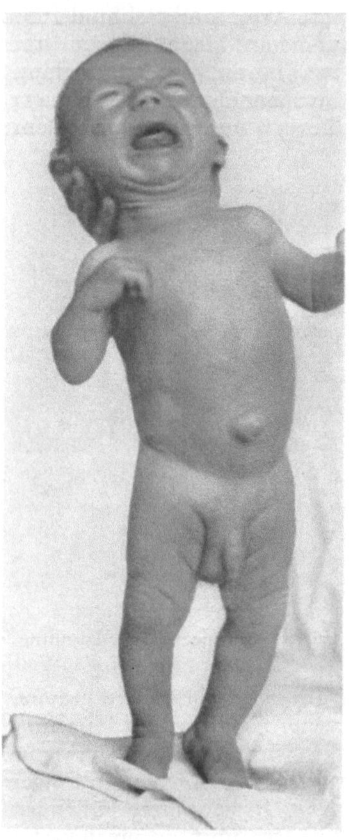

Abb. 248. Schwere Hypertonie unbekannter Ursache. 7 Wochen, spontan abgeheilt.

10. Die Serumkrankheit in seltenen Fällen. Die allgemeine willkürliche und reflektorische Versteifung der Muskulatur ist mehr die Folge von heftigen Gelenkschmerzen. Durch Beteiligung des Kiefergelenkes kann Trismus entstehen und Tetanus vorgetäuscht werden.

11. Lähmung einzelner Muskeln kann zu dauernder Kontraktion und Verkürzung der gesunden Antagonisten führen, so bei Poliomyelitis, frühinfantiler spinaler Muskelatrophie, bei amaurotischer Idiotie u. a. Wachstumseinbußen der gesunden Antagonisten entwickeln sich besonders ausgesprochen, wenn die Lähmung (z. B. Poliomyelitis) im Alter stärksten Wachstums, also in den ersten zwei Jahren eintritt. Zu Unrecht wird dann bisweilen eine spastische Lähmung angenommen.

Spasmus glottidis (Stimmritzenkrampf).

Er zeigt sich besonders im Alter von 4 Monaten bis 2 Jahren. Inspiratorischer tönender Krampf der Stimmbänder („Einziehen"), oft gefolgt vom Atemstillstand, Zyanose und allgemeinen Krämpfen. Nicht selten erfolgt der Tod dabei durch Herzstillstand. Fast stets Folge von Spasmophilie, deren Latenzsymptome (siehe S. 272) man daneben findet, meist verbunden mit Rachitis, insonderheit Kraniotabes. Zufuhr von Kaliumphosphat kann auch bei gesunden Säuglingen Spasmus glottidis bewirken, außerdem Übererregbarkeit der Nerven gegen den galvanischen Strom und Karpopedalspasmen (Jeppson). Nur ganz ausnahmsweise tritt Spasmus glottidis infolge von Gehirnleiden auf (Epilepsie, Hydrozephalus). Leicht zu unterscheiden ist der eigentliche Spasmus glottidis vom Glottiskrampf, der dem Keuchhustenanfall nachfolgt, auch vom Stridor laryngis congenitus (siehe S. 155), der schon in den ersten Lebenswochen besteht, wo noch keine Spasmophilie vorhanden sein kann. Der Ton beim Stimmritzenkrampf ist rein und laut, beim Stridor laryngis etwas rauh und erinnert oft an den Ton eines aufgeregten Huhnes. Schwieriger zu unterscheiden ist das inspiratorische Tönen, das man beim Trinken und Schreien von Neugeborenen und beim Schreien jüngerer Säuglinge wahrnimmt. Es handelt sich aber hier vorzugsweise um die ersten 3—4 Lebensmonate, also um eine Zeit, wo der spasmophile Stimmritzenkrampf noch nicht auftritt oder doch selten ist (s. S. 154).

Spasmus nutans und rotatorius (Wackelkopf).

Es sind Dreh- und Wackelbewegungen, die Kinder von einem halben bis zu drei Jahren besonders im Liegen und bei erhaltenem Bewußtsein unwillkürlich mit dem Kopf ausführen. Rachitiker und Imbezille, auch Neuropathen sind am meisten beteiligt. Manchmal stellt sich dabei Nystagmus ein, besonders wenn man den Kopf fixiert. Die Bewegungen hören im Schlaf und bei Schluß der Augen auf. Nicht zu verwechseln mit diesen Krampfbewegungen ist das Wetzen des Hinterhauptes, das Rachitische und Ekzematiker (wegen des Juckreizes) auf der Unterlage vornehmen.

Das Stäupchen (Kinderweh) der Neugeborenen.

In den ersten Lebenswochen beobachtet die aufmerksame Mutter im Schlafe des Kindes oft ruckartige Zuckungen der Augen, der Lider und des Mundes. Sie haben keine pathologische Bedeutung und verlieren sich nach einiger Zeit. Oft entsteht der Eindruck eines Lächelns; „das Kind spielt mit den Engeln", heißt es im Volksmunde.

Die Tickrankheit siehe S. 287.

Ataxie.

Bei der Entwicklung der willkürlichen Bewegungen ist eine ataktische Unsicherheit regelmäßig vorhanden und physiologisch. Vorübergehend sieht man beim ersten Aufstehen kleiner Kinder nach längerem Bettliegen einen ataktischen Gang (Bettataxie), der sich bald verliert. Auch große Schwäche kann die Bewegungen ataktisch gestalten. Sonst begegnet man der Ataxie besonders bei infektiöser Polyneuritis, am häufigsten bei der diphtherischen Lähmung. Dabei ist hauptsächlich die Ataxie der Beine im Gehen ausgesprochen, ohne daß eigentliche Lähmung besteht; die Patellarreflexe sind gewöhnlich verschwunden.

Sodann bei gewissen spinalen und zerebralen Krankheiten. Am wichtigsten ist hier die hereditäre Ataxie. Die gewöhnliche Tabes kommt selten in Betracht. Die beiden Formen der hereditären Ataxie, die Friedreichsche Tabes und die zerebellare Ataxie von Marie führen zu sehr starker Ataxie, die letztere Form zum torkelnden Gang des Betrunkenen. Die rohe Muskelkraft ist erhalten, es besteht aber meist ausgeprägte Hypotonie der Muskeln. Oft entwickelt sich Debilität im Laufe der Zeit. Beide Formen treten nur selten vor dem Schulalter auf. Sie entwickeln sich außerordentlich chronisch und progredient. In der ersten Form sind die Patellarreflexe fehlend, bei der zweiten vorhanden, oft neben Augenmuskellähmungen und Optikusatrophie. Fließende Übergänge sind aber häufig. Eine gewisse Ähnlichkeit bietet die seltene zerebellare Form der zerebralen Kinderlähmung. Sie entwickelt sich aber schon in den ersten Jahren, ist nicht familiär und nicht progredient.

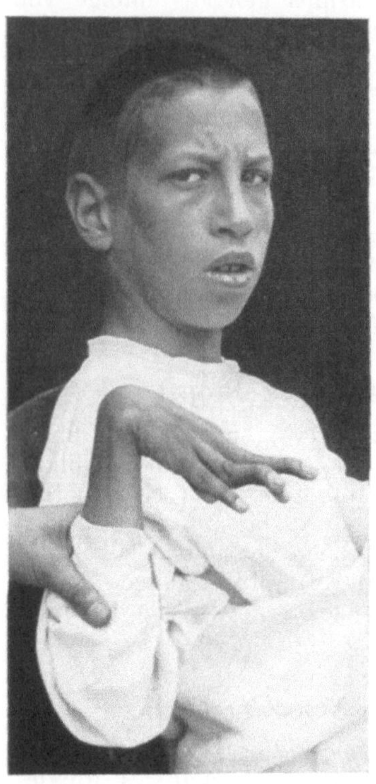

Abb. 249. Athetose bei spastischer zerebraler Hemiplegie. Debilität. 13 Jahre.

Ataxie begleitet öfters auch andere Erkrankungen des Kleinhirns (Tumoren usw.), der Brücke, Herderkrankungen der motorischen Rinde. Bei den zerebellaren Affektionen besteht vorwiegend eine Gleichgewichtsstörung. Darum ist das Gehen und Stehen am stärksten beeinträchtigt, während im Bette die Bewegungen normal sein können.

Erwähnung verdient die akute zerebrale Ataxie, eine seltene Störung, die nach Infektionskrankheiten auftreten kann, mit gesteigerten Reflexen und Gedächtnisschwäche einhergeht und nach einiger Zeit verschwindet. In der Form einer akuten Ataxie kann ausnahmsweise die Heine-Medinsche Krankheit auftreten.

Athetose

findet sich am häufigsten im späteren Verlauf der halbseitigen Form der zerebralen Kinderlähmung, die nach der Geburt erworben wurde (s. Abb. 249), manchmal neben Intentionstremor. Weniger häufig ist sie bei der doppelseitigen Form. Hier kann sie in seltenen Fällen als Hauptsymptom auftreten neben allgemeiner Chorea. Dadurch wird andauernde Unruhe des Körpers und Behinderung der willkürlichen Bewegungen hervorgerufen. Athetose wird auch bei Encephalitis epidemica beobachtet.

Choreatische Bewegungen.

Am häufigsten stellen sich solche ein bei Chorea minor, selten vor dem 6. Jahr. Es sind choreatische Spontanbewegungen neben choreatischen Intentionsbewegungen. Charakteristisch ist die allmähliche Entwicklung und das allmähliche Ausklingen nach Monaten. Auffällig sind die übertriebenen Affektbewegungen des Gesichtes. Oft findet sich daneben eine starke Hypotonie der Muskeln, z. B. lose Schultern, so daß in ausgesprochenen Fällen eine Chorea paralytica entsteht. Im Beginn der Krankheit zeigt sich im Liegen, besonders bei Aufforderung zum Tiefatmen, bei der Inspiration ein Einsinken des Abdomens, d. h. eine Aspiration des Zwerchfells, wie bei Phrenikuslähmung. Es handelt sich hier offenbar um eine Hypotonie der beteiligten Muskulatur. Manchmal ist der Charakter bei Chorea minor mehr halbseitig, dabei aber doch leicht zu unterscheiden von den choreatischen Bewegungen bei der kindlichen Hemiplegie. Hier bestehen gleichzeitig Rigidität der Muskeln, erhöhte Reflexe und häufig zerebrale Symptome (Debilität, Epilepsie). Mitbewegungen bei Bewegungsintentionen finden sich oft daneben. Bei der zerebralen Diplegie sind choreatische Bewegungen selten. Sie können aber ausnahmsweise neben Athetose das Bild beherrschen. Weiterhin bestehen Strabismus, Pseudobulbärparalyse (Lähmung der willkürlichen Bewegungen), Epilepsie und Demenz. Bei der epidemischen Enzephalitis (E. lethargica) treten öfters choreaartige Zuckungen auf, bisweilen als anhaltendes und hervorstechendes Symptom. Daneben können Tremor, Propulsion des Ganges, torsionsspastische Bewegungen, Pseudobulbärparalyse (Speichelfluß) und Verblödung bestehen.

Bei der Friedreichschen und bei der zerebellaren Ataxie trifft man oft choreatische Bewegungen neben grobschlägigem Tremor. Die an sich seltene progressive Chorea (hereditaria, Huntington) kommt im Kindesalter noch nicht vor.

In der Erscheinungsform viel Ähnlichkeit mit den choreatischen Bewegungen zeigen die Ticbewegungen. Die Tickrankheit zeigt sich etwa von 4 bis 7 Jahren an. Sie dauert meist jahrelang, ergreift besonders das Gesicht und die Schultern. Sie bleibt oft auf eine oder wenige Bewegungen beschränkt (Blinzeln, Zuckung am Munde). Die Bevorzugung des Gesichtes, die jahrelange Dauer sprechen gegen Chorea minor.

Die blitzartigen Zuckungen bei Chorea electrica sind oft synergisch und beschränken sich auf symmetrische Muskelgruppen. Bei frischer Encephalitis epidemica treten nicht selten kontinuierliche myoklonische Zuckungen verschiedener Muskelgruppen auf, besonders charakteristisch bei Beteiligung der Bauchdecken und des Zwerchfells (epidemischer Singultus).

Tremor.

Gesunde Neugeborene zeigen oft einen Tremor des Unterkiefers. Bei längerer Entblößung stellt sich bei Säuglingen und jüngeren Kindern (Vasomotoriker) leicht Kältetremor ein. Pathologischerweise begleitet ein Tremor sehr verschiedene Affektionen des Nervensystems, speziell Meningitiden und Kleinhirnaffektionen, Solitärtuberkel, Tumoren des Gehirns, Hydrocephalus chronicus usw., Lues spinalis, toxische Neuritiden, auch die Encephalitis epidemica (siehe das vorige Kapitel).

Bei Meningitiden beteiligt der Tremor in grobschlägiger Form vorwiegend die Gliedmaßen. In der Ruhe fehlt er oft, stellt sich aber bei passiven Bewegungen ein. So beobachtet man ein Zittern der Hände, sobald man den Kopf hochhebt. Dies besonders auffällig bei zerebrospinaler Meningitis. Fernerhin tritt Zittern auf bei Typhus und anderen schweren Infekten. Andauernd aber selten begleitet er die zerebrale Kinderlähmung, auch die Hysterie älterer Kinder, in Form von Schütteltremor der oberen Extremitäten, wie ich das in einer ausgedehnten Epidemie von „Chorea" bei Schulkindern beobachtet habe. Selten ist der hereditäre familiäre Tremor, der mit dem Alter zunimmt.

Ein akuter zerebraler Tremor als selbständiger Symptomenkomplex entwickelt sich in seltenen Fällen. Im Alter von einem halben bis anderthalb

Jahren entstehen grobe Zitterbewegungen in den Extremitäten, auch in der Ruhe, später nur bei intendierten Bewegungen. Daneben bestehen oft leichte Ataxie und Muskelspasmen. Die Dauer beträgt gewöhnlich mehrere Monate. Das Leiden schließt sich an Darm- und Lungenkrankheiten, an verschiedene Infekte an. Es heilt meist restlos aus. In einzelnen Fällen entwickelt sich aber Schwachsinn, der auf eine enzephalitische Ursache hindeutet.

Choreatische Zitterbewegungen können bei Hysterie, Neurasthenie, zerebellarer Ataxie, bei schweren Infekten sich einstellen (Diphtherie). Neuerdings tritt dazu als Ursache die Encephalitis epidemica.

Fibrilläre Zuckungen treten unter den gleichen Bedingungen auf wie bei Erwachsenen. Sie werden aber seltener beobachtet, schon weil das reichliche Fettpolster sie eher verbirgt.

Zähneknirschen.

Es zeigt sich öfters auch bei Gesunden im Schlaf, mehr aber bei erregbaren und neuropathischen Naturen. Häufig ist es bei Idioten und so anhaltend, daß die Kauflächen der Zähne abgeschliffen werden wie bei Wiederkäuern. Oft wird es veranlaßt durch unruhigen Schlaf, akute Infekte, nervöse Reizungen, so auch durch Meningitis, ohne daß es dabei irgendwie pathognomonisch wäre.

Pavor nocturnus.

Damit bezeichnet man das Aufschrecken im Anfang der Nacht unter Zeichen der Angst, Schreien, Anklammern an die Mutter, ohne volles Bewußtsein und ohne nachfolgende Erinnerung. Gelegentlich ist Nachtwandeln damit verbunden. Vereinzelt wird er ausgelöst durch leichte Infekte. Meist besteht er habituell über lange Zeit bei Neuropathen, frühreifen und verzogenen Kindern. Begünstigt wird er durch behinderte Nasenatmung (Adenoide), durch Darmstörungen, Würmer, unangenehme Träume.

Herzlähmung.

Vaguslähmung verursacht unregelmäßigen, beschleunigten, kleinen Puls. Außer bei bulbären und mediastinalen Prozessen stellt sie sich bei Diphtherie ein. Wichtiger sind jedoch bei dieser Krankheit Arhythmie und Bradykardie infolge von Myokarditis, welche die drohende Herzlähmung ankündigen. Begleitsymptome sind Leibweh, Übelkeit, Erbrechen, Blässe, Apathie, öfters Zyanose. Dieser ominöse Symptomenkomplex stellt sich unter zunehmender Herzdilatation in der 2.—4. Woche, sogar noch später ein. Er bedeutet eine große Gefahr und bringt oft unerwarteten Herztod. Sehr große, wiederholte Dosen Serum (täglich 6000 I.E. und mehr bis zu 40000 I.E. im ganzen) haben mir in einigen schweren Fällen noch Rettung gebracht.

Schlaffe Lähmungen und lähmungsartige Zustände der Extremitäten.

I. Echte schlaffe Paresen und Paralysen. Meist bestehen Atrophie der Muskeln, EaR oder herabgesetzte und aufgehobene elektrische Erregbarkeit, Verminderung oder Aufhebung der entsprechenden Sehnenreflexe. Gewöhnlich handelt es sich um spinale Erkrankungen, und zwar um

1. **die Heine-Medinsche Krankheit (Poliomyelitis anterior acuta, epidemische Kinderlähmung)** mit Einschluß der Landryschen Paralyse. Die

Lähmung betrifft einzelne Muskeln. Bei peripheren Erkrankungen ist dagegen die Lähmung mehr kompakt auf ein ganzes Nervengebiet ausgedehnt.

Die Erscheinungsformen der Krankheit sind viel mannigfaltiger als man früher wußte und gehen anatomisch und klinisch über das Bild einer Poliomyelitis hinaus. Das infektiöse Leiden setzt nach einer Inkubationsdauer von 4—10 Tagen und bisweilen tagelangem Unwohlsein ein mit Fieber, Diarrhöen, Angina, Somnolenz, Kopfweh, Meningismus, Urinretention, oft mit Schweißen und verbreiterter Hyperästhesie der Haut und der beteiligten Nervenstämme. Die Hyperästhesie äußert sich vornehmlich bei Bewegung der Wirbelsäule. Druck auf die Dornfortsätze ist schmerzhaft. Dadurch kann im Beginn eine Meningitis, Polyneuritis, Grippe, Osteomyelitis, Peritonitis usw. in Frage kommen. Die Unterscheidung von der zerebrospinalen Meningitis kann oft nur durch die Lumbalpunktion (s. S. 307) geschehen. Nach wenigen Tagen zeigt sich eine ausgebreitete schlaffe Lähmung, die in der Regel im Laufe der nächsten Tage sich auf die bekannten Prädilektionsformen zurückbildet. An den untern Gliedmaßen sind die distalen Muskeln (Peronealgruppe) neben dem Quadrizeps bevorzugt, an den Armen der Deltoides. Die Lähmung ist schlaff, atrophisch, die betreffenden Sehnenreflexe sind erloschen, die elektrische Erregbarkeit verändert.

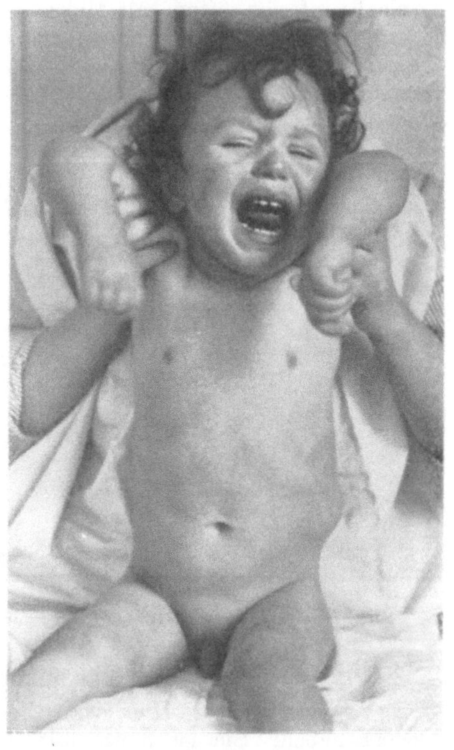

Abb. 250. Lähmung der linken Bauchmuskeln bei Poliomyelitis. $1^3/_4$ Jahre.

Ungewöhnliche Verlaufsarten sind zahlreich und oft nur während einer Epidemie erkenntlich. Die sogenannte polyneuritische Form äußert sich in Schmerzen und in Druckempfindlichkeit der beteiligten Nerven, die wochenlang dauern können. Dieser Verlauf ergibt sich häufig, sobald man den Fall von Anbeginn an beobachten kann. Die pontinen und bulbären Formen beteiligen die Augenmuskeln, den Fazialis und die Schlundmuskulatur. Die Fazialislähmung zeigt sich nicht selten isoliert. Tödlich verläuft meist auf- oder absteigend die Landrysche Paralyse durch Übergreifen auf das Atemzentrum. Selten ist die enzephalitische Form, die in eine spastische zerebrale Hemiplegie ausklingt. Häufig sind in Epidemien abortive Formen vorhanden, die mit Fieber, Magendarmstörung ohne Lähmung verlaufen. Wickmann gibt auch ataktische Formen an.

Die Differentialdiagnose hat die Geburtslähmung, die Parrotsche Lähmung und rachitische Erschlaffungen außer den hier unter 3d bis g erwähnten Leiden zu berücksichtigen. Die epidemische Kinderlähmung tritt fast nie in den ersten Wochen auf. Bei der Hirnsyphilis älterer Säuglinge und der folgenden Jahre, beruhend auf Endarteritis, treten Lähmungen verschiedener Hirnnerven und Hemiplegien auf, die später in Kontrakturen übergehen.

Einen Fall im Alter von 12 Tagen beschreibt Duchenne. Bei einer Epidemie in einem Säuglingsheim sah ich zwei Frühgeborene befallen, der eine mit 4 Wochen, der andere mit 6 Wochen (1600 g schwer).

2. **Andere Myelitiden,** so die echte Myelitis transversalis, sind selten. Häufig ist die Kompressionslähmung bei tuberkulöser Spondylitis. Sie besteht in dem durch das betroffene Segment versorgten Gebiete, wogegen die tieferen Teile meist spastisch sind. Es besteht also eine schlaffe Lähmung der Beine bei Myelitis lumbalis, eine spastische Lähmung der Beine bei Myelitis dorsalis, schlaffe Lähmung der Arme und spastische der Beine bei Myelitis cervicalis inferior (öfters mit Miosis und Ptosis verbunden). Daneben trifft man Störungen der Blase, des Mastdarms, der Sensibilität, solche trophischer Natur (Dekubitus) nach bekannter Art. Die Kompressionsmyelitis verursacht häufig neuralgiforme Schmerzen, erhöhte Patellarreflexe, Gibbus und Senkungsabszesse (Beckenschaufel abtasten!).

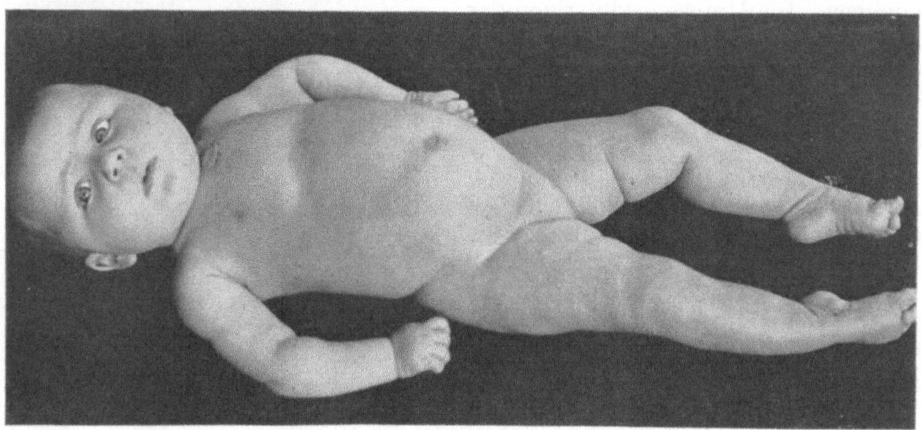

Abb. 251. Myatonia congenita. 3½ Monate. Henkelarme.

3. Die Rückenmarkfunktion ähnlich der Myelitis zerstörende Prozesse.

a) Verletzungen. Hier ist die Zerreißung des Rückenmarks bei der Geburt hervorzuheben. Sie ist meist mit Bruch der Wirbelsäule verbunden, macht Paraplegie und Lähmung von Blase und Mastdarm, blutigen Liquor.

b) Spina bifida, oft mit Meningomyelozele der Lumbalgegend vergesellschaftet. Schlaffe Beine, Blasen- und Mastdarmstörungen. Meist Anästhesie der Beine, Lähmung des Beckenbodens (Abb. 252).

c) Neubildungen. Gliome, Tuberkulome und Gummata sind selten.

d) Myatonia congenita (Oppenheim). Bald nach der Geburt beobachtet man eine allgemeine symmetrische, hochgradige schlaffe Lähmung der Extremitäten und der Rumpfmuskulatur. Die Beine sind stärker betroffen als die Arme. Das Gesicht, das Zwerchfell und die Schlundmuskulatur bleiben frei. Die Arme stehen henkelartig ab, die Hände sind stark proniert (Abb. 251). Die Dorsalflexoren der Füße erkranken früher als die Wadenmuskeln. Es entsteht Equinovarus-Stellung. Die Sehnenreflexe sind herabgesetzt, ebenso die elektrische Erregbarkeit. Die Sensibilität ist ungestört. Allmählich kann Heilung eintreten. Die Krankheit gleicht am meisten einer ausgedehnten akuten Poliomyelitis. Diese tritt aber nur ganz ausnahmsweise so früh ein und kommt nicht so ausgebreitet und streng symmetrisch vor. Die rachitische Myopathie entwickelt sich erst nach Monaten; die Gelenke sind dabei mehr erschlafft.

e) Die frühinfantile familiäre progressive spinale Muskelatrophie (Hoffmann-Werdnig). Diese Krankheit ist wie die vorige selten und von ihr oft nicht scharf zu trennen. Sie beginnt gewöhnlich im ersten Jahr mit Schwäche

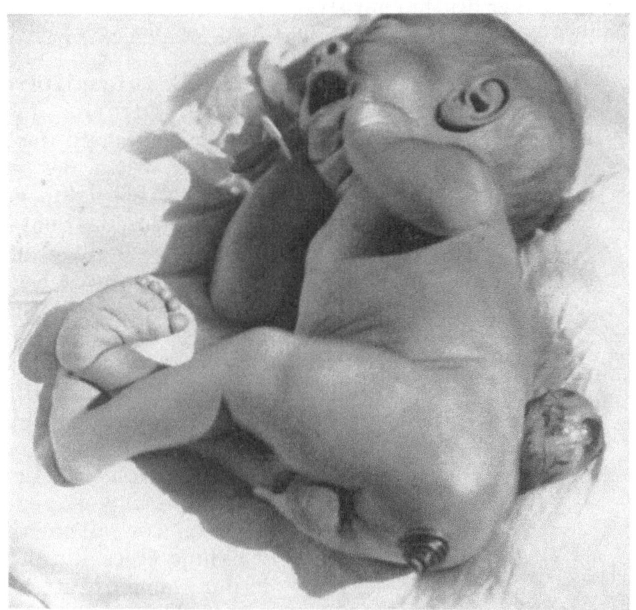

Abb. 252. Spina bifida lumbalis mit Myelomeningozele. $2^1/_2$ Monate. Lähmung der Beine, Klumpfuß rechts, Prolapsus ani und Lähmung des Beckenbodens.

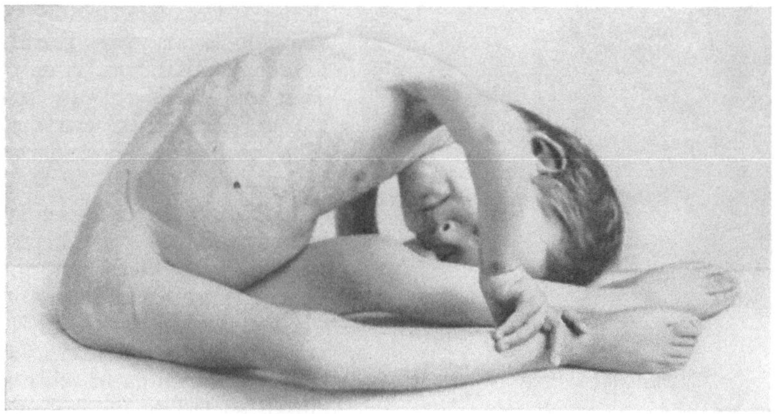

Abb. 253. Frühinfantile progressive spinale Muskelatrophie. $3^1/_2$ Jahre alt. Streckkontraktur der Füße.

des Rückens und der Beine, die sich allmählich nach oben ausbreitet. Gesicht und Sphinkteren bleiben frei. Es entsteht allmählich eine sehr ausgebreitete atrophische schlaffe Lähmung. Das starke Fettpolster täuscht oft über die Abmagerung der Muskulatur hinweg (Abb. 253), Tod nach mehrjähriger Dauer. Die Krankheit gleicht am meisten der Myatonia congenita. Gegen diese sprechen der progressive Verlauf, eventuell fibrilläre Zuckungen und der spätere Beginn. Der symmetrische progressive Verlauf, der schleichende Anfang, sprechen gegen Poliomyelitis.

Ich beobachtete einen Fall, der erst mit $3^1/_2$ Jahren begann und mit $4^1/_2$ Jahren an anschließender progressiver Bulbärparalyse starb. An vielen symmetrischen Stellen der Haut (Knie, Ellbogen, Kreuz) entstanden in den letzten Monaten tiefe bis markstückgroße Nekrosen wie bei Ekthyma gangraenosum.

f) Die familiäre amaurotische Idiotie (Tay-Sachs). Das Leiden befällt (fast) nur Juden. Um die Mitte des ersten Jahres wird das bis dahin gesunde Kind teilnahmslos, das Sehvermögen geht zurück. Es stellt sich zunehmende Verblödung und ausgebreitete, am Rumpf beginnende Muskelschwäche ein bis zu allgemeiner schlaffer Lähmung. Auch der Fazialis wird oft beteiligt. Die Beine können spastisch werden und die Reflexe erhöht. Tod im 2. oder 3. Jahr. Pathognomonisch ist eine auffällige Schreckhaftigkeit gegen Gehöreindrücke, vor allem aber die Entwicklung eines kirschroten Fleckes in der Macula lutea inmitten einer grauen Verfärbung. Bei Erschütterung und starken Schalleindrücken sah ich oft Streckkrämpfe, ähnlich den Stößen bei Tetanus, sich einstellen. Daneben oft Sehnervenatrophie, Nystagmus. Ein ähnliches Leiden bei Kindern vom 6. bis 8. Jahr an, das Vogt als juvenile Form bezeichnet, verläuft ohne die spezifische Veränderung der Makula.

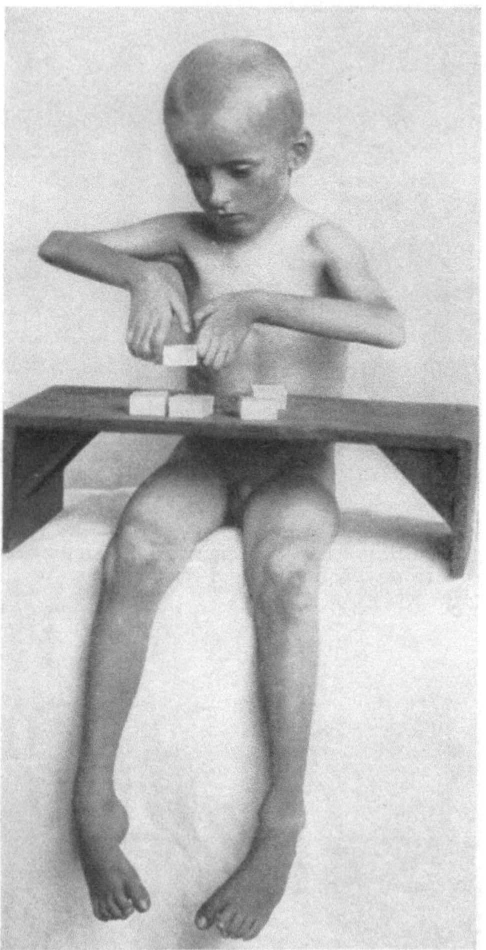

Abb. 254. Neurale Muskelatrophie. 7 Jahre.

g) Neurale, progressive Muskelatrophie. Das Leiden entwickelt sich schleichend, meist im Beginn des Schulalters. Zuerst werden symmetrisch die Peronealmuskeln und andere Muskeln des Unterschenkels paretisch und atrophisch, so daß die Fußspitzen herabsinken und es zum sogenannten Steppergang kommt. Ebenso erkranken symmetrisch die Hand- und Vorderarmmuskeln. Es entstehen Krallen- und Klauenhände (Abb. 254). Die tiefen Reflexe verschwinden, fibrilläre Zuckungen können auftreten. Die elektrische Erregbarkeit ist herabgesetzt, auch in den angrenzenden, scheinbar freien Gebieten. Oft treten sensible und vasomotorische Störungen hinzu. Der außerordentlich chronische, sich über Jahrzehnte erstreckende Verlauf, die symmetrische Atrophie der distalen Teile der Gliedmaßen lassen kaum eine Verwechslung mit einem anderen Leiden zu.

4. Periphere Lähmungen.

a) Polyneuritis. Die bei Erwachsenen typischen Formen, die symmetrisch an den distalen Enden beginnen und schubweise zentripetal fortschreiten, sind selten. Der Beginn geschieht relativ oft akut unter Druckempfindlichkeit der Nerven, Sensibilitätsstörungen, mit Ausgang in Heilung.

In meinen Beobachtungen fehlte häufig die Sensibilitätsstörung. Es bestand bloß eine symmetrische, schlaffe Lähmung der vier Extremitäten. Bisweilen zeigte sich langanhaltende Tachykardie, auch ungewöhnliche Schlaftiefe. Die Krankheit tritt nach schweren Infekten und Intoxikationen auf (bei Arsen- und Bleivergiftung) auch nach Alkoholgenuß, wobei speziell die Unterschenkel ergriffen werden. Häufig ist aber die Ursache nicht nachweisbar. Bei Säuglingen beruht sie öfters in einer Enteritis. Bei mangelnder Anamnese (Beginn plötzlich oder allmählich?) und nicht streng symmetrischer Ausbreitung läßt bisweilen erst die restlose Ausheilung die Unterscheidung von Poliomyelitis zu.

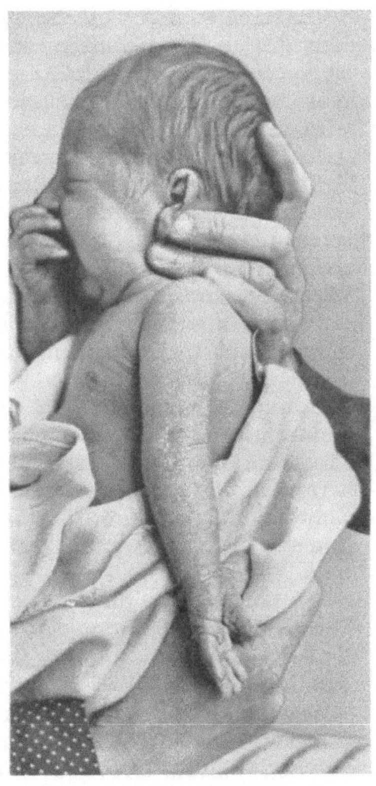

Abb. 255. Schulterlähmung (Epiphysenlösung). 4 Wochen alt.

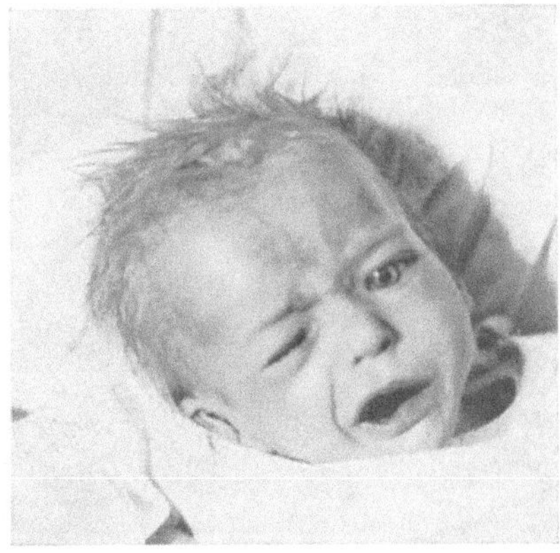

Abb. 256. Totale periphere Fazialislähmung bei chronischer Ohraffektion. 11 Monate.

Weitaus überwiegen die Fälle von postdiphtherischer Polyneuritis. Sie setzt 2—4 Wochen nach Beginn der lokalen Erkrankung ein. Gewöhnlich geht Gaumensegellähmung, eventuell Akkommodations- und Abduzenslähmung voraus. Sodann folgen Paresen der oberen und unteren Extremitäten nach, hier oft mit Ataxie verbunden. In hartnäckigen Fällen kann die Druckempfindlichkeit der großen Nervenstämme 2—3 Monate dauern. Oft ist der Nacken beteiligt. Das Auftreten des Fazialis- und analoger Phänomene und Steigerung der Patellarreflexe kündigen manchmal die Neigung zu Lähmungen an.

b) Entbindungslähmungen. Diese werden gewöhnlich kurz nach der Geburt bemerkt. Am häufigsten ist die obere Plexuslähmung (Erb). Schulter und Oberarm sind schlaff gelähmt, der Arm nach einwärts gerollt, der Handteller nach auswärts gerichtet. Am meisten betroffen sind Deltoides (dieser kann auch isoliert gelähmt werden), Infraspinatus, Bizeps, Brachialis internus und Supinator longus. Hand und Finger bleiben frei beweglich. Eine Beugung des Armes (durch Nadelstiche) ist nicht zu erzielen. Entartungsreaktion fehlt anfänglich, entwickelt sich aber unter Atrophie bei längerem Bestande. Diese Geburtslähmung ist leicht zu verwechseln mit der Lösung der oberen Humerusepiphyse (Abb. 255) und der Distorsion des Humerusgelenkes, auch ein häufiges Geburtstrauma. Dieses kann erzeugt werden durch Einhacken von zwei Fingern in die Achselhöhle oder bei der Armlösung. Dabei ist aber die Einwärtsdrehung des Armes stärker, oft besteht Krepitation. Die Schultergestalt ist verändert, es tritt frühzeitig Kontraktur ein. Auf Nadelstiche wird der Arm bewegt. Die elektrische Erregbarkeit ist normal. Später ist die passive Drehung erschwert. Die Röntgendurchleuchtung gibt oft die Differentialdiagnose zwischen diesen 2 Verletzungsarten. Bei der Lösung der Humerusepiphyse zeigt sich veränderte Armrichtung des Humerus, eventuell eine Verlagerung des Knochenkernes des Humeruskopfes. Die Poliomyelitis kann den Deltoides isoliert betreffen, dabei fehlt aber die Einwärtsrotation des Armes. Auch tritt die Krankheit erst später auf.

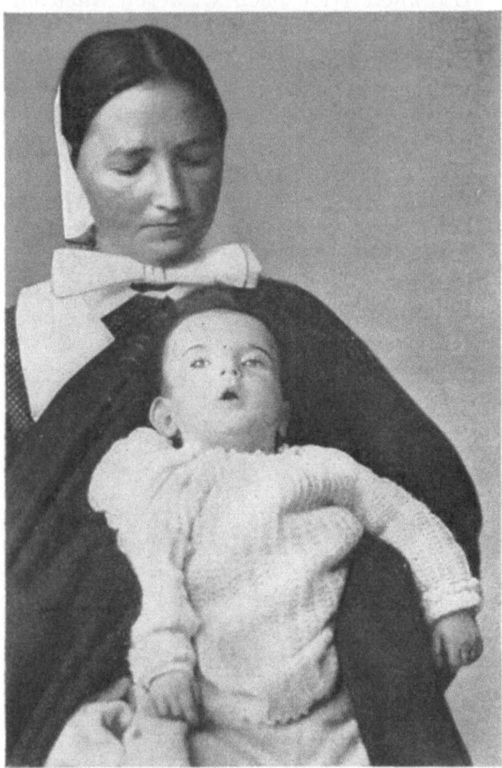

Abb. 257. Pseudobulbärparalyse. 1 Jahr alt.

Seltener wie die Erbsche Form der Plexuslähmung ist der Unterarmtypus (untere Plexuslähmung), wobei der 7. und 8. Zervikal- und der erste Thorakalnerv geschädigt sind und oft Sensibilitätsstörungen entstehen. Es kommt zur Lähmung des Vorderarms und der Handmuskeln. Relativ häufig entsteht die Klumpkesche Lähmung mit Verengerung der Pupille, verkleinerter Lidspalte und Zurücksinken des Bulbus der betroffenen Seite. Manchmal ist dabei der obere Plexus mit beteiligt, so daß eine totale Lähmung des Armes zustande kommt. Eine diesem Bild entsprechende poliomyelitische Lähmung ist außerordentlich selten, zudem stellt sie sich nur äußerst selten in den ersten Wochen ein. Ebenso gehört eine ähnliche zerebrale Monoplegie zur großen Seltenheit. Die Parrotsche Lähmung entsteht gewöhnlich erst nach einigen Wochen oder Monaten, kann aber auch schon bei der Geburt vorhanden sein. Sie bevorzugt die Ellbogengegend, findet sich selten an der Schulter. Andere Zeichen von Lues und positive Wassermannsche Probe gestatten die Diagnose (siehe S. 108).

c) Die Fazialislähmung entsteht meist peripher. Man trifft sie seltener als beim Erwachsenen. Beim Neugeborenen beruht sie meist auf Zangentrauma und bildet sich bald zurück, selten entsteht sie zentral durch Gehirnblutung, wobei Extremitäten und Okulomotorius mitbetroffen sein können. Später bildet Otitis (Tuberkulose usw.) die Hauptursache, ab und zu Neuritis, ein Tumor, ein Solitärtuberkel der Zentralwindung. Nicht selten erscheint sie wie gesagt als einzige Lokalisation der Poliomyelitis.

d) Der sog. infantile Kernschwund oder -mangel wird schon bald nach der Geburt entdeckt. Am häufigsten betrifft er den oberen Teil des Fazialis (Ptosis) (Abb. 154), oft auch den Abduzens, ist in der Regel doppelseitig. Er kann auch zu vollkommener Ophthalmoplegia externa führen.

e) Die echte Bulbärparalyse ist äußerst selten. Dabei besteht Unfähigkeit zu pfeifen, die Zunge zu bewegen und zu schlucken, kraftloser Husten. Häufiger ist die Pseudobulbärparalyse (Abb. 257), zum Teil als besondere Form der angeborenen zerebralen Kinderlähmung.

f) Funktionelle Lähmungen (Hysterie) sind nicht häufig. Man trifft sie gelegentlich bei älteren Kindern. Sie entstehen plötzlich, betreffen oft ganze

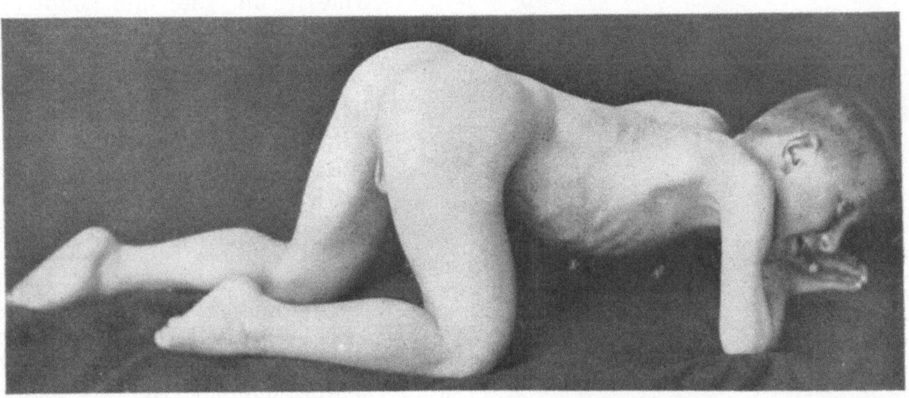

Abb. 258. Muskeldystrophie. Pseudo-Hypertrophie der Waden, der Quadrizipites, der Glutäen. Atrophie des Schultergürtels. 10 Jahre.

Gliedmaßen und sind durch Suggestion (Faradisation) auch wieder plötzlich zu heilen. Manchmal sind sie mit hysterischer Gelenkkontraktur verbunden. Die elektrische Erregbarkeit ist natürlich unverändert.

Hier wäre noch anzuschließen:

Die **Dystrophia musculorum progressiva.** Sie beginnt in ihren verschiedenen Formen außer der pseudohypertrophischen meist erst im Pubertätsalter oder später. Die symmetrische Schwäche entwickelt sich ganz allmählich und wird erst nach 1—2 Jahren deutlich. Im Beginn zeigt sich Ermüdung im Gehen und Erschwerung des Treppensteigens. Sphinkter- und Sensibilitätsstörungen fehlen. Die Sehnenreflexe sind die erste Zeit erhalten. Die elektrische Erregbarkeit ist später herabgesetzt, die Schwäche und Atrophie der Lenden-, Rücken- und Beckenmuskeln bedingen Lordose, schlendernden Gang ähnlich wie bei der Hüftgelenksluxation und eine Erschwerung des Aufsitzens und Aufrichtens aus dem Liegen mit dem charakteristischen Heraufklettern am eigenen Körper. Häufig entwickelt sich symmetrische Hypertrophie, oft eine lipomatöse Pseudohypertrophie einzelner Muskeln, vielfach der Waden (Abb. 258). Schwäche und Atrophie der Schultermuskeln, wo die Krankheit auch beginnen kann, führt zu den auffälligen losen Schultern. Selten ist der Beginn im

Gesicht und bewirkt maskenartigen Ausdruck und die Unmöglichkeit die Augen zu schließen (infantile Form). Bei allen Formen der Dystrophie geht die Atrophie der Lähmung voraus und ist symmetrisch im Gegensatz zur Poliomyelitis.

II. Unechte Formen der Lähmung. Sie sind häufig verbunden mit Schmerz des betreffenden Gliedes bei Druck und Bewegung und machen Veränderungen an Knochen und Gelenken. In den ersten Lebensmonaten ist am häufigsten

1. die **luetische Pseudoparalyse** (Parrotsche Lähmung) infolge von Osteochondritis. Meist ist eine Verdickung und Druckempfindlichkeit, bisweilen auch eine Krepitation der betroffenen Epiphysengegend nachzuweisen. Am häufigsten werden ergriffen die untere Humerusepiphyse, die obere an Radius und Ulna. Es führt dies zu Schonung, Schlaffheit und Herabhängen des Armes (Abb. 135) und somit zu großer Ähnlichkeit mit der Plexuslähmung durch Geburtstrauma (s. S. 293). Hand und Finger bleiben beweglich. Seltener besteht nur das Bild einer isolierten Radialislähmung (Abb. 259) durch vorwiegende Beteiligung der unteren Radialisepiphyse, noch seltener das Bild einer Ulnarislähmung. Auch der Femur kann ergriffen sein (Knie gebeugt, Füße beweglich). Oft wird nur ein Glied ergriffen, später sind oft mehrere beteiligt. Charakteristisch ist das Röntgenbild (s. S. 108). Daneben trifft man stets andere Zeichen von Lues: Exantheme, Rhagaden, vergrößerte Kubitaldrüsen, große Milz, gespannte Fontanelle, positiven Wassermann. Die spezifische Therapie bringt rasche Heilung. Differentialdiagnostisch sind ähnliche Pseudoparalysen durch Osteomyelitis und Barlow zu erwägen.

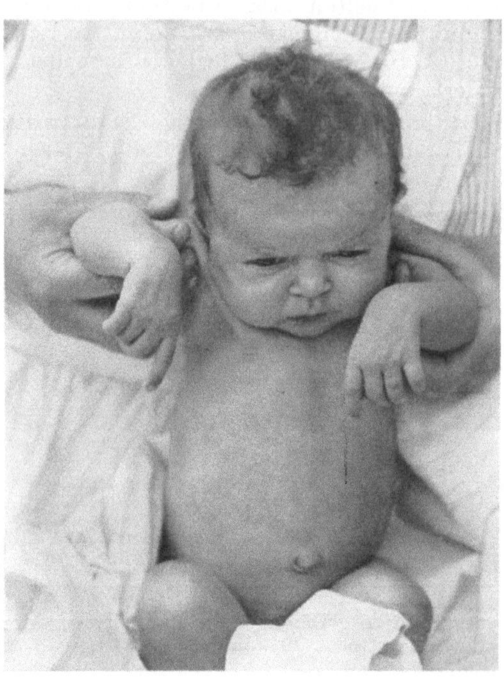

Abb. 259. Lues congenita. Lähmung der Handextensoren. 5 Wochen alt.

2. **Rachitis.** In schweren Fällen kann am Ende des ersten und im zweiten Jahre eine außerordentliche Schlaffheit und Schwäche aller Gliedmaßen und des Rumpfes Platz greifen und eine lähmungsartige Unfähigkeit und Unlust zu stärkerer Inanspruchnahme der Muskeln bewirken. Gleichwohl werden die Glieder gelegentlich (Bad, auf Nadelstiche) ordentlich bewegt. Zeitweise können die Reflexe fehlen. Die Muskeln sind ungemein dünn. Es besteht hochgradige Hypotonie. Die ursächliche floride Rachitis macht Druckempfindlichkeit der Knochen und führt zu vorbeugendem Geschrei bei der ärztlichen Untersuchung.

3. Schlaffheit oder Schonung eines Armes oder eines Beines findet sich oft nach Verletzung ohne nachweisbare Ursache (Muskelzerrung usw.). Man muß dabei an eine **Fraktur des Schlüsselbeins** denken. Sie entsteht häufig bei jüngeren Kindern durch Fall auf die Hand und ist als Äquivalent der Radiusfraktur des Erwachsenen anzusehen. Wenn jüngere Kinder einen Arm nicht

mehr brauchen wollen, so findet man darum häufig am Schlüsselbein Anschwellung und Deformität, zum mindesten starke Druckempfindlichkeit als Ursache und Zeichen der Fraktur.

4. Die **Subluxation des Radiusköpfchens** (schmerzhafte Lähmung von Chassaignac) ist eine typische Verletzung jüngerer Kinder, wenn sie beim Anderhandführen stürzen und man sie zurückhalten will. Der Vorderarm wird proniert in Beugestellung gehalten und nicht benutzt. Die Supination ist erschwert. Streckung des Armes, Supination und Zug, Druck auf das Köpfchen, beseitigen leicht die Störung, die habituell werden kann. Bei der Reposition bemerkt man oft die ruckweise Verschiebung des Radiusköpfchens. Einfache Muskelzerrung kann jedoch zu ähnlicher Schonung eines Armes führen.

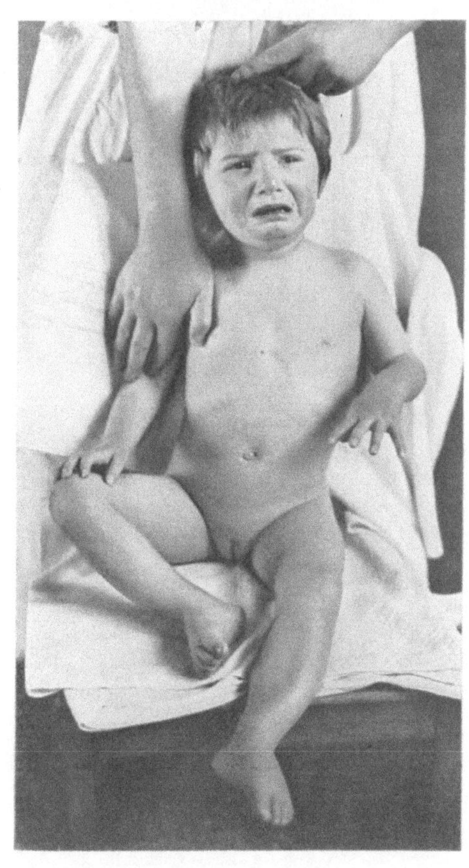

Abb. 260. Spastische zerebrale Hemiplegie links, mit Imbezillität. 3 Jahre.

5. Bei der **Barlowschen Krankheit** ist die Schonung und Unbeweglichkeit der betroffenen Extremitäten meist mit starker Druckempfindlichkeit verbunden. Häufig besteht auch Schwellung der beteiligten Röhrenknochen (es ist dies meist der Femur), so daß man zuerst nicht an eine Lähmung, sondern an eine Knochenerkrankung denkt (Osteomyelitis, Tuberkulose, Sarkom) (siehe S. 86).

Über die Hypotonie bei Mongoloiden und bei Chorea mollis, bei schweren Ernährungsstörungen vgl. S. 95.

Paresen der Extremitäten mit Rigidität der Muskulatur.

Die Muskeln sind dauernd oder zeitweise in Kontrakturstellung, besonders bei Bewegungsintentionen. Sie atrophieren nicht wesentlich. Oft hypertrophieren sie mit der Zeit beträchtlich. Die elektrische Erregbarkeit bleibt normal. Die Sehnenreflexe sind meist erhöht, aber wegen der dauernden Kontrakturstellung oft nicht zu beurteilen. (Vergleiche auch Hypertonie der Muskeln, S. 92.) Es besteht im allgemeinen weniger eine eigentliche Schwäche der Muskeln als eine behinderte Gebrauchsfähigkeit infolge der Versteifung der Glieder durch die bestehende Muskelrigidität und die störende antagonistische Innervation, unterstützt auch durch Idiotie.

In Betracht fallen vor allem

1. **Zerebrale Affektionen, die spastische zerebrale Kinderlähmung (die Littlesche Krankheit), auch akute und chronische Erkrankungen des Gehirnes und seiner Häute,** oft mit Störungen des Bewußtseins und der Intelligenz verbunden, Meningitiden, auch luetischen Ursprungs, Hydrozephalus, Gehirntumor,

Solitärtuberkel, Sinusthrombose, Embolie, Hämorrhagie des Gehirnes, Enzephalitis und Gehirnabszeß, diffuse Hirnsklerose usw. Die Sehnenreflexe sind meist erhöht, der Babinski positiv.

Besonders wichtig sind alle Formen von **zerebraler Kinderlähmung (mono-, hemi- und paraplegische Formen).** Bei akuter Entstehung ist die Lähmung zuerst schlaff. Bei den doppelseitigen Formen stehen die Spasmen gegen-

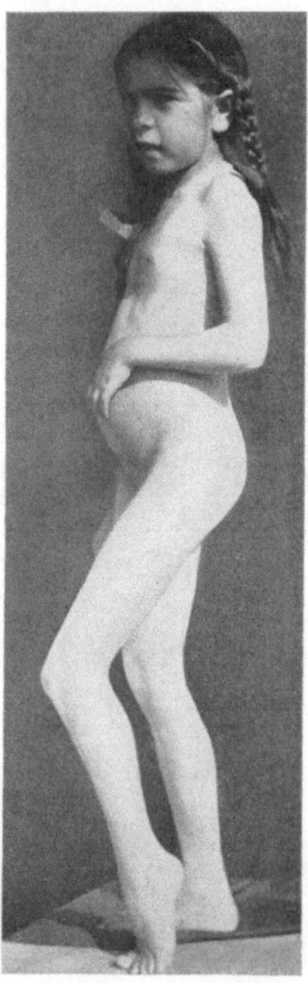

Abb. 261. Spastische Hemiplegie links. 11 Jahre. Wachstumsverkürzung von Arm und Bein.

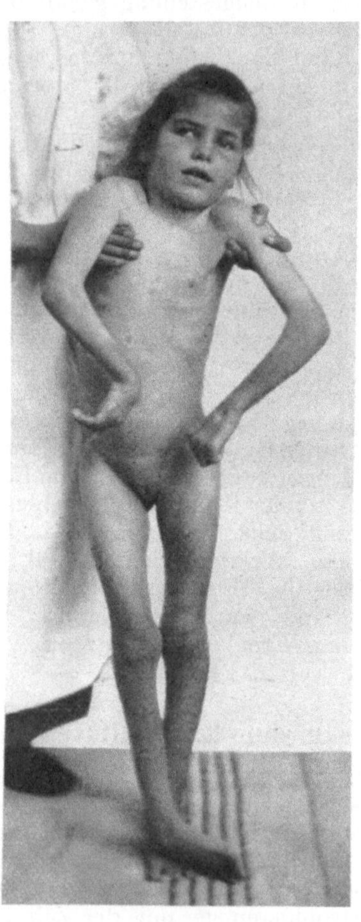

Abb. 262. Schwere Littlesche Starre. Strabismus, Mikrozephalie. 7 Jahre.

über den Paresen oft durchaus im Vordergrund, die Parese wird nur vorgetäuscht. DieBewegung wird durch die gleichzeitige Innervation der Antagonisten erschwert oder unmöglich.

Die hemiplegischen Formen sind selten Folge einer intrauterinen Erkrankung oder eines Geburtstraumas. Überwiegend entstehen sie nach der Geburt durch Enzephalitis, Hämorrhagie, Embolie, Thrombose oder Lues (Abb. 260 u. 261). Mit der Zeit entwickelt sich oft Tremor, Chorea, Atethose der befallenen Seite. Der Arm ist meist stärker beteiligt als das Bein. Häufig treten später epileptische Krämpfe und Idiotie hinzu, auch Wachstumsstörungen der befallenen Extremitäten. Die Diagnose kann die schlaffe poliomyelitische Lähmung, auch wenn sie einmal halbseitig auftreten sollte, ausschließen. Bei dieser sind die Reflexe herabgesetzt, die elektrische Erregbarkeit verändert. Bei Beobachtung im frühen Leben sind auch Entbindungslähmungen zu berücksichtigen. Bei der zerebralen Schulterlähmung ist der spastische Zustand der Muskeln oft nicht deutlich. Die erhaltene elektrische Erregbarkeit spricht aber für den zerebralen Ursprung und gegen den poliomyelitischen. Hemiplegien im Verlaufe des Keuchhustens eintretend, beruhen auf verschiedenartigen Gehirnaffektionen und gehen zum Teil wieder zurück.

Die para- und diplegischen Formen sind Folgen eines intrauterinen Gehirndefektes, der oft zu Mikrozephalie führt, bisweilen auch die Folge eines chronischen Hydrozephalus, häufig sind sie die Folge von Frühgeburt oder von schwerer Geburt (Littlesche Krankheit). Bei ordentlicher und guter Intelligenz steht die starke Muskelrigidität auffällig im Vordergrunde (allgemeine Gliederstarre), sie steigert sich bei willkürlichen Bewegungen und hemmt sie bis zur Unmöglichkeit. Eigentliche Lähmungen und Muskelatrophien fehlen. Bei der Littleschen Krankheit (Abb. 262) sind die unteren Extremitäten stärker betroffen. Charakteristisch ist der Zehengang mit gekreuzten Beinen. Der Verlauf neigt zur Besserung. Ausgesprochene Idiotie, Epilepsie und spätere Bewegungsstörungen (Athetose, Chorea) sind selten. Nach Frühgeburt bestehen oft nur Spasmen der Beine und Strabismus bei guter Intelligenz. Auszuschließen sind die Hypertonien bei schweren Ernährungsstörungen des Säuglings. Hirntumoren entwickeln sich schleichend und führen zu Zeichen erhöhten Hirndruckes (Kopfweh, Brechen, Stauungspapille). Die multiple Sklerose kommt in den ersten 10—12 Jahren sozusagen nicht vor. Allgemeine oder doch verbreitete Muskelrigidität findet sich recht häufig bei Encephalitis epidemica, auch bei den Spätformen. Ausnahmsweise ist bei älteren Kindern auch die Wilsonsche Krankheit zu erwägen.

2. **Spinale Erkrankungen.** Die Fälle von Littlescher Krankheit, auch diejenigen, die keine Gehirnsymptome aufweisen, oder höchstens Strabismus, sind eigentlich Zerebralerkrankungen. Ebenso die verschiedenen Formen der sog. spastischen Spinalparalyse, die oft familiär auftreten und mit Krämpfen und Intelligenzstörung einhergehen können.

Myelitiden. Sie sind meist die Folge von Kompression (tuberkulöse Spondylitis). Die Teile, die vom erkrankten Segment versorgt werden, sind schlaff, die von tiefer liegenden Segmenten versorgten sind gewöhnlich spastisch. Bei der Myelitis dorsalis sind also die unteren Extremitäten spastisch, die oberen frei. Bei der Myelitis cervicalis inferior sind die oberen Extremitäten lahm und schlaff, die unteren spastisch. Bei der Myelitis cervicalis superior sind alle vier Extremitäten spastisch.

Die amyotrophische Lateralsklerose ist äußerst selten. Sie beginnt in den Armen, ergreift dann die Beine und schließlich die bulbären Teile.

Psychische spastische Zustände bei älteren Kindern kommen bei Hysterie vor. Der Beginn ist oft plötzlich in wechselnder Ausdehnung.

Störungen der Augen. Inneres.

Die ophthalmoskopische Untersuchung ist oft schwierig; sie gelingt aber meist auch dem Nicht-Fachmann bei einiger Übung und Geduld. Außerordentlich unterstützt wird sie durch starke Erweiterung der Pupillen, wozu man eine halbe Stunde vorher ein oder mehrmals 1—2 Tropfen Homatropin 1°/₀ einträufelt. Am besten nimmt man die Einträufelung im Liegen vor und vermeidet die empfindliche Kornea zu treffen. Es empfiehlt sich, die Tropfen leicht anzuwärmen. Bei schwierigen Kindern ist es vorteilhaft, kurz vor dem Homatropin zur Anästhesierung einen oder mehrere Tropfen 4% Kokain einzuträufeln. Praktischer und von viel sicherer Wirkung sind die winzigen Homatropintabletten (0,16 mg), die leicht hinter das Unterlid gebracht werden können und die Kinder nicht belästigen. Die Untersuchung im umgekehrten Bilde wird wesentlich erleichtert, wenn man eine größere Linse als üblich benutzt, nämlich eine solche mit einem Durchmesser von 6 cm (ca. 15 D. konvex). Man läßt das Kind von der gewohnten Pflegerin auf die Knie nehmen, den Kopf wenn nötig leicht fixieren, aber sonst jeden Zwang und möglichst jede Berührung vermeiden, ebenso grelles Licht. Die gewünschte Blickrichtung erzielt man durch die Lenkung der Aufmerksamkeit auf einen begehrten oder glänzenden Gegenstand, wobei man den optischen Reiz nötigenfalls durch einen akustischen verstärkt (glänzende Klingel). So gelingt es oft überraschend leicht, allerdings mit Unterstützung von zwei Personen, selbst halbjährige Säuglinge zu spiegeln.

Unter den angeborenen oder in der ersten Kindheit auftretenden **Starformen** erkennt man den vorderen Polstar als eine zentrale rundliche scharf umschriebene Trübung. Der Schichtstar ist eine Trübungszone zwischen den zentralen und peripheren Teilen der Linse. Die peripheren Teile sind klar und durchsichtig. Die Mitte ist gewöhnlich weniger trüb als die Randpartien. Neben Entwicklungsstörungen scheinen Rachitis und Tetanie eine ursächliche Rolle zu spielen.

Amaurotisches Katzenauge (weißlicher Reflex in der Tiefe) weist auf das Gliom der Netzhaut.

Besonders wichtig sind die Veränderungen im **Augenhintergrund,** vor allem an der Papille. Es kann beim hypermetropisch-astigmatischen Kinde gelegentlich zu Unrecht eine Neuritis angenommen werden (Pseudoneuritis), da durch reichliches physiologisches Stützgewebe die Papille etwas prominent und trübrot, ihre Grenzen verwaschen erscheinen können. Das häufige Kopfweh, das diese Refraktionsanomalien begleitet, kann den Verdacht auf Meningitis oder Tumor erwecken. Die normalen Gefäße des Augenhintergrundes und das Stationäre der Verhältnisse erweisen aber den Prozeß als normal.

Stauungspapille (später oft Atrophie und Amaurose) findet sich einseitig bei Tumor und Abszeß der gleichseitigen mittleren Schädelgrube, doppelseitig bei Tumor cerebri, cerebelli, Meningitis, Turmschädel, Pachymeningitis. Solitärtuberkel machen weniger oft Stauungspapille als echte Tumoren.

Chorioretinitis diffusa ist sehr häufig bei hereditärer Lues (Pfeffer- und Salzsprenkelung in der Peripherie) der späteren Jahre, doch finden sich schon im Säuglingsalter in der weitesten Peripherie gelbe oder gelbweiße Herdchen.

Bei der familiären amaurotischen Idiotie findet sich in der Macula lutea inmitten einer grauen Verfärbung ein kirschroter Fleck, ähnlich wie bei frischer Embolie. Später oft Atrophie des Sehnervs, Schielen, Nystagmus.

Chorioidealtuberkel als rundliche grauweiße Prominenzen im Fundus sind bei Miliartuberkulose im vorgeschrittenen Stadium ziemlich häufig bei Kindern über 3 Jahren.

Neuroretinitis leichten Grades findet sich bei der Mehrzahl der luetischen Säuglinge. Die Papille ist grau, die Grenzen sind verwaschen, die Mitte der Netzhaut trübe.

Neuritis optica findet sich häufig bei Meningitis.

Pigmentdegeneration der Retina als Kennzeichen der danach benannten Krankheit wird gewöhnlich erst nach dem 10. Jahre deutlich und verursacht Nachtblindheit und starke Einengung des Gesichtsfeldes.

Netzhautblutungen sind häufig bei Neugeborenen als Geburtstrauma und ohne besondere Bedeutung, sodann einige Monate später bei Pachymeningitis haemorrhagica, weiterhin bei Sepsis, Leukämie usw.

Angeborene Blindheit beruht häufig auf Lues des Sehnerven und der Netzhaut, auf Frühformen der Pigmentdegeneration der Netzhaut, auf Hydrophthalmus congenitus oder Star.

Erworbene Blindheit, die mit sichtbarer Hornhauttrübung einhergeht, stammt oft von früherer Blennorrhoea neonatorum her, von skrofulösen Augenleiden, von Lues tarda, in gewissen Ländern von Trachom und Variola. Bei durchsichtigen Medien sind oft Meningitis, Tumoren, Turmschädel im Spiel. Bei Erblindung im 1. Jahre denke man an amaurotische Idiotie.

Vorübergehende Sehstörungen, die bis zur Erblindung führen können, treten in seltenen Fällen bei Keuchhusten auf. Einmal sah ich sie dabei mit Taubheit verbunden, aber wie diese sich völlig zurückbilden. Plötzliche Amaurose stellt sich oft bei Urämie ein.

Zur Bestimmung der Sehschärfe bei lesensunkundigen Kindern kann man sich der Hacken von Snellen mit 3 Zacken bedienen oder der Ringe von Landolt, die an einer Stelle einen quadratischen Ausschnitt besitzen, der jeweilen verschieden gerichtet ist.

Farbensinn. Die Unterscheidung von Farben ist schon im 2. Jahre deutlich. Die Benennung beginnt im 3. Jahr, oft zuerst bei Rot und Gelb, dann aber rasch bei anderen Farben, im allgemeinen später bei Grau und Blau. Warburg empfiehlt das Farbenbenennungsvermögen als Mittel zur Intelligenzprüfung beim Schuleintritt zu verwenden. Vollgeistige Kinder benennen in diesem Alter Braun, Grau usw. richtig, minderwertige noch nicht Rot und Schwarz.

Vgl. auch die Ausführungen S. 115—120.

Zerebrospinale Reizerscheinungen (Meningitiden, Hirnkrankheiten).

Zerebrospinale Reizerscheinungen gruppieren sich oft zu einem eigentlichen bedeutsamen **zerebrospinalen Symptomenkomplex** zusammen. Bald sind viele, bald nur einzelne Erscheinungen vertreten, die vieldeutig sind und eine genaue Diagnose oft erst nach längerer Beobachtung erlauben. Bald handelt es sich um schwere Erkrankungen des Gehirnes und seiner Häute, bald nur um toxische Reizungen des zerebrospinalen Nervensystems, um Meningismus (s. S. 306), bei hochfieberhaften Infekten (Pneumonie, Otitis, Pyelitis u. a.). In einem Falle sah ich die Pyelitis erst 2 Tage nach dem Einsetzen von schweren meningitischen Erscheinungen auftreten. Von seiten der Psyche treten Erregungen, Delirien, Stupor und später Koma hervor. Von seiten des sensiblen und vegetativen Nervensystems erscheinen Kopfweh, sensorische und kutane Hyperästhesie, später Anästhesie, Erbrechen, Verstopfung, Arhythmie und Bradykardie. Die vasomotorische Erregbarkeit äußert sich in Trousseauschen Flecken und Farbwechsel. Die Reizungen des motorischen Systems führen zu Zittern, Zuckungen, Muskelspasmen, Strabismus, Nackenstarre, Opisthotonus und Kernig, allgemeinen oder lokalisierten Krämpfen. Später folgen oft Lähmungen nach. Oft ist der Hirndruck erhöht. Er führt zu Schettern und tympanitischem Schall beim Beklopfen des Schädels. Am meisten bei der Perkussion der Parietalgegend. Außer Tumoren und chronischem Hydrozephalus bei geschlossener Fontanelle sind auch Meningitiden, Pneumonien und Otitis die Ursache dieses Symptomes (Köppe). Der Druck der Zerebrospinalflüssigkeit ist dabei erhöht, der Liquor öfters getrübt. Die Vorwölbung und Spannung der Fontanelle kann fehlen, besonders bei Säfteverlust (Atrophie, Diarrhöen) und

Herzschwäche. Die Unterscheidung einer organischen Krankheit des Gehirnes und seiner Häute von einfachem Meningismus bietet der klinischen Beobachtung oft große Schwierigkeiten. Häufig gestattet erst die Untersuchung des Lumbalpunktates eine genaue Diagnose. Vgl. Lumbalpunktion S. 307 und Hirndruck nach schwerer Geburt S. 37.

Unter den organischen Störungen sind hervorzuheben:

1. Die **Meningitiden.** Sie verursachen meist Fieber, vorgewölbte Fontanelle, Nackenstarre und Kernig, Hyperästhesie, oft Bewußtseinstrübung. Der Liquor zeigt fast ausnahmslos Veränderungen.

a) Die tuberkulöse Meningitis. Der Beginn ist schleichend, unbestimmt. Verändertes psychisches Verhalten geht meist einige Zeit voraus, so daß der Tag des Anfangs nicht festzustellen ist. Die Mutter fühlt, „das Kind ist seit einiger Zeit nicht gesund". Es zeigen sich verdrießliche Stimmung, Apathie, Verstopfung. Subfebrile Temperaturen treten auf, gewöhnlich zu hoch für Dyspepsie und zu niedrig für Typhus. Bei Brustkindern gestaltet sich der Beginn häufig unvermittelt. Fieber kann auch ganz fehlen. Mäßiger Kopf- oder Leibschmerz. Früh auftretende unregelmäßige seufzende Atmung, Arhythmien, für kurze Zeit Bradykardie. Motorische Reizerscheinungen im Gesicht. Trotz Verstopfung fällt oft ein Kahnbauch auf. Bei Säuglingen sind Pulsverlangsamung und Verstopfung allerdings selten, sie zeigen manchmal Diarrhöen und Meteorismus. Das Vorhandensein einer offenen Tuberkulose in der Umgebung führt beim Säugling bisweilen zuerst auf die richtige Spur. Kernig, Nackenstarre und Hyperästhesie mäßigen Grades kommen zur Beobachtung. Später basale Erscheinungen, Fazialislähmung, Ptosis, Pupillenerweiterung, zunehmende Somnolenz und Konvulsionen. Hartnäckige Konvulsionen, die schon im Beginn auftreten, rühren oft von Solitärtuberkeln her. Sehr charakteristisch ist der Liquorbefund (siehe S. 309). Bei überwiegender Beteiligung der Konvexität ist die Veränderung des Liquors oft unbedeutend.

Die klinischen Bilder der tukerkulösen Meningitis sind sehr wechselvoll und mannigfaltig und geben so oft zu Irrtümern Anlaß. Der Charakter der Lähmung kann hemi- oder monoplegisch sein (Solitärtuberkel?). In einem Falle fand ich neben den Zeichen eines Solitärtuberkels alle Zeichen einer tuberkulösen Meningitis. Der Liquor enthielt viel Eiweiß und Lymphozyten, aber nie Tuberkelbazillen. Beim Tode nach einem halben Jahre fand sich ein apfelgroßer Solitärtuberkel ganz nahe der Wandung des großen Ventrikels. Dieser hatte offenbar die Liquorveränderungen hervorgebracht. Daneben bestand eine ganz frische miliare Aussaat in den Meningen. Bei großen tumorartigen tuberkulösen Bronchialdrüsen (Abb. 201) mit günstigem Ausgang sah ich zweimal das Bild einer tuberkulösen Meningitis auftreten: Erbrechen, Unregelmäßigkeit von Atmung und Puls, Ungleichheit der Pupillen. In einem der Fälle war der Liquor vermehrt und enthielt reichlich Lymphozyten ohne Tuberkelbazillen. Bei tuberkulöser Meningitis zeigt das Blut öfters Lymphopenie. Verführerisch kann in der ersten Zeit ein subakuter Magen-Darmkatarrh bei Kindern im Spielalter werden, wenn er mit Kopfweh und langsamem, selbst unregelmäßigem Pulse einhergeht. Die stark belegte Zunge spricht gegen Meningitis. Oft klärt eintretender Ikterus die Sachlage. In einem Falle von Diphtherie (die erst nicht sicher war) führte die eintretende diphtherische Herzlähmung (unregelmäßiger Puls, Erbrechen, Apathie) anfänglich zum Verdacht einer tuberkulösen Meningitis. Bei anderweitiger schwerer schon längere Zeit bestehender Tuberkulose wird die eintretende Meningitis nicht selten erst in den letzten Tagen beachtet. Nach Schlag oder Fall auf den Kopf treten einige Zeit nachher zuweilen die Zeichen erhöhten Hirndruckes ein mit Apathie, meist ohne Fieber, so daß man anfänglich an tuberkulöse Meningitis denken muß. Die Störung (Hydrocephalus traumaticus, Bossert) geht jedoch in Heilung aus. Lange Zeit Schwierigkeiten bereiten kann die Unterscheidung einer tuberkulösen, serösen oder basalen eitrigen Meningitis beim Säugling.

Bei einem 7 jährigen Knaben mit positiver Tuberkulinprobe entwickelte sich im Beginn der Masern ein schweres meningitisches Bild (Koma, Krämpfe, Nackenstarre, Kernig, Puppillendifferenz, [Neuritis optica?]). Der Liquor enthielt 200 Lymphozyten im Kubikmillimeter. Nach kurzem trat völlige Erholung ein. Syphilis und Parotitis konnten ausgeschlossen werden. Möglicherweise handelte es sich um Encephalitis epidemica?

b) Eitrige Meningitis. Bei kräftigen Kindern ist der Beginn plötzlich mit hohem Fieber, Konvulsionen, Hyperästhesie und Kernig. Bald Somnolenz und Koma. Meist läßt sich eine eitrige Quelle nachweisen von seiten des Ohres, der Nase, der Lungen (Pneumonie oder Empyem), Erysipel oder Sepsis. Bei jüngeren Kindern bildet auch Pyelitis öfters den Ausgangspunkt (Abb. 242). Die häufige otogene Meningitis zeigt gern einen basalen Typus, sie führt früh zu Sopor mit Druckpuls und starken Konvulsionen. Sonst fehlt gewöhnlich Bradykardie. Im Blut findet sich eine neutrophile Leukozytose. Bei Neugeborenen (Sepsis) erinnert das Bild durch den dem Neugeborenen eigenen tonischen Charakter der Krämpfe oft an Tetanus. Die Krankheit wird leicht im Anfang verkannt, wenn keine ausgesprochene Somnolenz besteht. Diese fehlt nicht selten, wie überhaupt deutliche Zeichen bis kurz vor dem Tode fehlen können. Bei schwerkranken Säuglingen (mit Pneumonie usw.) ist das Bild oft verwischt, so daß erst in den letzten Tagen etwa Ungleichheit der Pupillen auf die Diagnose lenkt, wenn nicht der Liquor untersucht wurde. Bei Säuglingen kann das Bild einer Sepsis mit Diarrhöen in den Vordergrund treten.

c) Zerebrospinale Meningitis (epidemische Genickstarre). Der Beginn setzt plötzlich ein mit Konvulsionen, Kernig und Nackenstarre. Die Hyperästhesie ist hervorstechend, vornehmlich bei passiven Bewegungen, die schmerzhaft sind und häufig von Tremor begleitet werden. Das Aufsitzen wird vermieden, das Aufrichten stößt bei der Steifigkeit der Wirbelsäule auf Schwierigkeit. Außer dem ersten Beginn und in foudroyanten Fällen fehlt die Bewußtlosigkeit meist. Bradykardie ist selten. Die vorgewölbte Fontanelle kann in der zweiten bis dritten Woche zurückgehen oder überhaupt fehlen, wie die im allgemeinen auffällige Nackenstarre in den ersten Wochen fehlen kann. Bei jungen Kindern erlaubt oft nur die Lumbalpunktion die sichere Diagnose. Beim Säugling können Fontanellenspannung, Nackenstarre, Fieber und Kernig fehlen und gastroenterale Symptome die Aufmerksamkeit ablenken. Bisweilen sind Hyperästhesie und Fieber die wichtigsten Anzeichen. Das Blut zeigt eine starke neutrophile Leukozytose. Doch habe ich einmal einen Säugling von 7 Wochen beobachtet mit Leukopenie (6000) ohne Fieber und ohne Nackenstarre, ohne gespannte Fontanelle, bei dem der Liquorbefund eine schwere tödlich ausgehende Meningitis aufdeckte.

Der Herpes fehlt häufig bei jüngeren Kindern. Unter 3 Jahren kommt er sozusagen nie vor. Bisweilen erscheinen roseolaartige oder hämorrhagische Exantheme. Der Verlauf ist oft intermittierend und schleppend. Heilung ist häufig, bisweilen mit Ausgang in Blindheit, Taubheit, oder über das Stadium hydrocephalicum in Hydrocephalus chronicus. Differentialdiagnostisch sind besonders zu erwägen der Meningismus bei epidemischer Kinderlähmung, schweren Infekten, so bei kruppöser Pneumonie, Otitis, die Pachymeningitis haemorrhagica, Encephalitis epidemica. Neben der Allgemeininfektion kommt es oft zur Vergrößerung der zervikalen Lymphdrüsen.

d) Die Meningitis serosa. Man hat fast nur im ersten bis zweiten Jahr mit ihr zu rechnen. Rascher Beginn. Im Anfang stehen Drucksymptome im Vordergrund. Die Fontanelle ist stark gespannt; bei Herzschwäche und

Diarrhöen kann dieses wichtige Zeichen aber fehlen. Oft bestehen Konvulsionen, Somnolenz, Erbrechen und Schielen, auch Stauungspapille. Das Fieber kann zurücktreten, manchmal besteht aber Hyperpyrexie. Die Krankheit tritt meist bei Ernährungsstörungen, Bronchopneumonie und Otitis ein; nicht immer heftig und kann in chronischen Hydrozephalus ausgehen. Stürmisch ist der Verlauf oft bei Spasmophilie mit hohem Fieber, Krämpfen und Koma. Sie findet sich auch in Begleitung der Encephalitis epidemica und bei schwerem Keuchhusten. (Siehe auch Meningismus S. 306).

e) Die Meningitis luetica ist nicht häufig in ihren stärkeren Formen. Sie verläuft mit Erbrechen, Konvulsionen und Schreien, mehr chronisch mit spontanen Remissionen. Hirnnervenlähmung, Jacksonsche Epilepsie oder Hemiplegie können sich einstellen. Sehr oft führt die hereditäre Lues zu gespannter Fontanelle, leichtem Hydrozephalus und die Lumbalpunktion ergibt leichte Anzeichen der Beteiligung der Meningen.

f) Die Meningitis parotidea. Sie ist selten. Sie setzt im Beginn des Mumps ein oder im Verlauf der ersten 10 Tage. Sie macht deutliche Bradykardie, bisweilen Fazialis- und Okulomotoriuslähmung. Charakteristisch ist der Liquorbefund, der zu Verwechslung mit tuberkulöser Meningitis führen kann (s. S. 309).

g) Die Pachymeningitis haemorrh. interna betrifft meist nur Säuglinge. Sie verläuft mit Eklampsie, Spannung der Fontanelle, Steigerung der Reflexe und Spasmen. Pathognomonisch sind Blutungen der Retina, häufig ist auch der Liquor blutig. Regelmäßig findet man bei der Punktion des Subduralraums im Bereich der großen Fontanelle leicht blutige oder gelbliche Flüssigkeit. Mit einer feinen Punktionsnadel geht man ca. 2 cm neben der Sagittallinie ein und stößt schon in der Tiefe von wenig Millimetern auf den Erguß. Befallen werden oft anämische Kinder. Diphtherie und Lues waren in meinen Fällen ohne Einfluß. Auffällig ist oft das aufgeregte lebhafte Wesen der Kinder, das starke Aufsperren der Augen und ein grobschlägiger Tremor. Ausgang meist in Heilung, seltener in Hydrozephalus.

h) Die Heine-Medinsche Krankheit macht im Beginn oft meningitische Symptome, die zum Teil sicher auf eine organische Beteiligung der Meningen zurückzuführen sind. Wenn die Krankheit nicht rasch in Tod ausgeht, so verschwinden diese Symptome aber bald. Bei der starken bestehenden Hyperästhesie können sie leicht zur Annahme einer zerebrospinalen Meningitis führen, wenn keine Lähmung nachfolgt und die Lumbalpunktion unterlassen wird.

2. **Hydrocephalus chronicus.** Er ist oft angeboren oder in den ersten Monaten deutlich. Erweiterung der Fontanelle und Spannung des Schädels. Die Fontanelle pulsiert nicht und fluktuiert. Die Augen sind in charakteristischer Weise nach unten gedrückt und gerichtet (Abb. 241).

Spasmen, Zittern, Zuckungen, Steigerung der Reflexe treten ein. Letzteres ist oft ein Frühsymptom. Bei geschlossener Fontanelle sind die Drucksymptome viel stärker, es entsteht häufig das Bild der Littleschen Krankheit. Sehnervenatrophie. Bei Säuglingen ist oft Lues die Ursache. Bei Druck auf die Hypophyse kann eine hypophysäre Adipositas sich entwickeln (Abb. 37). Bei älteren Kindern kann ein Hirntumor, speziell der hinteren Schädelgrube genau die gleichen Erscheinungen machen, wie der primäre Hydrozephalus. Auch die Folgen des Solitärtuberkels sind manchmal schwer zu unterscheiden.

Bei normalen Frühgeborenen führt das starke Gehirnwachstum oft zu Spannung der Fontanelle und zu kugelartiger hydrozephaler Kopfform, ohne daß sich ein Hydrozephalus entwickelt (Megazephalus, siehe Abb. 28).

Geburtstraumen bei Neugeborenen (Blutungen) führen zu gesteigertem Hirndruck, machen gespannte Fontanelle, langsamen Puls und oberflächliche Atmung. Das Lumbalpunktat ist bisweilen blutig. Ausgang oft in Tod.

3. **Hirntumoren** entwickeln sich meist bei Kindern von über 2 Jahren. Als Allgemeinsymptome infolge des erhöhten Druckes findet man Kopfweh, verlangsamten Puls, Stauungspapille, Stupor und starren Blick. Die vaskularisierten Geschwülste (Gliome) wirken rasch drucksteigernd, am meisten bei Sitz im Kleinhirn, nicht so die Tuberkel. Die Schädelperkussion bei geschlossener Fontanelle ergibt oft das oben erwähnte Schettern und Tympanie. Allgemeinsymptome fehlen bei Tumoren der Brücke und der Oblongata lange. Der Zustand ist protrahiert, Fieber fehlt meist.

Herdsymptome hängen von der Lage des Tumors ab. Bei Sitz in der motorischen Region kann sich Jacksonsche Epilepsie entwickeln. Bei der häufigen Lage im Kleinhirn entsteht starke Ataxie, besonders auch des Rumpfes mit Drehschwindel, Nackenstarre usw. Lage im Stirnhirn macht oft epileptiforme Anfälle, solche im Pons die bekannte gekreuzte Lähmung, usw.

4. **Enzephalitis und Hirnabszeß.** Nach akuten Infekten einsetzende Enzephalitis führt im späteren Verlauf häufig zur spastischen zerebralen Hemiplegie. Ätiologisch ist für den Abszeß meist eine eitrige Otitis verantwortlich, auch Traumen oder entzündliche Herde (Lungenaffektionen) des Körpers. Es besteht Hyperleukozytose des Blutes, öfters Fieber. Meist besteht ein längeres Latenzstadium. Dann entwickeln sich Reiz- und Drucksymptome, langsamer Puls, Erbrechen und Stauungspapille, die aber auch fehlen kann, Monoparesen und Fazialislähmung. Bei Säuglingen liegt oft eine Sepsis zugrunde, bei Frühgeborenen können dabei Krämpfe, Kontrakturen und Trismus, Asphyxie, sich einstellen.

5. Die **Encephalitis epidemica (lethargica)**, die in den letzten Jahren aufgetreten ist, setzt mit Schlafsucht oder Delirien ein. Sie kann anfänglich das Bild von Meningitis, Poliomyelitis, Hirntumor machen. Charakteristisch sind Augenstörungen: Ptosis, Schielen, Abduzenslähmung (Doppeltsehen), auch Okulomotorius- oder Fazialislähmung, Pupillendifferenzen, starres Gesicht. In einem Teil der Fälle steht Muskelhypertonie im Vordergrunde, bei andern choreaartige Unruhe, grober Tremor. Auch Athetose wird beobachtet. Auffällig sind öfters myoklonische Zuckungen bei erhaltenem Bewußtsein, besonders der Bauchmuskeln, und Singultus. Die Erscheinungsformen sind überraschend vielfältig. Im akuten Stadium kann Lethargie vorherrschen oder eine Landrysche Paralyse rasch töten. Manche Formen sind abortiv, andere direkt meningitisch. Unter den Spät- und Dauerschäden sieht man Formen mit Agrypnie, andere mit amyostatischem Komplex (Muskelrigidität, Tremor, langsame Bewegungen, starrer Ausdruck, gebeugte Haltung, Pulsionen bei fehlenden Pyramidensymptomen, also Fehlen von gesteigerten Reflexen und von Babinski), mit chronischer Chorea- und Athetose, mit psychischen Störungen, Hypomanie, Demenz (Hofstadt). Besonders häufig ist der Parkinsonismus: gebeugte Haltung mit Propulsionen, Maskengesicht, langsame Bewegungen und Sprache, Steifigkeit und Intentionszittern, psychische Hemmungen, Speichelfluß.

6. Die **phlebitische Sinusthrombose** entsteht oft plötzlich nach Otitis oder Sepsis. Die Thrombose des Sinus longitudinalis des Säuglings bewirkt gespannte Fontanelle, tonische Krämpfe mit starker Beteiligung der Augen, oft Jaktation und Tachypnoe. Sie führt zu Kernig und Nackenstarre und täuscht leicht eine Meningitis vor. Der Liquor kann normal sein, aber gesteigerten Druck aufweisen. Durch seinen Blutgehalt gibt er häufig erst die richtige Diagnose. Manchmal, besonders bei Säuglingen, treten die Zeichen einer fieberhaften Krankheit ganz in den Vordergrund, ohne Gehirnerscheinungen. Die marantische Thrombose verläuft fieberlos mit Sopor.

7. Das **Hydrozephaloid** der Säuglinge entsteht in der Regel nach großen Säfteverlusten, bei schweren Ernährungsstörungen mit Diarrhöen. Konvulsionen, Bewußtseinsverlust und Pupillendifferenz führen oft zur Diagnose „Meningitis“. Die Fontanelle ist aber eingesunken, die Schädelknochen sind übereinander verschoben, der Liquor ist normal.

Der Meningismus.

Unter Meningismus verstehen wir Reizsymptome, die im klinischen Bild viel Ähnlichkeit mit einer Meningitis bieten, anfänglich von einer solchen oft nicht zu unterscheiden sind. Eine Meningitis liegt aber nicht vor. Erst der Verlauf, das Hervortreten der anfänglich verborgenen auslösenden Grundkrankheit und das Ergebnis der Lumbalpunktion erlauben die sichere Unterscheidung. Je jünger die Kinder sind, um so häufiger zeigen sie (abgesehen von den ersten Lebensmonaten) Meningismus ohne Meningitis. Stark disponierend wirkt die spasmophile Diathese, die bei akutem Ausbruch infolge eines Infektes leicht eine Meningitis vortäuschen kann (Krämpfe, Nackenstarre, Schielen, Pupillendifferenz!).

Fast alle einzelnen Zeichen des zerebrospinalen Symptomenkomplexes kommen vor, das Bild ist aber weniger vollständig als bei den organischen Erkrankungen. Die Temperatur ist in der Regel hoch. Druckpuls fehlt gewöhnlich, dagegen sind Nackenstarre und Kernig häufig. Konvulsionen beteiligen sich fast nur in den ersten 3—4 Jahren. Lähmungen fehlen. Dagegen kann Ungleichheit der Pupillen sich einstellen. Die Patellarreflexe sind oft gesteigert. Die allgemeine Hyperästhesie kann sehr ausgesprochen sein. Die Fontanelle ist im Krampfe gespannt, bisweilen sogar in der freien Zwischenzeit. Der Augenhintergrund ist normal, seltener neuritisch verändert. Bald tritt das Grundleiden hervor und damit lassen meist die zerebrospinalen Reizsymptome nach.

Als Ursachen überwiegen: akute Infekte in ihren zerebralen Formen. Meningismus stellt sich häufig ein bei kruppöser Pneumonie, bei Typhus, Sepsis, Osteomyelitis, Otitis, bei Scharlach usw. Bei der pandemischen Grippe sieht man ebenfalls oft Somnolenz, Delirien und Nackenstarre eintreten. Der Liquor ist fast stets vermehrt, der Druck erhöht, ohne sonstige Veränderungen. Immer ist mit der Möglichkeit einer echten komplizierenden Meningitis bei diesen Krankheiten zu rechnen. Schwierig ist die Unterscheidung von der Meningitis serosa, sofern man diesen Begriff, wie es gewöhnlich geschieht, sehr weit und vage faßt. Wo nur Reizsymptome vorliegen mit Drucksteigerung des Liquors, wo bakterielle und zytologische Veränderungen des Liquors fehlen, wo das Gehirn und seine Häute bei der Autopsie frei sind von Entzündung, wo also bloß toxische Einflüsse, die rasch zurückgehen, sich finden, sollte man nur von Meningismus sprechen.

Stets ist zu bedenken, daß es, wenn auch nur höchst selten Fälle von Meningitis gibt, auch von eitriger, wo durch Abschluß nach dem Rückenmark der Liquor spinalis unverändert sein kann.

Sodann sind ursächlich akute toxische Prozesse, oft afebril (Alkohol, Santonin usw.). Die Urämie kann fast alle Zeichen der Meningitis hervorrufen, außer Lähmung der Hirnnerven (Retinitis albuminurica).

Bei einer ungewöhnlich schweren Ascariasis eines $1^1/_2$jährigen Kindes (in wenig Tagen gingen über 400 Würmer ab) sah ich einmal Meningismus mit hohem Fieber, der keine andere Erklärung fand.

Weiterhin kann Meningismus reflektorisch bei Otitis eintreten und schließlich bei der Hysterie älterer Kinder. Hier ist er leicht durch die Fieberlosigkeit und durch die Übertreibung einzelner Symptome auf seine wahre Ursache zurückzuführen.

Erwähnt sei noch schließlich die Serumkrankheit. Die heftigen Gelenkschmerzen, die allgemeine Hyperästhesie, die Kernig und Nackenstarre verursachen, lassen öfters im Beginn ernstlich eine echte Meningitis in Erwähnung ziehen.

Lumbalpunktion.

Technisches. Der beim Kinde leichte Eingriff soll von jedem Arzte beherrscht werden. Die nötige Übung ist gut bei Fällen von tuberkulöser Meningitis im komatösen Stadium zu erlangen. Der Patient wird auf einem schmalen Tisch in Seitenlage gebracht. Im allgemeinen wählt man zum Einstich eine

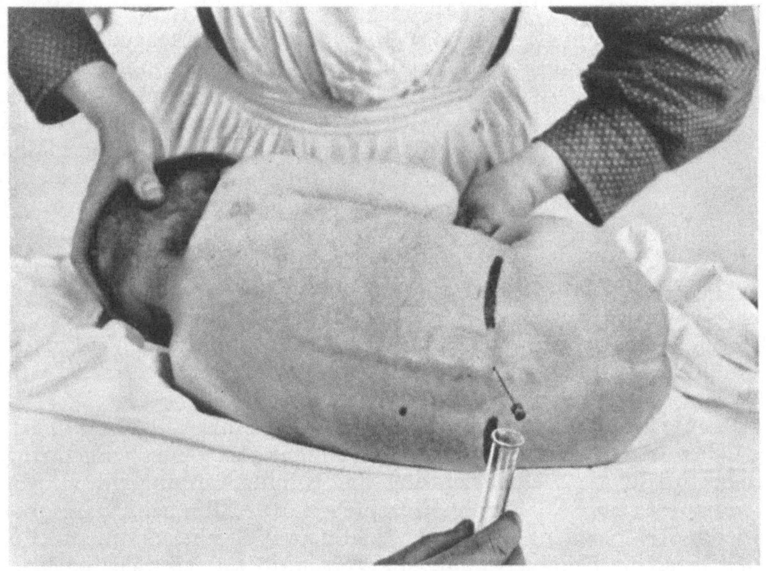

Abb. 263. Lumbalpunktion. Die schwarze Linie kennzeichnet die Darmbeinkämme.

Stelle, die etwa in der Höhe der Darmbeinkämme liegt, man kann sich diese mit Blaustift notieren. Jedenfalls darf man beim Säugling nicht höher gehen. Die Verbindungslinie der Darmbeinkämme trifft etwa den dritten Lendenwirbel. Bei Biegung der Lendenwirbelsäule im Sinne der Kyphose ist der erste Lendenwirbel der erste Wirbel, der deutlich vorsteht, wenn man von oben rechnet.

Es ist vorteilhaft an der gewünschten Einstichstelle durch den Fingernagel eine Druckmarke anzubringen. Nun desinfiziert man die Gegend, am besten mit Äther. Jodtinktur verursacht bei der Punktion einen störenden Widerstand für die Nadel. Der Assistent hält nun den Patienten so, daß er mit der einen Hand den Kopf, mit der anderen die Kniebeuge faßt und so die Lendenwirbelsäule in starke Kyphosestellung bringt, wobei der Scheitel dieser Kyphose gerade über der Tischkante liegen soll (Abb. 263). Wichtig ist es, daß die beiden Darmbeinkämme genau senkrecht übereinander stehen, d. h. daß die Medianlinie genau horizontal zu liegen kommt. Der Arzt drückt nur an der gewünschten Stelle den Daumennagel der linken Hand hart unten dem Dorne des oberen Wirbels fest in den Interarkualraum ein und sticht nun die mandrinversehene Nadel, die ca. 1—1 1/2 mm dick ist, dicht neben dem Nagel ein. Man bemüht sich dabei möglichst medial und horizontal einzustechen, senkrecht zum Bogen der Lendenkyphose oder ein klein wenig mehr kopfwärts. Sobald man die Haut durchstoßen hat und sicher zwischen dem Ende der Dornfortsätze durchgelangt ist, tut man gut, den Mandrin auszuziehen und nun die Kanüle langsam weiterzustoßen. Meist spürt man an einem plötzlichen Nachlaß des Widerstandes, daß man im Duralsack angelangt ist, oft merkt man es auch nur am Ausfließen des Liquors. Die nötige Einstichtiefe beträgt bei mageren jüngeren Säuglingen oft nur 1 cm, bei 2—3 jährigen Kindern etwa 2 cm. Man macht leicht den Fehler, daß man bei Säuglingen zu tief sticht, nämlich in das Venengeflecht auf der Rückseite der Wirbelkörper, so daß der Liquor stark blutig ausfließt. Dadurch wird die Untersuchung desselben verunmöglicht. Eine minimale Blutbeimischung beim zuerst ausfließenden Liquor rührt von der Verletzung eines kleinen Blutgefäßchens im Einstichkanal her. Sobald der Liquor ganz klar ausfließt, schiebt man ein frisches Reagenzröhrchen unter und benutzt diesen Liquor zur Untersuchung. Ist der Ausfluß sehr schwach, so genügt oft ein unbedeutendes Drehen der Nadel, ein leichtes Vorziehen oder Zurückziehen, um ihn in Gang zu bringen. Bei gesunden Kindern erhält man nur wenige Kubikzentimeter Liquor, bei erhöhtem Hirndruck und Meningitis oft ohne Schwierigkeit 20—40 ccm. Man kann ohne Bedenken soviel ablassen, als ohne Stockung ausfließt. Nur bei Verdacht auf Hirntumor, speziell wo das Kleinhirn in Frage kommt, sofern man hier nicht auf die Punktion überhaupt verzichten kann, begnügt man sich mit der langsamen Entnahme von 1—2 ccm. Es empfiehlt sich hier sofort die entsprechende Menge physiologischer Kochsalzlösung nachzuspritzen. Auch bei Turmschädel ist Vorsicht am Platze. Eine Narkose ist in den meisten Fällen überflüssig. Eine solche, bzw. Novokainanästhesie der Haut kommt nur in Frage (ganz oberflächlich) bei älteren, sehr ängstlichen und ungebärdigen Kindern.

Eine Punctio sicca rührt meist von einem technischen Fehler her, sei es, daß man neben den Duralsack gelangt, oder nicht tief genug vorgedrungen ist, oder daß bei ungünstiger Stichrichtung die Kanülenöffnung durch Blut oder Gewebe verstopft wurde. Durch Einschieben des Mandrins kann man das Lumen wieder frei machen. Auch bei richtigem Vorgehen kann die Punktion gelegentlich erfolglos bleiben, wenn ein Verschluß an der Schädelbasis gegen das Rückenmark stattgefunden hat, z. B. bei chronischem Hydrozephalus oder bei zerebrospinaler Meningitis, oder wenn der Inhalt dick eitrig oder der Druck hochgradig gesunken ist (in agone).

Es genügt die Stichöffnung durch ein Heftpflaster zu verschließen. Zur Vorsicht mag man 2 Tage lang etwas Urotropin geben. Ist der Inhalt des Duralsackes durch Anstich einer Vene stark mit Blut verunreinigt worden, so muß man mindestens eine Woche bis zu einer zweiten Punktion zuwarten, will man den Einfluß der Blutung auf das Bild des Liquors ausschließen.

Der Druck der Zerebrospinalflüssigkeit beträgt im Liegen und in der Ruhe gemessen in der Norm höchstens 10 mm Quecksilber = 14 cm Wasser. Die Ausflußgeschwindigkeit ist kein Maßstab für die Größe des Druckes. Man kann diesen leicht messen in einem langen Glasrohr mit feinem Lumen, das vermittelst eines kleinen Gummischlauches über den Ausfluß der Punktionsnadel geschoben und vertikal gehalten wird.

Physiologisches Verhalten des Liquors. Der normale Liquor ist wasserklar, ohne Sonnenstäubchen und zeigt im Stehen keine Veränderung. Er enthält im Kubikmillimeter nicht über 4—6 Zellen: Lymphozyten neben ganz vereinzelten Erythrozyten. Die Zählung der morphologischen Elemente geschieht am besten in der Fuchs-Rosenthalschen Kammer. Der Eiweißgehalt ist sehr gering. Nach der Nißlschen Methode höchstens $1^1/_2$—2 Strich; es entspricht dies etwa 0,2—1,0‰. Zucker ist stets vorhanden.

Die wichtigsten Veränderungen sind folgende. Druckerhöhung und vermehrter Liquor tritt ein bei eklamptischen Anfällen, bei schweren Infektionen (Meningismus), Meningitis, Polyneuritis, chronischem Hydrozephalus und vor allem bei vielen Tumoren, auch bei Turmschädel. Lymphozyten finden sich bei allen chronischen Prozessen des zerebrospinalen Systems. Die erste Phase der Nonneschen Reaktion gibt die Ausfällung des Globulins. Diese findet sich bei allen akuten Meningitiden, am stärksten aber bei Lues. Bei oft wiederholten Punktionen (z. B. bei chronischem Hydrozephalus) kann sich später etwas Eiweiß einstellen und so eine chronische Meningitis vortäuschen. Ein frühes Zeichen beginnender Meningitis ist die Pandysche Reaktion: Man gibt zu einigen Kubikzentimetern 6,2% Karbolsäure [1]) in einem Reagenzröhrchen, 1 Tropfen Liquor. Nach einigen Sekunden entsteht an der Berührungsstelle eine bläulichweiße Trübung. Die Probe ist sehr empfindlich und erfordert fast keinen Liquor. Bei der Kochprobe mit Essigsäure entsteht in der Norm eine leichte Trübung; eine Flockung zeigt vermehrten Eiweißgehalt an.

Bei tuberkulöser Meningitis ist der Druck anfänglich auf 50—100 mm Quecksilber gesteigert. Im Anfang ist der Liquor klar oder enthält Sonnenstäubchen. Später wird er leicht getrübt. Beim Stehen des Liquors scheidet sich ein strumpfartiges Gerinnsel aus. Im Zentrifugat ergibt sich eine starke Vermehrung der weißen Zellen. Es sind ganz überwiegend Lymphozyten (15—500 pro Kubikmillimeter). Im späteren Verlauf und bei Mischinfektionen, etwa bei Lungentuberkulose, finden sich auch viele Leukozyten. Der Eiweißgehalt ist über 2 Strich Nißl gesteigert und nimmt im Verlaufe noch zu. Im Gerinnsel oder noch besser im Zentrifugat lassen sich häufig Tuberkelbazillen nachweisen.

Die zerebrospinale Meningitis liefert einen stark trüben Liquor. Beim Stehen setzt er einen eitrigen Bodensatz ab und oft ein Fibrinnetz. Der Eiweißgehalt ist gesteigert. Morphologisch findet man zahlreiche Leukozyten, oft mit eingeschlossenen Meningokokken. Anfänglich ist der Liquor bisweilen klar und enthält trotzdem Meningokokken, die aber öfters auch im trüben Liquor vermißt werden. Ein eitriger Liquor ohne Bakterien spricht geradezu für eine zerebrospinale Meningitis. Im späteren Verlauf wird der Liquor ganz klar; es treten mehr und mehr Lymphozyten in den Vordergrund.

Die eitrige Meningitis ergibt einen trüb eitrigen Liquor mit vermehrtem Eiweiß und zahlreichen Neutrophilen. Je nach der Ursache finden sich Pneumo-, Staphylo-, Streptokokken, Koli- und Influenzabazillen. Die Pneumokokken sind oft so zahlreich, daß sie an sich eine Trübung veranlassen.

Die Meningitis bei der epidemischen Parotitis läßt den Liquor meist klar und zeigt stark vermehrte Lymphozyten, oft auch ein Gerinnsel beim Stehen. Das Bild ist also dem der tuberkulösen Meningitis sehr ähnlich; um so mehr als sich oft Pulsverlangsamung einstellt und die Anschwellung der Parotis zur Zeit des Eintritts der Meningitis schon verschwunden sein kann.

Die Meningitis serosa macht wie alle genannten Meningitiden erhöhten Druck, der Liquor ist aber farblos, klar und gibt oft kein Gerinnsel. Eiweiß und Lymphozyten können in kleinem Maße vermehrt sein. Der Zucker fehlt oft. Siehe Bemerkung auf S. 306 unter Meningismus.

Bei Pachymeningitis haemorrhagica interna enthält der Liquor oft etwas vermehrte Lymphozyten und etwas Blut. An den ausgelaugten Blut-

[1]) Acid. carbol. crystall. 10,0 : 150, Aq. destillata.

körperchen und eventuell an einer Gelbfärbung des Liquors erkennt man, daß die Blutung nicht bei der Punktion verursacht wurde.

Der chronische Hydrozephalus ergibt farblosen Liquor, der außer Erhöhung des Druckes keine wesentlichen Änderungen aufweist. Ausnahmsweise fanden wir bei angeborenem Hydrozephalus vermehrten Eiweißgehalt (Folge intrauteriner Entzündung oder von Blutung?). Als traumatischer Hydrozephalus oder posttraumatische seröse Meningitis sind Fälle beschrieben, wo sich nach einem schweren Fall auf den Kopf länger dauernde Apathie eingestellt hat mit erhöhtem Liquordruck, gesteigerten Patellarreflexen usw. Bisweilen besteht Neuroretinitis, so daß Verdacht auf Tumor entsteht. Fieberloser Verlauf. Heilung.

Bei Encephalitis epidemica findet man oft eine mäßige Lymphozytose, die aber im Gegensatz zu tuberkulöser Meningitis im Verlauf abnimmt. Bei Keuchhusten mit zerebralen Reizsymptomen zeigt sich bisweilen ein erhöhter Druck. Einige Autoren geben dabei auch Zellenreichtum des Liquors an.

Meningismus bringt erhöhten Druck bei klarem Liquor. Bisweilen zeigen sich feinste Sonnenstäubchen, schwache Vermehrung der Zellen und des Eiweißes. Manchmal treten spärliche Bakterien auf, die durch die Grundkrankheit bestimmt sind.

Hirntumoren bewirken oft starke Drucksteigerung. Der Liquor ist meist klar, bisweilen mit leichter Vermehrung der Zellen und des Eiweißes.

Bei Sinusthrombose ist der Liquor oft blutig oder gelbgrünlich, der Druck ist vermehrt, ebenso die Lymphozyten und das Eiweiß. Man findet zerfallene rote Blutkörperchen. Bei otitischer Sinusphlebitis, die klinisch stockende Sekretion des Ohrenflusses, Fieber- und Schüttelfröste macht, kann der Liquor Leukozyten führen als Vorstadium einer Meningitis. Häufig zeigt sich dabei eine Neuritis optica.

Die Syphilis bewirkt als Syphilis hereditaria beim Säugling bisweilen eine leichte Vermehrung der Lymphozyten, weniger des Eiweißes, ähnlich und stärker in den folgenden Jahren und bei Lues tarda.

Die Poliomyelitis anterior acuta (Heine-Medin) macht am ersten bis zweiten Tag oft Trübung des Liquors, ein Fibrinnetz und leichte Vermehrung des Eiweißes und der Zellen, worunter große Mononukleäre. Nach einer Woche ist das Bild dem der tuberkulösen Meningitis ähnlich (Neal).

Bei diphtherischer Lähmung ergibt sich in einzelnen Fällen eine unbedeutende Lymphozytose und ganz leichte Vermehrung des Eiweißes.

Infolge Abschlusses des Gehirnes gegen das Rückenmark kann ausnahmsweise das Lumbalpunktat bei Meningitis jeder Art normal bleiben, so besonders bei eitriger Meningitis cerebralis.

Blutiger Liquor findet sich außer bei Sinusthrombose und Pachymeningitis haemorrhagica bei Gehirn- und Meningealblutungen, bei Basisfrakturen und bei Geburtstraumen der hinteren Schädelgrube. Natürlich muß eine durch die Punktion verursachte Blutung ausgeschlossen werden.

Schmerz. Allgemeine Bemerkungen.

Bei Kindern, die noch nicht sprechen können, äußert sich der Schmerz meist in heftigem Schreien, Unruhe, Schlaflosigkeit, Jaktation und ängstlichem schmerzbewegtem Ausdruck.

Das **Schmerzgeschrei** der Säuglinge ist hoch und gellend und klingt häufig auf den Ton i oder ei aus, im Gegensatz zum Schreien aus Unbehagen, das eher auf ein breites a oder ä ausklingt. Begleitendes Anziehen und Abschnellen der Beine deutet oft auf Kolik. Heftiges Schmerzgeschrei wird manchmal durch akute Otitis media oder durch akute Phlegmone verursacht.

Kinder, die schon sprechen können, lokalisieren den Schmerz oft ungenau, z. B. bei Pneumonie und selbst bei Meningitis ins Epigastrium, oder geben aus Ängstlichkeit Schmerzen an, wo keine bestehen. Man muß es sich darum zur Regel machen, bei Angabe von Druckempfindlichkeit stets auch symmetrische Punkte zu prüfen, sodann noch andere Körperstellen, z. B. auch die Brustgegend und die Oberschenkel, falls Druck auf den Bauch als schmerzhaft beklagt wird (vgl. darüber auch S. 184). Prüft man zuerst die schmerzhafte Stelle, so gibt das Kind nachher häufig alle anderen betasteten Stellen ebenfalls als schmerzhaft an. Es ist nützlich, erst zuletzt die Stelle zu untersuchen, wo man Schmerz vermutet. Bei Verdacht auf Otitis media der rechten Seite drückt man darum zuerst auf den Tragus des linken Ohres, usw.

Kopfschmerzen. Spontane Klagen über Kopfschmerzen werden wenig unter 5 Jahren geäußert. Fieber unter 40° C macht selten starken Kopfschmerz, solcher bei 38—38,5 erweckt Verdacht auf Meningitis tuberculosa. Der Kopfschmerz in den ersten 2 Jahren bekundet sich oft durch Geschrei, Greifen nach dem Kopf, Hin- und Herwerfen des Kopfes, Stirnrunzeln. Bei älteren Kindern über 5 Jahren ist oft Neuropathie die Ursache von Kopfschmerzen.

Bei tuberkulöser Meningitis fehlen in den ersten 4—6 Jahren oft deutliche Zeichen von Kopfschmerz. Später sind sie meist vorhanden, ohne daß sie heftig zu sein brauchen, wie es bei eitriger oder zerebrospinaler Meningitis meist, aber durchaus nicht durchwegs der Fall ist.

Bei der Migräne jüngerer Kinder tritt das Kopfweh oft hinter dem heftigen Erbrechen mit nachfolgendem Schlafe zurück.

Bei Schulkopfschmerz sind eventuelle Refraktionsanomalien, Astigmatismus und Akkommodationskrampf zu berücksichtigen, ebenso Supraorbitalneuralgien, Adenoide und Stirnhöhlenkatarrh.

Rheumatische Schmerzen sind in der ersten Kindheit recht selten. Oft verbirgt sich dahinter eine ernsthafte Knochen- oder Gelenkerkrankung (Koxitis, Spondylitis, Osteomyelitis usw.). Im Schulalter gibt Hysterie oft die Ursache von Schmerzen ab.

Lendenschmerzen stellen sich ein bei perinephritischem Abszeß, ab und zu auch bei Pyelitis und akuter Nephritis.

Dissimulation von Schmerz kommt bei Kindern häufig vor. So ereignet es sich, daß der periappendizitische Schmerz geleugnet wird, wenn das Kind die eventuelle Notwendigkeit einer Operation erfahren hat, daß es Halsschmerz verneint, um der Racheninspektion zu entgehen.

Temperaturverhältnisse, Fieber und Hypothermie.

Untersuchung. Die Achselhöhlenmessung ist beim Säugling schwierig und bei Atrophikern fast unmöglich. Allgemein vorzuziehen ist die Aftermessung, auch bei älteren Kindern. Man führt in Seitenlage das gut eingeschmierte Thermometer bis zum Beginn der Skala (ca. 5—6 cm) ein, Richtung Kinn, und liest nach 3 Minuten ab, sodann nach 4 Minuten, respektive so lange, bis die Temperatur nach einer Minute keine Steigerung mehr aufweist. Führt man das Thermometer beim Säugling nur etwa 3 cm tief ein, so ergeben sich nach den Beobachtungen an meiner Klinik (Tachau) oft zu tiefe Werte, die bis 0,5° betragen können, speziell bei Atrophikern. Selbst unruhige Kinder sind in der Seitenlage durch Festhalten des obenliegenden Schenkels leicht in der nötigen Stellung zu fixieren. Manche Ärzte bevorzugen die Messung in der Inguinalfalte bei angepreßtem Oberschenkel.

Die normale Aftertemperatur ist beim gesunden Säugling im Bett ohne künstliche Wärmezufuhr sehr konstant und schwankt in geringem Maße um den ungefähren Mittelwert von 37,1 (36,9—37,3). Diese Monothermie (Abb. 264) findet sich besonders beim Brustkinde, aber auch beim gesunden Flaschenkinde. Hier am ehesten dann, wenn die Nahrung nicht ungewöhnlich salzreich ist. Bei tiefer Einführung des Thermometers geht die normale Tempe-

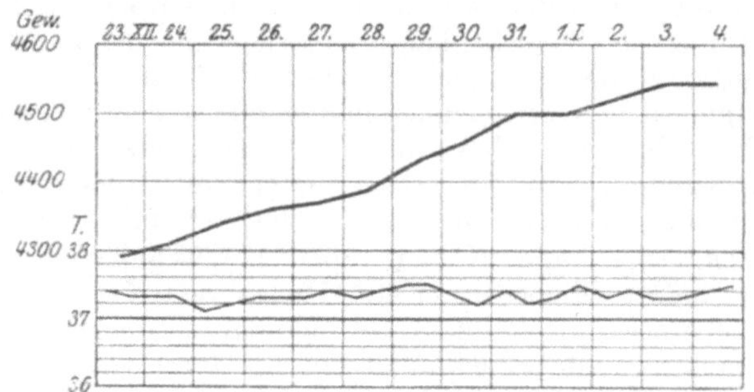

Abb. 264. Monothermie eines gut gedeihenden Flaschenkindes (Eiweißrahmmilch) mit gleichmäßigem Gewichtsanstieg. Frühgeburt, 5 Mon. (bettlägerig).

ratur auch bei gesunden Säuglingen oft bis 37,5. Mit dem Alter nehmen die Ausschläge zu, sie betragen mit 6 Monaten bis 0,6°, im 2.—6. Jahr bis zu 1,0°. Jenseits des ersten Lebensjahres sind Aftertemperaturen in der Ruhe bis zu 37,5 und 37,8 oft bei völlig Gesunden anzutreffen.

Frühgeborene zeigen einen initialen Temperaturabfall, der sich bei kräftigen Individuen nach wenig Tagen ausgleicht.

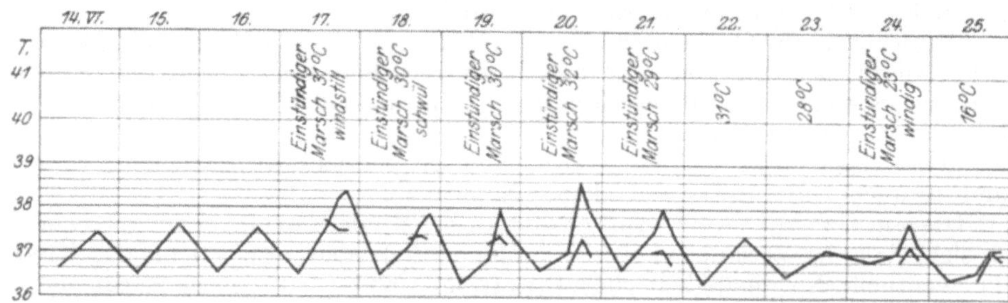

Abb. 265. Die ununterbrochene Linie bedeutet die Aftertemperatur, die am Nachmittag unmittelbar vor und nach einem Spaziergang von einer Stunde, sodann noch eine Stunde später notiert wurde. Unmittelbar vor und nach dem Spaziergang wurde auch die Achseltemperatur notiert, ebenso noch eine Stunde später (Bruchstücklinie). Der Knabe stand täglich auf, machte aber nur vom 17.—21. Juni, sodann am 24. Juni Spaziergänge. Die Lufttemperaturen sind in einer offenen Veranda im Schatten gemessen.
Gesunder Knabe, frei von Tuberkulose, Pirquet negativ. 7 Jahre alt.

Noch wenig bekannt ist es, daß gesunde Kinder, die außer Bett sind, nach dem Gehen und lebhaftem Spielen oft Aftertemperaturen bis 38 und 38,5 aufweisen können (Abb. 265). Es sind dies besonders exsudative und neuropathische, sehr fette oder rekonvaleszente Kinder. Solche werden von ängstlichen Eltern und Ärzten oft zu Unrecht wochenlang im Bett gehalten. Derartig erhöhte Temperatur stellt man z. B. nach lebhaften Kindergesellschaften fest. Auch das Aufnahmefieber Moros beim Spitaleintritt gehört hierher. In solch zweifelhaften Fällen ist die vergleichende Achselmessung wichtig. Selbst ein „Minutenthermometer“ muß 15 Minuten in der gut getrockneten und geschlossenen Achselhöhle belassen werden. Während bei Bewegung die Aftertemperatur steigt und erst nach einer halben bis einer ganzen Stunde zu ihrem gewöhnlichen Werte zurückgekehrt ist, sinkt die Achseltemperatur nach Bewegung eher. Beträgt die Achseltemperatur in der Ruhe 37—37,2, so sinkt sie nach der Bewegung unter 37, so daß Unterschiede gegen die Aftertemperatur von 1—1,5, selbst bis zu 2 Graden entstehen können. Ein Parallelgehen von After- und Achseltemperatur (mit einer Differenz von 0,2—0,5) ist darum nur in der Ruhe zu erwarten.

Wo also Kinder beim Aufsein im After „leichtes Fieber“ (38—38,5) haben, kontrolliere man stets die Achseltemperatur. Ist diese nicht höher als 37 bis 37,2, so liegt kein Grund vor, die hohe Aftertemperatur als pathologisch anzusehen. Die erhöhte Aftertemperatur nach Bewegungen rührt von der dabei stattfindenden vermehrten Wärmebildung in der umgebenden Beckenmuskulatur her. Die Bewegungssteigerung der Temperatur ist allerdings bei Kranken mehr ausgesprochen und braucht bei diesen meist mehr Zeit zum Rückgang wie bei Gesunden. Im allgemeinen kann man aber sagen, daß die erhöhten Temperaturen bei Kindern, die auch oft in der Ruhe festgestellt werden, und die am Abend im After bis 38, in der Achsel bis 37,5 betragen können, durchaus nicht immer pathologisch sind, sondern einfach der Ausdruck eines erregbaren Nervensystems oder einer exsudativen Diathese.

Diese Fälle gehören vielleicht zum Teil zu jener konstitutionellen Subfebrilität, die Hallo oft bei Erwachsenen sah (z. B. die prämenstruelle Temperaturerhöhung), die er auf gesteigerten Sympathikustonus zurückführt und die durch Opium gedämpft wird, nicht aber durch Antipyretika, im Gegensatz zum eigentlichen Fieber. Hierher gehören auch die erhöhten Abendtemperaturen beim vagotonischen Habitus, ebenso die relative Hyperthermie der Orthostatiker, auch diejenige, die Spasmophile manchmal aufweisen.

Bei großer Hitze (Sonnenbäder), bei schwülem Wetter und überwarmer Kleidung findet eine allgemeine Überhitzung statt, die auch zu erhöhter Achseltemperatur führen kann, sofern noch dazu starke körperliche Bewegung tritt. Unter diesen Verhältnissen können auch gesunde Kinder ausnahmsweise Temperaturen bis 39° aufweisen.

Fieber fehlt oft bei den entzündlichen Affektionen von schwachen Frühgeburten und elenden jüngeren Kindern.

Subnormale Temperaturen finden sich bei Säuglingen sehr häufig, insonderheit bei kleinen Frühgeborenen und Debilen. Bei Neugeborenen genügt schon der Transport ins Krankenhaus ohne besonderen Wärmeschutz am ersten oder zweiten Tag, um die Temperatur auf 35—34 herunterzukühlen, bei Frühgeburten auf 32—30°, wobei sie eine tödliche Bronchitis erwerben können. Hypothyreosen zeigen regelmäßig sehr tiefe Temperaturen. Sonst sind subnormale Temperaturen (35,6—35—34) beim Säugling meist ein Zeichen von Inanition. Dabei steht die Dekomposition als Hauptursache im Vordergrund. Auch Pylorusstenose schweren Grades, sodann ungenügende Oxydation des Blutes infolge angeborener Herzfehler, schwere Ruhr usw. führen zu Untertemperaturen. Ungenügende Nahrungsassimilation ist ein Hauptgrund, vor allem solche der Kohlehydrate bzw. des Zuckers. Bei reichlicher Wärmezufuhr durch Kleidung und Wärmeflaschen kommt die Hypothermie nicht leicht in Erscheinung. Sie zeigt sich aber sofort, wenn diese Wärmezufuhr ausbleibt. Sinken der Temperatur auf subnormale Werte an kühlen Tagen verrät oft die ungenügende Fähigkeit zu ausreichender Wärmebildung, ebenso das Sinken der Temperatur nach einer Spazierfahrt. Ich finde es sehr nützlich, bei zarten

Säuglingen vor und nach dem Spaziergang in der kühlen Jahreszeit die Temperatur zu messen. Sinkt die Temperatur dabei um mehr wie 0,2°, so zeigt dies an, daß das Kind wärmer angezogen werden muß fürs Freie und Wärmekrüge mitbekommen muß. Sinken der Temperatur um mehr wie 0,3° deutet auf eine ernstliche Ernährungsstörung hin (sehr oft auf eine Dekomposition), so daß besser vom Ausgang Abstand zu nehmen ist.

Unklare fieberhafte Zustände.

Mangelnde oder irreführende Angaben, ungenügende Anamnese und erhöhte Schwierigkeit der Untersuchung einerseits, starke Reaktion der kindlichen Organe auf geringfügige Reize andererseits, bewirken, daß häufiger als beim Erwachsenen die Ursachen fieberhafter Zustände längere Zeit oder bis zum Schluß unklar bleiben können. In solchen Fällen ist mehr noch wie sonst eine erschöpfende und wiederholte genaue Untersuchung des ganzen Körpers vonnöten, auch von Urin und Stuhl. Nie darf man versäumen bei einem fieberhaften Kinde, auch wenn es nicht klagt, den Rachen zu untersuchen, wobei sich oft eine Angina als Ursache ergibt. Allerdings ist man nur zu gerne geneigt, einen leicht geröteten Rachen als Ursache von Fieber aufzufassen, wenn man sonst keine Ursache entdeckt. In den ersten 2—3 Jahren besteht diese häufig in einer Otitis media, die leicht übersehen wird. Die Fieberursache ergibt sich dann durch die Druckempfindlichkeit des Tragus, die aber nicht immer besteht, oder durch die Spiegeluntersuchung. Bei Säuglingen beruhen fieberhafte Zustände recht oft auf einer Pyelitis (Zystopyelitis). Sind solche leicht nachweisbare Ursachen ausgeschlossen, wozu noch schleimig-eitrige oder blutige Stühle als Zeichen einer Kolitis anzufügen wären, so ist eine eingehendere Beobachtung erforderlich.

In erster Linie ist festzustellen, ob es sich nicht etwa um physiologisch erhöhte Temperaturen handelt (siehe S. 311). Sodann sind folgende Punkte zu berücksichtigen:

Bei Neugeborenen zeigt sich bisweilen am 3.—5. Tage, zur Zeit des tiefsten Standes des Gewichtes, eine kurzdauernde Temperaturerhöhung. Man darf diese als Durstfieber auffassen (unterstützt durch Eiweißzerfall?). Ich sah schon öfters auch bei älteren Säuglingen Temperaturerhöhung eintreten, die aus verschiedenen Gründen nur äußerst knappe Flüssigkeitszufuhr erhielten, so bei Ernährungsgestörten, die auf konzentrierte Eiweißmilch gesetzt waren (dynamisches Eiweißfieber, Rietschel).

Bei Säuglingen führen der Aufenthalt im Brutschrank, zu warme Bekleidung, heiße Wärmeflaschen, oft zu Temperaturerhöhung infolge Überhitzung, die bei Ausschaltung der künstlichen Wärmezufuhr rasch verschwindet. In der heißen Jahreszeit kann es in dumpfen Großstadtwohnungen bei warmer Bekleidung sogar zu einem Hitzschlag der Säuglinge kommen (Eklampsie, Hyperpyrexie, Koma, Kollaps, Diarrhöen, vertiefte Atmung). Im lauen Bade erfolgt rasch Temperaturabfall!

Sonst sind bei Säuglingen als Ursache unklarer Fieberzustände neben Pyelitis besonders grippöse Infektionen ins Auge zu fassen. Diese können längere Zeit ohne katarrhalische Erscheinungen verlaufen und verschulden auch einen Teil der leicht übersehenen Fälle von fieberhafter Otitis media. Diese verläuft mit oder ohne eitrigen Ausfluß, ruft aber meist stärkere Unruhe, Geschrei und Druckempfindlichkeit des Tragus hervor. Fernerhin kommt Sepsis in Betracht, die verursacht sein kann durch Strepto- und Pneumokokken usw., Darminfektionen, darunter Typhus, Paratyphus und Ruhr, die toxische oder nervöse Erscheinungen machen können.

Sorgfältig ist zu fahnden auf Retronasalkatarrh, bzw. eine Entzündung des adenoiden Gewebes des Pharynx. Diese Erkrankung wird leicht übersehen, da Nasenausfluß oft fehlt. Dagegen ist häufig ein stenosierendes Atemgeräusch in der Nase wahrzunehmen. Bei der Inspektion ergibt sich eine starke Rötung des Pharynx und eine oft druckempfindliche Anschwellung der zervikalen Lymphdrüsen. Diese Adenoiditis stellt sich besonders gern bei exsudativen Kindern ein und bietet die Eigentümlichkeit, daß sie bei geringfügigen lokalen Erscheinungen über viele Wochen dauerndes, unregelmäßiges und remittierendes Fieber machen kann. Oft kommt es dabei zu Temperaturen von 38,5—39,5.

Unter den Ursachen leichter Temperatursteigerung beim Säugling sind in erster Linie die Ernährungsstörungen zu nennen, die zu Dyspepsie und zu Dekomposition führen (Gärungsfieber). Die schlechten Stühle gestatten zwar gewöhnlich leicht die Auffindung der Ursache, die pathologischen Darmvorgänge können aber auch einige Zeit latent verlaufen. Oft handelt es sich hier um ein alimentäres Fieber, das nach Aussetzen der Nahrung, auf Teediät mit Saccharin oder auf ein Abführmittel rasch verschwindet. Wenn wir auch pathologische Verdauungsvorgänge als Ursache des alimentären Fiebers anerkennen, so müssen wir doch annehmen, daß dies unter bakterieller Mitwirkung erfolgt, ebenso wie in den schwersten Graden der Dyspepsie, bei der alimentären Intoxikation, wobei das Fieber bis auf 40° C steigen kann. Ein häufiges und längere Zeit andauerndes Gärungsfieber findet man bei den chronischen Ernährungsstörungen jenseits des Säuglingsalters, beim sogenannten Herterschen Infantilismus (Verdauungsinsuffizienz jenseits des Säuglingsalters). Es genügen beim Säugling auch schon vereinzelte kleine Hautabszesse, um tageweises Fieber zu erzeugen.

Bei Ausbruch der Lues hereditaria erscheinen oftmals subfebrile Temperaturen. Sie werden leicht mißdeutet, wenn Koryza und Schwellung der Drüsen und der inneren Organe fehlen und auch Exantheme zurücktreten.

Hirnblutungen infolge der Geburt und Hirnsklerosen können in den ersten Wochen, sogar über Monate rätselhafte Temperatursteigerungen veranlassen. In einem Falle sah ich bei Geburtstrauma des Halsmarkes mit Lähmung der unteren Körperhälfte ein viele Monate anhaltendes Fieber (normales Blutbild!) bestehen mit Verlust der chemischen und physikalischen Wärmeregulierung. Mehrfach beobachtet man Fieber nach größeren Dosen Atropin, z. B. bei Pylorusstenose. Dabei ist allerdings zu berücksichtigen, daß gerade die Pylorusstenose zuweilen an sich unerklärliches Fieber (Durstfieber?) macht.

Endlich sei noch die Barlowsche Krankheit erwähnt, die wochenlang erhöhte Temperaturen erzeugen kann, bis Blut im Urin oder Zahnfleischblutungen oder gar Schmerzhaftigkeit der Glieder auf die richtige Spur führen (vgl. S. 86).

Bei Kindern über einem Jahr müssen ganz besonders sorgfältig physiologische Ursachen erhöhter Temperatur erwogen werden. Bei unklaren Fieberzuständen jenseits des Säuglingsalters besitzen 2 Krankheitsprozesse große Wichtigkeit, die beim Erwachsenen keine wesentliche Rolle mehr spielen: die Adenoiditis und die Bronchialdrüsentuberkulose.

Die Adenoiditis schließt sich gerne an Anginen und Grippe an. Sie ist leichter zu erkennen als beim Säugling, da sie eher zu behinderter Nasenatmung, zu kloßiger Stimme, zu deutlicher Rötung des Nasenrachenraums mit schleimiger, eitriger Absonderung und zu Schwerhörigkeit (Tubenkatarrh oder Otitis media) führt. Oft sind auch die Gaumenmandeln in einem chronischen Entzündungszustande. Die Zervikaldrüsen und die Submaxillardrüsen sind vergrößert und zeitweise druckempfindlich. Solche katarrhalische Entzündungen sind oft für subfebrile Temperaturen verantwortlich zu machen, die wochenlang Grippe und Anginen überdauern können. Bei älteren Kindern kommen auch Nebenhöhlenentzündungen in Betracht (starker Eiterausfluß aus der Nase).

Am meisten Schwierigkeit bietet die sichere Erkennung der Bronchialdrüsentuberkulose, die bei positivem Ausfall der Tuberkulinprobe (s. S. (322) oft in Betracht kommt. Ihre Diagnose darf aber nur auf Grund bestimmter Erscheinung gestellt werden und nicht, wie es heute leider oft geschieht, wo ihre Existenz auch beim Laien sehr bekannt und populär geworden ist, als Verlegenheitsdiagnose ohne positive Grundlage. Die tuberkulösen Fieber bieten die Eigentümlichkeit trotz längerer Dauer das Allgemeinbefinden nur wenig zu stören.

Außer den genannten Krankheiten seien hier noch eine Reihe von Lokal- und Allgemeinerkrankungen erwähnt, die einige Tage oder länger Fieber machen können, bis die charakteristischen Erscheinungen sich äußern.

Von Lokalerkrankungen sei auf die kruppöse Pneumonie hingewiesen. Die Herderscheinungen zeigen sich oft erst nach 3—5 Tagen. Der plötzliche Beginn, das hohe Fieber, die beschleunigte und oft stoßende Atmung führen aber häufig schon auf den richtigen Weg. Frühzeitig kann eine Röntgenaufnahme die Diagnose sichern. Von Krankheiten, die einige Tage Fieber machen können, bis die Diagnose möglich wird, seien beispielsweise erwähnt die Kolitis, die Stomatitis aphthosa und das Erythema nodosum, auch die Appendizitis. Da man annehmen muß, daß bei solchen Lokalaffektionen, jedenfalls in einem Teil derselben (Stomatitis, Erythema nodosum), eine Allgemeininfektion zugrunde liegt, so erklärt sich das vorgängige Fieber zur Genüge. Krankheiten, die wochenlange Schwierigkeiten machen können, sind: tuberkulöse Herderkrankungen, Peri- und Endokarditis (Endocarditis lenta), schleichende Pleuritiden, Drüsen- und Bluterkrankungen, Enzephalitis und Hirnabszeß.

Von Allgemeinerkrankungen sind zu erwähnen: Typhus (siehe S. 317), Sepsis (S. 318), Miliartuberkulose (siehe S. 327).

Die Grippekrankheiten, speziell die pandemische, können das Fieber als einziges Symptom in den Vordergrund treten lassen. Der Genius loci, nachfolgende Respirationskrankheiten, Otitis usw., geben oft die Aufklärung.

Die Serumkrankheit kann Fieber ohne Exanthem und ohne Gelenkschmerzen verursachen. Ihr vorzugsweises Auftreten vom 9.—11. Tag (7. bis 15. Tag) hilft viel zur Diagnose, eventuell die Blutuntersuchung.

Scharlach führt in seiner Nachkrankheit, in der 3.—4.—6. Woche oft zu langdauerndem Fieber, ohne daß immer eine Lokalerkrankung (Nephritis, Lymphadenitis, Otitis) hervorzutreten braucht.

Schwere Anämien (Jaksch-Hayem, Leukämien), auch die Granulomatose können lange dauerndes, unregelmäßiges Fieber erzeugen.

In zweifelhaften Fällen wird oft erst die wiederholte und genaue Untersuchung sämtlicher Organe die Ursache erhöhter Temperaturen und des Fiebers ergeben. Häufig ist es notwendig, das Laboratorium zuzuziehen, Blutuntersuchung mit Feststellung der Leukozytenverhältnisse, die Wassermannsche Probe, die Lumbalpunktion, von vornherein aber vergleichende Temperaturmessungen zwischen After und Achsel und Tuberkulinproben vorzunehmen.

Nicht ganz selten sah ich Kinder plötzlich mit hohem Fieber erkranken, mit Krämpfen und Bewußtlosigkeit, erhöhten Reflexen, erhöhtem Lumbaldruck (ohne pathologische Bestandteile) und nach 1—3 Tagen sterben, ohne daß eine Diagnose möglich wurde (Sepsis? Enzephalitis?), auch nicht durch die morphologische oder kulturelle Blutuntersuchung bei der Sektion.

Der Typhus der jüngeren Kinder

ist klinisch oft schwerer zu erkennen als bei älteren Kindern, da das Krankheitsbild selten so ausgeprägt ist.

Bei Säuglingen ist er selten und gewöhnlich so milde, daß er leicht übersehen wird und, wie ich es öfters erlebt habe, erst aus den davon ausgehenden Infektionen nachträglich erkannt wird. Je jünger das Kind ist, um so mehr wiegen leichte Formen, „gastrisches Fieber", vor. Das Fieber dauert kürzere Zeit, ist weniger hoch. Klinische Anzeichen außer Fieber können lange oder überhaupt fehlen. Abortive Formen sind häufig, nervöse Erscheinungen treten zurück. Darmblutungen oder gar Perforation gehören in den ersten Jahren zu den Ausnahmen. Der Prozeß verläuft im Darm mehr oberflächlich, so daß auch die Sektion bei Säuglingen eher das Bild einer allgemeinen Sepsis ergibt.

Im ganzen bietet die Krankheit in den ersten Jahren das Bild einer gutartigen, fieberhaften Allgemeininfektion. Auch bei hohem Fieber ist das Befinden oft wenig gestört. Gewöhnlich sind die Stühle diarrhöisch, oft schon von Anfang an. Dies ist aber in den ersten Jahren bei fieberhaften Störungen eine alltägliche Erscheinung, so daß nicht gleich der Verdacht auf Typhus wachgerufen wird, bis in der zweiten Woche Milzschwellung und Roseolen wahrgenommen werden. Die Roseolen sind aber meist spärlich und auf den Bauch beschränkt. Der Milztumor kann in leichten Fällen fehlen und ist bei vielen andern Infektionen so häufig, daß sein diagnostischer Wert nicht allzu hoch anzuschlagen ist. Die Pulsverlangsamung ist nicht vorhanden. Im Beginn sind toxische, etwa scharlachartige Erytheme nicht selten. In schweren Fällen können Apathie, Nackenstarre und gespannte Fontanelle ein meningitisartiges Bild veranlassen. So ist die Diagnose klinisch in den ersten Jahren häufig nicht sicher, bis das Laboratorium sie ermöglicht: die Diazoreaktion des Urins, besonders aber die Leukopenie im Blut (S. 243), die positive Agglutinationsprobe (1 : 100 gilt schon als positiv), der Nachweis der Bazillen. Bei Typhusvakzinierten ist aber die Agglutination kaum zu verwerten, da sie dabei positiv wird und bis zu zwei Jahren anhalten kann. Immerhin sprechen hohe Agglutinationswerte (1 : 800), die noch nach Monaten da sind, für bestehenden Typhus. Bei Ikterus ist die Agglutination nicht beweisend. Bei Typhusvakzinierten stellen sich auch die typhusspezifischen Blutveränderungen ein.

Bei jedem Fieber, das ohne nachweisbare Ursache mehr wie 3—5 Tage dauert, ist Typhus in den Bereich der Erwägungen zu ziehen, aber ebenso Pyelitis, Grippe, Otitis, zentrale Pneumonie, Bronchialdrüsen- oder Miliartuberkulose usf. Bei Miliartuberkulose fehlt manchmal die Leukopenie, es können aber wie bei Typhus Roseolen und Diazoreaktion sich einstellen. In schweren Fällen haben Leibschmerz oder peritonitische Reizung bei Typhus schon fälschlich zur Diagnose Appendizitis und zur Operation Veranlassung gegeben. Die Lumbalpunktion läßt Meningismus von einer Meningitis unterscheiden.

In seltenen Fällen ist ein typhusartiger Symptomenkomplex durch Granulomatose verursacht. Periostitische Abszesse entwickeln sich ab und zu in der Rekonvaleszenz. Sie sitzen mit Vorliebe an den Tibien.

Vom 4.—5. Jahre aufwärts verläuft der Typhus ähnlich wie beim Erwachsenen. Der Paratyphus ist im allgemeinen selten. Er kann von Anfang an gastroenteritische oder choleraartige Symptome machen.

Der Flecktyphus bei Kindern, den zu sehen ich nie Gelegenheit hatte, erreicht staffelförmig in 2 Tagen das Maximum der Temperatur, das 10—14 Tage mit Kopfweh anhält. Konjunktivitis und Bronchialkatarrh stellen sich von

Anfang an ein, vom 3.—6. Tag erscheint ein spärliches, auf einzelne Körperstellen beschränktes Exanthem (siehe S. 58). Häufiger als beim Erwachsenen bleibt es aus. Die Milz wird nicht tastbar. Oft folgt eine kleienartige Schuppung nach. Zur Zeit des Exanthems soll eine leichte, neutrophile Leukozytose bestehen. Die Diagnose wird durch die Weil-Felixsche Probe sehr erleichtert.

Die Sepsis beim Neugeborenen und beim Säugling

bietet vielfach Besonderheiten, die man bedenken muß, um die Diagnose der auch heute noch in diesem Alter häufigen Krankheit nicht zu verfehlen. Wichtig ist der Nachweis einer Eintrittspforte oder eines primären Eiterherdes. Die ersten Monate schaffen eine Prädisposition. Beim Neugeborenen wird sie meist durch die Nabelwunde geboten. Von hier aus gehen außer den vielen gutartigen und sichtbaren Nabelinfektionen bösartige Formen von Sepsis aus, nachdem der Nabel schon verheilt ist, durch eitrigen Zerfall von Gefäßthromben und

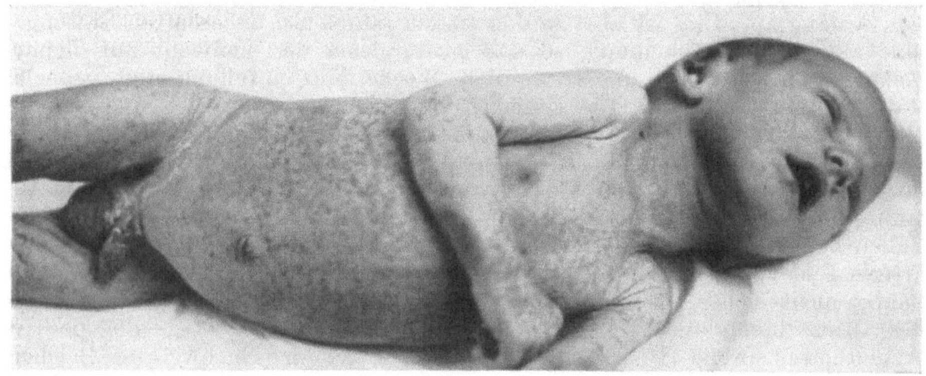

Abb. 266. Kolipyelitis und Sepsis. 14 Wochen alt. Verbreitete Hämorrhagien der Haut.

lymphangitische fortschreitende Phlegmonen, Periarteriitis usw. (s. S. 183). Daneben und in den folgenden Monaten bieten Rhagaden, Ekzem, Pyodermien, Erysipel, Rhinitis, Stomatitis, Bednarsche Aphthen, besonders häufig die Schleimhaut der Harnwege (Pyelozystitis) den pyogenen und anderen Bakterien Einlaß, denen der Organismus nur wenig Schutzkräfte entgegenstellen kann. Frühgeborene und Luetiker sind besonders wehrlos.

Je jünger das Kind ist, um so eher besteht Neigung zur Ausbreitung und Generalisation der Infektion. Der Verlauf ist meist so rasch, oft stürmisch, daß es nicht zu pyämischen Metastasen kommt. Solche finden sich am ehesten bei der relativ gutartigen Pneumokokkeninfektion, aber auch bei Strepto- und Staphylokokkeninfektion als Empyem der Pleura, Perikarditis, Peritonitis, Gelenkeiterungen usw. Allgemeinintoxikation beherrscht das Krankheitsbild mit Blutungen und Diarrhöen, Unruhe und Apathie, angstvollem, zerfallenem Gesichtsausdruck, Bewußtseinstrübungen, Tremor und Hypertonien, Konvulsionen. Hohes und unregelmäßiges Fieber wechselt mit Kollapsen ab. Schüttelfröste fehlen meist. Eine ächzende, tiefe Atmung mit schmerzhafter Exspiration läßt oft Pneumonie vermuten, wo es sich um toxische Atmung handelt. Reizsymptome der Niere, mit Blut, Eiweiß und Zylindern weisen auf die schwere Infektion hin. In seltenen Fällen besteht Hämoglobinurie. Wichtig ist der Gesamteindruck: Apathie, Schlaffheit, fahle, gelbe Farbe, umränderte

Augen. Häufig auch eine ikterische Hautfarbe und Leberschwellung. Füße und Lippen werden zyanotisch. In den ersten Monaten kann sich Sklerem ausbilden. Von größter diagnostischer Bedeutung sind toxische Erytheme und Ödeme. Die Hauterscheinungen können auch blasig oder ekthymaartig sein. Vor allem aber und sehr häufig ist eine hämorrhagische Diathese, die sich auf der Haut und in den Schleimhäuten, bei Neugeborenen zuweilen am Nabel einstellt (s. S. 85) und Abb. 266. Im Blut besteht meist eine starke Neutrophilie. Eine angelegte Kultur oder diejenige des steril entnommenen Urines lassen die ursächlichen Bakterien auffinden. Begleitende Peritonitis verrät sich oft nur durch Meteorismus. Milzschwellung ist mehrheitlich vorhanden, aber klinisch wegen der Weichheit des Organes oft schwer nachzuweisen. Nicht selten ist die Milz aber auch bei der Sektion klein und bietet nicht das Bild der Sepsis. Nur bei längerer Dauer gelangen Eiterherde in Gelenken usw. zur Ausbildung. Der Tod tritt häufig in wenigen Tagen nach kollapsartigem Absturz ein.

Bei Debilen und Frühgeborenen ist das Fieber häufig durch Kollaps verdeckt. Bei lokalen Eiterungen bestehen anhaltende Fiebertemperaturen.

Die Bilder sind also recht wechselvoll, wobei manchmal gastrointestinale Störungen mit stinkenden Stühlen, manchmal bronchopneumonische im Vordergrunde stehen. Differentialdiagnostisch muß man berücksichtigen, daß ein einfacher Ikterus neonatorum Haut- und Schleimhautblutungen erzeugen kann, daß Blutungen im Säuglingsalter auch durch Hämophilie, Meläna, Barlow oder Lymphämie hervorgerufen werden.

Die Syphilis beim Säuglinge.

Zur Diagnose oder zu einem Verdachte gelangt man oft erst nach Abschluß der vollständigen Untersuchung. So leicht die Diagnose in vielen Fällen auf den ersten Blick ist, so schwer wird sie andere Male, so daß sie vom Arzte übersehen wird, zum großen und nicht wieder gut zu machenden Nachteil des Patienten. Gehört doch die Behandlung der frühzeitig erkannten Erblues zu den dankbarsten Aufgaben, ihre Verkennung ist oft die Ursache der fürchterlichen Lues tarda. Die Diagnose der Säuglingssyphilis bildet geradezu den Prüfstein auf die Beobachtungsgabe und die feineren Kenntnisse des Arztes. In vielen Fällen findet sich bloß das eine oder andere Symptom. Hauterscheinungen können ganz fehlen oder schon abgelaufen sein. So muß uns schon eine deutliche Anämie in den ersten Monaten, eine Milzschwellung, eine leicht gespannte Fontanelle, eine unbedeutende Verdickung der Haut der Fußsohlen, eine Seborrhoe der Augenbrauen, 1—2 scheibenförmige kleine Effloreszenzen der Stirne, die verminderte Bewegung in einem Arm usw. die Erwägung der Erblues aufdrängen, uns nach anderen Erscheinungen fahnden machen. Bei der schweren Verantwortung, die die richtige Erkenntnis dem Arzte aufbürdet, scheint es angebracht, hier noch die wichtigsten Merkmale zusammen zu stellen, die im einzelnen bei der Besprechung der Organe schon angeführt wurden.

Frühere Aborte, Frühgeburten oder faul tot zur Welt gekommene Kinder sind schon bedeutsame Punkte der Anamnese.

Ein Blasenausschlag (Pemphigus) an Händen und Füßen bei der Geburt kommt nur bei Lues vor. Seltener erscheint er erst in der 2.—4. Woche mit Abschilferung der Haut, so daß dabei noch der Pemphigus neonatorum in Frage kommt, der aber nicht primär an diesen Stellen auftritt. Die meisten Fälle von Erblues scheinen bei der Geburt gesund zu sein und entwickeln die Erscheinungen erst nach Wochen oder Monaten: Allerdings besteht oftmals schon von Geburt an eine schnüffelnde Atmung, die aber leicht übersehen wird, bis etwa blutig-eitriges Sekret sich einstellt. Findet sich in den ersten Wochen bei einem Säugling eine große harte Milz, überhaupt eine deutlich fühlbare Milz, so ist dies fast beweisend, sogar bis zu 3 Monaten, da im ersten Trimenon nur selten andere Infekte (protrahierte Sepsis, Tuberkulose) die Ursache bilden. Eine Leberschwellung hat weniger Bedeutung. Multiple kleine Drüsenschwellungen sind verdächtig, doch nicht beweisend. Stark ins Gewicht fallen dagegen beidseitig deutlich tastbare Kubitaldrüsen, sofern keine Affektionen der Hand vorangegangen sind. Auffallende Blässe in den ersten Monaten ist ungemein verdächtig (verminderter Hämoglobingehalt, verstärkte Lymphozytose). Unklare protrahierte subfebrile Temperaturen gehen öfters der Manifestation luetischer Symptome voraus.

Von Hautveränderungen sind vornehmlich das diffuse und das zirkumskripte Syphilid zu beachten, die sich stets erst einige Zeit, gewöhnlich erst einige Wochen nach der Geburt einstellen.

Das diffuse Syphilid bewirkt durch eine kleinzellige Infiltration oft eine Milchkaffeefarbe der Wangen. Es macht die Haut starr, so daß an den Lippen, deren Saum bräunlichrot und glänzend ist, sich kleine radiäre Rhagaden entwickeln, die später höchst charakteristische feine Narben hinterlassen können. Gleiche Rhagaden bilden sich an der Nasenöffnung, an den Lidspalten, am Ohransatz. Auf dem behaarten Kopf kommt es zu einer starken Talgabsonderung, auch im Bereich der Augenbrauen; sie verdichtet sich zu bräunlichen Krusten, die sich ohne Blutung unschwer ablösen lassen und auf kupferfarbiger infiltrierter Haut sitzen. Nimmt der Arzt schon hier zu Unrecht leicht ein Ekzem an, so geschieht dieser Fehler noch häufiger, wenn das diffuse Syphilid das Gesicht mit bräunlichen Borken und Rhagaden bedeckt (juckt nicht!). Richtig bewertet wird meist die Infiltration der Fußsohlen und Handteller, die derb glänzend, pergamentartig und rissig werden, während die Lokalisation am Körper wieder leicht verkannt wird. Hier bevorzugt es die Nates und die anschließenden Teile der Oberschenkel in Form des Lederbesatzes der Reithosen. Im Bereich der Haare führt das diffuse Syphilid ab und zu zu einer Alopezie des Vorderkopfes, auch der Brauen und Wimpern.

Das zirkumskripte Syphilid tritt hauptsächlich in Form papulomakulöser Effloreszenzen (Roseola) in Erscheinung. Die scheibenförmigen Flecken sind oft so spärlich, daß man sie suchen muß. Am ehesten zeigen sie sich an den Extremitäten, dann an der Stirne. Anfänglich rosarot, später lachs- oder kupferfarbig, zuweilen schuppend, hinterlassen sie nach der Resorption oft lange braune, selbst schwarze Pigmentflecken. An gereizten Stellen, besonders am After und an den Genitalien, nehmen sie die Gestalt von nässenden Kondylomen an. Bei ulzerösen Hautprozessen (an den Genitalien), bei papulopustulösen, kleinpapulösen Ausschlägen denke man stets an Lues, wenn auch diese Formen selten sind. Beteiligung der Schleimhäute (Heiserkeit!) sind ebenfalls selten.

Von seiten des Nervensystems ist vorab eine gespannte Fontanelle zu beachten, die der Vorläufer eines leichten Hydrozephalus sein kann, erweiterte Kopfvenen, anhaltendes unerklärliches Schreien, Glotz- und Glanzaugen, Neuritis optica oder Chorioretinitis. Der Liquor cerebrospinalis kann eine leichte Vermehrung an Eiweiß und Lymphozyten aufweisen.

Am Knochensystem entwickeln sich als Ausdruck der Osteochondritis schmerzhafte Anschwellungen der Ellbogen- und Kniegegend mit lähmungsartiger Erscheinung der befallenen Glieder (Parrot), die typische Röntgenbilder ergeben. Am Schädel treffen wir Sattelnase und nach einigen Monaten hyperplasierende Periostitis der Stirnbeine (Caput natiforme), selten die Verdickung der ersten Phalanx der Finger oder gar eine vereiternde Spina ventosa.

Albuminurie mit oder ohne Nierenelemente, mit oder ohne Blut ist eine öftere Begleiterscheinung.

Die Fülle von Erscheinungen, welche durch Lues im ersten Jahr hervorgebracht wird, ist also außerordentlich groß und mannigfach, im einzelnen Falle allerdings sehr wechselnd, manchmal aufdringlich (s. Abb. 267), manchmal nur unsicher und versteckt. Die Hauptsache ist, daß man die Krankheit

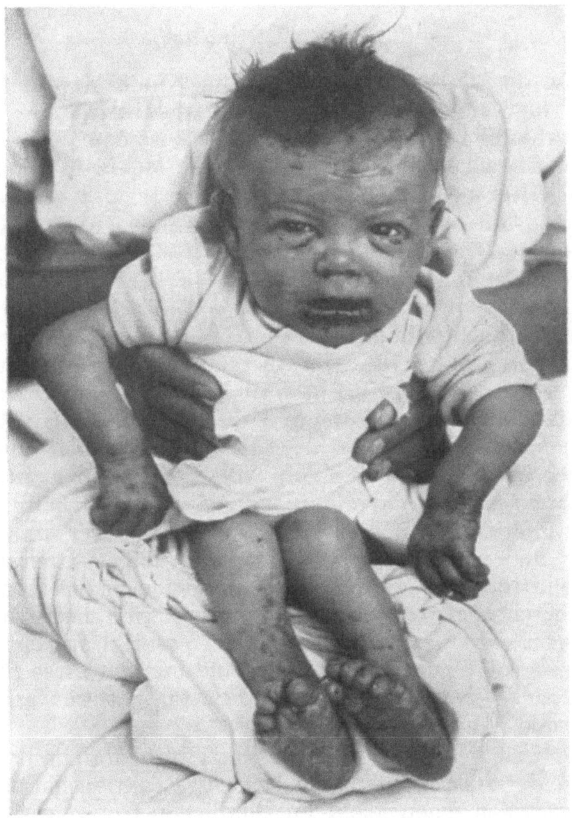

Abb. 267. Schwere Erblues. 2 Monate. Papulo-makulöses Syphilid der Stirne, der Handrücken, der Unterschenkel. Rhagaden am Munde und an den Lidspalten. Verlust der Augenbrauen und Wimpern. Borkige seborrhoische Auflagerungen im Haarboden vorn (die spätere Alopezie einleitend). Pergamentartige Verdickung der Haut der Fußsohlen. Osteochondritis und Periostitis an den unteren Enden der Vorderarme.

bei jedem Kinde ins Auge faßt und beim leisesten Verdacht sorgfältig nach anderen Zeichen forscht.

Zur Sicherung der Diagnose dient die Wassermannsche Probe. In vereinzelten Fällen, die sonst ganz symptomlos verlaufen, zeigt uns einzig der positive Ausfall der Probe die latente Krankheit an. In solchen Fällen möchte ich, wie bei allen zweifelhaften Fällen, zu einer Röntgenaufnahme der Extremitäten raten. Auch wenn diese scheinbar normal sind, verrät ein gutes Radiogramm fast stets die spezifische Osteochondritis oder die ossifizierende Periostitis der langen Knochen. Man muß bedenken, daß syphilitisch geborene Kinder, die noch keine Anzeichen bieten, oft erst nach 5—7 Wochen (zur Zeit des Manifestwerdens der Krankheit) eine positive Probe geben. Noch sicherer beweisend ist das Auffinden der Spirochaete pallida, das manchmal überraschend leicht gelingt, wenn man sich an einer Rhagade oder einer Roseola, die man mit einer Platinnadel reizt, etwas Serum verschafft und nach Burri mit Tusche färbt.

Die differentiell in Betracht fallenden Krankheiten finden sich bei den einzelnen Organen aufgeführt.

Tuberkulinproben.

Die Diagnose der Tuberkulose stößt beim Kinde oft auf große Schwierigkeiten, so daß hier ein allgemeines Diagnostikum, das anzeigt, ob der Organismus überhaupt mit Tuberkulose infiziert ist oder nicht, viel mehr Wert besitzt als beim Erwachsenen. Sind ja doch die Mehrzahl der Kinder vor dem schulpflichtigen Alter noch nicht infiziert.

Das wichtigste Mittel zur spezifischen Diagnose ist die **kutane Tuberkulinprobe,** speziell die v. Pirquetsche Probe. Wir stellen sie in etwas veränderter Form seit 10 Jahren folgendermaßen an. Der äthergereinigte Stiel des Pirquetschen Impfbohrers wird ein wenig in ein Fläschchen mit unverdünntem Alttuberkulin eingetaucht[1]) und durch Auftupfen auf der Beugeseite des vorher äthergereinigten Vorderarmes in einem Abstande von 10 cm je ein kleiner Tropfen auf die Haut gegeben. Es gibt ab und zu Fälle von Tuberkulose bovinen Ursprungs, die anfänglich nur auf bovines Tuberkulin reagieren. Will man darum ganz sicher gehen, so impft man bei negativer Probe noch mit einem bovinen Tuberkulin, oder setzt dem Tuberkulin von vornherein etwa $^1/_4$ bovines zu, wie es beim diagnostischen Tuberkulin von Merck und beim schweizerischen Tuberkulin der Fall ist. Nun dreht man den Impfbohrer um, dessen Schneide sorgfältigst gereinigt wurde, und setzt mit einer halben Drehung zwischen den beiden Tuberkulintröpfchen eine kleine Exkoriation in die Haut, nur so stark, daß gerade eine schwach rötliche Stelle sichtbar wird, hernach setzt man eine solche in die zwei Tuberkulintröpfchen hinein. Man legt nun ein winziges Watteflöcklein auf die beiden Tuberkulintropfen und bedeckt diese Stellen mit einem Heftpflaster. Nach 2 Stunden wird das Pflaster entfernt und die Stelle mit reinem Wasser und Watte abgewaschen.

Die Beurteilung am folgenden Tage ergibt häufig, daß die Probeexkoriation in der Mitte der 2 Tuberkulinstellen keinen Reaktionshof aufweist, wogegen die 2 Tuberkulinstellen einen leicht entzündlichen Hof zeigen. Dieser beweist aber noch keine Tuberkulose, wenn er nicht deutlich erhaben ist und einen Durchmesser von mindestens 3—4 mm besitzt. Er beruht oft auf einer unspezifischen Reizung der Haut durch Extraktivstoffe des Tuberkulins. Diese unspezifische Reizung ergibt sich oft bei exsudativer und vasomotorischer Konstitution und wird von Ungeübten zu Unrecht als positiv im Sinne der Tuberkulose angesehen.

Viel sicherer ist das Urteil 2 Tage nach der Impfung. Bis dahin ist die unspezifische Reaktion verschwunden, die Tuberkulinreaktion ist bei positivem Ausfall stärker geworden. Die Probe ist als positiv im Sinne der Tuberkulose zu erklären, wenn nach 2 Tagen an den tuberkulinbeschickten Stellen eine fühlbare, mindestens 5 mm im Durchmesser einnehmende rötliche Papel vorhanden ist, die sich bei der Betastung als erhaben erweist. Meist mißt sie aber 6—15 und mehr Millimeter im Durchmesser, ähnlich einer Urtikaria-

[1]) Das Pirquetsche Tropffläschchen ist entbehrlich.

effloreszenz. Bei sehr starker Reaktion weist die Impfstelle eine blasige Eruption auf, ähnlich einer Vakzinepustel am 7. Tage. Nur selten wird die Reaktion erst am 3.—5. Tage deutlich, so daß im allgemeinen die Beurteilung nach 2 Tagen den Ausschlag gibt und bei der Anstellung der Probe in der Sprechstunde die Patienten zur Nachschau nach 2 Tagen zu bestellen sind. Nur in ganz seltenen Ausnahmefällen bewirkt die Tuberkulinprobe Temperatursteigerungen. Eine kräftige Reaktion zeigt sich bei günstiger aktiver Tuberkulose, wogegen eine schwache Reaktion im allgemeinen auf abgeheilte oder doch sehr leichte Infektion hindeutet, oder auf ein vorgeschrittenes Stadium oder auf allgemeine Kachexie.

Ist die erste Pirquetisierung negativ oder zweifelhaft ausgefallen, was am ehesten im Säuglingsalter vorkommt, so wiederholt man nach 8 Tagen die Probe in der Nähe der alten Impfstellen nochmals, mit dem Unterschiede, daß man das Tuberkulin erst 8—10 Stunden nachher abwäscht. Sofern Tuberkulose vorliegt, wird nun die Probe infolge der eingetretenen Sensibilisierung stärker, ein Verhalten, das besonders bei abgeheilter oder inaktiver oder doch sehr günstig verlaufender Tuberkulose angetroffen wird.

Vom Zeitpunkt der Infektion mit Tuberkulose an vergehen etwa 5—8 Wochen bis zur Entwicklung der Allergie, d. h. bis die Tuberkulinprobe positiv wird (je nach der Stärke der Infektion). Eine positive Tuberkulinprobe vor der 5. Lebenswoche spricht für eine plazentogene Infektion. Dabei stehen Leber- und Milzschwellung im Vordergrunde, weil die ältesten Veränderungen an der Leberpforte liegen.

Die beschriebene Pirquetsche kutane Tuberkulinprobe reicht fast für alle Bedürfnisse der Praxis aus. Sie zeigt uns schon bei einmaliger Anstellung weitaus die meisten Fälle von aktiver Tuberkulose an. Nur in bestimmten Fällen bleibt sie in der Regel negativ, wie auch die übrigen Proben, nämlich bei schwer kachektischen Individuen, sodann in der späteren Zeit der allgemeinen Miliartuberkulose. Mehrmals versagte sie mir bei der isolierten Miliartuberkulose des Bauchfells, einmal im Beginn von Meningitis tuberculosa, bei der die beginnende Peritonealerkrankung noch nicht zu erkennen war. Ferner wird sie temporär negativ in der Floritionsperiode der Masern und manchmal auch bei andern akuten Infektionskrankheiten auf der Höhe der Erkrankung, so bei Scharlach, bei Pneumonie, Grippe, Angina, Erysipel, Typhus usw. Endlich nach stärkeren erfolgreichen Tuberkulinkuren.

In der Klinik hat sich mir eine vereinfachte Tuberkulinprobe (Papierprobe) ebenso bewährt wie die Pirquetsche. Sie bietet den Vorteil, daß man kein Instrument braucht und so ängstliche Kinder und Eltern nicht beunruhigt. Man schneidet sich von dem gewöhnlichen Rost-(Schmirgel-)Papier, mittelgrobes Korn, Streifen von etwa 2 cm Breite und 5 cm Länge und legt sie 1 Woche in ein Gemisch von Chloroform und Äther āā. Dadurch wird das Papier steril. Zur Probe legt man nun einen solchen Papierstreifen um den Zeigefinger und scheuert damit die äthergereinigte Haut des Vorderarms an 2 Stellen in der Größe von etwa 1 qcm (in 2—3 kurzen, rotierenden Exkursionen), träufelt je 1 Tropfen Tuberkulin darauf, bedeckt die Stellen mit Heftpflaster und verfährt in der Beobachtung wie bei der gewöhnlichen Pirquetschen Probe. Diese Methode bietet noch den Vorteil vor der Pirquetschen, daß nicht mit einer unspezifischen Reaktion zu rechnen ist.

Bei operationsscheuen Patienten kann man auch an Stelle der Kutanprobe die **Morosche Perkutanprobe** anwenden. Man reibt auf Brust oder Rücken ein kleinerbsengroßes Stück einer Tuberkulinsalbe (Tuberkulin, Lanolin. anhydric. āā) auf einer ca. 5 qcm großen Stelle der Haut ein während 1 Minute. Bei positivem Ausfall erscheinen eine Anzahl lichenartiger Knötchen, ähnlich einem starken Lichen scrophulosorum.

Will man bei zweifelhaftem Ausfall ganz sicher gehen, so stellt man noch die **intrakutane Probe nach Mantoux** oder die **subkutane Stichprobe nach Hamburger** an, aber nur nachdem eine der erwähnten 3 Proben zweimal negativ oder zweifelhaft geblieben ist. Man kann sich die Lösung in hinreichender Genauigkeit selbst bereiten. Sie soll immer frisch gemacht werden, da sie sich nicht lange hält. Löst man einen Tropfen Tuberkulin (etwa 0,05) in 5 ccm physiologischer NaCl-Lösung, so erhält man eine 1%ige Lösung. 1 Teilstrich der Pravazspritze (0,1) hält somit 1 mg Tuberkulin. Will man nur $^1/_{10}$ mg spritzen, so zieht man mit der Spritze 1 Strich der 1%igen Lösung auf, 9 Striche phys. NaCl-Lösung nach, mischt gut durch mehrmaliges Ausspritzen in ein Uhrglas. 1 Strich dieser Lösung enthält dann $^1/_{10}$ mg, usw.

Zur Injektion benutzt man eine genaue Pravazspritze mit ganz feiner und scharfer Kanüle und spritzt nie mehr wie $^1/_{10}$ ccm Flüssigkeit ein. Zur Intrakutanprobe, die auch bei Fieber anwendbar ist, spritzt man 2 Tage nach der letzten negativen Kutanprobe in eine erhobene Hautfalte der Streckseite eines Armes oder Oberschenkels $^1/_{100}$ mg Tuberkulin ein. Es muß dabei eine weiße Quaddel entstehen, zum Zeichen, daß die Injektion wirklich intrakutan und nicht subkutan liegt. Bei positivem Ausfall zeigt sich nach mehreren Stunden eine sichtbare und fühlbare rote Infiltration, die immer deutlicher wird und etwa nach 2 Tagen den Höhepunkt erreicht. Bei negativem Ausfall spritzt man 2 Tage nach der ersten Injektion $^1/_{10}$ mg, eventuell nach 2 weiteren Tagen 1 mg, wenn auch auch die zweite Injektion negativ geblieben ist.

Statt der Intrakutanprobe kann man die subkutane Probe verwenden, die auch bei unruhigen Kindern gelingt und weniger schmerzt, aber nur bei Abwesenheit von Fieber gemacht werden soll. Sie geschieht in den gleichen Abständen von der Kutanprobe und in den gleichen Dosen wie die intrakutane. Bei positivem Ausfall bildet sich nach einem Tage eine deutliche Schwellung und Rötung der Injektionsstelle, die 10 mm und mehr im Durchmesser mißt und einige Tage dauert.

Bei diesem sorgfältigen Vorgehen ist man sicher, keine schädlichen Reaktionen auszulösen. Fieber, Allgemeinreaktion oder Herdreaktion sollen vermieden werden. Meist kann man ohne Bedenken nach zweimaligem negativen Ausfall der kutanen Probe zur Injektion sogleich $^1/_{10}$ mg Tuberkulin verwenden. Nach vergleichenden Beobachtungen in meiner Klinik erwies sich die intrakutane Methode noch als empfindlicher als die subkutane und ist überhaupt die empfindlichste aller Methoden. Sie zeigt noch Fälle an, die bei der Kutanprobe negativ bleiben, doch hat sich mir in letzter Zeit an einigen Fällen gezeigt, daß sie zu empfindlich ist, d. h. bei tuberkulosefreien Individuen positiv wurde, offenbar infolge einer aspezifischen Reaktion, eine Erfahrung, die auch Grosser machte. Ich vermag darum der Intrakutanprobe keinen absoluten Wert mehr zuzusprechen. Es sei hier noch das Ergebnis von Schloß mit den verschiedenen Proben an einem größeren Kindermaterial aufgeführt. Wo eine positive Probe erzielt wurde, ergab sie sich bei der ersten Pirquetisierung in 45% der Fälle, bei der zweiten Pirquetisierung nach 8 Tagen in 25% der Fälle. Die Mantouxsche Probe mit einem $^1/_{100}$ mg war dann noch in 15% positiv, wo der Pirquet versagt hatte, die zweite Mantouxsche Probe mit $^1/_{10}$ mg in 10%, diejenige mit 1 mg in 5%. Immerhin sei betont, daß die Fälle, die nach der oben angegebenen intensiven Kutanprobe nach 8 Tagen noch negativ ausfallen, fast stets inaktiv sind, so daß man sich in der Praxis fast immer mit dieser Probe begnügen darf.

Hat man Gelegenheit, die Fälle über viele Jahre zu verfolgen, so findet man öfters gesunde Kinder, bei denen die früher positive Probe nach Jahren ganz negativ wird, wo also vollständige Heilung eingetreten ist.

Wert der Tuberkulinprobe.

Ich schätze sie für das Kindesalter außerordentlich hoch, so daß jeder Patient meiner Klinik der Kutanprobe mindestens einmal unterzogen wird. Die Bedeutung, die beim Erwachsenen gering ist, ergibt sich aus den durchschnittlichen Verhältniszahlen der Tuberkuloseinfizierten der einzelnen Altersklassen. Von 4000 Patienten der Zürcher Kinderklinik, von denen 5% klinisch tuberkuloseverdächtig, 6% sicher tuberkulös waren, ergab sich die Pirquetsche Probe in folgendem Verhältnis positiv:

0—6 Monate,	6—12 M.,	1—3 J.,	3—7 J.,	7—10 J.,	10—15 J.
$1\frac{1}{2}$%	6%	15%	20%	28%	36%

Daraus ergibt sich, daß der positive oder negative Ausfall der Tuberkulinprobe in den verschiedenen Altersstufen eine sehr verschiedene Bedeutung besitzt. In den ersten 3 Lebensjahren ist der positive Ausfall sehr ernsthafter Natur. Hier sind die meisten Fälle von Tuberkulose aktive. Ein Krankheitsbild, das an sich tuberkuloseverdächtig ist, wird darum bei positiver Probe wahrscheinlich auf Tuberkulose beruhen. Je älter das Kind ist, um so mehr verliert der positive Ausfall an Wert und gewinnt der negative, da hier die meisten Infektionen schon inaktiv, also klinisch belanglos geworden sind. Zum Beispiel: Wenn ein einjähriges Kind eine gespannte Fontanelle bekommt und ohne wesentliches Fieber auffallend apathisch wird, so spricht eine positive Probe mit großer Wahrscheinlichkeit für eine beginnende tuberkulöse Meningitis, eine negative dagegen. Wenn ein Kind im Schulalter über Kopfweh klagt und einige Male ohne nachweisbare Ursache erbricht oder an einem verdächtigen Lungenkatarrh leidet, so beweist ein positiver Ausfall nichts. Ist ein solches Schulkind wegen subfebrilen Temperaturen, hartnäckigem Husten, dem Röntgenbild der Lungen, verdächtig auf Bronchialdrüsentuberkulose oder verdächtig auf Tuberkulose des Hüftgelenkes, der Blase, einer Drüse usw., so zeigt uns die negative Probe, daß die Befürchtung grundlos war.

Tuberkelbazillen und direkt als tuberkulös erkennbare Erscheinungen.

Außer der Tuberkulinprobe gestattet uns noch der Nachweis von Tuberkelbazillen und einiger spezifischer Produkte die sichere Diagnose, wobei im Gegensatz zur Tuberkulinprobe die tuberkulösen Herde direkt nachgewiesen sind.

Nachweis der Tuberkelbazillen. Am wichtigsten sind sie im Auswurf. Da Kinder in den ersten 8—10 Jahren nur selten auswerfen, so verschafft man sich das Sputum am besten durch Ausheberung des nüchternen Magens, weniger sicher durch Auffangen des Sputums im Rachen vermittelst Kornzange und Wattebausch im Augenblick, wo es durch Husten gegen das Rachendach geschleudert wird. Der Nachweis der Tuberkelbazillen gelingt auf diese Weise überraschend oft schon bei der Lungentuberkulose im Säuglingsalter.

Bei Verdacht auf Meningitis tuberculosa färbt man das Zentrifugat des Lumbalpunktates oder das im Stehen abgesetzte Fibringerinnsel nach den bekannten Methoden auf Tuberkelbazillen. Dabei gelingt es meist, die Tuberkelbazillen aufzufinden. In zweifelhaften Fällen kann man hier, ebenso wo ein Verdacht auf Nieren- oder Blasentuberkulose besteht, oder wo eine seröse Pleuritis vorliegt, deren Natur nicht klar ist, die Impfung eines Meerschweinchens zu Hilfe ziehen.

Der **Nachweis von Miliartuberkeln** gelingt bei der tuberkulösen Meningitis älterer Kinder in vielen Fällen im Augenhintergrunde in der Form von gelblich durchschimmernden Knötchen.

Sehr typisch ist das Röntgenbild der Lungen bei Miliartuberkulose derselben, obschon dabei das Urteil nicht immer ganz leicht ist (vgl. S. 167ff.).

Das Bestehen von **Phlyktänen** am Auge, die speziell häufig den Rand der Kornea einnehmen, ist ein sicherer Beweis von Tuberkulose des Organismus (Skrofulose).

Kleinpapulöse Tuberkulide der Haut sind in den ersten Jahren recht häufig und ein zuverlässiges Zeichen bestehender Tuberkulose (siehe S. 69).

In vielen Fällen bestehen allgemeine Verdachtsmomente, die auf die Möglichkeit der Tuberkulose hinlenken. Anamnestisch wichtig ist das Vorkommen tuberkulöser Personen mit Husten und Auswurf in der Umgebung des Kindes. Die Ansteckungsgefahr ist dabei in den ersten 2—3 Jahren außerordentlich groß, wogegen sie bei den Erwachsenen ganz in den Hintergrund tritt. Es läßt sich darum bei der Tuberkulose eines Säuglings fast stets eine tuberkulöse Person in dessen Umgebung nachweisen. Klinisch Beachtung verdienen: Das Bild der Skrofulose, die skrofulöse Physiognomie, Phlyktänen, Geschwüre und Flecken auf der Hornhaut, starke Lymphdrüsen am Halse mit oder ohne strahlige Narben, isolierte Supraklavikulardrüsen, Thorakaldrüsen. Verbreitete kleine, harte und indolente Lymphdrüsen beweisen nichts. Sodann gewisse Hautaffektionen: Skrophuloderma, Lichen scrophulosorum, Erythema nodosum, starke Behaarung am Rücken und an den Gliedern, lange Wimpern.

Außer diesen augenfälligen Hinweisen ist es vor allem das Bestehen von länger dauerndem remittierenden Fieber ohne stärkere subjektive und objektive Symptome, das den Verdacht auf eine tuberkulöse Krankheit lenken muß.

Diagnostisch wichtigste Formen der Tuberkulose.

Zu berücksichtigen ist, daß Tuberkulose im ersten Lebensquartal ganz außerordentlich selten auftritt (sie erscheint fast nie angeboren), daß sie im zweiten Quartal auch noch selten vorkommt, im vierten dagegen schon sehr häufig.

Die Infektion geschieht meist durch die Bronchien, selten durch die Darmschleimhaut, und führt zu einem entsprechenden Primäraffekt. Die Infektion macht kein Initialfieber (Schloß). Zuerst kommt es zum primären Stadium, zu einer Bronchial-, respektive Mesenterialdrüsentuberkulose. Je älter das Kind ist, um so eher heilt die Tuberkulose in diesem Stadium aus. Sonst entwickelt sich das sekundäre Stadium. Auf dem Lymph- und Blutwege werden Lungen, Pleura, Knochen, Drüsen, Haut oder Schleimhäute ergriffen oder es kommt zu miliarer Ausbreitung. Das tertiäre Stadium ist die kavernöse Lungentuberkulose.

Die **Bronchialdrüsentuberkulose** ist die weitaus häufigste Form. Je älter das Kind ist, um so größer wird die Aussicht, daß die Tuberkulose von hier nicht weiter greift. Die klinische Diagnose ist meist nur vermutungsweise möglich und wird heutzutage viel zu oft gestellt (vgl. S. 164). Sehr häufig verläuft sie unbeachtet. Die Beurteilung der Röntgenbilder ist sehr schwierig, ja man kann sagen, daß die Röntgenschatten, wenn sie nicht sehr ausgesprochen sind, nur geringen Wert besitzen. Oft kann man Bronchialdrüsentuberkulose ausschließen dadurch, daß die Tuberkulinproben negativ bleiben. Schwieriger ist es bei unklaren Fieberzuständen, eine Bronchialdrüsentuberkulose auszuschließen, da wo die Tuberkulinprobe positiv ist und das Röntgenbild Verdacht erweckt. Oft ist es notwendig zur Erlangung einer sicheren Diagnose den Patienten längere Zeit zu beobachten. Häufig klingt dabei das Fieber ab und erweist sich als Folge einer gewöhnlichen Bronchitis, einer Angina, oder es läßt sich auf eine Adenoiditis oder auf physiologisch erhöhte Temperaturverhältnisse zurückführen (s. S. 311). Ist das Allgemeinbefinden gut und fehlt Fieber bei längerer Beobachtungsdauer, so darf man trotz Drüsenschatten und positiver Tuberkulinprobe die Bronchialdrüsen-Tuberkulose als abgeheilt ansehen. Wir sollten solche Fälle im klinischen Sinne nicht als bronchialdrüsenkrank ansehen. Eine Schonung des Organismus, eine strenge Liegekur ist hier vom Übel, vielmehr ist Übung des Organismus angezeigt.

Lungentuberkulose (siehe S. 167) und Meningitis tuberculosa (siehe S. 302).

Die chronische viszerale Drüsentuberkulose des Säuglings verläuft unter dem Bilde der Atrophie und oft fieberlos. Der Husten tritt zurück, vereinzelt bestehen große Solitärtuberkel.

Die **allgemeine Miliartuberkulose** erzeugt ein schweres Infektionsbild, bisweilen septischen Charakters mit Fieber, Abmagerung und Husten, oft mit Leber- und Milzschwellung. Meist tritt Miliartuberkulose der Meningen oder der Lungen in den Vordergrund. Charakteristisch ist das Röntgenbild der Lungen. Das Blut zeigt oft eine relative Lymphopenie und eine relative Polynukleose. Die Sepsis macht eine absolute Polynukleose. Die Tuberkulinprobe wird meist erst in der letzten Woche negativ, um so später, je weniger große Herderkrankungen neben der Miliartuberkulose bestehen.

Die allgemeine Miliartuberkulose des Säuglings kann subakut oder akut verlaufen in meningealer, pulmonaler oder typhoider Form, mit Agilität und Sopor. Der gute Ernährungszustand bei Brustkindern lenkt leicht zu Unrecht den Verdacht von der Tuberkulose weg. Meist besteht leichte Bronchitis, immer ein Milztumor, außer bei ganz akuten Formen; zuletzt entwickelt sich oft Meteorismus. Es gibt auch eine spinale Form mit Hyperästhesie, Nackenstarre und allgemeiner Hypertonie. Beachtung verdienen hartnäckiger Husten ohne Reprise, ein krächzender, kraftloser Husten, leichte unerklärliche Fieberzustände und isolierte Supraklavikulardrüsen. Die subakute Form kann über Monate dauern und führt erst nach längeren Wochen unklaren Krankseins zu schweren Erscheinungen.

Bei der Atrophie des Säuglings wird oft fälschlich Tuberkulose angenommen. Nur positive Punkte dürfen maßgebend werden, wobei außer der Kutanprobe die kleinpapulösen Tuberkulide hervorzuheben sind.

Die schwere Verdauungsinsuffizienz jenseits des Säuglingsalters wird infolge der Abmagerung, des großen Bauches (Pseudoaszites) der Diarrhöe und der erhöhten Temperaturen häufig als tuberkulöse Peritonitis angesprochen.

Konstitution und Diathesen.

Der Abschluß der Untersuchung gestattet im Zusammenhang der Ergebnisse der Einzelbefunde der Organe und ihrer Funktionen ein Urteil zu gewinnen über die Körperbeschaffenheit des Kindes und die Verfassung seiner Organe, über die sogenannte Konstitution. Die Konstitution beruht auf Eigenschaften, die aus dem Keimplasma übertragen sind, wenn man jenen Anteil als Kondition (Tandler) bezeichnet, der auf sekundären Beeinflussungen und Anpassungen beruht.

Der Begriff der Konstitution wird in Zukunft wieder mehr zu Ehren gelangen als wichtige Krankheitsbedingung, ebenso wie sich die Diathesen als Krankheitsanlagen ihr Bürgerrecht in der Medizin wieder endgültig erobert haben. Die nähere Umschreibung der Konstitution stößt zwar auf große Schwierigkeiten, und viele Autoren haben den Fehler begangen, aus konstitutionellen

Momenten eine besondere Krankheit zu prägen, so Stiller in seinem Morbus asthenicus. Am faßlichsten ist sie da, wo sie sich in bestimmten körperlichen Merkmalen, in einem besonderen Habitus äußert.

Beim Kinde treffen wir häufig eine Reihe konstitutioneller Merkmale zu einem Bilde vereinigt, dem asthenischen Habitus, der vollständig, oder nur in einzelnen Zügen vorhanden ist, aber ein geläufiges Vorkommnis darstellt, ohne daß man ihn als eigene Krankheit auffassen darf. Als Zeichen einer universellen angeborenen Asthenie (Wetzel) finden wir beim Säugling einen langen walzenförmigen Rumpf, weite Zwischenrippenräume, spitzen epigastrischen Winkel, sehr langen Schädel, vorspringende Protuberantia occipitalis, lange Hände und Füße, Tropholabilität, Neigung zu Erbrechen, leisem Schlaf, Neuropathie. Das Bild des schwachen (asthenischen) Kindes ist in den folgenden Jahren und besonders im Schulalter ausgesprochen: großer Hirn- und kleiner Gesichtsschädel, vorgewölbter Bauch, Neigung zu Hernien. Es bestehen ein langer und schmaler Brustkorb, stark geneigte Rippen, der Thorax ist flach, die Schulterblätter abstehend, die Knochen sind grazil und neigen zu statischen Difformitäten (Knickfuß, Genu valgum u. a. [1]). Die Muskeln sind dürftig und hypotonisch, das Fettpolster ist gering. Es besteht eine reizbare Schwäche des Zentralnervensystems, eine psychische und physische Ermüdbarkeit, neuropathische und psychopathische Erscheinungen, Fazialisphänomen, Flattern der Lider bei geschlossenen Augen. Das Herz ist klein, seine Tätigkeit labil, es bestehen akzidentelle Geräusche. Das Zwerchfell macht oft unregelmäßige Kontraktionen (Schiff). Die Blässe und Feuchtigkeit der Haut (Scheinanämie), Neigung zu erhöhten Temperaturen und zu Bronchitiden erwecken fälschlich Verdacht auf Lungentuberkulose. Häufig besteht nervöse Dyspepsie, orthostatische Albuminurie, im Blute Lymphozytose.

Dieser asthenische Habitus findet sich nur selten in dieser Vollständigkeit. Er ist oft angeboren und familiär und stellt eine Organminderwertigkeit dar. Neuerdings spricht man auch von Vagolabilität bei Kindern, die schlaffe Muskulatur, respiratorische Arhythmie, Neigung zu Nabelkolik, Asthma, Enuresis usw. aufweisen. Der günstige Einfluß von Atropin bei manchen der genannten Erscheinungen deutet auf eine Störung des vegetativen Nervensystems hin. Genaue Kenntnisse darüber fehlen aber noch.

Tiefgreifend, aber noch unvollständig erforscht ist der Einfluß der endokrinen Drüsen auf Konstitution und Habitus. Sicher bestehen enge Beziehungen zum vegetativen Nervensystem. Verhältnismäßig gut bekannt und auch durch einen charakteristischen Habitus ausgezeichnet ist die Athyreosis und Hypothyreosis, der Kretinismus, die mongoloide Idiotie, die hypophysäre Fettsucht, der Eunuchoidismus u. a.

Mannigfach variierte konstitutionelle und konditionelle Momente führen zum Bilde des Infantilismus, wobei viele Organe und Eigenschaften auch jenseits der Pubertät noch auf einer kindlichen Stufe der Entwicklung bleiben, so die Genitalien und die sekundären Geschlechtsmerkmale, Thymus und Lymphapparat, das Knochensystem, die Psyche usw.

Je jünger das Kind ist, d. h. je stärker die normale Wachstums- und Entwicklungstendenz ist, um so stärker ist naturgemäß die Beeinflussung durch konditionale Momente nach der guten und besonders auch nach der schlechten Seite, durch Ernährung und Pflege, Infektion usw.

---

[1]) Die fluktuierende zehnte Rippe findet sich nach meinen Beobachtungen auch bei kräftigen Kindern.

Die exsudative (lymphatische) Diathese.

Sie ist von allen Krankheitsanlagen (Krankheitsbereitschaften) die verbreitetste, so daß man bei der Durchmusterung der Insassen einer Kinderklinik oft mehr als die Hälfte findet, die zu dieser Zeit Äußerungen davon aufweisen oder früher aufgewiesen haben.

Es handelt sich oftmals um Kinder von neuropathischen Eltern, in deren Familien auch Diabetes, Gicht, Fettleibigkeit, Asthma oder Heufieber vorkommen. Die Erscheinungen sind bunt und wechseln kaleidoskopartig, bald nur vereinzelt und schwach, bald zahlreich neben- oder nacheinander. Bisweilen zeigt sich schon bald nach der Geburt eine Neigung zu starkem Fettansatz bei dürftiger Muskulatur. Oft gedeihen die Säuglinge trotz reichlicher Frauenmilch nicht, leiden an dyspeptischen Störungen und Koliken, sind unruhig und schreckhaft. Schon zu einer Zeit, wo Haut und Schleimhäute noch frei sein können, kündigt öfters Eosinophilie des Blutes die Diathese an. Eosinophilie und relative Lymphozytose sind später häufige Begleitsymptome. Schon bald nach der Geburt erscheinen starke Seborrhöe des Kopfes, Milchschorf der Wangen. An diese schließen sich die verschiedenen Formen von Ekzem und Intertrigo an, auch schubweise Ausbrüche von Lichen strophulus. Die Schleimhäute beteiligen sich als Lingua geographica, als Vulvitis simplex und als Balanitis. Ungemein häufig entwickelt sich Neigung zu Katarrhen der Respirationsschleimhäute, der Nase, des Rachens, des Kehlkopfs (oft mit Pseudokrupp), Bronchitis, Blepharitis, bei Säuglingen auch Desquamativkatarrhe der Harnwege. Im Laufe der Zeit stellt sich eine Hypertrophie der lymphatischen Organe ein, der Zungenfollikel am Zungengrunde und der Gaumen- und Rachenmandeln. Sie sind zum Teil Folge, zum Teil Ursache häufiger Infektionen dieser Teile (Tonsillitis, Adenoiditis). Ebenso hypertrophieren Thymus, Milz und Lymphdrüsen und führen zum Bild des **Status thymico-lymphaticus,** bei dem man vielleicht eine Hypoplasie des chromaffinen Systems annehmen darf. Leichte Grade von Hypertrophie und Dilatation des Herzens sind häufig, schwere, die raschen Tod herbeiführen können, selten. Bei starker Entwicklung des Fettpolsters der Haut und bei gleichzeitiger Blässe und vermindertem Turgor entsteht der pastöse Habitus. Damit verbindet sich oft spasmophile Diathese und Neigung zu plötzlichem Tod.

In engem Zusammenhang mit der exsudativen Diathese steht die **Neuropathie.** Die Kinder sind oft schreckhaft und aufgeregt, schlafen schlecht. Als Säuglinge leiden sie an habituellem Erbrechen, häufig an Ernährungsstörungen. Der Juckreiz bei Ekzem ist besonders quälend. Später stellen sich oft asthmatische Bronchitis und Heufieber ein. In vielen Stücken ist die Diathese identisch mit dem **Neuro-Arthritismus** der Franzosen. Unter dieser Bezeichnung umfaßt man außer den genannten Symptomen noch viele Störungen bei älteren Kindern, deren Zusammengehörigkeit aber nur zum Teil sichergestellt ist, so das periodische Erbrechen, Enuresis, starkes Uratsediment im Urin und Kalkariurie, Pavor nocturnus, Migräne, Albuminurie, mukomembranöse Enteritis, Darmkoliken usw. In naher Beziehung stehen Störungen der Vasomotoren und des Zirkulationsapparates, vasomotorische Erregbarkeit der Haut, Neigung zu flüchtigen Erythemen, zu Farbwechsel, kalten Händen und Schweißen, Ohnmachten, Herzklopfen, beschleunigtem Puls usw.

Die exsudative Diathese kann jahrelang latent bestehen. Durch Mästung, vorab mit Milch und Eiern wird sie zu Äußerungen provoziert, gleichgültig, ob dabei starker Fettansatz erzielt wird oder nicht. Durch eine nervöse und überängstliche Umgebung werden ihre nervösen Äußerungen begünstigt. Knappe und richtige Diät (viel Gemüse und Obst) kann sie latent erhalten, sofern die

Diathese nicht übermächtig ist, oder schon vorhandene Erscheinungen mildern oder heilen. Der Erfolg der Behandlung kann damit auch zur Diagnose verhelfen.

Von eigentlichen konstitutionellen Krankheiten seien hier nur wenige angeführt, die durch ihre Bedeutung im Kindesalter besondere Berücksichtigung verdienen und die in leichten Fällen oft übersehen werden.

Hypo- und Athyreosis (Myxidiotie), Kretinismus.

Das Leiden tritt oft angeboren auf infolge Mangel oder starker Hypoplasie der Schilddrüse. Diese ist nicht zu fühlen (nackte Trachea). Die Symptome zeigen sich schon in den ersten Wochen. In selteneren Fällen setzt eine Atrophierung der Schilddrüse erst nach einigen Jahren ein (infantiles Myxödem). Die Störungen werden dann nicht so hochgradig. In ausgeprägten Fällen sind fast alle Organe und Systeme in Mitleidenschaft gezogen.

Das Knochensystem zeigt auffällige Störungen. Das endochondrale und periostale Wachstum ist gehemmt. Die Knochenkernbildung und die Verschmelzung der Epiphysen mit den Diaphysen sind hochgradig verzögert. Es resultiert ein plumper Klein- und Zwergwuchs mit typischem Röntgenbild (siehe S. 28). Der Schädel ist groß, die Stirne flach und niedrig. Die Fontanelle bleibt jahrelang offen. Überaus charakteristisch ist die Physiognomie (Abb. 17 bis 21). Die Zahnung ist verspätet. Die Hände sind breit und tatzenartig geformt.

Die Haut ist trocken, schilfernd und schweißlos. Das Unterhautgewebe ist eigentümlich lax und sulzig (Myxödem). An den Händen ist die Haut alt und runzelig, was sie später auch am übrigen Körper wird. Die Haare sind spröde, trocken und spärlich, die Lanugo kann viele Jahre bestehen (s. Abb. 17).

Die Veränderungen der Schleimhäute führen zu rauher Stimme und zu dicker, plumper Zunge. Die Muskulatur ist schlaff. Oft bestehen Diastase der Recti und Nabelhernie. Die Psyche ist apathisch. Es besteht Oligophrenie verschiedenen Grades bis zu tierischer Stumpfheit. Die motorischen Funktionen sind beschränkt und reptilartig verlangsamt. Die Genitalien sind hypoplastisch. Die Geschlechtsentwicklung bleibt aus. Der Stoffwechsel ist verlangsamt. Untertemperaturen, langsamer Puls und Verstopfung sind die Regel. Im Blute wird neben sehr verschiedenen Befunden im allgemeinen Vermehrung der Lymphozyten und Verminderung der Leukozyten angegeben. Doch fand ich in einem Falle reiner Athyreose vor der Behandlung eine starke Polynukleose. In schweren Fällen genügt ein Blick zur Diagnose. In leichten wird diese oft nicht gestellt. Der Erfolg der Schilddrüsenfütterung beweist, daß eine mangelnde Schilddrüsenfunktion vorliegt (s. Abb. 21). Die körperlichen Störungen werden dabei am meisten gebessert. Die Haut wird glatter und feucht, das Gesicht feiner und weniger unschön. Das Längenwachstum nimmt zu, Zahnentwicklung und Fontanellenschluß treten ein. Nicht so günstig wird in schweren Fällen die rückständige Intelligenz beeinflußt.

Der **echte endemische Kretinismus** kommt nur in Kropfländern vor und in Familien, wo sich Kröpfe in der Aszendenz finden. Das Leiden ist mit einer Degeneration der Schilddrüse verbunden, die häufig zu Kropfbildung führt, wogegen die Athyreose, die man auch sporadischen Kretinismus nennt, naturgemäß nie Kropfbildung macht und auch in Gegenden vorkommt, die frei sind von endemischem Kropf.

Es bestehen viele Ähnlichkeiten mit der Hypo- und Athyreose, so daß eine reinliche Scheidung der Fälle beim Kinde in Kropfgegenden schwer wird. In den Kropfländern besitzt ein Teil der Bevölkerung einen bestimmten Typus, der mit der gestörten Schilddrüsenfunktion zusammenhängt. Der Körperbau ist klein und untersetzt. Die Hände sind plump und runzelig. Das Gesicht zeigt kretinoide Merkmale leichten Grades, wobei die Intelligenz ganz gut sein kann. Die Nasenwurzel ist breit, tiefliegend. Der Schädel ist breit, oben abgeplattet. Beim Kretinismus liegt eine körperliche und geistige Verschlechterung vor, die nicht von der Schilddrüse allein abhängt. Die Störung macht sich langsam geltend. Sie wird oft erst nach mehreren Jahren deutlich. Körperliche und geistige Veränderungen laufen nicht so proportional der Störung der Knochenentwicklung wie bei der Hypothyreosis. Die Intelligenz kann schwer beschränkt sein bei mäßigen körperlichen Erscheinungen und umgekehrt. Häufig ist Taubstummheit vorhanden. Die Verzögerung der Epiphysenkernbildung ist nicht so stark und regelmäßig vorhanden wie bei der sporadischen Krankheit. Der ganze Habitus bietet aber manche Übereinstimmung (siehe Abb. 43, 44). Das sorgenvolle Gesicht der Kretinen weist häufig noch mehr Falten auf als dasjenige der Hypo- und Athyreotiker.

Die mongoloide Idiotie (Mongolismus)

ist ein seltsames und recht häufiges Leiden unbekannter Natur. Sie wird oft verkannt und merkwürdigerweise mit Myxidiotie verwechselt. Eine erbliche Anlage liegt nicht zugrunde. Öfters sind Erschöpfungszustände der Mutter, z. B. zahlreich vorausgegangene Geburten im Spiel. Sie entwickelt sich schon in den ersten Monaten und führt zu typischen körperlichen Störungen, die sie dem Erfahrenen leicht kenntlich machen. Die Physiognomie ist in einigermaßen ausgeprägten Fällen ganz charakteristisch (siehe S. 17). Die lange Zunge beleckt die rauhe Haut der Umgebung des meist offen gehaltenen Mundes. Der Gaumen ist steil und hoch. Häufig sind adenoide Wucherungen vorhanden. Neben der Physiognomie fallen die mißgebildeten weichen Ohrmuscheln auf. Das Hinterhaupt ist flach. Die Kleinfinger sind einwärts gekrümmt. Ganz besonders hervorstechend ist eine ungemeine Schlaffheit der Gelenke (siehe Abb. 116) mit Muskelhypotonie, so daß man die Füße mit Leichtigkeit vornüber hinter die Ohren bringen kann. Dazu kommt eine weiche, fettreiche und leicht abhebbare Haut (Cutis laxa). Der Leib ist groß und zeigt oft eine Nabelhernie. Stets ist die Intelligenz gestört. Zu völliger Idiotie kommt es in reinen Fällen nie. Die meisten Kinder zeigen aber einen bemerkenswert gleichmäßigen mittleren Intelligenzdefekt. Im ersten Jahr sind sie gewöhnlich apathisch, später werden sie agil und machen Grimassen in affenähnlicher Weise. Auffällig bei jüngeren Kindern ist die andauernde Betrachtung der vor die Augen gehaltenen gespreizten Hand, bei älteren die tiefe rauhe Stimme. Die Genitalien bleiben hypoplastisch. Oft ist ein angeborener Herzfehler vorhanden. Die Therapie ist machtlos. Es gibt aber öfters Fälle, die neben dem Mongolismus noch Zeichen von Myxidiotie aufweisen (Abb. 25). Diese werden in ihrer hypothyreotischen Quote durch Schilddrüsenfütterung günstig beeinflußt. Die meisten Kinder erliegen schon im ersten Dezennium interkurrenten Krankheiten.

Plötzliche Todesfälle

sind bei Kindern, besonders im Säuglingsalter relativ häufig. Wir sehen von den Fällen ab, wo nach festgestellter Krankheit der Tod unerwartet schnell eintritt, wie z. B. nach Diphtherie, wo oft in der Rekonvaleszenz bei scheinbar gutem Befinden der Tod durch Herzlähmung erfolgt, überhaupt von allen Fällen, wo die Autopsie eine befriedigende Ursache ergibt, etwa durch Verschluß des Kehlkopfes oder der Trachea durch einen Spulwurm, einen Fremdkörper, durch Mageninhalt nach Erbrechen, durch Perforation einer verkästen Bronchialdrüse, Gehirn- oder Lungenembolie. Es sollen auch außer Betracht fallen die zahlreichen Todesfälle, die sich rasch und plötzlich einstellen bei Bronchiolitis und toxischen Magendarmstörungen der Säuglinge, infolge von Geburtshirnblutungen bei Neugeborenen usw.

Oft erfolgt der Tod unerwartet bei Dekomposition, wenn der Säugling seine sämtlichen Reserven aufgezehrt hat. Hier versagt die Herzaktion plötzlich infolge der mangelnden Ernährung des Herzmuskels oder der bestehenden Stoffwechselstörung. Bei Lues congenita stellt sich der Tod bei ordentlichem Befinden ziemlich häufig unerwartet ein. Als Ursache ist in einem Teil der Fälle eine spezifische Myokarditis (Gumma) anzuschuldigen. Gerade im Beginn von Neosalvarsan- und Quecksilberkuren sind solche plötzliche Todesfälle beobachtet (Erich Müller). Erfolgt bei Hirngliom, das latent verlaufen sein kann, eine Blutung, so vermag sie plötzlichen Tod zu bewirken.

Bei einem älteren debilen Knaben, der plötzlich mit Koma und Fieber erkrankte, sah ich den Tod in weniger als 24 Stunden eintreten. Die Sektion ergab neben verkästen Bronchialdrüsen nur Hirnhyperämie. Erst mikroskopisch ließ sich eine beginnende tuberkulöse Meningitis (toxische Form) nachweisen. Der Liquor bot vor dem Tode ganz normale Verhältnisse.

Sehen wir von allen diesen Todesfällen ab, so verbleiben in der Hauptsache noch zwei häufige Ursachen, wobei die Eltern durch den plötzlichen Tod des scheinbar gesunden Kindes erschüttert werden und wo der Arzt nach dem Tode zum erstenmal gerufen wird. Die meisten Kinder stehen in der 2. Hälfte der ersten Jahres oder im 2. Jahr.

Es sind dies Todesfälle, die bei der spasmophilen Diathese auftreten, bei Kindern, die an Spasmus glottidis leiden und die einem solchen Anfalle erliegen. Gewöhnlich vernimmt man dann, daß die Kinder schon öfters „gezogen" haben, d. h. Anfälle gehabt haben, wenn auch leichterer Art.

In anderen Fällen ereilt der plötzliche Tod scheinbar gesunde Individuen, oft sogenannte Prachtkinder. Entweder trifft man sie kurz nach einer Mahlzeit tot im Bett oder sie sterben rasch nach einem akut auftretenden hohen Fieber, das oft nur wenige Stunden gedauert hat, unter den Erscheinungen von Zyanose, Dyspnoe, Konvulsionen und Erstickung. In beiden Fällen handelt es sich um Kinder, die mit Status thymico-lymphaticus behaftet sind (siehe S. 175). Im ersten Falle ist wohl die bestehende noch unklare Stoffwechselstörung anzuklagen; zum Teil ergibt die Sektion eine Herzvergrößerung mit kleinzelliger Infiltration des Muskels. Im zweiten Falle handelt es sich meist um einen einsetzenden Infekt, dem die labile Konstitution sogleich erliegt. Solche Naturen können auch bei einem heftigen Schreck, bei einem starken Schmerz, im Beginn eines operativen Eingriffs plötzlich erliegen. Häufig ist Status thymico-lymphaticus bei Ekzem zu finden und bildet hier die Ursache des sogenannten Ekzemtodes, wie ich nachgewiesen habe. Diese Todesfälle ereignen sich auffällig häufig im Frühjahr (Moro). Die fetten, überfütterten Säuglinge mit Ekzem sind ganz besonders labil und bedroht. Sie reagieren auf warme Packungen, reizende Salbenverbände usw. nicht selten mit hohem Fieber und bedrohlichen Zufällen, vereinzelt mit plötzlichem Tode. Früher, als man noch energischer als heute die Ekzeme behandelte und die Säuglinge noch mehr überfüttert wurden, habe ich mehrere solcher Ekzemtodesfälle erlebt. Jetzt sind sie selten geworden.

Sachverzeichnis.

Die fettgedruckten Zahlen bedeuten die Seiten, auf denen die betreffende Krankheit bzw. das betreffende Symptom besonders berücksichtigt ist.

Lehrbuch der Säuglingskrankheiten. Von Professor Dr. **H. Finkelstein** in Berlin. Dritte, vermehrte und verbesserte Auflage. Mit etwa 175 zum Teil farbigen Textabbildungen. Erscheint Ende 1923

Hautkrankheiten und Syphilis im Säuglings- und Kindesalter. Von Prof. Dr. **H. Finkelstein**, Berlin, Prof. Dr. **E. Galewsky**, Dresden und Dr. **L. Halberstaedter**, Berlin. Ein Atlas. Mit vielen farbigen Abbildungen auf 64 Tafeln nach Moulagen von F. Kolbow, A. Tempelhoff und M. Landsberg. Zweite Auflage. In Vorbereitung

---

Einführung in die Kinderheilkunde. Ein Lehrbuch für Studierende und Ärzte. Von Dr. **B. Salge**, a. ö. Professor der Kinderheilkunde, zur Zeit in Marburg an der Lahn. Vierte, erweiterte Auflage. Mit 15 Textabbildungen. 1920. Gebunden 8.25 Goldmark / Gebunden 2 Dollar

---

Prophylaxe und Therapie der Kinderkrankheiten mit besonderer Berücksichtigung der Ernährung, Pflege und Erziehung des gesunden und kranken Kindes nebst therapeutischer Technik, Arzneimittellehre und Heilstättenverzeichnis. Von Professor Dr. **F. Göppert**, Direktor der Universitäts-Kinderklinik in Göttingen, und Professor Dr. **L. Langstein**, Direktor des Kaiserin Auguste Viktoria-Hauses, Berlin-Charlottenburg. Mit 37 Textabbildungen. 1920. 13.50 Goldmark; gebunden 15 Goldmark / 3.25 Dollar; gebunden 3.60 Dollar

---

Die Masernprophylaxe und ihre Technik. Von Dr. **Rudolf Degkwitz**, Privatdozent an der Universitäts-Kinderklinik München. Zum Gebrauche für Krankenhäuser, Fürsorge-, Schul- und praktische Ärzte gemeinsam mit dem Autor bearbeitet von Dr. **Bernhard de Rudder**. Mit 4 Abbildungen. 1923. 0.90 Goldmark / 0.25 Dollar

---

Die kindliche Sexualität und ihre Bedeutung für Erziehung und ärztliche Praxis. Von Dr. **Josef K. Friedjung**, Privatdozent der Kinderheilkunde an der Universität Wien. (Sonderabdruck aus Ergebnisse der inneren Medizin und Kinderheilkunde Bd. 24.) 1923. 2 Goldmark / 0.50 Dollar

---

Atlas der Hygiene des Säuglings und Kleinkindes. Von Professor Dr. **Langstein**, Direktor des Kaiserin Auguste Viktoria-Hauses, Reichsanstalt zur Bekämpfung der Säuglings- und Kleinkindersterblichkeit und Professor Dr. **Rott**, Direktor des Organisationsamtes für Säuglings- und Kleinkinderschutz im Kaiserin Auguste Viktoria-Haus. Für Unterrichts- und Belehrungszwecke. Zweite Auflage. Mit 100 Tafeln und 12 Seiten. 1922. In Mappe 50 Goldmark / 19.20 Dollar

---

Die Geschichte der Kinderheilkunde. Von Dr. **Johann v. Bokay.** Aus Anlaß des 80jährigen Bestehens des Budapester Stefanie-Kinderspitals vormals Pester Armenkinderspital und zur 100. Geburtstagswende Johann Bokais sen. Mit 99 Abbildungen. 1922. 6.20 Goldmark / 1.50 Dollar

---

Bibliographie der gesamten Kinderheilkunde für das Jahr 1920. Herausgegeben von der Redaktion des Zentralblattes für die gesamte Kinderheilkunde (Dr. **H. Putzig**). 1922. 17.65 Goldmark / 4.20 Dollar